E. VON ESMARCH's
HYGIENISCHES TASCHENBUCH

EIN RATGEBER DER PRAKTISCHEN HYGIENE
FÜR MEDIZINAL- UND VERWALTUNGSBEAMTE
ÄRZTE, TECHNIKER, SCHULMÄNNER
ARCHITEKTEN UND BAUHERREN

FÜNFTE
VOLLSTÄNDIG NEU BEARBEITETE UND VERMEHRTE AUFLAGE

UNTER MITWIRKUNG VON
B. BÜRGER-BERLIN · A. KAPPUS-GÖTTINGEN
A. KORFF-PETERSEN †-KIEL · FRANZ SCHÜTZ-BERLIN
HERAUSGEGEBEN VON

Dr. H. REICHENBACH
O. Ö. PROFESSOR DER HYGIENE IN GÖTTINGEN

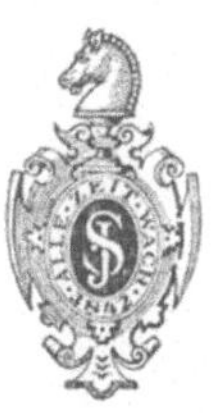

Springer-Verlag Berlin Heidelberg GmbH
1930

ISBN 978-3-662-35994-5   ISBN 978-3-662-36824-4 (eBook)
DOI 10.1007/978-3-662-36824-4

Vorwort.

Als vor längerer Zeit die Verlagsbuchhandlung mit der Auffor-
derung an mich herantrat, das v. ESMARCHsche Taschenbuch der
Hygiene neu zu bearbeiten, habe ich freudig zugestimmt. Einmal
schien mir die Neuherausgabe des nützlichen und in weitesten Kreisen
beliebten Buches eine lohnende Aufgabe zu sein — dann aber glaubte
ich auch damit einen Akt der Pietät gegen meinen verehrten Lehrer
und Freund erfüllen zu sollen.

Die von v. ESMARCH dem Buche zugeschriebene Bestimmung:
„ein Ratgeber zu sein bei der Ausführung hygienischer Maßnahmen",
sollte natürlich auch für die Neuauflage die wichtigste Aufgabe bleiben.
Auch der Kreis der Personen, für die das Buch berechnet war: „Medi-
zinal- und Verwaltungsbeamte, Ärzte, Techniker und Schulmänner",
soll im wesentlichen derselbe sein. Es war aber wohl eine Unter-
schätzung seiner Arbeit, wenn v. ESMARCH glaubte, daß für den Hygieniker von Fach das Buch nicht als Hilfsmittel dienen könne, im Gegenteil: es dürfte kaum einen Hygieniker geben, der nicht, zum mindesten
auf praktischem Gebiete, von dem reichen Wissen und den großen
Erfahrungen des Verfassers Nutzen gezogen hätte. Und es ist vielleicht nicht allzu unbescheiden, wenn auch der Neuherausgeber glaubt,
daß auch in seiner neuen Gestalt das Buch den Fachgenossen, wenigstens in der Kenntnis der Tatsachen, einiges Neue vermitteln könne.

Aber ich möchte auch sonst den Kreis noch etwas weiter ziehen
als mein Vorgänger. Ich möchte glauben, daß auch Laien, die sich
über hygienische Fragen unterrichten und praktische Folgerungen aus
ihren Kenntnissen ziehen wollen, sich des Buches mit Nutzen bedienen
können. Jedenfalls werden sie hier mehr und Brauchbareres finden, als
in vielen populären Darstellungen, bei denen häufig die Tatsachen
gegenüber den allgemeinen Betrachtungen allzusehr in den Hinter-
grund treten.

Gewisse Schwierigkeiten machte bei der Darstellung der Ausgleich
hygienischer und technischer Interessen. Ein Buch, das für Ärzte und
Laien oder präziser ausgedrückt, für Hygieniker und Nichthygieniker
einerseits, für Techniker und nicht technisch Gebildete andererseits
bestimmt ist, läßt sich natürlich schwer so gestalten, daß es allen
Beteiligten alles bietet, was sie suchen. Es muß eine Darstellung gefunden werden, die sowohl den Hygieniker über technische Dinge, wie

auch den Techniker über die hygienischen Grundlagen genügend unterrichtet. Hier bin ich nun bewußt von meinem Vorgänger abgewichen. Bei v. ESMARCH überwiegt nach meinem Gefühl das Technische etwas zu sehr. Es kann heute, wo die „Gesundheitstechnik" sehr viel größere Bedeutung hat, als damals, nicht mehr die Aufgabe eines von einem Hygieniker geschriebenen Buches sein, den Techniker über technische Dinge zu unterrichten, auch wenn sie auf gesundheitstechnischem Gebiete liegen. Wir haben heute eine ganze Reihe ausgezeichneter, von Technikern geschriebene Darstellungen der Gesundheitstechnik, und es würde vermessen sein, wenn die Hygieniker hier als Lehrer auftreten wollten. Wohl aber vermißt man sehr häufig in diesen Darstellungen — auch in den besten — eine genügende und sachverständige Würdigung der hygienischen Gesichtspunkte, und hier könnte, glaube ich, das Buch ergänzend eintreten.

Auf der anderen Seite soll es aber auch den Hygieniker — im weitesten Sinne — also den Arzt, Kreisarzt und Medizinalverwaltungsbeamten, über technische Fragen so weit unterrichten, wie er es für die Planung und Überwachung der technischen Maßregeln — die sich natürlich nur auf das hygienische Gebiet erstrecken kann — nötig hat.

Diese etwas veränderte Einstellung gegenüber den Aufgaben des Buches hat nun sehr viel größere Änderungen in der Darstellung nötig gemacht, als ich ursprünglich gedacht hatte: das Buch mußte fast ganz neu geschrieben werden. Geblieben ist die Einteilung der Kapitel und die Form der Darstellung. Allerdings bin ich in der Lapidarität des Stiles nicht so weit gegangen, wie v. ESMARCH; die Gefahr, ins Lehrbuchmäßige zu verfallen, glaube ich trotzdem vermieden zu haben.

Während der Arbeit stellte sich außerdem mehr und mehr heraus, daß sie für den einzelnen kaum zu bewältigen sei, wenn alle Kapitel mit der gleichen Sorgfalt und Sachkenntnis bearbeitet werden sollten. Es wurden deshalb mit Genehmigung der Verlagsbuchhandlung einige Abschnitte andern Bearbeitern übertragen, die sich auf den betreffenden Gebieten durch besondere Sachkunde auszeichneten. So ist der Abschnitt über Bau- und Wohnungshygiene und Krankenhausbau von dem inzwischen leider verstorbenen Professor KORFF-PETERSEN, der Abschnitt über „Die Abfallstoffe und ihre Beseitigung" von Professor BÜRGER von der Landesanstalt für Wasser-, Boden- und Lufthygiene, die Schulhygiene von Professor SCHÜTZ, die Infektionskrankheiten und Desinfektion von meinem Assistenten, Privatdozenten Dr. KAPPUS, bearbeitet worden. Neu hinzugekommen ist ein Kapitel über Gewerbehygiene, das ebenfalls von Herrn Professor KORFF-PETERSEN bearbeitet worden ist, und ein Abschnitt über Ernährung, den ich selbst verfaßt habe. Ich glaubte damit der heute immer mehr wachsenden Bedeutung dieser beiden Abschnitte Rechnung tragen zu sollen. Sehr erweitert worden ist das Kapitel „Luft und Klima", das bei der früheren Fassung wohl etwas zu kurz gekommen war. Hier sind die Ausführungen über das Katathermometer wegen der großen Bedeutung, die ihm heute von der Meteorologie und der Gewerbehygiene beigelegt wird, etwas ausführlicher gehalten, als es sonst bei ähnlichen Fragen im Rahmen dieses Buches möglich war.

So mag denn das Buch auch in seiner neuen Gestalt seinen vielen alten Freunden willkommen sein. Wenn es ihm gelänge, sich darüber hinaus neue Freunde hinzu zu erwerben, so würde das für den Verfasser und seine Mitarbeiter der schönste Lohn für die nicht leichte Arbeit sein.

Göttingen, im September 1930.

H. REICHENBACH.

Inhaltsverzeichnis.

Seite

Luft, Wetter, Klima 1

Zusammensetzung der Luft im Freien 1. — Bedeutung der einzelnen
Bestandteile: Sauerstoff 1. — Kohlensäure 1. — Wasserdampf 3. —
Hygienische Bedeutung der Luftfeuchtigkeit 5. — Messung der Feuch-
tigkeit 6. — Kohlenoxyd 8. — Ozon 10. — Andere gasförmige Bei-
mengungen 10. — Staub, Rauch und Ruß 12. — Wetter und Klima 15.
— Temperatur 15. — Luftdruck 17. — Beziehungen zwischen Höhenlage
Barometerstand und Siedetemperatur 18. — Luftbewegung 19. —
Die Abkühlungsgröße 20. — Sonnenstrahlung 25. — Sonnenschein-
dauer 26. — Niederschläge 27. — Bezugsquellen für meteorologische
Instrumente 29. — Klimatypen: Land- und Seeklima 30. — Höhenklima 31, Stadt- und Landklima 32.

Bau- und Wohnungshygiene im allgemeinen 33

Bauplatz 33. — Himmelsrichtung 33, Grundstücksbebauung 34. —
Fundamente 35. — Hausmauern 37. — Leichtere Bauten 42. — Einzelne
Teile der Wohnung: Zwischendecken 43. — Fußböden 46. — Zimmerwände 49. — Fenster 51. — Treppen 51. — Dach 52. — Wohnungs-
feuchtigkeit 54. — Hausschwamm und Trockenfäule 57. — Wohnungsaufsicht 59.

Ventilation 61

Aufgaben 61. — Berechnung der nötigen Luftmenge nach Pettenkofer 62, nach dem Wärmemaßstab 64. — Mittel zur Lufterneuerung:
Natürliche Ventilation 65. — Künstliche Ventilation im engeren Sinne
67. — Beschaffenheit und Behandlung der zugeführten Luft 68. —
Luftkanäle 69. — Die bewegenden Kräfte: Wind 71. — Temperaturunterschiede 71. — Ventilatoren 72. — Untersuchung der Ventilation
73. — Anwendung der verschiedenen Ventilationsarten auf verschiedene
Räume 74.

Heizung 76

Allgemeine hygienische Anforderungen 76. — Erforderliche Tempera-
tur 78. — Wärmebedarf 78. — Heizvorrichtungen: Einzelheizung:
Kamine 79. — Öfen: Allgemeines 80, Kachelöfen 80, eiserne Öfen 81.
Kombinationsöfen 83, Gasöfen 83. — Zentralheizung: Allgemeines 85,
Luftheizung 86. — Warmwasserheizung 88. — Heizkörper 91. — Re-
gulierung 92. — Etagenheizung 93. — Schnellumlaufheizung 94. —
Heißwasserheizung 95. — Dampfheizung 95, mit Luftumwälzung 96. —
Kombinierte Heizungen 97. — Kritischer Überblick der verschiedenen
Systeme 98.

Beleuchtung 101

Einheit der Lichtstärke 101. — Einheit der Beleuchtung 101. —
Messung von Lichtstärke und Beleuchtung 102. — Anforderungen an die

Quantität der Beleuchtung 102. — Tageslichtbeleuchtung 104. — Messung und Beurteilung 104. — Durchlässigkeit von Fensterglas 107. — Künstliche Beleuchtung, hygienische Anforderungen: Quantität 109, Gleichmäßigkeit 109, Blendung 110, indirekte Beleuchtung 112, Wärmeproduktion von Lichtquellen 113. — Luftverschlechterung 113. — Farbe der Lichtquellen 114. — Ultraviolett und Infrarot 115. — Einzelne Arten der Beleuchtung: Kerzen 115. — Petroleum 116. — Leuchtgas 116. — Petroleum- und Spiritusglühlicht 118. — Gefahren der Gasbeleuchtung 119. — Acetylen 119. — Luftgas 120, Ölgas 120. — Elektrische Beleuchtung: Glühlicht 120, Bogenlicht 121, Flammenbogenlampen 122. — Quarz-Quecksilberlampen 122. — Glimmlampen 123. — Kosten der Beleuchtung 123. — Vergleich zwischen Gas und elektrischem Licht 123.

Wasserversorgung 127

Anforderungen an das Wasser selbst 127. — Geschmack und Geruch 127, Härte 128, Eisen, Mangan, Blei 129. — Aggressive Eigenschaften 130. — Chlor 131, Ammoniak, salpetrige Säure, Salpetersäure, organische Substanzen 132. — Bakteriologische Untersuchung und Beurteilung 133. — Bezugsquellen des Wassers: Quellwasser 135, Grundwasser 137, Schaffung von künstlichem Grundwasser 140, Oberflächenwasser 141. — Regenwasser 143. — Reinigung und Verbesserung des Wassers: Enteisenung 144, Entfernung von Mangan 146, Entsäuerung 146, Beseitigung von Bakterien: Filtration 148, Sandfilter 148, Vorreinigung 150, Schnellfiltration 152, Kleinfilter 153. — Desinfektion des Wassers: durch Abkochen 154, Chlorung 155, Ozon 157, Ultraviolett 157. — Enthärtung 157. — Allgemeines über Wasserleitungen: Wasserbedarf 159, Reinwasserbehälter 161, Rohrnetz 162, Wahl des Rohrmaterials 163, Hausleitungen 163, Hydranten 164, Öffentliche Brunnen 164. — Dichtigkeit des Rohrnetzes, Wasserverluste 165. — Literatur 165.

Die Abfallstoffe und ihre Beseitigung 167

Begriff 167. — Abwasser: Menschliche Ausscheidungen: Menge 168, Zusammensetzung 168. — Tierische Ausscheidungen: Menge 169, Zusammensetzung 169. — Wirtschaftsabwässer 170, Niederschlagswasser 170, Gewerbliche Abwässer 171. — Hygienische Bedeutung der Abfallstoffe 172. — Beseitigung der Abfallstoffe: Gruben- und Tonnensystem 174. — Besondere Behandlung der Ausscheidungen 179. — Kosten der Abfuhrsysteme 181. — Anwendung der verschiedenen Systeme 181. — Schwemmkanalisation: Hauskanalisationseinrichtungen 182. — Wasserklosetts 184. — Badeeinrichtungen 187. — Wasserverschlüsse 190. — Besondere Einrichtungen der Hauskanalisation 191, Prüfung der Abflußleitungen 191. — Schwemmkanalisation (Systeme) 192. — Straßenkanäle: Material 193. — Gefälle 195. — Notauslässe 195. — Reinigung 196. — Sinkkasten 197. — Städtisches Abwasser: Menge 197, Zusammensetzung 199, Beschaffenheit 201. — Reinigung: Grobreiniger 203. — Mechanische Reinigungsverfahren 205. — Siebe 205. — Absetzanlagen 206. — Schlammbehandlung 207. — Emscherbrunnen 209. — Chemische Klärverfahren 213. — Biologische Reinigungsverfahren 213. — Rieselfelder 214. — Künstliche biologische Verfahren 217. — Schlammbelebungsverfahren 220. — Desinfektion von Abwasser 222. —

Seite

Hauskläranlagen 224. — Gewerbliche Abwässer 225. — Endgültige
Unterbringung der Abwässer 225. — Hygienische Überwachung 226. —
Feste Abfallstoffe: Staub 227, Müll 229. — Zusammensetzung 231. —
Beseitigung 231. — Verbrennung 234. — Tierkadaver 235. — Liefer-
firmen 237. — Literatur 239.

Krankenhäuser 242

Bauplatz 242. — Bausystem 242. — Größe 243. — Krankenräume:
Fenster, Fußboden, Türen, Wände, Heizung, Ventilation 245. —
Sonstige Räume 246. — Nebenanlagen: Kochküche, Waschküche,
Leichenraum, Laboratorien 247. — Literatur 249.

Schulhygiene 250

Technische Schulhygiene: Grundstück 250. — Schulhaus: Art des
Baues 251, Lage nach den Himmelsrichtungen 251, Einzelheiten 252,
Klassenzimmer 254, Inventar 254, Schulbänke 255, Heizung 258,
Beleuchtung 258, Räume zu besonderen Zwecken: Kleiderablage 259,
Brausebäder 259, Wohnungen 259, Aborte 261, Turnhallen 261, Reinigung 262. — Individuelle Schulhygiene: Entwicklung des Schulkindes
263, Krankheiten der Schulkinder 268. — Soziale Schulhygiene: Gesetzliche Vorschriften 274, Schulseuchenerlaß 276, Hygiene des Unterrichts: Allgemeines 284, Dispensationen 286, Nachhilfeunterricht 286,
Förderklassen 286, Hilfsschulen 287, Schwerhörige 287, Schwachsichtige
287, Stotterer 287, Orthopädische Schulturnkurse 287, Schwimmunterricht 288. — Schulärzte 288, Schulschwester 292, Schulspeisungen
292, Schulkindergärten 293, Schulhorte 293, Ferienkolonien 293,
Landaufenthalt 294, Walderholungsstätten 294, Waldschulen 294,
Kinderheilanstalten, Seehospize, Solbäder 295, Schul-Zahnpflege 295.

Gewerbehygiene 296

Statistisches 296. — Mortalität und Morbidität 297. — Unfälle 298. —
Gesetzliche Bestimmungen zum Schutz der Arbeiter 299. — Versiche-
rungsgesetze 303. — Krankenversicherung 303, Unfallversicherung
304, Invaliditäts- und Altersversicherung 304, Angestelltenversiche-
rung 305. — Fabrikanlagen: Bauplatz 305, Fußböden 305, Wände 306,
Feuersicherheit 306, Beleuchtung 307, Größe der Arbeitsräume 308,
Heizung 309, Luftbefeuchtung und Entnebelung 309, Nebenräume 309,
Unfallschutz 310, Schutz der Umgebung 310. — Gefährdung des Ar-
beiters durch die Arbeit selbst: Körperhaltung 312, Sinnesorgane 312,
Gehörorgan 313, Komprimierte Luft 314, Temperatureinflüsse 314,
Staub 315, Explosionsgefahr 317, Gifte 317, Infektionen 321.

Ernährung 323

Definitionen: Nahrungsstoffe, Nahrungsmittel, Nährwert 323. — Die
einzelnen Nahrungsstoffe 324. — Genußmittel, Vitamine 326. — Nahrungsbedarf 326. — Eiweißbedarf 327. — Der Bedarf an Gesamtenergie
329. — Isodynamiegesetz 329. — Nahrungsbedarf des einzelnen Individuums 330. — Erhöhung durch Arbeit 332. — Eiweißbedarf des einzelnen 333. — Der Anteil der einzelnen Nahrungsstoffe an der Kost,
Kostsätze 334. — Vegetarianismus und Rohkost 335. — Die Vitamine

Seite

336. — Die einzelnen Nahrungsmittel 337. — Mehl und Brot 337. —
Andere Getreidearten 341. — Hülsenfrüchte 341. — Kartoffeln 342. —
Gemüse 342. — Pilze 343. — Obst 344, Konservieren von Obst und Gemüse 344. — Animalische Nahrungsmittel: Fleisch. Zusammensetzung
346, Zubereitung 346, Gefahren 347, Fleischvergiftungen 349, Konservierung des Fleisches 350. — Fische 351. — Eier 352. — Milch: Zusammensetzung 352, Verfälschungen 352, Enzyme 354, Zersetzungen 354,
Gefahren 355, Reichsmilchgesetz 357, Milchkonserven 357, Milch-
produkte: Rahm 357, Butter 358, Margarine 358, Käse 358. — Genußmittel 359. — Getränke: Alkoholische 360, alkoholfreie 360, coffeinhaltige 360. — Nährgeldwert der Nahrungsmittel: Neue Tabelle 362. —
Literatur 361.

Infektionskrankheiten 364

Statistisches: Erkrankungshäufigkeit und Letalität an Infektionskrankheiten auf 10000 Einwohner für das Deutsche Reich 364. — Häufigkeit der Todesfälle an Infektionskrankheiten 365. — Todesfälle an
Pocken, Scharlach, Masern und Röteln in Berlin 366. — Erkrankungen
und Sterbefälle an Infektionskrankheiten 367. — Gesetzliche Maßregeln und nähere Angaben über die einzelnen Infektionskrankheiten
in Tabellenform 368. — Allgemeine gesetzliche Bestimmungen 374. —
Spezielles über die wichtigeren Infektionskrankheiten 382: Lepra,
Cholera, Fleckfieber 383, Milzbrand, Pest, Pocken 384, Diphtherie 385,
Encephalitis, Meningitis, Kindbettfieber, epidemische Kinderlähmung
386, Trachom, Rückfallfieber, Ruhr 387, Scharlach 388, Typhus 389,
Rotz, Tollwut 390, Fleischvergiftung, Trichinose, Bang-Infektion, Tuberkulose 391, Syphilis, Gonorrhöe, Masern 393, Keuchhusten, Grippe
394, Malaria, Weilsche Krankheit 395, Tetanus, Gasbrand, Aktinomykose, Ankylostomiasis 396. — Bakteriologische Untersuchungsanstalten 396. — Impfstoffe 399. — Schutz- und Heilsera 400. — Serumkrankheit 401.

Desinfektion 402

Allgemeines 402. — Zeitpunkt der Desinfektion 402. — Desinfektionsordnung 403. — Gesetzliche Bestimmungen 403. — Desinfektionsverfahren und -mittel 405. — Hitze 405. — Licht 407. — Ozon, Chlor,
Formaldehyd 407. — Flüssige chemische Mittel 408. — Ausführung der
Desinfektion im einzelnen 411. — Desinfektionsanstalten 417. — Appa-
rative Ausrüstung: Formalindesinfektion 419, Scheuerdesinfektion 421.
Dampfdesinfektion 422, Normen für Dampfdesinfektionsapparate 424,
Prüfung von Dampfdesinfektionsapparaten 426, Sonstige Ausrüstung
der Anstalt 428, Ungeziefervertilgung 430. — Bezugsquellen 432.

Sachverzeichnis 434

Luft, Wetter und Klima.

Von

H. Reichenbach-Göttingen.

Zusammensetzung der freien Luft (auf trockene Luft berechnet).

Stickstoff	78,03 %
Sauerstoff	20,99 %
Argon	0,94 %
Kohlensäure	0,03 — 0,04 %

Außerdem Spuren von Ammoniak, Neon, Helium, Xenon und Krypton, Ozon, Wasserstoff und Radiumemanation.

Bedeutung der einzelnen Bestandteile.

Stickstoff, ebenso Argon, Helium, Neon, Krypton und Xenon sind indifferent, gewissermaßen Verdünnungsmittel für den Sauerstoff. Sie haben an sich keine hygienische Bedeutung.

Sauerstoff. Die Schwankungen im Sauerstoffgehalt, wie sie unter einigermaßen normalen Verhältnissen praktisch vorkommen, sind im Gegensatz zu der häufig sich findenden populären Auffassung und Darstellung hygienisch gleichgültig. Eine merkliche Verminderung des im Blute vorhandenen Sauerstoffes und damit eine Schädigung tritt erst ein, wenn der Sauerstoffgehalt der Luft etwa auf die Hälfte des normalen sinkt. Eine Bestimmung des Sauerstoffgehaltes ist deshalb sehr selten erforderlich; s. auch unter Luftdruck und Höhenklima.

Kohlensäure. Der Kohlensäuregehalt der Luft im Freien schwankt nur wenig. Er ist in der Nacht etwas höher als am Tage, in Städten etwas höher als im Freien und besonders als im Walde. Der Gehalt hat sich, solange Beobachtungen vorliegen, nicht merklich geändert, Produktion und Verbrauch halten sich annähernd das Gleichgewicht, soweit sich das bei der kurzen Beobachtungszeit — etwa 70 Jahre — und dem großen Vorrat der Atmosphäre (2,5 Billionen Tonnen) feststellen läßt.

Quellen der atmosphärischen Kohlensäure: Vulkanische Vorgänge, Lebensvorgänge bei Tieren und Pflanzen, Zersetzungsvorgänge besonders im Boden, Verbrennungsvorgänge.

Verbrauch: Assimilation durch die Pflanzen, Lösung im Regen- und Oberflächenwasser und Verbrauch zur Bildung von Calciumbicarbonat. Lösung im Meerwasser, zum Teil Verbrauch zur Bildung von kohlensaurem Kalk. Im Meerwasser sind 60 Billionen Tonnen Kohlensäure gelöst, 600 Millionen Tonnen werden jährlich zur Bildung von Kalkstein verbraucht. Das Meer wirkt als Regulator für den Kohlensäuregehalt der Atmosphäre (Gleichgewicht zwischen dem CO_2-Gehalt der Luft und dem des Wassers an Bicarbonat).

In bewohnten Räumen findet sich mehr Kohlensäure als im Freien, aber auch unter ungünstigen Verhältnissen selten mehr als 1 %. Die Ausatmungsluft des Menschen enthält etwa 4,3 %. Ein Erwachsener scheidet in der Stunde etwa 21 l (rund 40 g) Kohlensäure aus, in 24 Stunden also rund 1 kg. Die Schädlichkeitsgrenze liegt bei 4 %, 2 % sind sicher dauernd unschädlich. Sie wird sehr selten, nur in ganz besonderen Fällen erreicht.

Größeren Gehalt an Kohlensäure hat die *Bodenluft*, besonders in kultiviertem oder verunreinigtem Boden, bis zu 14 %. Beim Betreten von länger abgesperrten unterirdischen Räumen (Gewölben, Grüften, Brunnen usw.) ist deshalb Vorsicht nötig. Man probiere, ob ein Licht am Boden des Raumes brennen bleibt. Sehr hoher Kohlensäuregehalt kann auch in Gärkellern sich finden.

Bedeutung der Bestimmung der Kohlensäure: Der Kohlensäuregehalt dient als *Maßstab für die Beschaffenheit der Luft* und für die Wirksamkeit der Ventilation, s. das Kapitel Ventilation.

Bestimmung der Kohlensäure.

1. Chemisch. Beste Methode: nach PETTENKOFER. Die Kohlensäure wird aus einem gemessenen Luftvolumen mit Barytwasser absorbiert, die Menge des gebundenen Baryts wird titrimetrisch bestimmt. Nur im Laboratorium ausführbar. In letzter Zeit sind von F. PELS-LEUSDEN und von E. KÜSTER Verfahren und Apparate angegeben worden, bei denen die Titration in abgesperrten Gefäßen geschieht und bei denen dadurch eine Fehlerquelle der ursprünglichen PETTENKOFERschen Methode vermieden wird. Der Apparat nach PELS-LEUSDEN wird von E. Leitz, Berlin NW 6, Luisenstr. 45, angefertigt, der von KÜSTER kann im Laboratorium zusammengestellt werden.

Die einfacheren Methoden, die sich für allgemeine Anwendung eignen sollen, sind sämtlich sehr ungenau. Relativ am besten ist das *Carbacidometer von* WOLPERT. Hergestellt von W. Lambrecht, Fabrik meteorologischer Instrumente, Göttingen. Es wird das Luftvolumen bestimmt, das zur Entfärbung von 2 ccm einer $^1/_{50}$ proz., mit Phenolphthalein rot gefärbten Sodalösung ausreicht. Bei sorgfältiger Handhabung (mindestens 1 Minute schütteln nach jedem neuen Luftzusatz) und nicht zu hohen Ansprüchen ist der Apparat brauchbar.

2. Volumetrisch. Sehr genau, aber nicht einfach in der Handhabung, sind die Apparate nach dem Prinzip von PETTERSON und PALMQUIST. Aus einem abgesperrten Luftvolumen wird die Kohlensäure absorbiert und die Volumenverminderung gemessen. Einfach zu handhaben und für viele Zwecke genügend genau, besonders bei höherem Kohlensäuregehalt, ist der *Aëronom* des *Draegerwerkes Lübeck.* Die Eigentemperatur des Apparates darf aber nicht wesentlich von der der zu untersuchenden Luft abweichen.

Wasserdampf.

Die vorhandene Menge von Wasserdampf, ausgedrückt in Gramm im Kubikmeter, wird als *absolute Feuchtigkeit* bezeichnet. Nicht so anschaulich, aber für die meisten Rechnungen zweckmäßiger ist die Angabe der *Spannung* des Wasserdampfes in Millimeter Quecksilber. Das bedeutet dann den Anteil des Druckes, den der Wasserdampf am gesamten Atmosphärendruck hat. Absolute Feuchtigkeit (f) und Spannkraft (e) lassen sich nach folgenden Formeln ineinander umrechnen:

$$e = 0,945 \, (1 + \alpha t) \, f,$$

$$f = 1,058 \, \frac{e}{1 + \alpha t}, \qquad \alpha = 0,003665 \, .$$

Das Gewicht eines Kubikmeters trockener Luft p beträgt bei der Temperatur t und dem Barometerstand b in Gramm:

$$p = \frac{1293}{1 + \alpha t} \cdot \frac{b}{760} \, .$$

Das Gewicht eines Kubikmeters feuchter Luft mit der Wasserdampfspannung e beim Barometerstand b und der Temperatur t

$$= \frac{1293}{1 + \alpha t} \cdot \frac{b - 0,377 \, e}{760} \, .$$

Die Spannkraft des Wasserdampfes und damit auch natürlich die Menge, die in einem bestimmten Volumen vorhanden sein kann, wird durch die Temperatur begrenzt. Diese Zahlen stellen die *maximale Feuchtigkeit für die betreffende Temperatur* dar. Tabelle 1 gibt für die Temperaturen von −20 bis +40° die maximalen Feuchtigkeiten, ausgedrückt in Gramm im Kubikmeter und in Millimeter Quecksilber.

Relative Feuchtigkeit ist das prozentische Verhältnis zwischen absoluter und maximaler Feuchtigkeit; die Zahl gibt also an, wieviel Prozent der Wasserdampfmenge, die nach Maßgabe der Temperatur vorhanden sein könnte, wirklich vorhanden sind.

Sättigungsdefizit ist die Differenz zwischen maximaler und absoluter Feuchtigkeit; die Zahl gibt an, wieviel Wasserdampf ein bestimmtes Luftvolumen noch aufnehmen kann. Es kann natürlich ebenfalls in Gramm im Kubikmeter oder in Millimeter Quecksilber

Tabelle 1. Spannung und Gewicht des Wasserdampfes bei verschiedenen Temperaturen.

Die Zahlen für die Spannung sind den vom Preußischen meteorologischen Institut herausgegebenen Aspirations-Psychrometer-Tafeln (2. Aufl. 1914) entnommen, die Zahlen für das Gewicht sind aus diesen Zahlen berechnet.

Temperatur C°	Spannung	Gewicht	Temperatur C°	Spannung	Gewicht
—20	0,96	1,098	11	9,84	10,03
—19	1,04	1,19	12	10,52	10,68
—18	1,14	1,29	13	11,23	11,36
—17	1,23	1,39	14	11,99	12,09
—16	1,33	1,50	15	12,79	12,85
—15	1,44	1,62	16	13,64	13,66
—14	1,57	1,75	17	14,53	14,50
—13	1,70	1,88	18	15,48	15,39
—12	1,84	2,03	19	16,48	16,33
—11	2,00	2,19	20	17,54	17,32
—10	2,16	2,37	21	18,66	18,36
— 9	2,34	2,57	22	19,83	19,45
— 8	2,52	2,77	23	21,07	20,60
— 7	2,73	2,97	24	22,38	21,80
— 6	2,94	3,19	25	23,76	23,07
— 5	3,17	3,42	26	25,22	24,40
— 4	3,42	3,68	27	26,75	25,80
— 3	3,68	3,94	28	28,36	27,27
— 2	3,96	4,24	29	30,05	28,79
— 1	4,26	4,53	30	31,83	30,40
0	4,58	4,85	31	33,71	32,09
1	4,93	5,20	32	35,67	33,84
2	5,29	5,57	33	37,74	35,68
3	5,68	5,95	34	39,91	37,70
4	6,10	6,37	35	42,19	39,64
5	6,54	6,81	36	44,58	41,75
6	7,01	7,27	37	47,08	43,95
7	7,51	7,76	38	49,71	46,25
8	8,05	8,29	39	52,46	48,65
9	8,61	8,84	40	55,34	51,16
10	9,21	9,42			

ausgedrückt werden. Die Verdunstungsgeschwindigkeit, d. h. die Menge des in der Zeiteinheit verdunsteten Wassers und damit die austrocknende Wirkung der Luft, ist unter sonst gleichen Umständen dem Sättigungsdefizit proportional. Der Berechnung des Sättigungsdefizits darf aber nicht die Temperatur der Luft, sondern es muß ihr die Temperatur der wasserverdunstenden Fläche resp. der unmittelbar an diese angrenzenden Luftschicht zugrunde gelegt werden. Durch Nichtbeachtung dieser Regel entstehen Fehler, welche unberechtigterweise dazu geführt haben, die Bedeutung des Sättigungsdefizits für die Verdunstungsgröße anzuzweifeln.

Der Taupunkt ist diejenige Temperatur, bei der die Luft mit der gerade vorhandenen Feuchtigkeit gesättigt wäre.

Von den meteorologischen Stationen werden neben dem Dampfdruck (absoluter Feuchtigkeit) die relativen Feuchtigkeiten angegeben, die im Verein mit der Temperatur zur hygienischen Beurteilung eines Klimas brauchbar sind. Das Sättigungsdefizit, das für die austrocknende Wirkung auf leblose Gegenstände den sichersten Maßstab bildet und deshalb hygienisch von großer Bedeutung ist, läßt sich daraus berechnen.

Hygienische Bedeutung der Luftfeuchtigkeit.

Beim *lebenden Menschen* ist die Gesamtwasserdampfabgabe bei gleicher Temperatur nach RUBNER und LEWASCHEW der *relativen Feuchtigkeit* umgekehrt proportional. Da aber — immer bei gleicher Temperatur — absolute Feuchtigkeit und Sättigungsdefizit in linearer Abhängigkeit zur relativen Feuchtigkeit stehen, kann man ebensogut sagen, daß die *Gesamtwasserdampfabgabe dem Sättigungsdefizit* direkt oder *der absoluten Feuchtigkeit umgekehrt proportional* sei. Die genaue Gültigkeit dieses Gesetzes wird allerdings in neuerer Zeit lebhaft bestritten. Ein Unterschied gegen die Wasserdampfabgabe unbelebter Flächen tritt hervor, wenn die Verhältnisse bei verschiedenen Temperaturen berücksichtigt werden. Hier zeigt sich beim lebenden Körper ein spezifischer Einfluß der Temperatur insofern, als eine *Erhöhung der Temperatur steigernd auf die Wasserdampfausscheidung einwirkt*, und zwar in stärkerem Maße als der durch die Temperaturerhöhung bedingten Erhöhung des Sättigungsdefizits entsprechen würde. Die Aufstellung einer *gesetzmäßigen Beziehung zum Sättigungsdefizit* ist nicht möglich, weil die Temperaturen der verdunstenden Oberflächen (Haut, bekleidet und unbekleidet, Schleimhäute, Lungen) und der unmittelbar über ihnen befindlichen Luft sehr verschieden und größtenteils unbekannt sind. Die Aufstellung des Begriffes *des physiologischen Sättigungsdefizits* (Sättigungsdefizit bezogen auf eine Temperatur von 37°) hat deshalb keine allgemeine Berechtigung. Sie *kann* allenfalls gerechtfertigt werden für die Wasserdampfabgabe durch die Lungen, aber auch hier nur in der Voraussetzung, daß die eingeatmete Luft sich in der Lunge immer auf 37° erwärmt und die Lunge gesättigt verläßt. Beides ist bei trockener Luft und größerer Kälte sicher nicht der Fall. Außerdem ist die Wasserdampfausscheidung in weitgehender Weise von nervösen Einflüssen — auch wohl von weiteren physikalischen Faktoren — Luftdruck, Strahlung — abhängig; s. Höhenklima.

Schädigungen durch zu hohe oder zu niedrige Feuchtigkeit.

Zu *hohe Feuchtigkeit* setzt die Wasserdampfabgabe herab, erschwert damit die Entwärmung des Körpers und kann im Verein mit hoher Lufttemperatur zu den Erscheinungen der Wärmestauung führen; s. a. das Kapitel Ventilation (Kopfweh, Herzbeschwerden, Schwindel, Ohnmacht). *Sehr niedrige Luftfeuchtigkeit* kann zu Austrocknungserscheinungen an den Schleimhäuten (Rachen, Kehlkopf, Augenbindehaut) führen, die von manchen Menschen sehr lästig empfunden werden und auch zu Katarrhen, vielleicht auch zu Anginen und anderen von diesen Schleimhäuten ausgehenden Infektionskrankheiten Veranlassung geben können. Die mehrfach geäußerte Meinung, daß die Zimmerluft um so günstiger wirke, je trockner sie sei, kann ich nicht als berechtigt anerkennen. Für die normale Zimmertemperatur von 18—20° ist eine relative Feuchtigkeit von etwa 40—50% die zuträglichste. Das entspricht einem Sättigungsdefizit von etwa 8—10 mm Quecksilber. Die Größe des Sättigungsdefizits bei den meistens im Zimmer vorhandenen Temperaturen und relativen Feuchtigkeiten geht aus der Tabelle 2 hervor. Man sollte bei sehr trockener Zimmerluft (unter 35%, Sättigungsdefizit über 10), die an

Tabelle 2.

Temperatur	Sättigungsdefizit bei einer relativen Feuchtigkeit von			
	30%	40%	50%	60%
18°	10,8	9,3	7,7	6,2
19°	11,5	9,9	8,2	6,6
20°	12,3	10,5	8,8	7,0
21°	13,1	11,2	9,3	7,5

kalten Wintertagen in geheizten Zimmern häufig eintritt, mehr als bisher von Befeuchtungsvorrichtungen Gebrauch machen. Brauchbarer Luftbefeuchter: Lucagra, G. m. b. H., Ludwigshafen a. Rh., Friesenheimer Str. 6. S. das Kapitel Heizung, S. 77.

Messung der Feuchtigkeit.

Am bequemsten sind *Haarhygrometer*, sie geben direkt die relative Feuchtigkeit an. Am genauesten sind die Instrumente mit *einem* Haar (Koppes Hygrometer). Für praktische Zwecke genügend und wegen ihrer geringeren Empfindlichkeit meistens vorzuziehen sind die mit einem *Haarbündel* (Lambrechts Polymeter [W. Lambrecht, Fabrik meteorologischer Instrumente, Göttingen], Instrumente von Fuess [R. Fuess, Berlin-Steglitz, Düntherstraße 8]). Öftere Nacheichung ist bei allen erforderlich, am einfachsten dadurch, daß man das Instrument in mit Feuchtigkeit gesättigte Luft bringt. Beim Koppeschen Hygrometer ist das Gehäuse so eingerichtet, daß die Luft in ihm mit Hilfe eines auf einen Rahmen gespannten angefeuchteten Stückes Baumwollzeug gesättigt werden kann. Vorsicht beim Einkauf von Hygrometern! Es sind sehr viel schlechte Instrumente im Handel. Im allgemeinen sind die Instrumente mit geradem Verlauf des Haares den dosenförmigen Konstruktionen vorzuziehen.

Das Psychrometer besteht aus zwei gleichen Thermometern. Das Quecksilbergefäß des einen ist mit einer Lage dauernd feucht gehaltenen Musselins umhüllt. Durch den Wärmeverlust bei der Verdunstung steht das feuchte Thermometer niedriger als das trockene, aus der Differenz d läßt sich die Feuchtigkeit berechnen nach der Formel $e = e_1 - d\,k \cdot b/755$, worin e die gesuchte Feuchtigkeit in Millimeter Quecksilber, e_1 die maximale Feuchtigkeit *bei der Temperatur des feuchten Thermometers,* k eine Konstante und b den Barometerstand bedeutet. Der Faktor $b/755$ kann, wenn es sich nicht um sehr hoch gelegene Beobachtungsorte handelt, fast immer gleich 1 gesetzt werden.

Der Wert von k ist abhängig von der Luftbewegung; für Windstille, z. B. auch für Untersuchungen im Zimmer, beträgt er 0,9, für leichten Wind 0,6 und für stärkeren Wind (über 2 m) 0,5. Die weitaus genauesten Werte gibt das Aspirationshygrometer von ASSMANN (Normalinstrument der preußischen meteorologischen Stationen), bei dem durch einen Federkraftventilator ein Luftstrom konstanter Geschwindigkeit (2,3 m) über die Thermometer geleitet wird (Konstante 0,5). Zu beziehen durch R. Fuess, Berlin-Steglitz, Düntherstr. 8.

Nicht so genau, aber für die meisten Zwecke ausreichend und sehr viel billiger ist das *Schleuderpsychrometer.* An jedem der beiden Thermometer ist eine $^1/_2$ m lange Schnur befestigt; an dieser werden sie nacheinander im Kreise herumgeschwungen, einmal in der Sekunde, bis sich der Stand nicht mehr ändert. Ablesung immer nach 30 Umschwüngen. Als Konstante kann ebenfalls 0,5 benutzt werden. Zweckmäßigerweise werden kleine leichte Thermometer verwandt.

Der Taupunkt kann durch allmähliches Abkühlen (durch Verdampfen von Äther) einer blanken Metallfläche bis zur Bildung eines Feuchtigkeitsbeschlages bestimmt werden. Genaue Resultate, aber umständliche und mühsame Handhabung. Für hygienische Zwecke meistens nicht geeignet. Verfasser schätzt am meisten die Anordnung von ALLUARD. Andere Konstruktionen von REGNAULT, NIPPOLDT. CROVA u. a. Im Prinzip ist es gleichgültig, ob relative oder absolute Feuchtigkeit oder Taupunkt bestimmt werden, da aus einer der drei Größen sich die anderen ohne weiteres berechnen lassen. Das Bequemste wird meistens die Ablesung des Haarhygrometers sein.

Auch die Verdunstung kann direkt gemessen werden. Der Verdunstungsmesser von WILD ist nach Art einer Briefwaage gebaut. Genauer, aber umständlicher in der Bedienung ist das Atmometer von MORGENSTERN (W. Lambrecht, Göttingen), bei dem das von einer Filtrierpapierfläche verdunstete Wasser aus einer Bürette ergänzt wird. Man darf aber nicht etwa aus dem auf so kleinen Flächen

erhaltenen Resultat einfach durch Multiplikation auf die Wasserdampfabgabe größerer Flächen, etwa von Seen, schließen, weil *über*
diesen eine viel feuchtere Luft vorhanden ist als am Rande. Der
Umrechnungsfaktor ist deshalb in sehr hohem Maße von der Windgeschwindigkeit abhängig.

Bei Windstille ist die Verdunstung von einer Seefläche mehr dem
Umfang als der Oberfläche proportional.

Kohlenoxyd.

Farb- und geruchloses Gas, Dichte, bezogen auf Luft, 0,967. Kommt
normalerweise in der Luft nicht vor, kann aber hineingelangen:

1. Durch Ausströmen von Leuchtgas. Leuchtgas enthält 6—10 %
Kohlenoxyd, bei Zusatz von Wassergas (s. S. 116) oft erheblich mehr.

2. Durch mangelhafte Heizvorrichtungen, auch durch Kokskörbe
und Kohlenbecken.

3. Die Auspuffgase der Automobile enthalten reichlich Kohlenoxyd. Beim Laufenlassen des Motors in geschlossener Garage besteht
Lebensgefahr. Ein irgendwie bedenklicher Gehalt der Luft an Kohlenoxyd im Freien, auch in Großstädten, ist aber noch nicht nachgewiesen.

4. In sehr kleinen, hygienisch gleichgültigen Mengen durch Gasglühlicht, auch Zigarrenrauch, glühende eiserne Öfen.

5. In manchen Gewerbebetrieben: in Bergwerken nach Sprengun-
gen und Kohlenstaubexplosionen, ferner bei Verwendung von Löt-
öfen, Kohlenbügeleisen, Gasheizapparaten, bei Gasbügeleisen, Badeöfen,
Warmwasserbereitern mit unzureichender Luftzufuhr oder starker
Abkühlung der Flamme. Schädlichkeitsgrenze bei $0,5^0/_{00}$, bei langer
Einwirkung niedriger, $0,15^0/_{00}$.

Der Nachweis geschieht am besten durch Absorption in Blut. In
eine reine, etwa 10 l enthaltende Glasflasche werden etwa 20 ccm
einer frisch bereiteten, etwa 20 proz. Blutlösung gegossen. Mit Hilfe
eines Blasebalges wird die Flasche mit der fraglichen Luft gefüllt.
Mindestens 50 Stöße des Blasebalges, Gummischlauch am Blasebalg
bis zum Boden der Flasche. Sie wird dann gut verschlossen und
$^1/_2$ Stunde umgeschwenkt, so daß die Blutlösung an den Wänden
ausgebreitet ist. Das Kohlenoxyd ist dann vom Blut aufgenommen
und kann in ihm nachgewiesen werden. Zur Füllung der Flasche ist
es manchmal bequemer, die mit Wasser gefüllte Flasche in dem zu
untersuchenden Raume auszugießen.

1. Durch das Spektroskop. Verdünnung der Blutlösung etwa 1:300.
Am zweckmäßigsten ist ein gradsichtiges Taschenspektroskop, womöglich mit Vergleichsprisma. Das Blut wird in ein Reagensglas gefüllt und gegen eine Lampe, am besten eine matte Glühbirne, durch
das Spektroskop betrachtet. Man sieht zwei dunkle Streifen im Gelb-
grün, die von dem Spektrum des normalen Blutes schwer zu unterscheiden sind: sie liegen etwas näher beieinander. Setzt man aber

ein Reduktionsmittel (Schwefelammonium, besser STOKESsche Lösung [Bereitung: gleiche Teile gut gepulverten Eisensulfats und Weinsäure werden vermischt. Eine Messerspitze im Reagensglas in einigen Kubikzentimetern Wasser gelöst, dazu etwa dieselbe Menge Ammoniak. Die Lösung muß *sofort* nach ihrer Fertigstellung verwendet werden] oder Natriumhydrosulfid) hinzu, so verschwinden bei normalem Blut die beiden Streifen, an ihre Stelle tritt ein breiter verwaschener Streifen, der etwa die Stelle des früheren Zwischenraumes einnimmt. Beim Kohlenoxydblut bleiben die beiden Streifen bestehen. Bei geringerem Gehalt an Kohlenoxydhämoglobin ist die Reaktion nicht leicht zu beurteilen. Empfindlichkeit der spektroskopischen Methode 0,2%, d. h. 2 ccm Kohlenoxyd in 1 l Luft. *Sehr zweckmäßig für die spektroskopische Prüfung* ist eine Konstruktion von ZEISS (*Zeisswerke Jena*), bei der die Reagensgläser mit als Kondensatoren dienen.

2. Auf chemischem Wege. Verdünnung des Blutes 1 : 5 (20%). Der durch Eiweißfällungsmittel erzeugte Niederschlag ist bei Anwesenheit von Kohlenoxydhämoglobin anders gefärbt als bei normalem Blute. Als Fällungsmittel haben sich am besten bewährt:

a) 1proz. Tanninlösung. 5 ccm der 20proz. Blutlösung werden mit 10 ccm der Tanninlösung vorsichtig gemischt. Dieselbe Probe mit normalem Blut. Der Niederschlag im normalen Blut graubraun, im Kohlenoxydblut rötlich. Der Unterschied tritt aber erst nach längerer Zeit, Stunden, auf, hält sich dann aber auch sehr lange. Das Auftreten läßt sich beschleunigen dadurch, daß man die Blutprobe in Brüttemperatur bringt.

b) Ferrocyankalium und Essigsäure. Zusatz von 5 ccm 20proz. Ferrocyankaliumlösung und 1 ccm 33proz. Essigsäure. Der Farbenunterschied ist ähnlich wie bei a), tritt aber sofort auf und verschwindet nach einigen Minuten wieder. Empfindlichkeit der Proben nach WELZEL 0,0025%, d. h. $^1/_4$ ccm Kohlenoxyd in 10 l Luft.

Ohne Zuhilfenahme von Blut läßt sich das Kohlenoxyd durch Palladiumchlorürpapier nachweisen. Herstellung: Papierstreifen in 0,02proz. Lösung von Palladiumchlorür eintauchen und im Exsikkator über Schwefelsäure trocknen. Die Papierstreifen werden am besten in eine mit der zu untersuchenden Luft gefüllte Flasche — s. oben — hineingehängt. Die Flasche durch Stöpsel verschlossen. Die Streifen müssen leicht angefeuchtet sein und die Flasche muß etwas Wasser enthalten. Anfeuchten mit 5proz. Natriumacetatlösung statt mit Wasser soll die Empfindlichkeit erhöhen. Empfindlichkeitsgrenze etwa 0,05$^0/_{00}$, also $^1/_{10}$ der Schädlichkeitsgrenze. Auftreten der Schwärzung bei dieser Konzentration in etwa 30 Minuten, bei höherer Konzentration schneller.

Es ist aber zu beachten, daß Palladiumchlorürpapier auch durch andere Gase, Ammoniak, Kohlenwasserstoffe und besonders Schwefelwasserstoff, geschwärzt wird. Gegen letzteren ist es empfindlicher als Bleipapier, es soll noch auf 0,0001% in 10 Minuten reagieren.

Zum Nachweis von *Leuchtgas*, das bisweilen geringe Mengen von Schwefelwasserstoff enthält, ist das Papier natürlich trotzdem brauchbar.

Ozon.

Die in der Luft vorkommenden *Ozonmengen* (durchschnittlich 2 mg Ozon in 100 cbm Luft) sind hygienisch vollständig gleichgültig.

In geschlossenen Räumen enthält die Luft niemals Ozon. Eine nachweisbare Schädigung von Bakterien beginnt bei 2 mg Ozon im Liter. Zur Abtötung widerstandsfähigerer Formen sind viel größere Konzentrationen nötig.

Der Nachweis geschieht gewöhnlich durch Aufhängen von Jodkaliumstärkepapierstreifen. Besser dadurch, daß man ein gemessenes Luftvolumen über einen in ein geschwärztes Glasrohr eingeschlossenen Streifen leitet. Die quantitative Bestimmung durch Vergleichung der eingetretenen Bläuung mit einer Skala ist aber immer sehr unsicher, ein Teil der Wirkung rührt auch meistens vom Wasserstoffsuperoxyd her, das sich ebenfalls in geringen Mengen in der Luft findet. Auch salpetrige Säure kann beteiligt sein. Über die Verwendung künstlich erzeugten Ozons s. das Kapitel Ventilation.

Herstellung von Jodkaliumstärkepapier. Filtrierpapier wird mit einer Lösung von 10 Teilen Stärke und 1 Teil Jodkalium in 200 Teilen Wasser getränkt und im Dunkeln getrocknet.

Andere gasförmige Beimengungen.

Schwefeldioxyd kommt in der Stadtluft und in Industriegegenden in nachweisbaren Mengen vor, in der Zimmerluft durch Verbrennen von schwefelhaltigem Leuchtgas. Besonders große Mengen in der Nähe mancher chemischer Industrien. Nachweis kann geschehen durch Quecksilberoxydulpapier oder durch Papier, das mit einer Lösung von Stärke und jodsaurem Kalium getränkt ist (Blaufärbung).

Ammoniak findet sich in der Luft meistens in Spuren, in etwas größeren Mengen in der Nähe von Abortanlagen, Pissoiren, Jauchegruben, Miststätten usw. In ganz geringen Mengen entsteht es auch bei der Staubversengung, s. S. 76. Bei der belästigenden Wirkung der Röstprodukte spielt es aber keine wesentliche Rolle. Zum Nachweis wird ein angefeuchteter Streifen Curcumapapier zur Hälfte zwischen zwei Glasplatten geklemmt, die herausragende Hälfte färbt sich bei Anwesenheit von Ammoniak dunkler.

Schwefelwasserstoff. In der Nähe von Gasanstalten, von faulendem Material. Durch den Geruch leicht zu erkennen, chemisch nachweisbar durch Bleipapier. Filtrierstreifen, mit einer 1proz. Lösung von Bleiacetat getränkt, werden bei Gegenwart von Schwefelwasserstoff gelb bis braun. Eventuell kann man auch Streifen mit Palladiumchlorür tränken, s. S. 9.

Andere Gase, Salzsäure, Chlor, Brom, kommen selten vor und haben fast ausschließlich gewerbehygienische Bedeutung. Folgende Tabelle 3 gibt über die Schädlichkeitsgrenzen einiger Gase Auskunft.

Tabelle 3. Wirkungen reizender und giftiger Gase nach LEHMANN, ZANGGER und HESS. ZANGGER: Gewerbliche Vergiftungen. Handbuch der sozialen Hygiene und Gesundheitsfürsorge 1926, herausgegeben von GOTTSTEIN, SCHLOSSMANN und TELEKY.

	Sofort tödlich mg i. l.	In $^1/_2$—1 Std. sofort oder später tödlich	Nach $^1/_2$—1 Std. lebensgefährliche Erkrankung	$^1/_2$—1 Std. verträglich ohne sofortige oder spätere Folgen	Nach mehrstündiger Einwirkung minimal wirken	6 Stunden ohne wesentliche Symptome
Chlor	2,5	0,1—0,15	0,04—0,06	0,01	0,001	0,003—0,005
Brom	3,5	0,22	0,04—0,06	0,022	0,001	0,005
Salzsäure	—	1,84—2,6	1,5—2,0	0,6—0,13	0,01	0,013
Schweflige Säure . .	—	1,4—1,7	0,4—0,5	0,17—0,64	0,02—0,03	0,06—0,1
Ammoniak	—	1,5—2,7	2,5—4,5	0,18	0,1	0,06
Schwefelwasserstoff .	1,2—2,8	0,6—0,84	0,5—0,7	0,24—0,36	0,1—0,15	0,12—0,18
Nitrose Gase	—	—	—	—	—	—
Salpetersäure	—	0,6—1,0	—	0,2—0,4	—	—
Salpetrige Säure . .	—	—	—	—	—	0,02
Blausäure	0,3	0,12—0,15	0,12—0,15	0,05—0,06	0,02—0,04	0,02
Arsenwasserstoff . .	5,0	0,05	0,02	0,02	0,01	0,01
Phosphorwasserstoff .	—	0,56—0,84	0,4—0,6	0,14—0,26	0,01	—
Kohlenoxyd	4,5	2—3	2,3	0,5—1,0	0,2 (in 6 Std. noch tödlich)	0,1
Phosgen	—	0,02—0,1	0,005	—	—	—
Tetrachlorkohlenstoff	—	400—500	150—200	60—80	10	60
Schwefelkohlenstoff .	—	15	10—12	3—5	1,0—1,2	1,5—2,6

Luftstaub, Rauch und Ruß.

Beschaffenheit und Herkunft.

Im Freien: Mineralische Bestandteile der Erdoberfläche, besonders der Straßendecken, Industriestaub, Ruß aus Schornsteinen, auch aus dem Auspuff von Kraftfahrzeugen.

Organische Bestandteile: Pollenkörner, Pilzsporen, Hefen, Bakterien, Detritus von Pflanzen, besonders im Herbst zur Zeit des Laubfalles, Dauerformen von Protozoen. Der Pferdemist, der früher im Straßenstaub der Städte eine große Rolle spielte, ist mit dem Anwachsen des Automobilverkehrs stark zurückgegangen.

Im Zimmer: Bei ofengeheizten Zimmern während der Heizperiode vorwiegend Asche, ferner Bestandteile des Brennmaterials.

Organisch: Epithelien, Härchen, Textilfasern aller Art von Kleidern, Möbeln, Teppichen, Bett; ferner Pilzsporen, Hefen, Bakterien, Dauerformen von Protozoen.

Nachweis und Bestimmung.

Quantitativ: Filtration gemessener Luftmengen durch Watte oder Filtrierpapier. Wägung. Filtration durch Collodiumwolle, Auflösen in Alkohol und Äther, colorimetrische Bestimmung. Zum Vergleich muß Staub von derselben Beschaffenheit benutzt werden wie der zu bestimmende. Methode und Apparat von M. Hahn.

Für die genaue Zählung der einzelnen Staubteilchen ist vielfach der *Aitkensche Staubzähler* benutzt worden. Er beruht darauf, daß in einem abgemessenen Quantum mit Feuchtigkeit gesättigter Luft bei plötzlicher Abkühlung (durch Ausdehnung) die Staubteilchen als Kondensationskerne wirken und sich als Wassertröpfchen auf dem Boden der Zählkammer niederschlagen, wo sie dann gezählt werden können. Nach neueren Untersuchungen (besonders von Wigand) sind es aber weniger die Staubteilchen, als bestimmte elektrisch geladene Gasmoleküle, die als Kondensationskerne wirken. Die Zahl der Staub- und der Kondensationskerne ist also nicht identisch. Die mit der Aitkenschen Methode gefundenen Werte sind also, wenn sie nur auf Staubteilchen bezogen werden sollen, jedenfalls zu hoch.

Eine von Owens angegebene Vorrichtung, die besonders zur Untersuchung des Staubes in *Gewerbebetrieben* geeignet ist, wird von C. F. Casella & Co., Ltd. London, Regent House, Fitzroy Square W 1, hergestellt. Der Staub wird hier in Form eines schmalen Streifens direkt auf einem Deckglas niedergeschlagen und kann dann mikroskopisch untersucht und gezählt werden. Eine zweckmäßige Modifikation von Lode[1] ist noch nicht im Handel.

Zur relativen Bestimmung der Staubmengen können Absitzmethoden dienen. Am besten eignet sich eine Mischung aus Asphalt-

---

[1] Abderhalden, Handbuch der biologischen Arbeitsmethoden. — Lode, Hygienische Methoden der Luftuntersuchung.

lack und Kolophonium, die in flache Glasschälchen ausgegossen wird. Diese Schälchen werden eine Zeitlang exponiert, die Staubteilchen dann am besten bei *auffallender Beleuchtung im Bogenlicht* gezählt. Je besser die Beleuchtung, desto kleinere Staubteilchen sind erkennbar. Auch die Form und Art der Staubteilchen ist bei dieser Methode gut erkennbar. Natürlich gibt die Methode nur relative Werte; die ganz feinen Staubteilchen setzen sich nicht ab.

Ein bestimmtes *Verhältnis zwischen der wirklich vorhandenen und der abgesetzten Staubmenge* läßt sich nicht angeben, es hängt das sehr von den Luftströmungen im Raum und von der Größe und vom spezifischen Gewicht der Staubteilchen ab. Die Fallgeschwindigkeit ist dem spezifischen Gewicht und dem Quadrat des Radius der Staubteilchen (als Kugel gedacht) proportional. Nach Untersuchungen von K. B. Lehmann und Seiler dürfte das Verhältnis der in einem Kubikmeter vorhandenen Staubmenge zu der in einer Stunde auf ein Quadratmeter abgesetzten Menge in der Größenordnung von 1:10 liegen. Ähnliche Vorrichtungen, aber mit weißen emaillierten Flächen, können zur Zählung abgesetzter Rußteilchen dienen.

Für manche Zwecke der Staubzählung in bewohnten Räumen kann man sich auch mit der Zählung der *abgesetzten Bakterien* begnügen. Agarschalen werden eine Zeitlang exponiert und die gewachsenen Kolonien nach etwa achttägigem Aufenthalt bei Zimmertemperatur gezählt. Eine *genaue Zählung* der in der Luft enthaltenen lebenden Bakterien ist möglich dadurch, daß ein bestimmtes Luftquantum durch ein Filter aus Sand filtriert wird und der Filtersand ausgesät wird. Auch kann man in luftleer gemachte, mit Nährgelatine ausgekleidete Kölbchen die Luft einströmen lassen.

Die Bestimmung des Rußgehaltes geschieht am einfachsten durch Filtration eines bestimmten Luftvolumens (500 l, nicht mehr, weil dann bei starkem Rußgehalt die Unterschiede verwischt werden) durch Filtrierpapier. Die Schwärzung des Papiers wird mit einer Skala verglichen. Apparat von Ascher, hergestellt von der Vesta Apparate- u. Metallwarenfabrik, G. m. b. H., Berlin O 34, Romintener Straße 26.

Bedeutung von Staub, Rauch, Ruß und Bakteriengehalt.

Staub, Rauch und Ruß sind nicht nur vom hygienischen, sondern auch vom ästhetischen und wirtschaftlichen Standpunkte zu werten (Unsauberkeit, Unappetitlichkeit, Verschmutzung von Haut und Wäsche, Abnutzung von feineren Gerätschaften). Nachweisbare Gesundheitsschädigungen können entstehen durch die reizende Wirkung des Staubes auf die Schleimhäute (Augen, Nasen, Rachen, Kehlkopf, Bronchen) und durch die dadurch hervorgerufene Disposition zur Tuberkulose. Besonders gefährlich sind manche gewerblichen Staubarten, und zwar um so mehr, je scharfkantiger die Teilchen sind (Steinhauer, Metallschleifer usw.).

Daß durch Rauch und Ruß die Zahl der akuten Erkrankungen der Atmungsorgane zunähme, ist nicht bewiesen. Die auch im Rauch vorhandenen Gasmoleküle liefern aber Kondensationskerne für Wasserdampf, die bei feuchtem Klima zur Nebelbildung Veranlassung geben. Starker Einfluß z. B. in London, Hamburg, auch in Berlin.

Die Bakterien des Staubes haben nicht entfernt die Bedeutung, die ihnen von Laien zugeschrieben wird. Von Krankheitserregern finden sich im Zimmerstaub Tuberkelbacillen, Eitererreger, Staphylo- und Streptokokken, Pneumokokken, ferner die Erreger des Wundstarrkrampfes und des Gasbrandes. Infektionen durch Staub mit diesen Bakterien können vorkommen, sind aber nicht einmal bei der Tuberkulose häufig. Im Freien dürften Infektionen durch Staub zu den allergrößten Seltenheiten gehören.

Verhütung der Staubentwicklung.

Im Freien vor allem durch geeignete Straßendecken, Kleinpflaster, Beton, Asphalt, Teermakadam. Sprengung der Straßen ist ein nur vorübergehend wirksamer, aber nicht zu umgehender Notbehelf. Die Wirkung der Sprengung kann durch Zusätze zum Sprengwasser unterstützt werden. S. S. 228. Staubverhütung im Zimmer durch Vermeidung von Staubaufwirbelung (Staubsauger, feuchtes Abwischen, Vorsicht bei der Besorgung der Öfen). Gründliche Reinigung der Schuhe vor dem Betreten des Zimmers, möglichst ausgedehntes Tragen von Überschuhen. Behandlung des Fußbodens mit staubbindenden Ölen.

Industriestaub, und zwar besonders Zementstaub, aber auch alle möglichen anderen organischen und anorganischen Staubarten können weitgehend durch elektrische Entstaubungsanlagen beseitigt werden dadurch, daß die staubhaltige Luft zwischen zwei Hochspannungselektroden durchgeführt wird (Anlagen der Oski Aktiengesellschaft Hannover, Friedrichstr. 2; Lurgi, Apparatebau-Gesellschaft, Frankfurt a. M., Gervinusstraße 17—19; Telex, Apparatabau-Gesellschaft, Frankfurt a. M., Neue Mainzer Straße 25). An der Verhütung von *Rauch und Ruß* hat die Industrie selbst ein großes Interesse, weil sie eine ganz erhebliche Ersparnis an Brennmaterial bedeutet. Die Industrie selbst ist deshalb und unter dem Einfluß polizeilicher Vorschriften bestrebt, durch Verbesserung der Feuerungen die Rauch- und Rußentwicklung möglichst zu verhüten. Sehr stark sind übrigens an der Rauch- und Rußentwicklung auch die *Hausfeuerungen* beteiligt. Das geht daraus hervor, daß auch in Industriegegenden der Rauch- und Rußgehalt der Luft *im Winter* sehr viel größer ist. *Verhütung* durch möglichst ausgedehnte Anwendung von Koks oder Anthrazit zur Heizung und Gas zum Kochen. Müssen rußende Brennstoffe, z. B. Flammkohlen, verwandt werden, so kann durch richtige Bedienung der Feuerung (wenig Brennstoff auf einmal aufschütten) viel geschehen.

Wetter und Klima.

Wetter nennen wir den zu einer bestimmten Zeit vorhandenen Zustand der Atmosphäre, der durch das Zusammenwirken der einzelnen meteorologischen Faktoren (Luftdruck, Temperatur, Feuchtigkeit, Luftbewegung, Bewölkung, Sonnenstrahlung, Niederschläge) bestimmt wird.

Klima ist das durchschnittliche Verhalten des Wetters während längerer Zeiträume, meistens unter dem Gesichtspunkt der Einwirkung auf die lebende Umwelt betrachtet.

Die einzelnen meteorologischen Faktoren und ihre Wirkung.

Temperatur.

Die Messung geschieht fast immer mit *Quecksilberthermometern*, doch sind jetzt auch, besonders zur Messung von Zimmertemperaturen, gut aussehende, handliche *Metallthermometer in Dosenform* im Handel, die für die Bedürfnisse des täglichen Lebens genügend genau sind.

Für genaue wissenschaftliche Messungen sind Thermometer aus Jenenser Glas (16 III, roter eingeschmolzener Streifen, oder 59 II, blauer Streifen) zu benutzen. Ältere Thermometer aus gewöhnlichem Glase zeigen wegen der nachträglichen Zusammenziehung des Gefäßes gewöhnlich zu hoch.

Bei Messung im Freien *muß das Thermometer vor Sonnenstrahlung* und möglichst auch vor der Strahlung irdischer Körper, deren Temperatur von der Lufttemperatur abweicht, *geschützt werden*. Messungen in der Sonne ergeben nicht etwa die an dieser Stelle herrschende *Lufttemperatur*, sondern die *Eigentemperatur* des Thermometers, deren Höhe von der Beschaffenheit des Thermometers abhängig und deshalb bei den einzelnen Instrumenten verschieden ist (s. Messung der Sonnenstrahlung). *Der häufig gemachte Zusatz „im Schatten"* zu Temperaturangaben ist deshalb irreführend und *sollte fortbleiben*.

Fensterthermometer zeigen im Winter, wenn das Haus und besonders das Zimmer geheizt wird, meist zu hoch, sie müssen deshalb durch besondere Vorrichtungen vor der Einwirkung des Hauses geschützt werden.

Muß ausnahmsweise die Lufttemperatur in der Sonne gemessen werden, so ist über das in einer blanken Metallhülse befindliche Thermometergefäß ein dauernder Luftstrom zu leiten (Aspirationsthermometer). Sehr gut eignet sich das trockene Thermometer des ASSMANNschen Psychrometers dazu, s. S. 7. Für viele Fälle genügt auch ein Schleuderthermometer, s. S. 7.

Eichung der Thermometer.

Am einfachsten ist der *Nullpunkt* zu kontrollieren. Das Thermometer wird mindestens bis zum Nullpunkt in fein zerstoßenes Eis (etwa erbsengroße Stücke) gesteckt. Das Eis befindet sich in einem mit Ablauflöchern versehenen, am besten hölzernen Gefäß. Die Lufttemperatur bei dem Versuch muß über Null liegen.

Die Kontrolle des *Siedepunktes* muß im Dampf in besonderen Apparaten unter Berücksichtigung des Barometerstandes geschehen. Eintauchen in siedendes Wasser gibt ungenaue Resultate.

Die Eichung kann auch geschehen durch Vergleich mit einem „Normalthermometer", d. h. einem genau gearbeiteten Thermometer, dessen Fehler genau bekannt und in einer Korrektionstabelle aufgezeichnet sind. Normalthermometer mit Korrektionstabelle der Physikalisch-Technischen Reichsanstalt sind durch R. Fuess zu beziehen.

Die beiden Thermometer werden durch einen Gummiring so aneinander befestigt, daß die Gefäße möglichst nahe aneinander sind, und dann in großes hölzernes Gefäß mit Wasser getaucht. Nach der Ablesung wird so viel warmes Wasser zugegossen, daß die Temperatur um etwa 3° steigt, gründlich durchgemischt und nach etwa 3 Minuten wieder abgelesen. Beim Zugießen darauf achten, daß die Thermometergefäße nicht direkt vom Wasser getroffen werden. Das Verfahren wird so oft wie nötig wiederholt und die Werte in einer Tabelle eingetragen.

Tabelle 4. Tabelle für die Umwandlung der verschiedenen Thermometerskalen ineinander.

	R	C	F
R	x	$1{,}25\,x$	$2{,}25\,x + 32$
C	$0{,}8\,x$	x	$1{,}8\,x + 32$
F	$\dfrac{(x-32)\,4}{9}$	$\dfrac{(x-32)\,5}{9}$	x

Für die Verwertung der *Temperaturbeobachtungen* für die *hygienische Beurteilung* eines Klimas sind wichtig:

1. Die täglichen Maxima und Minima. *Annähernd* stimmen mit ihnen überein die Morgen- und Mittagsablesungen der meteorologischen Stationen. Diese Maxima und Minima sind für hygienische Zwecke, besonders wenn es sich um die Frage des Einflusses der Temperatur auf die Häufigkeit bestimmter Erkrankungen handelt, von besonderer Wichtigkeit. Sie können gemessen werden mit Maximum- und Minimumthermometern. Am besten geben über den Charakter des Temperaturverlaufes an den einzelnen Tagen *Registrierinstrumente* Auskunft, die deshalb, wenn für *hygienische Zwecke* eigene Beobachtungen angestellt werden, *bevorzugt* werden sollten, obwohl ihre Genauigkeit die der Quecksilberthermometer nicht erreicht.

2. Die Tagesmittel. Sie ergeben sich mit befriedigender Annäherung (gewöhnlich etwas zu hoch) als das Mittel aus Maximum und Minimum.

Genau lassen sich die Tagesmittel aus den Kurven der Registrierthermometer durch planimetrische Ausmessung entnehmen.

Die meteorologischen Stationen beobachten meistens: 7 Uhr vormittags, 2 Uhr mittags, 9 Uhr abends; zur Bildung des Mittels wird dann der letzte Wert verdoppelt und die Summe durch 4 dividiert. Die Ablesungen sollen nach *Ortszeit*, nicht nach mitteleuropäischer Zeit geschehen. Die auf diese Weise gefundenen Mittelzahlen werden für meteorologische Zwecke nach vorhandenen Tabellen auf wahre Tagesmittel reduziert, Abweichungen sind aber unbedeutend. Eine Verwertung weiterer Beobachtungen zur Mittelbildung hat keinen Zweck, verschlechtert sogar im allgemeinen das Mittel.

3. Monats- und Jahresmittel werden aus den Tagesmitteln berechnet. Für hygienische Zwecke sind häufig die Pentadenmittel, die an den preußischen Stationen berechnet werden, wertvoller.

4. Die interdiurne Veränderlichkeit, d. h. die Temperaturschwankungen von einem Tage zum anderen. Die Temperaturschwankungen an einem und demselben Tage gibt Nr. 1. Sie werden am besten so ausgedrückt, daß die Häufigkeit, mit der die Temperaturänderungen bestimmter Größe in den einzelnen Monaten auftreten, angegeben wird.

5. Von Wichtigkeit ist auch die Zahl der *Eistage* (Maximum unter 0°), der *Frosttage* (Minimum unter 0°) und der *Sommertage* (Maximum mindestens 25°).

Luftdruck.

Die lokalen Schwankungen des Luftdruckes, so wichtig sie meteorologisch sind, sind hygienisch gleichgültig. Auch das vermehrte Ausströmen von Bodenluft, bei rasch sinkendem Barometer, das die Radioaktivität der Luft stark erhöht, hat keinen nachweisbaren Einfluß auf den Menschen.

Mittlerer Barometerstand in Meereshöhe: 760 mm. Abnahme in der Nähe der Erde für je 11 m Erhebung 1 mm. Genauere Formel für die Abnahme des Druckes mit der Höhe

$$h = 18400 \cdot (1 + \alpha t) \cdot \log \frac{p^0}{p} \, .$$

h ist der Höhenunterschied, wenn an den beiden Punkten die Barometerstände p^0 und p gefunden werden.

Bei ganz genauen Bestimmungen muß auch der Wasserdampfgehalt der Luft und die geographische Breite (wegen der veränderlichen Schwere) berücksichtigt werden.

Starke Verminderung des Luftdruckes (Aufenthalt in großer Höhe) kann durch die Herabsetzung des Sauerstoffdruckes zur Erschwerung oder Behinderung der genügenden Sauerstoffversorgung führen; s. Höhenklima.

Messung des Luftdrucks.

1. Quecksilberbarometer. Für genaue Messungen sind *Heberbarometer* oder bequemer *Gefäßbarometer mit reduzierter Skala* zu verwenden. Letztere sind so eingerichtet, daß die Quecksilberschwankungen im Gefäß bei der Teilung der Skala mitberücksichtigt sind. Ihr Stand ist aber abhängig von der Quecksilbermenge, die letztere darf daher nach der Eichung nicht mehr verändert werden (Wild-Fuesssche Stationsbarometer der preußischen meteorologischen Stationen). Alle Ablesungen an Quecksilberbarometern müssen auf eine Temperatur des Quecksilbers von 0° reduziert werden.

2. *Aneroidbarometer.* Der Luftdruck wirkt auf eine annähernd luftleere elastische Dose, deren Formveränderungen auf einen Zeiger übertragen werden. Sie sind leicht abzulesen und leicht transportabel, und genügen, wenn gut gearbeitet und geeicht, für viele Beobachtungen. Häufiger Vergleich mit einem sicheren Quecksilberbarometer ist aber erforderlich. Temperaturänderungen können erhebliche Fehler bedingen, man verwendet deshalb zweckmäßigerweise nur mit *Temperaturkompensation* versehene Instrumente. Der Stand der Aneroidbarometer kann meistens durch eine von der Rückseite her zugängliche Stellschraube korrigiert werden.

Auch durch Bestimmung des Siedepunktes kann der Luftdruck bestimmt werden; s. Tabelle 5.

Tabelle 5. Beziehungen zwischen Höhenlage, Barometerstand und Siedetemperatur.

Höhe über dem Meeresspiegel m	Mittlerer Barometerstand mn Hg	Siedetemperatur des Wassers ° C	Höhe über dem Meeresspiegel m	Mittlerer Barometerstand mn Hg	Siedetemperatur des Wassers ° C
0	760	100	1300	650	95,70
100	751	99,67	1400	642	95,38
200	742	99,33	1500	634	95,05
300	733	98,99	1600	626	94,72
400	724	98,65	1700	619	94,40
500	715	98,34	1800	612	94,08
600	706	97,99	1900	605	93,75
700	698	97,67	2000	598	93,42
800	690	97,32	2500	563	91,82
900	682	97,00	3000	530	90,20
1000	674	96,66	3500	499	88,60
1100	666	96,34	4000	469	87,04
1200	658	96,02			

Die gemessenen Barometerstände werden von den meteorologischen Stationen, um sie untereinander vergleichbar zu machen und um aus den Druckdifferenzen auf die dadurch veranlaßten Luftströmungen schließen zu können, auf gleiche Höhe (Meeresniveau) und gleiche geographische Breite (45°) (wegen der Änderung der Schwere) reduziert.

Luftbewegung.

Die *Luftbewegung* ist für die Wärmeregulierung des Körpers von allergrößter Bedeutung dadurch, daß sie die Wärmeabgabe und die Verdunstung befördert. Die Größe der Entwärmung und wahrscheinlich auch die der Verdunstung ist unter sonst gleichen Umständen *proportional der Wurzel aus der Windgeschwindigkeit*. Dadurch erklärt sich die relativ stark abkühlende Wirkung geringer Windgeschwindigkeiten (Zugerscheinungen). Für die bekleideten Körperstellen gelten aber wahrscheinlich andere Gesetze.

Messung der Windgeschwindigkeit.

Am zweckmäßigsten durch Schalenkreuzanemometer. Die Windgeschwindigkeit ist etwa $2^1/_2$ mal so groß wie die Geschwindigkeit der Schalenmittelpunkte. Die genauere Eichformel muß für jedes Instrument bestimmt werden, sie hat die Form: $v = a + b\,n$, wobei v die Windgeschwindigkeit, n die Umdrehungszahl oder den Schalenweg und a und b Konstanten bedeuten. Die additive Konstante a ist die Windgeschwindigkeit, bei der sich das Instrument gerade in Bewegung setzt.

Das Schalenkreuz gibt den Mittelwert während der Beobachtungszeit. Momentanwerte können erhalten werden durch Instrumente, bei denen der Druck oder die Saugkraft des Windes gemessen wird oder, sehr bequem aber weniger genau, durch MORELLS *Tachometer* (Wilh. Morell, Tachometerfabrik, Leipzig, Bitterfelder Straße 1), das die im Moment herrschende Windgeschwindigkeit an einem Zeiger ablesen läßt.

Eine *Schätzung der Windgeschwindigkeit* kann, wenn der Beobachter geübt ist, mit großer Zuverlässigkeit nach der sog. *Beaufortschen Skala* geschehen. Aus der BEAUFORTschen Skala, s. Tabelle 6, läßt sich die Windgeschwindigkeit annähernd nach der Formel berechnen

$$v = 0{,}836 \, \sqrt{B^3},$$

wobei B den Grad der Beaufort-Skala, v die Geschwindigkeit in Metern in der Sekunde bedeutet. Diese *Schätzungen* haben für hygienische Zwecke den Vorteil, daß die Geschwindigkeit nach dem Gesamteindruck der Wirkungen beurteilt wird, während die Anemometermessungen nur die Geschwindigkeit an einem bestimmten Punkte angeben. Meist wird aber doch eine bestimmte Beziehung zwischen beiden Beobachtungen vorhanden sein.

Der Druck des Windes ist annähernd $0{,}07 \, v^2$ in Kilogramm für das Quadratmeter. Aus der BEAUFORTschen Skala läßt er sich annähernd berechnen durch die Formel $0{,}5 \cdot B^3$, wenn B der Grad der Beaufort-Skala ist.

2*

Tabelle 6. Beaufort-Skala.

Grad	Beobachtungen und Benennung der Windstärke	Windgeschwindigkeit v
0	Windstille	unter 1
1	Leiser Zug, Rauch steigt nicht ganz senkrecht auf	1,0— 2,3
2	Leichter Wind, für das Gefühl eben bemerkbar	2,4— 3,8
3	Schwacher Wind, bewegt Blätter der Bäume und leichte Wimpel	3,9— 5,6
4	Mäßiger Wind, bewegt kleinere Zweige und streckt einen Wimpel	5,7— 7,6
5	Frischer Wind, bewegt größere Zweige	7,7— 9,6
6	Starker Wind, bewegt größere Zweige, wird an Häusern u. dgl. hörbar	9,7—11,7
7	Steifer Wind, bewegt schwächere Baumstämme, Schaumköpfe auf stehenden Gewässern . . .	11,8—14,0
8	Sturm, ganze Bäume werden bewegt, ein gegen den Wind schreitender Mensch wird merkbar aufgehalten	14,1—16,6
9	Sturm, leichtere Gegenstände, wie Dachziegel usw., werden aus ihrer Lage gebracht	16,7—19,4
10	Voller Sturm, Bäume werden umgeworfen . .	19,5—22,5
11	Schwerer Sturm, zerstörende Wirkungen schwerer Art	22,6—35
12	Orkan, verwüstende Wirkungen	über 35

Die Abkühlungsgröße.

Es ist mehrfach versucht worden, die gemeinsame thermische Wirkung der einzelnen klimatischen Faktoren direkt zu messen oder zu berechnen.

Erster Versuch von Vincent 1890. Die Wirkung auf die Hauttemperatur des Daumenballens sollte gegeben sein durch die Formel $H = 26,5 + 0,3\,a + 0,2\,e - 1,2\,v$. H die Hauttemperatur, a die Lufttemperatur, e die Differenz zwischen gewöhnlichem und geschwärztem Thermometer (Einfluß der Sonnenstrahlung) und v die Windgeschwindigkeit. Zieht man nur die Lufttemperatur in Betracht (Messung ohne Sonnenstrahlung und bei Windstille, Laboratoriumsversuche), so stimmt die Formel mit späteren mit vollkommeneren Methoden vom Verfasser im Verein mit Heymann ausgeführten Untersuchungen gut überein.

H. und R. fanden als Stirntemperatur für die Versuchsperson

$$\text{H.} \quad 25,83 + 0,302\,L$$
$$\text{und für R.} \quad 25,03 + 0,336\,L \qquad L = \text{Lufttemperatur.}$$

Als genügend genau wird in den meisten Fällen die Formel $H = 25 + \tfrac{1}{3}\,L$ den Beobachtungen gerecht werden. Eine Formel, die auch die Windgeschwindigkeit mitberücksichtigt, hat sich *für den lebenden Körper* noch nicht aufstellen lassen. *Wohl aber kann man die entwärmende Wirkung von Wind und Temperatur auf tote Körper* sicher messen. Die Luftfeuchtigkeit hat wenig Einfluß, und der Berücksichtigung der Sonnenstrahlung stehen sowohl meßtechnisch wie rechnerisch sehr große Schwierigkeiten entgegen.

Die *Meßinstrumente* beruhen darauf, daß die Abkühlung eines erwärmten Körpers unter dem Einfluß dieser beiden Faktoren beobachtet wird, oder daß die Energiemenge gemessen wird, die zur dauernden Erhaltung einer bestimmten Temperatur nötig ist.

Ältestes und erstes Instrument: *Homoiotherm* von FRANKENHÄUSER (Bezugsquelle: Vereinigte Fabriken für Laboratoriumsbedarf, Berlin), dem das Verdienst, die Bedeutung dieser Art von Beobachtungen zuerst erkannt zu haben, allein gebührt. Kupfernes Gefäß von 100 ccm Inhalt und 100 qcm Oberfläche. Es wird auf 38° erwärmt und die Abkühlung während einer bestimmten Zeit beobachtet. Hat sich wegen verschiedener Fehler und Unbequemlichkeiten, besonders ungleichmäßiger Temperaturverteilung im Innern der Flüssigkeit, nicht einbürgern können.

Sehr bekannt geworden und mit einer gewissen Begeisterung aufgenommen ist das *Katathermometer* von HILL. Bezugsquelle für das englische Originalinstrument: James J. Hicks, London E. C. 1, Hatton Garden 8—10. In Deutschland hergestellt durch Richter und Wiese, Berlin N 4, Chausseestr. 106.

Alkoholthermometer von etwa 7 ccm Inhalt mit je einer Marke bei 38 und 35°. Es wird über die obere Marke erwärmt, dann wird mit der Stoppuhr die Zeit beobachtet, während der der Alkoholfaden von der oberen zu der unteren Marke sinkt. Die mittlere Temperatur während der Versuchszeit kann dann zu 36,5° angenommen werden. Eine auf dem Thermometer eingravierte Eichzahl gibt an, wieviel Milligrammcalorien pro Quadratzentimeter das Thermometer bei der Abkühlung von 38° auf 35° verliert. Dividiert man diese Zahl durch die mit der Stoppuhr beobachtete Sekundenzahl, so erhält man den *Katawert* oder die *Abkühlungsgröße, d. h. die in der Sekunde von jedem Quadratzentimeter abgegebene Anzahl* von Milligrammcalorien. Dieser Wert ist abhängig von der Temperaturdifferenz und der Windgeschwindigkeit. Bei Windstille also nur von der Temperaturdifferenz $(36,5 - t)$, wenn t die Außentemperatur bedeutet. Bei Windstille gilt also die Beziehung: H (Katawert) $= k \cdot (36,5 - t)$. k ist dann, was merkwürdigerweise keinem der Untersucher aufgegangen zu sein scheint, die für *einen Grad Temperaturdifferenz, ein* Quadratzentimeter und eine Sekunde abgegebene Wärmemenge in Milligrammcalorien. Nach HILL soll für alle Exemplare des Katathermometers $k = 0,27$ sein, was übrigens nicht ganz genau zutrifft.

Die Abhängigkeit von der Windgeschwindigkeit wird nach Hill durch folgende Formel wiedergegeben. Bei Geschwindigkeiten unter 1 m/sec

$$H = (0,13 + 0,47 \sqrt{v})\,(36,5 - t)$$

und über 1 m/sec

$$H = (0,20 + 0,40 \sqrt{v})\,(36,5 - t).$$

Eine etwas andere für alle Windgeschwindigkeiten gültige Formel hat Weiss angegeben:

$$H = (0,14 + 0,45 \sqrt{v})\,(36,5 - t),$$

und nach Bradtke wird die folgende etwas kompliziertere Formel am besten den Beobachtungen gerecht:

$$H = (0,10 + 0,403 \sqrt{v})\,(36,5 - t)^{1,06}.$$

Löst man diese Gleichungen nach v auf, so läßt sich die *Windgeschwindigkeit* aus den Katawerten berechnen; auf diese Weise lassen sich sehr kleine Windgeschwindigkeiten, die relativ starke Abkühlungen hervorrufen, s. S. 19, messen. Der Vorteil dieser Methode ist, daß die Richtung des Luftstromes gleichgültig ist, ein Nachteil allerdings auch, daß die Richtung nicht festgestellt werden kann. Die Methode kann auf größere Genauigkeit keinen Anspruch machen, solange das Gesetz der Abhängigkeit der Katawerte von der Windgeschwindigkeit noch unsicher ist. Die Differenzen, die sich bei der Berechnung mit den verschiedenen Formeln ergeben, sind nicht unbeträchtlich.

Handhabung des Katathermometers.

Anwärmen durch Eintauchen des Instrumentes bis eben über das Alkoholgefäß in etwa 60° warmes Wasser (Thermosflasche), sorgfältiges Abtrocknen, ruhiges Hängen ohne jede Schwingung. Erste Ablesung gewöhnlich unsicher. Überzieht man das Thermometergefäß mit einem angefeuchteten Gewebe, so ist die Abkühlung außer von Temperatur und Windgeschwindigkeit auch noch vom Sättigungsdefizit der Luft abhängig. Der feuchte Katawert entspricht dann *etwa* der Wirkung, die diese drei Faktoren auf die schwitzende Körperoberfläche ausüben. Die Beobachtung des feuchten Katathermometers hat aber mehr gewerbehygienische als klimatologische Bedeutung.

Eine Aufnahme der *Katawerte* unter die *regelmäßigen Terminbeobachtungen* der meteorologischen Stationen ist noch nicht erfolgt. Bislang sind nur mehr versuchsweise an einzelnen besonderes Interesse beanspruchenden Stationen Beobachtungen durchgeführt. Solche Beobachtungen würden auch mit einer ziemlich starken Unsicherheit behaftet sein, weil bei den kurzdauernden Beobachtungen eines so rasch wechselnden Faktors, wie es der Wind ist, die Ergebnisse allzusehr vom Zufall abhängig sind. *Zu sicheren Resultaten wird man deshalb nur durch Registrierinstrumente kommen.* Solche sind von verschiedenen Seiten (HILL, Verfasser) angegeben worden, sind· aber in Konstruktion und Handhabung recht kompliziert und haben sich noch nicht einbürgern können. Das einzige Instrument, das eine etwas größere Verbreitung gefunden hat, ist·das sog. *Davoser Frigorimeter* (DORNO) (Bezugsquelle: Dr. Thilenius, Wiesbaden). Eine massive Kupferkugel wird durch elektrische Heizung im Innern dauernd auf 33° gehalten. Der Strom wird durch ein Kontaktthermometer immer dann eingeschaltet, wenn die Temperatur etwas unter die gewünschte sinkt. Eine Uhr läuft so lange wie der Heizstrom fließt, steht still, wenn der Strom ausgeschaltet ist. Man kann also an der Uhr ablesen, wie lange während eines bestimmten Zeitraumes der Heizstrom in Tätigkeit war, und daraus, wenn die Spannung konstant war, die verbrauchte Energiemenge, die natürlich gleich der abgegebenen Wärmemenge ist, berechnen. Sehr gut konstruierter, im Laboratorium ausgezeichnet funktionierender Apparat; für die Verwendung im Freien aber reichlich empfindlich. Der Apparat ist kein eigentliches Registrierinstrument; er zeigt die in der Zeit zwischen zwei Beobachtungen abgegebene Wärmemenge. Kürzeste Beobachtungszeit etwa $^1/_4$ Stunde. Will man den Verlauf der Abkühlungsgröße während der Beobachtungszeit genauer kennenlernen, so kann man eine Schreibvorrichtung einschalten, welche jedesmal die Dauer der Heizperioden registriert.

Definition der Abkühlungsgröße.

Eine exakte physikalische Begriffsbestimmung der Abkühlungsgröße liegt noch nicht vor. Auch das Frigorimeter läßt keine solche zu, obwohl es darauf Anspruch macht, weil die Oberflächentemperatur nicht bekannt ist. Eine Umrechnung der mit den verschiedenen Instrumenten erhaltenen Resultate aufeinander ist zur Zeit noch nicht sicher möglich. Nach DORNO soll die Konstante für die in der Sekunde für 1° Temperaturdifferenz und 1 qcm Oberfläche bei Windstille abgegebene Wärmemenge 0,21 betragen, gegen 0,27 beim Katathermometer. Bei bewegter Luft besteht aber sicher keine Proportionalität der Angaben der beiden Instrumente.

Berechnung der Abkühlungsgröße aus den Einzelbeobachtungen von Wind und Temperatur.

Eine solche ist von BAUR für St. Blasien vorgenommen worden unter Benutzung der von HILL für das Katathermometer gegebenen Formeln. Natürlich sind diese Werte nicht mit den direkt gemessenen Katawerten oder gar mit den mit dem Frigorimeter gefundenen zu vergleichen. Das letztere ist auch deshalb nicht möglich, weil DORNO das Frigorimeter so aufstellt, daß es vollständig ungeschützt, also auch der Sonnenstrahlung und den Niederschlägen ausgesetzt ist. Natürlich müssen sich da ganz andere Abkühlungsgrößen ergeben, als wenn man nur Wind und Temperatur einwirken läßt. Die von Dorno angegebenen Frigorimeterwerte sind also schon deshalb mit den mit dem Katathermometer gefundenen vollständig unvergleichbar.

Tabelle 7.

Abkühlungsgröße $H\left(\dfrac{mg \cdot cal}{sec\ qcm}\right)$	Lufttemperatur t	Windgeschwindigkeit v
10	$-\ 0,5°$	0,07
10	$+\ 5°$	0,13
10	$+10°$	0,23
10	$+15°$	0,43
10	$+20°$	0,89
10	$+25°$	2,17
10	$+30°$	7,98
10	$+31°$	11,49
10	$+32°$	17,69
10	$+33°$	30,14
10	$+34°$	60,84
10	$+35°$	173,71
5	$+18°$	0,07
5	$+19°$	0,09
5	$+20°$	0,11
5	$+21°$	0,14
5	$+22°$	0,17
5	$+23°$	0,22
5	$+24°$	0,28
5	$+25°$	0,36
5	$+26°$	0,46
5	$+27°$	0,61
5	$+28°$	0,82
5	$+29°$	1,13
5	$+30°$	1,61
5	$+31°$	2,40
5	$+32°$	3,84
5	$+33°$	6,76
5	$+34°$	14,13
5	$+35°$	41,60

Physiologische Bedeutung der physikalischen Abkühlungsgröße.

In Tabelle 7 sind nach der Formel von Weiss für die Katawerte von 5 und 10 verschiedene Kombinationen von Temperatur- und Windgeschwindigkeit zusammengestellt, die auf das Katathermometer physikalisch gleich stark wirken. Über die physiologische Bedeutung der Abkühlungsgröße liegen noch keine abschließenden Beobachtungen vor. *Es steht noch nicht fest, ob und wieweit die verschiedenen Kombinationen von Wind und Temperatur, die physikalisch gleichwertig sind, auch physiologisch dieselbe Wirkung haben.* Auf die Hauttemperatur wirken sie jedenfalls *nicht* gleich. Um die Hauttemperatur auf gleicher Höhe zu halten, müssen bei steigender Temperatur die Windgeschwindigkeiten sehr viel schneller steigen als für die Konstanthaltung des Katawertes nötig gewesen wäre.

Der Luftbewegung, schon der gleichmäßigen im Laboratorium, mehr noch der sehr ungleichmäßigen im Freien, kommt ein spezifischer physiologischer Effekt (Einwirkung auf die Vasomotoren) zu, der nicht durch eine physikalisch gleich wirksame Erniedrigung der Lufttemperatur ersetzt werden kann. Der Katawert ist deshalb *kein* sicherer Ausdruck für das physiologische Zusammenwirken von Wind und Temperatur;

die Versuche, einen für die *Behaglichkeit* günstigsten Katawert aufzustellen, sind deshalb noch als verfrüht zu bezeichnen. Und das
ist sicher noch mehr der Fall, wenn Sonnenstrahlung und Niederschläge mit in den Katawert eingerechnet werden. Die von Dorno
angegebenen Behaglichkeitswerte mögen hier aber als Orientierung
Platz finden:

Katawert	20	15	12,5	10	7,5	5,0	2,5
Empfindung. . .	unangenehm kalt	kalt	angenehm kalt	kühl	angenehm kühl	angenehm warm	heiß

Trotz dieser Schwierigkeiten ist die Einführung des Begriffes der
Abkühlungsgröße in die medizinische Klimatologie als ein großer
Fortschritt zu bezeichnen. Für die thermische Beurteilung eines
Klimas sind die Abkühlungsgrößen auf jeden Fall sehr viel besser zu
verwerten als die einfachen Temperaturbeobachtungen, auf die man
bislang angewiesen war. Eine ausgedehntere Beobachtung der Abkühlungsgröße, möglichst mit Registrierinstrumenten, aber unter Ausschluß von Sonnenstrahlung und Niederschlägen, wäre im Interesse
der medizinischen Klimatologie außerordentlich wünschenswert und
würde wahrscheinlich zu besseren Aufschlüssen über den Zusammenhang von Klima und Gesundheitszustand führen, als wir sie bis jetzt
besitzen.

Sonnenstrahlung.

Zur annähernden Schätzung der *Intensität der Sonnenstrahlung*
kann die Differenz zwischen der Lufttemperatur und der Temperatur
eines der Sonnenstrahlung ausgesetzten Thermometers dienen. Die
Kugel des letzteren ist geschwärzt und, um die Verluste durch Konvektion möglichst zu verringern, mit einer luftleeren Glashülle umgeben. Die thermische Wirkung der Sonnenstrahlung auf den Körper
soll nach Rubner durch die Formel ausgedrückt werden:

$$T = t + \frac{t + t_1}{2},$$

worin t die Lufttemperatur und t' die Temperatur des Strahlungsthermometers in der Sonne bedeutet. Der Ausdruck soll die Lufttemperatur T angeben, bei der sich der Körper ebenso verhalten
würde, wie bei der Lufttemperatur t in einer Sonnenstrahlung, die
das Strahlungsthermometer auf die Temperatur t' steigen läßt.

Die Sonnenstrahlung an der Grenze der Erdatmosphäre (Solarkonstante) ist rd. 2 Grammcalorien auf das Quadratzentimeter in
der Minute. Von der daraus zu berechnenden Wärmemenge, die der
Erde von der Sonne zugestrahlt würde (jährlich $134 \cdot 10^{22}$ Grammcalorien), erhält die Erdoberfläche in Wirklichkeit nur etwa die
Hälfte.

Die gesamte von der Erde zur Sonne gelangende Strahlung umfaßt die Wellenlängen von etwa 2300 bis 290, Strahlen unterhalb 290 werden vollständig von der Atmosphäre absorbiert.

Der Anteil der einzelnen Wellenlängen ist etwa folgender:

Wellenlänge	Wirkung	Prozentischer Anteil etwa
2300—760	Infrarot (Wärme)	60 %
760—400	Licht	39 %
400—290	Ultraviolett	1 %

Die Einteilung der Lichtstrahlen nach Farbe und Wellenlänge kann folgendermaßen geschehen:

Wellenlänge	Farbe	Wellenlänge	Farbe
800—600	rot	500—430	blau
600—580	gelb	430—400	violett
580—500	grün		

Außer der direkten Sonnenstrahlung erhält die Erde auch diffuse Strahlung von der Atmosphäre, und zwar als Wärme-, Licht- und Ultraviolettstrahlung. Von der Wärmestrahlung ist die Ausstrahlung abzuziehen. Ein- und Ausstrahlung sind vor allem abhängig von der Sonnenhöhe und von der Bewölkung. Bei klarem Himmel überwiegt die Ausstrahlung, die Gegenstände am Erdboden können sich deshalb in der Nacht mehrere Grade unter Lufttemperatur abkühlen.

Der Anteil der diffusen Strahlung ist von besonderer Bedeutung in höheren Breiten, wo die direkte Sonnenstrahlung wegen des Tiefstandes der Sonne geringer ist. In unseren Breiten beträgt er bei völlig bedecktem Himmel etwa 40 % der Strahlung der Sonne bei klarem Himmel (TRABERT).

Auch an der Lichtstrahlung ist der Himmel beteiligt. Der Anteil wird um so geringer, je höher die Sonne steht und je tiefer blau der Himmel ist. In Davos bei wolkenlosem Himmel 88,5 % Sonne, 11,5 % Himmelsstrahlung.

Die Beleuchtung einer direkt von der Sonne beschienenen Fläche kann bis zu 150000 Lux betragen.

Die *Ultraviolettstrahlung* ist besonders stark von der Sonnenhöhe abhängig. In der Ebene beginnt eine merkliche Wirkung erst bei 15° Sonnenhöhe, im Hochgebirge bereits bei 6° wegen der geringeren Absorption des Ultravioletts. Der prozentische Anteil der Himmelsstrahlung nimmt mit der Meereshöhe ab: die absolute Intensität der Himmelsstrahlung wird wenig beeinflußt.

Sonnenscheindauer.

Die Messung geschieht meistens durch den CAMPBELL-STOKES'schen Apparat. Die Sonnenstrahlen fallen auf eine Glaskugel. In einem

Abstande, der gleich der Brennweite ist, befindet sich parallel dem Äquator der Kugel ein Papierstreifen. Die Sonne brennt dann, solange sie scheint, eine Spur in den Streifen, der eine Stundeneinteilung trägt. Bequemer und zugleich vielseitiger ist die Registrierung mit dem Esmarchschen Sonnenscheinmesser (Bezugsquelle: R. Fuess, Berlin-Steglitz). Hier wird auf photographischem Wege die Lichtwirkung der Sonne registriert; aus dem Grade der Schwärzung kann zugleich die Intensität des Sonnenscheins annähernd beurteilt werden. Das Instrument liefert auch noch Aufzeichnungen, wenn andere Sonnenmesser wegen der geringen Intensität der Wärmestrahlen versagen.

Die Intensität der Strahlung an der Erdoberfläche ist abhängig:

1. von der *Dicke der* von den *Sonnenstrahlen* durchlaufenen Atmosphärenschicht. Diese wird beeinflußt:

a) vom Sonnenstand. Ist die vertikale Ausdehnung der Atmosphäre $= 1$, so ist der von dem Sonnenstrahl in der Atmosphäre durchlaufene Weg annähernd $1/\sin\alpha$, wenn α der Höhenwinkel der Sonne ist.

b) durch die Meereshöhe des Ortes.

2. von der *Beschaffenheit der Atmosphäre*, besonders von dem Gehalt an Wasserdampf.

Die höchsten in etwa 4000 m Höhe gefundenen Werte betragen 1,64 Grammcalorien, also 82 % der Solarkonstante. Gewöhnlich sind die Werte viel niedriger und kommen selten über 1,3 hinaus. Diese Angaben beziehen sich auf eine zur Sonnenstrahlung senkrecht stehende Fläche. Soll die Erwärmung des *horizontalen* Erdbodens gefunden werden, so müssen die Werte mit dem Sinus des Höhenwinkels der Sonne multipliziert werden, sind also viel geringer. Der Einfluß des Sonnenstandes auf die Erwärmung des Bodens ist also sehr groß.

Die Niederschlagsmengen.

Die *Regenmengen* werden ausgedrückt *in Millimeter Regenhöhe*, d. h. der Höhe einer Wasserschicht, die der gefallene Regen erreichen würde, wenn er nicht durch Abfließen, Versickern, Verdunsten verschwände. 1 mm Regenhöhe entspricht für den Quadratmeter einer Regenmenge von 1 l, für den Hektar von 10 cbm.

Die Messung geschieht in Regenmessern, d. h. Gefäßen mit einer Auffangfläche von bestimmter Größe. Das sich sammelnde Regenwasser wird in Meßzylindern gemessen; je 100 qcm Auffangefläche liefern für 1 mm Regenhöhe 10 ccm. Zweckmäßig kann das Meßgefäß gleich in Millimetern Regenhöhe geeicht werden. Die Auffangeflächen werden mindestens zu 200 qcm genommen.

Aufstellung des Regenmessers am besten an einer etwas windgeschützten Stelle, nicht auf ganz freiem Felde, doch so, daß die Entfernung von Gebäuden mindestens ihrer Höhe gleich ist. Die in fester Form (Schnee, Graupeln, Hagel) gefallenen Niederschläge werden vor der Messung geschmolzen. Zweckmäßig wird zu diesen Messungen ein größeres Auffangegefäß (mindestens 400 qcm) benutzt.

Tabelle 8.

Station	See-höhe	Durch-schnitt-liche Jahres-tem-peratur	Absolutes Maxi-mum	Absolutes Mini-mum	Relative Feuchtigkeit in Proz. Jahres-mittel	Relative Feuchtigkeit in Proz. absol. Mini-mum	Nieder-schlags-mengen Jahres-mittel cm	Mittlere täg-liche Sonnen-schein-dauer
Borkum . . .	10	8,4	31,9	−15,2	86	30	68	—
Kiel	47	7,5	29,5	−19,3	86	31	72	4,2
Hamburg . .	26	8,3	32,1	−18,4	81	21	70	—
Lübeck . . .	20	7,9	34,0	−24,3	85	24	62	—
Rostock . . .	27	7,6	36,4	−28,5	83	12	58	4,2
Schwerin . .	50	8,0	—	—	81	19	60	—
Königsberg .	8	7,0	36,0	−30,1	81	20	68	—
Posen	66	8,3	35,7	−22,0	78	17	51	—
Berlin . . .	40	8,6	36,4	−23,1	76	15	57	4,4
Potsdam . .	82	8,1	—	—	—	—	58	4,4
Beuthen . .	290	7,6	36,6	−28,9	—	—	74	—
Breslau . . .	147	8,6	36,7	−22,6	74	11	58	4,5
Liegnitz . . .	129	8,3	38,9	−24,7	77	11	52	—
Schneekoppe .	1618	0,0	25,9	−29,7	86	—	—	3,6
Torgau . . .	99	8,6	36,1	−25,6	79	18	54	—
Halle	90	8,9	36,2	−25,6	78	15	53	4,4
Jena	157	8,3	37,9	−29,3	78	12	59	4,3
Brocken . . .	1150	2,2	—	—	—	—	—	3,6
Klausthal . .	590	5,6	30,9	−21,9	85	16	134	—
Göttingen . .	151	8,2	36,3	−25,5	80	18	61	3,7
Braunschweig	83	8,5	35,9	−23,7	79	15	68	—
Kassel . . .	200	8,2	37,0	−26,6	79	16	61	4,0
Dortmund . .	120	8,9	—	—	—	—	76	—
Köln	56	10,0	34,8	−19,6	—	—	68	—
Mainz	95	9,8	36,5	−19,7	—	—	—	—
Aachen . . .	204	9,0	36,4	−20,2	76	7	82	3,9
Worms . . .	103	10,0	—	—	—	—	51	—
Wiesbaden . .	113	9,4	36,0	−18,9	77	14	60	—
Bayreuth . .	360	7,5	36,1	−34,5	78	16	55	—
München . .	525	7,9	35,3	−25,5	—	—	93	—
Zugspitze . .	2964	−5,2	—	—	—	—	138	—
Dresden . . .	119	9,1	—	−25,5	75	8	67	4,3
Heidelberg . .	120	10,0	36,0	−21,7	76	—	68	—
Freiburg . .	285	10,0	36,6	−21,7	76	—	84	—
Badenweiler .	401	8,9	—	—	—	—	86	—
St. Blasien . .	780	5,7	—	—	—	—	150	—

Annähernd läßt sich die als Schnee gefallene Wassermenge berechnen, wenn man die Schneehöhe mit dem *Wasserwert des Schnees* (annähernd 0,1) multipliziert.

Klimatisch wichtig, besonders für Sommerfrischen und Kurorte, sind die *Tagesmengen der Regenhöhe*, weil sie es sind, die den Charakter des Wetters am meisten beeinflussen und die Möglichkeit des Aufenthaltes im Freien bestimmen. Von hygienischer Bedeutung, besonders für die Wasserversorgung, sind auch die *Tagesmaxima der Regenmengen*. (Abschwemmungen der Verunreinigungen der Erdoberflächen in Bäche und Flüsse, Verunreinigung von Quellen.) Die größten in Deutschland beobachteten Tagesmengen kommen in den Bergen vor (bis 345 mm), übersteigen aber selten 100 mm. Mittlere Tagesmaxima etwa 8—12% der mittleren Jahresmenge. Absolute Tagesmaxima etwa gleich dem Dreifachen der mittleren; s. a. S. 171. Tabelle 8 gibt für eine Anzahl von deutschen Orten die wichtigsten meteorologischen Daten und Tabelle 9 für einige Orte der Erde die

Tabelle 9.

Ort	Mittlere Jahrestemperatur	Jährliche Niederschlagsmenge in mm
Werchojansk	−16,3	127
Oslo	5,5	583
Stockholm	5,6	437
Leningrad	3,7	426
Kopenhagen	7,4	560
Valentia (West-Irland)	10,5	—
Paris	10,3	537
Nizza	15,0	—
Madrid	13,4	412
Konstantinopel	14,3	733
Palermo	17,9	595
Tokio	13,7	1491
Calcutta	25,5	1763
Jerusalem	16,3	648
Kapstadt	16,4	632
Sidney	16,7	1228
Chicago	9,1	—
San Francisco	12,7	594
Pará (Belem)	25,7	—
Rio de Janeiro	22,7	1146
Buenos Aires	17,1	933

mittleren Jahrestemperaturen und die mittleren jährlichen Niederschlagsmengen. **Bezugsquellen für meteorologische Instrumente** R. Fuess,

Berlin-Steglitz, Düntherstraße 8. Wilh. Lambrecht A.-G., Göttingen. Otto Bohne Nachfolger, Berlin S 24, Prinzenstr. 90 (besonders für Aneroid-Barometer). Georg Rosenmüller, Dresden N 6, Hauptstr. 18/20 (besonders für Anemometer).

Klimatypen.

Hier sollen nur die wichtigsten, in unseren Breiten vorkommenden Klimatypen besprochen werden.

1. Land- und Seeklima.

Das Meer erwärmt sich aus physikalischen Gründen (starke Reflexion, Verdunstung, tieferes Eindringen, große spezifische Wärme des Wassers) durch die Sonnenstrahlung erheblich langsamer als die oberen Schichten des Erdbodens. Unterschiede in der Erwärmung der Luft machen sich deshalb in der Nähe des Meeres sehr viel weniger geltend als im Binnenlande. Das Charakteristische des Seeklimas ist deshalb: sehr viel geringere Temperaturschwankungen, sowohl nach Tages- wie nach Jahreszeiten. Tabelle 10 gibt die

Tabelle 10.

	Breiten-grad	Längen-grad	Kältester Monat (Januar)	Wärmster Monat (Juli)	Differenz zwischen kältestem u. wärmstem Monat
Valentia (West-Irland)	51° 54′	10° 18′ W	7,3°	15,0° (August)	7,7°
Frankfurt a. M. .	50° 7′	8° 41′ E	0,3°	19,2°	18,9°
Berlin	52° 33′	13° 21′	− 0,9°	18,9°	19,8°
Krakau	50° 4′	19° 57′	− 3,3°	18,8°	22,1°
Moskau	55° 50′	37° 33′	−11,0°	18,6°	27,6°
Tomsk	56° 30′	84° 58′	−19,7°	18,7°	38,4°
Irkutsk.	52° 16′	104° 19′	−21,2°	18,0°	39,2°
Werchojansk . .	67° 33′	133° 24′	−50,5°	15,4°	65,9°

Differenzen zwischen dem Mittel des kältesten und des wärmsten Monats (meistens Januar und Juli) wieder. Sie werden immer größer von Westen nach Osten, d. h. je mehr das ozeanische in das kontinentale Klima übergeht. Weitere charakteristische *Eigenschaften des Seeklimas:*

In unmittelbarer Nähe des Meeres:

Lebhafte Luftbewegung.

Hohe Luftfeuchtigkeit.

Staubarme Luft.

Stärkere Ultraviolettstrahlung, wegen der Staubarmut und der Reflexion, von der Meeresfläche.

Physiologische Wirkung des Seeklimas. Steigerung des Gas- und Stoffwechsels, nur deutlich hervortretend bei schwächlichen, labilen Kindern, dadurch Appetitsteigerung.

Vermehrung der Hämoglobinmenge (etwa 10%) und der Blutkörperchenzahl (etwa 500000 für das Kubikmillimeter). Beides wahrscheinlich durch die Hautreize (Wind, Ultraviolett, Seebäder).

2. Höhenklima.

Physikalische Eigenschaften. Abnahme des Luftdruckes (s. Tabelle 6 S. 18) und der Sauerstoffspannung. Beförderung der Verdunstung durch die Druckverminderung, Abnahme der absoluten Feuchtigkeit. Steigerung des Sättigungsdefizits, dadurch ebenfalls Beförderung der Verdunstung. Zunahme der Sonnenscheindauer, besonders in den Wintermonaten, Zunahme der Intensität der Strahlung, und zwar sowohl der Wärmestrahlung wie der Licht- und Ultraviolettstrahlung. Verminderung des Gehaltes der Luft an Staub und Kondensationskernen, und dadurch Verminderung der Absorption durch Staub wie auch durch Wasserdampf. Die Luftbewegung nach Stärke, Richtung und Wirkung ist stark von den örtlichen Verhältnissen abhängig. In Tälern Windschutz, aber häufig Fallwind (nachts) und aufsteigende Luftströme am Tage.

Physiologische Wirkung des Höhenklimas. *Steigerung der Zahl der roten Blutkörperchen.* Diese lange umstrittene Frage kann heute als dahin entschieden gelten, daß tatsächlich eine mit der Höhe wachsende Vermehrung der Zahl der roten Blutkörperchen stattfindet. Nach der Rückkehr ins Tiefland geht die Zahl in einigen Wochen zur Norm zurück. In 1000 m Höhe steigt die Zahl etwa auf 6 Millionen, in 1500 m auf $6^1/_2$, 2000 m auf 7 Millionen. Parallel damit Steigerung des Hämoglobins, bei Versuchstieren bis etwa 20%.

Als ursächliches Moment für diese Zunahme kommt die Verminderung der Sauerstoffspannung (Ausgleichsmaßregel), daneben auch sicher, nach KESTNER sogar ausschließlich, der Hautreiz durch die vermehrte Sonnenstrahlung in Betracht.

Durch die Luftverdünnung kommt auch eine Steigerung der Pulsfrequenz zustande, die allerdings bei langem Aufenthalt wieder verschwindet. Der Blutdruck ändert sich bei Gesunden kaum, bei Kranken in verschiedener Weise. Bestimmte Regeln sind nicht aufzustellen.

Der Gesamtstoffwechsel ist gesteigert sowohl bei Ruhe wie besonders bei Muskelarbeit. Auch hier spielt die Gewöhnung eine bedeutende Rolle. Bemerkenswert ist, daß meistens ein Eiweißansatz stattfindet (in Höhen bis zu 2000 m), der über den durch die Vermehrung der Blutkörperchen bedingten hinausgeht.

Wichtig ist die Erleichterung der Wasserdampfausscheidung und der Wasserverdunstung, die durch den niedrigen Luftdruck und den geringeren Feuchtigkeitsgehalt bedingt ist. Übrigens sind weder die spezifischen Wirkungen des Seeklimas noch des Höhenklimas wie auch des Klimas überhaupt in allen Einzelheiten durch bekannte physikalische Momente zu erklären; auch psychische Einwirkungen spielen zweifellos eine Rolle.

3. Stadt- und Landklima.

Von einem besonderen Stadtklima kann man bei großen Städten sprechen, weil in ihrem Bereich verschiedene klimatische Faktoren verändert sind.

a) Temperatur. Die Temperatur in der Stadt ist bis zu 3° höher als in der Umgebung. Ursache: Hauptsächlich die in den Häusern gespeicherte Strahlungswärme, dann aber auch nicht zu unterschätzen die durch Verbrennungsprozesse in der Stadt selbst entwickelte Wärme.

b) Geringere Windstärke durch den Schutz der Häuser. Im Verein mit der höheren Temperatur wird hierdurch die Abkühlungsgröße heruntergesetzt. Die Wirkung auf den Menschen würde durch Messung der Abkühlungsgröße, s. S. 20, sehr viel besser charakterisiert werden als durch die Temperaturmessung. Auch die geringere Strahlung nach den erwärmten Häuserwänden trägt zur Erschwerung der Wärmeabgabe bei.

c) Verminderung der direkten Besonnung und auch der Einwirkung der Himmelsstrahlung durch die Häuser.

d) Die Luft enthält Rauch und Ruß und etwas mehr Kohlensäure, ferner schweflige Säure und in Spuren Kohlenoxyd. Der hauptsächlichste Einfluß dieser Luftverunreinigung dürfte weniger in einer direkten Wirkung auf den Menschen als in der Absorption von Licht- und Ultraviolettstrahlung sowie in der Bildung von Kondensationskernen liegen, wodurch Wolken- und Nebelbildung begünstigt wird.

Bau- und Wohnungshygiene im allgemeinen.

Von

A. Korff-Petersen †-Kiel.

Bauplatz.

Bei seiner Auswahl ist, soweit als möglich, auf die Bodenart zu achten. Als guter Baugrund kann schwer verwitternder Fels, Sand und Mergel gelten, als schlechter: reiner Ton, Lehm, Moor, verunreinigter Boden.

Ferner kommt in Betracht: Vorhandensein einer ausreichenden Menge einwandfreien Trinkwassers (Grundwasser soll auch bei höchstem Stand die Kellersohle nicht berühren), Wind- und Regenschutz, guter Abfluß der Meteorwässer, Vorflut, Nachbarschaft (Fabriken).

Feuchter Boden ist trocken zu legen durch Ausheben und Auffüllen mit reinem Material oder durch Drainage mittels

Tondrains. Durchmesser 5 cm, durchschnittlich 1—2 m unter Terrain zu verlegen. Gefälle 1:50—1:200.

Entfernung der Drainröhrenreihen voneinander bei schwer durchlässigem Boden 5 m, bei durchlässigem 7—10 m.

Erde, Sand, Faschinendrains. Gräben von 25—30 cm Sohlenbreite. Gefälle 1:100. Ausfüllen mit Steinschlag, Faschinen usw.

Aufwerfen der Gräben vom niedrigsten Punkt aus, Legen der Drains sodann vom höchsten Punkt der Anlage. Zu vermeiden ist die Nähe von Bäumen (Verstopfung durch Wurzeln). *Der Drainierungsplan ist aufzubewahren.* Die Abflußöffnung ist periodisch zu kontrollieren.

Bei Bauplätzen im Überschwemmungsgebiet: Flußregulierung oder starke Aufschüttung, sonst für Wohnungen unstatthaft.

Himmelsrichtung der Gebäudemauern.

Bei freistehenden Häusern ist die Südseite hinsichtlich der Sonnenbestrahlung am günstigsten. Im Winter erhält sie weit mehr Wärme zugestrahlt als alle anderen Wände, während im Sommer Ost- und Westseite am stärksten erhitzt werden. Ähnlich wie die Südwand verhalten sich die Südost- und Südwestseiten, während die Nordseiten sehr ungünstig sind. Nordzimmer sind oft dumpfig und feucht, wenn nicht besonders gut durch Ventilation und Heizung für Austrocknung gesorgt wird. Etwas günstiger ist Nordost- und Nordwestlage. In Deutschland ist die Westseite meist Wetterseite, erfordert also oft besonderen Wetterschutz (s. Feuchtigkeit der Wohnungen). Bei freistehenden Häusern sind, wenn nicht andere Rücksichten dagegen sprechen, Schlafzimmer am besten nach Osten, Wohn- und Kinderzimmer nach Süden, Küche, Speisekammer, Badezimmer, Klosett nach Norden, Treppenhaus nach Westen zu legen. Nebenräume sind so anzuordnen, daß sie die Haupträume gegen Erhitzung und Abkühlung schützen.

In *engen Straßen* mit mehrgeschossigen Häusern kann Südlage für die unteren Stockwerke ausgesprochen ungünstig werden, da die unteren Stockwerke im Herbst, Winter und Frühjahr überhaupt nicht besonnt werden. Hier bietet Südost- und Südwestseite oft bessere Verhältnisse. Wohnungen mit nur nach Norden gerichteten Räumen sind hygienisch minderwertig.

Demnach scheint der Verlauf in der Diagonalen zu den Haupthimmelsrichtungen als Straßenrichtung am geeignetsten; freilich werden bei geschlossenen Baublocks die Höfe desto besser besonnt, je mehr die Längsseiten der Blocks sich der Nord-Südrichtung nähern.

Bebauung der Grundstücke.

Bei Stadtplänen sind in ausgiebiger Zahl und Größe Plätze (Gartenanlagen, Spielplätze usw.) vorzusehen. Für Wohnzwecke Straßen von geringer Breite und Baublöcke von nicht zu großer Tiefe anlegen. Festsetzung von Fluchtlinien, gegebenenfalls unter Umlegung von Grundstücken.

Bei städtischen Grundstücken ist die Bebauung im allgemeinen durch Bauordnungen geregelt, in Preußen auf Grund des Wohnungsgesetzes vom 18. III. 1918 und der Baupolizeirechtlichen Vorschriften vom 12. V. 1919.

Ein Teil des Grundstückes bleibt unbebaut, mindestens 25—30% (nach Bauzonen abgestuft); in neu zu erschließendem Gelände bei dreigeschossiger Bauweise 50%, bei zweigeschossiger 40%, in ausgesprochenen Villenvierteln $1/2$ bis $2/3$.

Höfe sollen wenigstens 40 qm groß und nicht unter 5 m breit sein (Ausnahme bei sehr kleinen, flachen Grundstücken). *Bauwich* nicht unter 5 m, bei Häusern mit mehr als zwei Geschossen mehr, sonst geschlossene Bauweise vorzuziehen.

Die Haushöhe bis zur Decke des obersten Geschosses nach der Straße zu sollte bei Wohnhäusern nicht höher sein als die Breite der Straße; nach dem Hofe zu höchstens ebenso hoch wie der Abstand von dem gegenüberliegenden Hause (Ausnahme für Industriebauten zulässig). Bei spitzen Giebeln wird $1/3$ der Höhe derselben zur Höhe bis zum obersten Geschoß hinzugezählt. Die absolute Höhe der Wohnhäuser sollte 20—25 m nicht überschreiten. Die Anzahl der

Stockwerke sollte höchstens 5 betragen, als Regel hat das drei-
geschossige Haus zu gelten. Die Höhe bewohnter Räume in Häusern
mit mehr als 2 Vollgeschossen muß mindestens 2,75 m betragen, in
den Obergeschossen der Mittelhäuser (höchstens 3 Vollgeschosse und
6 Wohnungen), in Einfamilienhäusern und Kleinhäusern (höchstens
2 Vollgeschosse mit einer geringen Anzahl Kleinwohnungen ohne
Nebenwohngebäude, mit mindestens 200 qm Landbeigabe) 2,50 m.

Die hygienisch wünschenswerten Einfamilienhäuser als Gruppen-
oder Reihenhäuser bauen!

Für 30—40 cbm Zimmerraum ist wenigstens 1 qm zu öffnende
Fensterfläche vorzusehen.

Mindestraumzahl für eine Familie: Wohnküche, Schlafstube, zwei
Kammern, Klosett.

Das Klosett soll direkten Lichtzutritt haben und zu ventilieren
sein (Absaugelüftung). Flure und Gänge müssen ausreichend belichtet
und lüftbar sein.

Bei **Kellerwohnungen** soll der Fußboden nicht mehr als höchstens
0,5 m unter Terrain liegen, ferner stets $^1/_2$—1 m über dem höchsten
Grundwasserstand, er ist stets gegen Feuchtigkeit, ebenso wie die
Wände, zu isolieren. Der Boden ist auszuheben und mit reinem Kies
aufzufüllen, darüber Zement und Stabboden in Asphalt verlegt.
Fenstersturz mindestens 1 m über dem Erdboden.

Durch Lichtgräben vor den Fenstern kann die Wohnlichkeit von
Kellerwohnungen oft wesentlich erhöht werden, ohne diese sind sie
selten einwandfrei.

Bei Kleinhäusern ist Unterkellerung nicht vorgesehen, meist aber
erwünscht.

Hausfundament.

Hygienische Anforderungen: Festigkeit, Trockenheit, Wasserdichtigkeit, schlechte Wärmeleitung.

Bei gutem Baugrund einfaches Ausschachten des Baugrundes und
Aufmauern der Fundamente; nicht zulässig bei gefrorenem Boden.
Fundament bis unter die Frostgrenze bei massiven Bauten.

Bei schlechtem Baugrund (Moor, hohem Grundwasser): Fundie-
rung auf Rosten (Pfahl- oder Schwellroste), Vorsicht bei Senkung des
Grundwasserstandes durch Kanalisation, Drainage, Flußregulierungen.
Die Roste müssen ständig vom Grundwasser bedeckt sein. Beton-
fundamente 1—2 m dick, besonders auf Moorboden bewährt, mit und
ohne Pfahlrost (Pfähle in 1 m Abstand) oder, wenn Rammen nicht
zulässig, auf Senkbrunnen.

Materialien für Fundamente. Ohne weiteres geeignet sind Bruch-
oder Hausteine wie Gneis, Quarz, Granit.

Sandstein, meist viel Wasser aufsaugend, daher gegen Feuchtig-
keit zu isolieren; bei hohem Eisengehalt überhaupt nicht verwendbar.
Beim Mauern stets parallel der Bruchfläche zu legen, da er sonst der
Verwitterung leichter ausgesetzt ist.

Kalkstein, ebenfalls oft viel Wasser aufsaugend. Zu Fundamenten ist nur ganz reines Material zu verwenden (Verwitterung). Eintauchen in heißes Leinöl ist oft empfehlenswert. Sämtliche Steine müssen vor dem Versetzen erst ablagern und sind möglichst glatt zu behäuen. Aufmauern mit Zement und hydraulischem Mörtel.

Backsteine sind für Fundamente nicht zu porös zu nehmen (Zerstörung durch Frost, Feuchtigkeit).

Beton s. S. 37.

Kunst- und Kalksandsteine sehr geeignet (s. S. 40).

Schutz gegen Feuchtigkeit vom Erdboden aus. Austrocknen des Bodens durch Drainage, s. bei Bauplatz. Ausfüllen des Restes der Baugrube nach dem Aufmauern der Fundamente mit Kies oder Steinschlag und Drainage derselben nach einem tiefer gelegenen Punkt, wenn möglich.

Abfangen des Grundwassers durch rings um das Haus gelegte Drain- oder Lichtgräben, bei feuchten Fundamenten auch nachträglich noch oft mit Vorteil auszuführen.

Aufmauern der Fundamente aus möglichst wenig porösem Material; feste Bruchsteine, Beton, hartgebrannte Ziegel, Klinker, Kunstkalksandsteine.

Oberflächliche Prüfung auf Porosität durch Auftropfen eines Wassertropfens, der in poröse Steine schnell einzieht; genauere Prüfung nur im Laboratorium möglich.

Isolieren der Grundmauern durch Zementverputz, Asphaltanstrich, Einlegen von Asphalt-, Glas- oder Bleiisolierplatten. (Isolierplatten aus Glasguß von Fr. Siemens, Dresden, aus Blei mit Asphalt von A. Siebel, Düsseldorf.) Auftragen von heißem Ceresin (Erdwachs), das darauf mit heißem Eisen zu glätten ist. Eine große Reihe mehr oder weniger guter Präparate dieser Art im Handel. — Bei stärkerem Wasserandrang ist eine 20—30 cm dicke Krümmer- oder Klinkerschicht mit fettem Traß oder Milchkalkmörtel vermauert nötig, darüber Glas- oder Bleiisolierung. Dünne Asphaltschichten oder Bleiplättchen verwittern oft rasch, besonders in Kalk- oder Zementmörtel. Sie sind daher besser in Gips oder Glaserkitt einzubetten.

Asphaltieren der Innenwände macht die Räume, besonders wenn sie bewohnt sind, oft feucht; daher ist in solchen Fällen stets für Ventilation zu sorgen.

Aussparen einer Luftschicht (15 cm) in den Fundamentmauern. Bindersteine in Asphalt tauchen. Verengerungen und partielle Ausfüllungen der Luftschicht durch vorspringende Mörtelteile oder hineinfallenden Mörtel oder Steinstücke beim Aufmauern ist sorgfältig zu vermeiden, da sonst die beabsichtigte Wirkung oft ausbleibt. Lüftung der Luftschicht durch Anschluß an einen Rauch- oder besser besonderen Ventilationskanal wird oft empfohlen. Von diesem Verfahren ist man in neuerer Zeit meist abgekommen, da es nicht immer seinen Zweck erfüllt und sehr teuer ist.

Hausmauern.

Hygienische Anforderungen: Festigkeit, Trockenheit, schlechte Wärme- und Schalleitung, mäßige Wärmespeicherung (Anpassung an die Heizung).

Massive Bauten.

Materialien wie bei Fundamenten, nur hier weniger Wasserdichtigkeit als schlechte Wärme- und Schalleitung erforderlich. Das Material kann daher vielfach poröser, lufthaltiger gewählt werden.

Hau- und Bruchsteine sind danach auszuwählen.

Lehmbau:

Nur auf massiven Fundamenten, die mindestens 30 cm über den Erdboden hervorragen, zulässig. Bei guter Ausführung hygienisch dem Ziegelbau gleichwertig, aber nur für einfache Bauten geeignet, wenn brauchbarer Lehm in unmittelbarer Nähe der Baustelle vorhanden. Sorgfältige Überwachung der Bauausführung nötig. Wandstärke mindestens 38 cm. Besonderer Schutz der Wände an der Wetterseite nötig.

a) *Lehmstampfbau:* Technisch schwierigste Lehmbauweise. Wenig angefeuchteter Lehm, durch Sandzusatz nötigenfalls gemagert, von Klumpen befreit, zwischen später zu entfernenden Brettern einstampfen, bis sich oben Feuchtigkeit zeigt. Bis zum Austrocknen Wände vor Frost und Regen schützen, später Schlagwetterschutz notwendig. Bauzeit Mai—August. Zusatz von Heidekraut, Holzwolle, Haaren, Schlacken zweckmäßig.

b) *Lehmsteinbau:* Wirtschaftlicher und einfacher als Stampfbau. Patzen = naßgestrichene, ungebrannte Lehmsteine von einfachem bis $2^1/_2$ fachem Ziegelformat. Quadern = erdfeucht gestampfte oder gepreßte Steine bis zu einem Format von $25 \times 25 \times 38$ cm. Zusatz wie bei a. Patzen nur trocken vermauern. Mörtel: Lehm + Schlackensand.

c) *Lehmpisee:* Als tragende Konstruktion dient ein Holzgerüst, auf dem das Dach aufgesetzt wird, bevor die Stampfarbeit beginnt (Wetterschutz).

Betonmauern.

Vorteil: Schnelles Bauen. Für Fundamente Stampfbeton aus Zement, Sand und Kies, im Verhältnis 1:2:4 bis 1:5:10. Statt Kies kann Steinschlag genommen werden, jedoch für 1 Tl. Kies nur $^3/_4$ Tle. Steinschlag. Für Außenwände ist derartiger Beton seiner hohen Wärmeleitfähigkeit und wegen des Mangels der Nagelbarkeit nicht zu verwenden.

Für Außenmauern ist nur *Schlackenbeton* verwendbar (10 Tle. Kessel-, Gasofen- oder granulierte Hochofenschlacke + 1 Tl. Zement, evtl. mit Zusatz von $^1/_4$ Traß. Schlacken zur Entfernung der Schwefelsäure gegebenenfalls waschen (s. S. 45).

Oder 1 Tl. Zement, $^1/_2$ Tl. Kalk, 15 Tle. Kies und Sand, 15 Tle. Schlacke.

Der Beton wird als erdfeuchte Masse zwischen später zu entfernenden Schalwänden in Schichten von etwa Stockwerkshöhe geschüttet (nicht stampfen, nur mit Stangen nachstopfen!). Die Korngröße der Schlacke darf Erbsengröße nicht überschreiten. Fenster- und Türstürze sind aus Trägern von Holz oder Kiesbeton mit Eiseneinlage herzustellen. Wanddicke etwa 30 cm. Derartige Bauten sind Ziegelsteinbauten etwa gleichwertig.

Eine für mehrere Bauten nacheinander verwendbare, leicht aufstellbare Schalung ist von Stadtbaurat ZOLLINGER, Merseburg, angegeben: „Zollbauweise". (Zollbau [Europäisches Zollbau-Syndikat A. G.] Berlin W 35, Lützowstr. 89.)

Vielfach sind *Einzel-Bauelemente* aus Beton empfohlen, die von den Baulustigen selbst an Ort und Stelle hergestellt werden können. Dies Verfahren stellt sich oft billiger als das Schüttverfahren. Mischung von Zement und Schlacke 1:10 bis 1:16, Schlacke möglichst feinkörnig. Formung der Steine in Holzkästen oder besonderen Pressen. Die Steine werden oft so geformt, daß aus ihnen Hohlwände gebaut werden können, die evtl. mit loser Schlacke oder anderem lockeren Füllmaterial ausgefüllt werden.

Schlackensteine im Reichsformat, hergestellt aus granulierter Hochofenschlacke mit geringem Kalkzusatz, poröser und leichter als Ziegel, nagelbar. (Georg-Marienhütte in Osnabrück.)

Pax-Stein: Hohlstein mit abgetreppten Stoßflächen und zwei gegeneinander versetzten Hohlräumen. (Bau-Maschinen- und Materialien-Vertriebsgesellschaft m. b. H., Berlin W 15, Kurfürstendamm 213.)

Maribert-Stein, wie vor, jedoch mit 4 paarweise versetzten Hohlräumen. (Kellner & Krebs in Zahna bei Halle.)

Lauter-Stein. Steine von $50 \times 30 \times 32$ cm haben patronenförmige Hohlräume. (Ing. Walter Pröll in Berlin-Reinickendorf, Winterstraße 11.)

Luftkammerstein. Fünfseitig geschlossener Kastenstein. Beim Versetzen entstehen allseitig geschlossene Kammern. Zur Erhöhung der Wärmespeicherung kann man den Stein umdrehen und den Hohlraum mit Schlacke ausfüllen. (Wohnungsbau-Aktien-Gesellschaft, Berlin W 30, Neue Winterfeldtstr. 30.)

Kammerstein. Hohlblock mit dreifachen Hohlräumen, außen Kiesbeton, innen Schlacken- oder Bimsbeton. (Esch & Anke in Mannheim-Waldhof.)

Jurkoplatte. Platten in der Abmessung 10:32:54 cm werden abwechselnd flach und hoch kastenförmig zusammengesetzt, so daß ein Mauerwerk mit waagerechten Hohlkanälen entsteht. (Verband sozialer Baubetriebe G. m. b. H., Berlin S 14, Inselstr. 6.)

Hohlwand stabil. 25 cm starke Wände aus hochkant gestellten Platten $60 \times 25 \times 6$ mit Querstegen $18 \times 25 \times 6$, Verankerung durch Z-förmige Eisendrähte, Hohlräume mit Schlacke ausgefüllt. Das Durchbinden der Querstege durch die ganze Mauerstärke ist vermieden, was wärmetechnisch günstig ist. (W. Schäfers, Bauges. m. b. H. in Paderborn und Essen.)

U-Stein. Betonsteine von U-förmigem Querschnitt mit ungleichen Schenkeln werden im Verband mit den Öffnungen so gegeneinander gestellt, daß sich waagerechte Hohlkanäle ergeben. Zur Erhöhung der Nagelbarkeit und des Wärmeschutzes erhalten namentlich die inneren Steine eine Beimischung von Schlacke. (Karl Beckenbauer in Eltershausen b. Hammelburg.)

Rheinisch-Westfälischer Heimstättenbau. Großformatige Formsteine sind an der Rückseite mit Abtreppungen versehen, in die die inneren Wandplatten hineingreifen. Material: Schlackensand mit Sackkalk und Zement. Durch den Verband entstehen in sich abgeschlossene Luftzellen in schachbrettartiger Verteilung. (Union-Baugesellschaft, Dortmund.)

Allhau-Bauweise. Aus Keilsteinen und Platten wird ein System von Pfeilern und senkrechten Hohlräumen gebildet. Letztere werden mit Schlacke ausgefüllt. (Allhau-Baugesellschaft auf Aktien, Berlin W 8, Kanonierstr. 2.)

Ambi-Massiv. Winkelsteine, außen aus Kies-, innen aus Schlackenbeton. Luftfuge vor dem Quersteg. Der Hohlraum wird mit Schlacke ausgefüllt. (Ambi-Werke, Berlin SW 68.)

Bei allen diesen „Sparbauweisen", die unter der Not des Krieges entstanden sind und jetzt sehr an Bedeutung verloren haben, ist gute Bauaufsicht unerläßlich; außerdem müssen die Grundlagen der Baustoffe (Schlacke usw.) in der Nähe des Bauplatzes günstig zu haben sein. Aber auch dann haben sich diese Bauten an einigen Stellen nicht so bewährt, wie man gehofft hatte.

Ziegelsteinmauern.

Starke gebrannte Ziegel für Grundmauern, schwächer gebrannte, porösere für Außen- und Innenwände. Besonders poröse kann man herstellen durch Mischen des Tones mit 20—40 Volumprozenten Torf oder Kohlengrus, Sägespänen, Häcksel u. dgl. Dabei ist guter Ton und scharfes Brennen nötig. Mauern aus solchen Steinen trocknen sehr schnell aus. Gut gebrannte Steine müssen beim Anschlagen mit Metall einen hellen Klang geben. Dumpf klingende Steine verwittern leicht. Steine, welche Kalkstücke enthalten, sind ebenfalls nicht haltbar, man erkennt sie, indem man sie einige Zeit ins Wasser und darauf 24 Stunden an einen schattigen Ort legt. Kalkhaltige springen sodann auseinander.

Dicke der Ziegelmauern. Für Umfassungsmauern $1\frac{1}{2}$ Stein stark (Normalformat: 25 cm lang, 12 cm breit). Bei kleinen Häusern in mildem Klima und geschützter Lage ausnahmsweise 1 Stein starke Mauern zulässig. Wenn mehr als 2 Stockwerke vorhanden, unterstes 2 Stein stark, bei 5 Stockwerken unterstes $2\frac{1}{2}$ Stein stark. Kellermauern $\frac{1}{2}$ Stein stärker als Mauern des Erdgeschosses.

Aussparung von Isolierluftschichten in massiven Mauern. Vorteile: Wände sind wärmer im Winter, kühler im Sommer, trockener in jeder Jahreszeit, billiger als massive Mauern, besser den Schall dämpfend, schneller austrocknend (Wohnung daher schneller beziehbar). Die Luftschichten müssen in jedem Geschoß mehrfach durch Binderschichten abgeschlossen werden, da sonst infolge ungleichmäßiger Erwärmung der beiden Wandschichten Konvektionsströme entstehen, durch die der isolierende Einfluß der ruhenden Luft aufgehoben wird und auch eine Übertragung von Feuchtigkeit auf den inneren Teil der Wand erfolgen kann. Fehlen diese Abschlüsse, so müssen die Luftschichten mit schlecht wärmeleitendem Material ausgefüllt werden, z. B. Kieselgur, Schlacken, Korkabfällen.

Ausführung: Am besten sind stark gebrannte Ziegel zu nehmen und mit hydraulischem Mörtel zu vermauern; bei dünneren Wänden Außen- und Innenmauer je $^1/_2$ Stein stark, bei stärkeren Mauern Innenmauer $1^1/_2$ Stein stark (zum Tragen der Balken) und Außenmauer $^1/_2$ Stein stark. Zwischenraum 12—14 cm stark. Vorsicht beim Aufmauern vor dem Hineinfallen von Kalk. Fugen gut abstreichen. Köpfe der Bindersteine in heißen Teer tauchen oder eiserne verzinkte Klammern nehmen.

Als Ersatz für Ziegel kommen in Frage:

Kalk- oder Kunstsandsteine (Hydrosandsteine), sandsteinähnliches Material, durch Behandlung von Sand und Kalk mit überhitztem Dampf hergestellt. Sowohl als Hintermauerungssteine wie als Verblendungssteine in verschiedenen Farben. In bezug auf Festigkeit, Wetter- und Frostbeständigkeit gar gebrannten Ziegeln nicht nachstehend, jedoch stärker wärmeleitend, daher in Außenwänden nur dort zu verwenden, wo Ziegel zu teuer. Sehr gut für Fundamente und für Innenwände. Druckfestigkeit etwa 150—350 kg/qcm. Luftgehalt 18—30%. Zahlreiche Fabriken in Deutschland.

Mörtelsteine. In Ermangelung von Maschinen und künstlichen Härteanlagen können den Kalksandsteinen ähnliche Mörtelsteine auch im Handbetriebe unter Lufttrocknung hergestellt werden. Die Steine müssen mindestens 6 Wochen bis zur Gebrauchsfähigkeit an der Luft stehen. Sie haben je nach der Art der Härtung eine geringere Druckfestigkeit als gebrannte Steine, die jedoch für Kleinhäuser völlig ausreicht.

Schwemmsteine, rheinische (Bimssandsteine, Tuffsteine) sind sehr porös und leicht. Geringe Druckfestigkeit, 27 kg/qcm; für Innenwände vorzüglich, aber auch zu Außenwänden (Kleinhäuser, Aufbau von Stockwerken auf bereits bestehenden Häusern) und Ausfüllung von Fachwerk viel gebraucht, sodann aber gegen Feuchtigkeit zu schützen. (Rheinisches Schwemmsteinsyndikat Neuwied a. Rhein.) Starker Bruch bei Transport, daher weitere Transporte nur auf dem Wasserwege.

Kunsttuffsteine, sehr leichte Steine aus Kieselgur, mit verschieden großen Poren oder Luftzellen, gut isolierend, in Form von Steinen,

Platten oder Formstücken, zu sägen und zu nageln, für Zwischenwände, Zwischendecken, als Wärmeschutzmittel gut geeignet; jedoch auch hier Transportschwierigkeiten. Spez. Gewicht 0,20—0,45. Platten 25 cm breit, 2 m lang, 4—8 cm stark. (Dr. L. Grothe, Uelzen, Hannover).

Leichtstein, besonders für Zwischenwände, von Cordes & Comp., Hannover.

Bimsbetonhohlsteine mit topfartigen Vertiefungen in verschiedenen Abmessungen, bestehend aus Zement und Bimskies im Verhältnis 1:10. Festigkeit 36—56 kg/qcm. Beim Vermauern entstehen in jedem Stein abgeschlossene Lufträume. (Friedrich Remy, Neuwied a. Rh.)

Presson-Steine. Kastenhohlsteine mit 5 cm starken Wandungen, hergestellt aus Kies und Bimssand im Verhältnis 1:20 unter Zusatz von Traß. (Pressongesellschaft m. b. H., Hamburg, Georgplatz 6.)

Zur Isolierung der Wände gut geeignet:

Korksteine, porös und sehr leicht, Druckfestigkeit 10 kg/qcm, zu sägen und zu nageln, sehr gute Schalldämpfer. Für Innenwände, Fachwände zu Isolierwänden, Zwischendecken (kalte Fußböden), mit Gips zu vermauern; auch als ganze Platten oder mit Asphaltüberzug für wasserdichte Wände. (Grünzweig & Hartmann, Ludwigshafen, sowie eine Reihe anderer Firmen.)

Torfoleum, gepreßte Torfleichtplatten. (Torfoleum-Werke Eduard Dyckerhoff, Poggenhagen b. Neustadt a. Rbge.)

Thermossteine zur Isolierung und zum Bau ganzer Häuser. Kästen aus Leichtbeton mit zahlreichen durch Pappe getrennte Hohlräume. (H. Pohlmann, Hamburg-Wandsbek.)

Gipsdielen aus Gips, Kalk und Rohr, als Voll- oder Hohlplatten, ca. 7 cm dick. 1 qm = 70 kg, dünnere 30—35 kg, zu sägen und zu nageln; für Außenwände sind sie gut trocken, mehrfach mit heißem Firnis, dann mit Ölfarbe zu streichen oder mit wetterfestem Putz zu versehen, resp. mit Tonplättchen zu verkleiden.

Schilfbretter, ähnlich wie die vorigen, mit Hohlräumen.

Spreutafeln, aus Stroh, Spreu, Haaren, Gips, Kalk in Formen gegossen. Spez. Gewicht 0,5. Stärke 10—13 cm. Gewicht pro Quadratmeter 50—65 kg, mit großen Hohlräumen, auch auf der Baustelle zu fabrizieren.

Rabitzgewebe oder Monierkonstruktion ist ein Baumaterial, das aus Drahtgewebe, mit Gips, Kalk oder Zement umhüllt, besteht und in relativ geringer Stärke erhebliche Tragkraft und Feuersicherheit gewährt, jedoch den Schall gut leitet. Als Eiseneinlage kann auch genommen werden das Streckmetall von Schüchtermann & Kremer in Dortmund.

Zur Herstellung von geputzten Decken, Ummantelung von Balken und Trägern kann auch Drahtziegel von Stauss & Ruff in Kottbus, ein Drahtgewebe mit aufgepreßten und gebrannten Tonkörperchen, verwandt werden.

Als freitragende Wände für Außenmauern, Zwischenmauern kommen auch die aus besonderen porösen Ziegelsteinen und Bandeisen nach PRÜSS hergestellten in Frage (auch als Außenwände für Baracken — Berlin, Schönebergerstr. 18).

Xylolith, Magnesit und viele ähnliche Präparate enthalten Magnesiazement, vermischt mit Sägemehl, Jute usw. Sie sollen wetterfest, feuerbeständig und Wärme schlecht leitend sein; jedoch wird ihre Dauerhaftigkeit von einzelnen Stellen bezweifelt.

Glasbausteine, gegen Wärme und Geräusch gut isolierend, wie Backsteine zu vermauern, in verlängertem Zementmörtel und Wasserkalk, praktisch für Räume, in denen Fenster nicht möglich sind (Korridore an Nachbargrenzen, Kellern). Auch zur Isolierung gegen Feuchtigkeit. Ebenfalls für Gewächshäuser u. dgl. Auch feuersicher mit Drahteinlage.

Drahtglas kann in ähnlicher Weise wie das vorstehende Material namentlich für Oberlichte, Fußböden über Kellern, Fenstern u. dgl. verwendet werden; in hohem Grade gegen Durchbrechen, Durchschlagen und gegen Hitze, z. B. bei Bränden, widerstandsfähig.

Leichtere Bauten.

Blockhausbau, aus massiven Balken, warm, trocken, leicht und schnell herzustellen, sofort beziehbar. Fugen mit Moos verstopft. Wände außen (Wetterseite) mit Schindeln benagelt, innen mit gehobelten Brettern (auch Verputz möglich). Steinsockel. Zu empfehlen, wo Holz billig ist. In geschlossenen Ortschaften nicht zulässig wegen Feuersgefahr.

Holzfachwerkbau, auf Steinsockel 50—80 cm hoch, darauf Isolierschicht, sodann das Holzgerüst (evtl. auch als oberes Stockwerk massiverer Bauten). Felder durch Steine ausgefüllt (nach Stärke der Balken $^1/_2$—1 Stein stark, oder zweckmäßig durch zwei hochkant gestellte Steinschichten mit Luftschicht dazwischen). Fugen mit Zementmörtel verstreichen, auch zur Füllung der Felder leichtere Materialien, wie Schwemm-, Kork-, Tuffsteine, gut, dann Behang mit Holzschindeln, Schiefer, Dachziegeln (Biberschwänzen, Krümmern) der Zementplatten außerdem nötig.

Ferner anstatt der Ausfüllung der Felder auch möglich: Benagelung des Holzgerüstes innen und außen mit Brettern, außen doppelte Lage mit Pappisolierschichten dazwischen, oder Benageln mit Gipsdielen, Schilfbrettern, Spreutafeln, Zement, Magnesit, Xylolithplatten s. S. 41. Ausfüllung der Hohlräume zwischen den Balken mit Infusorienerde, festgestampftem Torfmull für im Winter bewohnte Räume nötig oder zweckmäßig.

Holzhäuser werden teilweise in fertig abgepaßten Bauteilen von Spezialfirmen maschinell hergestellt (Olof Boeker, Berlin-Schöneberg, Königsweg 37; Christoph & Unmack, Niesky, OL.; Ludwig Walfisch, Warmbrunn im Riesengebirge).

Eisenfachwerk, ähnlich wie Holzfachwerk zu verkleiden; besonders empfehlenswert als feuersichere Gebäude oder als provisorische transportable Bauten für Kolonien, Arbeiterbaracken, Epidemiehäuser, Leichenhäuser u. dgl.

Rein eiserne Bauten sind nicht zu empfehlen, da sie zu heiß im Sommer und zu kalt im Winter sind. Auch durch Wärmeisolation wird daran nur wenig gebessert.

Baracken siehe bei Krankenhäuser.

Zu jeder Mörtelbereitung ist stets möglichst reines Wasser zu verwenden. Verunreinigungen mit Kochsalz und salpetersauren Salzen machen feuchte Wände und sogenannten Mauerfraß. (Bei Brunnenwasser also Vorsicht).

Wasser- (hydraulischer) Mörtel wird im Wasser steinhart und wasserdicht. Für Grundmauern in feuchtem Boden, Gruben, Kanälen geeignet. Kalk wird gemicht mit Ton, Traß, Ziegelmehl, Zement oder dergleichen;

z. B. 1 Tl. hydraulischer Kalkmörtel (Kalk mit 20—30% Ton) zu 1—2 Tle. Sand. Abbinden (Festwerden) erfolgt sofort: es bilden sich kohlensaurer Kalk und Silikate der Tonerde:

oder 1 Tl. Traß, 2 Tle. Kalkbrei, 2—5 Tle. Sand für Trockenmauerwerk;

oder 1 Tl. Kalkbrei, 1 Tl. Zement, 6 Tle. Sand, schon nach 2 Stunden haltend;

oder $1^1/_2$ Tl. Kalk, 1 Tl. Zement, 8 Tle. Sand
$2^1/_2$ „ „ 1 „   „   10 „   „   gibt

porösen festen Mörtel, daher für Hausmauern über den Fundamenten anzuwenden.

Zementmörtel überträgt Schall und Wärme mehr wie einfacher Luftmörtel. Er trocknet auch langsamer aus und bekommt an der Luft leicht Kapillarrisse. Letzteres soll durch Zusätze feinsten Holzpulvers vermieden werden.

Einzelne Teile der Wohnung.

Zwischendecken.

Hygienische Anforderungen: Schlechte Schall- und Wärmeleitung, keine Fäulnis- und Infektionskeime enthaltend, trocken, nicht zu schwer, wasser- und staubdicht. Möglichst schwer entflammbar.

Holzdecken. Dübeldecke, aus massiven, dicht aneinandergereihten Balken. Schwere und teuere Decke, nur in holzreichen Gegenden üblich.

Sturzdecke. Balken ca. 1 m voneinander entfernt, oder schmalere hochkantig gestellte Bohlen in kürzerem Abstand:

a) einfach mit Fußbodenbrettern benagelt, sehr primitive Konstruktion, sehr durchlässig für Schall, Schmutz und Wasser;

b) wie vorige, nur Balken nach unten mit Brettern oder Rohr und Putz verkleidet. Nachteile fast dieselben, häufig Schall noch stärker leitend, Schmutzreservoir;

c) mit Zwischendeckenfüllung: vollkommener — ganze Windel- oder Wickelböden, warm, Schall gut dämpfend, aber schwer; teilweiser — halbe Windelböden, gebräuchlicher und in der Regel genügend, doch soll der Raum für die spätere Einbringung des Fehlbodens niemals unter 20 cm hoch sein.

Die Füllung ruht auf einfachen Staken, Brettereinschub zwischen den Balken, oder auf solchen, die mit Strohlehm umwickelt sind. Beides ist einwandfrei, wenn die Einschubbretter gesund sind und dem Lehm vor Einbringung des Fehlbodens Zeit zum vollkommenen Austrocknen gegeben wird. Die Balken müssen gegen Aufnahme von Feuchtigkeit aus der Wand gut geschützt werden, indem man die Hirnseite des Holzes um einige Zentimeter abrückt, während die Seitenteile des Balkenkopfes zwischen hochkant gestellte Ziegel „trocken" eingemauert werden. Die untere Seite der Balken wird mit Brettern benagelt, berohrt und verputzt. Teilweises Freiliegen der Balken hat den Vorteil, diese besser vor Feuchtigkeit zu schützen, setzt aber die Feuersicherheit etwas herab.

Material zur Zwischendeckenfüllung.

Zu warnen ist vor Bauschutt alter Häuser, da meist sehr unrein mit faulenden, oft auch infektiösen Stoffen durchsetzt, vielfach auch mit Ungeziefer, Schwammsporen u. dgl. Daher höchstens nach Ausglühen verwendbar. Müll und Kehricht ist noch schlechter als Bauschutt und sollte niemals verwendet werden.

Lehm darf nur eingebracht werden, wenn mit der nachfolgenden Dielung gewartet wird, bis der Lehm vollkommen trocken ist; er wird oft mit Stroh, Häcksel oder ähnlichem Material vermischt verwendet, was auch empfehlenswert ist, da die Füllung dadurch leichter, wärmer und den Schall weniger leitend wird.

Asche, nur ganz reine und ausgeglühte zu verwenden, nachdem sie lange im Freien ausgelaugt ist. Nach dem Einbringen sorgfältig vor Nässe zu schützen.

Grober oder feiner Sand ist gut in reinem Zustande, sonst vor dem Einbringen zu glühen auf eisernen Platten unter Umschaufeln. Sand ist schwer und erfordert starke Deckenkonstruktion. 1 cbm = 1400 bis 1900 kg.

Kalktorf, 4—6 Vol.-Tle. Torfmull, 1 Tl. Kalk mit Wasser zu dünnem Brei angerührt, getrocknet und zerkleinert, nicht faulend, sehr leicht, 1 cbm = 150—220 kg; Schall und Wärme schlecht leitend, nicht brennbar, aber hygroskopisch, daher vor Nässe zu schützen durch eine Lage Asphaltpappe unter dem Fußboden, dann empfehlenswerte Zwischendeckenfüllung.

Diatomen-(Infusorien-, *Kieselgur-*)*Erde*, nicht faulend, unverbrenn-
lich, leicht, hält Umgebung trocken, aber wie Kalktorf vor Nässe zu
schützen. (Fugenfreier Fußboden!) Dieses ist auch schon nötig wegen
sonst eintretender, sehr lästiger Staubbildung. Auch beim Einbringen
Staubbildung möglichst vermeiden. Schlechter Wärme- und Schall-
leiter. 1 cbm = 300 kg.

Kohlenschlacke, ist zwar ein guter Wärmeschutz und für Steindecken mit Estrich sehr empfehlenswert. Sie ist aber stark hygroskopisch und oft sehr unrein. Daher nur nach kräftigem Auswaschen
und am besten für Holzdecken gar nicht (Schwammgefahr!) verwendbar.

Schlackenwolle. Dampf wird in glühende Schlacken geleitet. Watteähnliche Struktur, leicht, schlechter Wärmeleiter. Bei schwefelhaltiger Schlacke kann *Schwefelwasserstoffgeruch* auftreten. Prüfung auf
Schwefel: Übergießen einer Probe mit Essigsäure; bei Schwefel-
anwesenheit Geruch nach faulen Eiern. Ein vollkommen dichter
Fußboden ist wegen des feinen, scharfen Staubes, welcher in die
Lungen eindringt, durchaus erforderlich. (Kruppsche Hüttenverwal-
tung zu Sayn.)

Gipsdielen, Schwemm- oder Korksteine, Spreutafeln (s. S. 41) sind
zu empfehlen zur Ausfüllung der Zwischendecken, müssen aber sämtlich vor Nässe geschützt werden (s. Kalktorf). Besondere Lochsteine für Zwischendecken liefert die Muldensteiner Hütte bei Bitter-
feld.

Massive Zwischendecken. Notwendig, wo Wohnungen über
Ställen usw. angelegt werden. Sehr verschiedene Konstruktionen
möglich. Gewölbte Decken in Ziegel-, Monier-, Wellblechausführung,
in Hohlsteinen zwischen eisernen Trägern, als ebene Steindecken,
Gipsausguß mit Rabitz- oder Gitterblechunterstützung. (Schüchter-
mann & Krehmer, Dortmund.) Die Decken erhalten ihre meist hohe
Tragfähigkeit dadurch, daß die Steine oder der Beton (aus Ziegel-
abfall, Bims- oder Schlackenstampfwerk) die Druckspannungen, die
Eiseneinlagen vornehmlich die Zugspannungen aufnehmen, sich beide
Materialien also unterstützen.

Meist feuersichere, ziemlich schwere, etwas teurere, den Wärme-
verbrauch steigernde Decken. Für Wasser undurchlässig, daher in
dieser Beziehung hygienisch als gut anzusehen, meist *aber Schall
besser leitend als Holzdecken*. Bei der Ausführung ist zu beachten,
daß die zur Versteifung in Anwendung kommenden Eisenstäbe, Gewebe od. dgl. nicht zu dünn sein dürfen und vor allem durch guten,
nicht zu mageren Mörtel vor Luft und Feuchtigkeit absolut geschützt
werden, da sie sonst vom Rost angegriffen werden. Über der Decke
ist eine ca. 10 cm hohe Sandschüttung vorzunehmen, in welcher die
Lagehölzer für die Dielen verlegt werden, besonders wichtig ist dies,
wo auf Schallsicherheit Wert gelegt werden muß (Bürogebäude,
Schul-, Krankenhäuser). Auch kann unter Balkenköpfen und Fuß-

boden besonderer Unterlagsfilz verwendet werden. Die Eisenträger dürfen den unteren Putz nicht berühren.

Im folgenden mögen einige derartige Deckenkonstruktionen mit ebener Unterfläche, also speziell für Wohnräume geeignet, aufgeführt werden.

Koenensche Plattendecke aus Beton mit Eiseneinlage über unten angebrachter Schalung, und alle gleichartigen Konstruktionen anderer Eisenbetonfirmen. Die sog. Koenensche Youtenplatte eignet sich für Wohnräume weniger, da sie den Schall zu stark durchläßt. (Aktiengesellschaft für Beton- und Monierbau, Berlin, Potsdamerstraße.)

Alle Steineisendecken nach *System Kleine:* Der Raum zwischen den Eisenträgern ist durch Loch- oder Schwemmsteine ausgefüllt, die mit Zementmörtel verbunden und mit Flach- oder Rundeisen bewehrt sind; darüber kommt für den Fall der Verstärkung eine Lage Beton, dann beliebige Zwischendeckenfüllung bis zur Trägerhöhe, darauf der Fußbodenbelag. (Stapf, Berlin W.)

Hohlsteindecken ohne Eiseneinlagen, z. B. System Förster: Zwischen Eisenträgern wird die horizontale Decke aus besonderem, verschiedenartig durchlochten Formsteinen oder Leichtsteinen auf provisorischer Bretterschalung in Zementkalkmörtel verlegt. Besondere Eiseneinlagen nicht erforderlich. (Hugo Förster, Langenweddingen bei Magdeburg.)

In Schlesien hat sich die *Berradecke* aus Ziegelhohlsteinen mit dreiachsigem Querschnitt für Decken und Treppenstufen sehr gut bewährt. (Stadtbaurat Fauth in Sorau.)

Fußböden.

Hygienische Anforderungen: Wasser- und staubdicht, schlechte Wärme- und Schalleitung, völlig eben, aber nicht zu glatt, leicht zu reinigen.

Für bewohnte Kellerräume:

Schlecht sind Lehm und Backsteine in Kalk verlegt, besser letztere in Zementmörtel oder Zement verlegt, oder Beton 10—15 cm dick, darüber Backsteine oder Bretter in Asphalt gelegt.

Gute Asphaltmischung:

100 Tle. raffin. Asphalt $+$ 20 Tle. Petroleumöl,

davon . . . . 15—18 Tle.
Kalksteinpulver . . . . . . 15—17 Tle.
Sand . . . . 70—64 Tle.

Gut isolierter Fußboden besonders für Baracken: Schüttung von reinem Sand, darauf Ziegelpflaster in Zement, auf demselben ein Rostpflaster aus Ziegelsteinen (einzelne Steinpfeilerchen mit Hohlräumen dazwischen), sodann kommt wieder ein durchgehendes Ziegelpflaster, welches mit Terrazzo, Mettlacher Fliesen oder ähnlichem Belag versehen wird (Schmieden).

Es wird auch Pechbeton gelobt aus kleingeschlagenen Ziegelsteinen mit kochendem Pech übergossen und vor Erhärtung gestampft.

Für Räume über Zwischendecken:

Einfache Holzfußböden. Dieselben sollen möglichst fugenfrei sein; sie sind nur auf ganz trockene Zwischendecken aufzubringen. Holz (Fichte und Tanne billig, aber leichter sich abnutzend und mehr schwindend als Eiche und Buche) muß ganz trocken sein.

Bei einfachem Aufnageln der Bretter bilden sich meist bald große Fugen, daher Bretter stets mit Nutung, Spundung oder Federung zu verbinden. Herzseite der Bretter nach unten. Bretter höchstens 15 cm breit. Bei Weichholz Einspannen in Rahmenhölzer zweckmäßig.

Zweckmäßig ist auch, die Fußbodenbretter auf die Lagerhölzer aufzuschrauben, anstatt wie üblich, zu nageln. Sie sind dann leichter aufzunehmen und können evtl. gegen andere Bretter ausgetauscht werden, wenn sie zu stark geschwunden sind. Zur Befestigung von Blindböden, Schalbrettern direkt auf Eisenträgern dienen die Keilhaften von Katz, Gipsdielenfabrik in Waiblingen, Württemberg.

Um Schallübertragungen aus anderen Geschossen zu verringern, können zwischen Fußboden und Tragbalken Streifen von Papier oder Baumwollfilz, Korkplatten oder Gummilagen eingebracht werden oder bei tragfähigem Fehlboden kann der Fußbodenbelag auf Lagerhölzer gelegt werden, welche zwischen den Tragbalken parallel mit diesen in den Fehlboden einzubetten sind. (Filzfabrik Adlershof, Berlin C.)

Zur besseren Dichtung des Wandanschlusses sind die Fußbodensockelleisten ebenfalls auf eine in die Wand eingelassene Leiste anzuschrauben, damit sie nach einiger Zeit wieder leicht entfernt und nach Ausspänen und Verkitten des geschwundenen Fußbodens wieder ebenso angebracht werden können. Liegt Verdacht auf Schwammgefahr vor, werden Ventilationssockelleisten (s. bei Hausschwamm) genommen werden müssen.

Bessere Holzfußböden. Stabparkett (Band-Riemenparkett) aus kurzen Brettern (Stäben), 0,2—1 m lang, 10 cm breit, 2,5—3 cm dick, in Rahmen zusammengefaßt oder als Fischgratmuster auf Lagerhölzern oder auf einfachem Blendboden. Zu empfehlen vorherige Imprägnierung des Holzes mit 1 % Chlorzinklösung und nachheriger Dämpfung (A. Hertlein, München). Als besonders gegen Abnutzung und Feuchtigkeit widerstandsfähiger Riemenfußboden wird solcher aus Holz des amerikanischen Zuckerahorns empfohlen.

Tafelparkett, Massivparkett und fourniertes Parkett, fournierte Hölzer auf Blendboden geleimt.

Bei gutem Material und sorgfältiger Legung nebst nachheriger Bohnung mit Wachsmasse sind diese Fußböden nahezu undurchlässig für Wasser. Besonders wasserdichte Fußbödenbeläge werden erzielt durch Einlegen des Holzes in Asphalt, 1 cm dick (Mischung s. S. 46) in Kellern ohne Blindboden oder Holzlager auf Ziegel- oder Zement-Betonpflaster; bei Zwischendecken auf 2 cm starken Blindboden, sodann 2 cm Sand und 1 cm Asphalt.

Parkett nur nach völliger Austrocknung des Hauses verlegen! Evtl. vorher provisorischer Einbau eines Dielenbodens.

Massive Fußböden (Estrich) entweder im ganzen aus Gußasphalt, Gips, Traß mit Kalk- oder Zementzusatz (dem Portlandzementestrich überlegen), rein oder mit Steinstücken versetzt (Terrazzo, Mosaik, Granito), Magnesiamörtel mit Zusatz von Holzpulver und Korkklein oder aus Stein-, Zement-, Glasplatten hergestellt. Für Wohnräume meist nicht zu empfehlen, da sie zu hart und gut wärmeleitend sind, dagegen wohl für Aborte, Badezimmer, Wirtschaftsräume, Korridore, Treppen und Ställe, evtl. für Wohnräume mit Linoleumbelag auf Papier- oder Korkunterlage.

Zur Vermeidung von Rissen und Sprüngen ist durchgehender Estrich nicht direkt auf Eisenträger oder Tragbalken zu legen, sondern durch tragfähiges Füllmaterial (Sand, Schlacken) von ihnen zu trennen, oder durch Einlegen eines Drahtgewebes oder 3—4 mm starken eisernen Bandstäben in die Masse widerstandsfähiger zu machen. Ein Raum ist stets ohne Unterbrechung an einem Tage herzustellen. Nur stark gebrannter Gips (1 Tl. Wasser zu 3 Tln. Gips) und langsam abbindender Zement darf verwendet werden. Ein Tränken des fertigen und trockenen Gipsestrichs mit Schellack, Terpentin, Wachs oder Asphalt erhöht die Undurchlässigkeit bedeutend. Gipsestrich ist ferner bis zum Hartwerden vor Zug und Hitze zu schützen und ist vor demselben mit Schlagholz und Kelle sehr sorgfältig zu glätten. Zusätze von Sand u. dgl. sind zu vermeiden. (Vereinigte Gipswerke Ellrich a. Harz; A. Meyer & Comp., Walkenried a. Harz.)

Besonders massive Fußböden für Wohnräume aus Gemischen von Zement und anderen Mineralien, namentlich Magnesit, Chlormagnesium u. dgl. mit Holzmasse, Papier, Asbest usw. werden vielfach hergestellt, jedoch wird der Zusatz von Magnesia von einzelnen für bedenklich gehalten. Sie sind meist feuersicher und wärmer wie gewöhnlicher Estrich und auch weniger schalleitend, doch wird sich auch hier oft Linoleumbelag empfehlen. Zur Vermeidung von später auftretenden Rissen ist unter dem Estrich die Anbringung eines dünnen Zwischenestrichs aus Korkkomposition zu empfehlen, ebenso ist gute Behandlung des fertigen Estrichs durch sachgemäße Reinigung nötig.

Konservierung des Fußbodens.

Anstrich mit Firnis, Lasur- oder Ölfarbe; immer erst zu empfehlen, wenn das Holz vollkommen ausgetrocknet ist.

Ein gut konservierender Anstrich ist dünner Steinkohlenteer mit Terpentinzusatz 1:10 Teer. Anstrich dünn und warm auftragen, jährlich erneuern. Geruch verliert sich bald.

Wachsen und Bohnern für Parkett. Boden nachher nicht naß aufwischen.

Linoleumbelag (aus Leinöl, Harz, Korkmehl, auf Jute aufgewalzt), undurchlässig für Feuchtigkeit, wenig entzündlich; für Kranken- und

Kinderzimmer, Korridore u. dgl. besonders zu empfehlen, aber nur auf ganz trockenem Boden aufzubringen, also nicht sofort in Neubauten. Estrich unter Linoleum, der gleich nach dem Hartwerden belegt werden kann, soll besonders gut geglättet sein. Zementestrich unter Linoleum ist noch besonders auf Beton zu verlegen, da er sonst leicht Risse bekommt.

Besonders gut schalldämpfend ist Korklinoleum, 4—7 mm stark. (Linoleumfabrik Poppe & Wirth A.-G., Berlin; Bremer Linoleumwerke, Delmenhorst.)

Zur Verminderung des Staubes in vielbegangenen Räumen, Korridoren, Schulen, Kasernen, Auditorien kann man die Fußböden mit staubvermindernden Ölen streichen. Die Wirkung ist deutlich. Einige Öle riechen besonders anfangs stark, der Fußboden bekommt meist bald ein graues, schmutziges Aussehen (s. auch bei Staub).

Zimmerwände.

Hygienische Anforderungen: Nicht völlig luftundurchlässig (Porenventilation allerdings meist sehr gering und auch entbehrlich, bei völlig undurchlässigem Material findet jedoch leichter Tropfenbildung an der Innenfläche statt), keine giftigen Bestandteile enthaltend (Arsen) in Kranken-, Operations-, Schlaf- und Kinderzimmern, Schulen leicht zu desinfizieren.

Materialien:

Kalkanstrich mit beliebigem (am besten blaßgelb-rötlichen) Farbenton, billig und stets leicht durch neues Tünchen zu desinfizieren, besonders für einfache Wohnungen geeignet.

Leimfarbe, luftdurchlässig und billig, für einfache und noch nicht ganz trockene Wohnungen (Neubauten) zu empfehlen.

Ölfarbe, luftdichter Anstrich, abwaschbar (aber nicht mit schwarzer oder grüner Seife), bei genügender Ventilation und trockener Wand einwandfrei, besonders für Operations- und Krankenzimmer, oft auch als Sockelanstrich angewendet, 1—2 m hoch.

Besonders dauerhafte Farbanstriche mit teilweise desinfizierender Wirkung werden von verschiedenen Seiten in den Handel gebracht, z. B. Rosenzweig & Baumann, Kassel. Über ihre Güte läßt sich ein abschließendes Urteil nicht geben.

Papiertapeten. Die besseren Sorten lassen kaum Luft durch; für Kranken- usw. Zimmer einfarbige oder ganz ruhige Muster sowie möglichst glatte Tapeten wählen, am besten abwaschbare, die jetzt in jeder größeren Tapetenhandlung zu haben sind. Gewöhnliche Tapeten lassen sich meist abwaschbar machen durch einen dünnen Leimwasser- und darauffolgenden Lackanstrich; der Glanz des Lackes kann durch Zusatz von Wachs oder Terpentinöl gemildert werden. Tapeten dürfen keine Spur von Arsen, auch kein Blei enthalten. Ferner beachten, daß der Kleister zum Befestigen nicht verdorben und sauer sein, auch nicht mit Arsen versetzt sein darf (zuweilen gegen Wanzen empfohlen), sonst oft fauliger Geruch, besonders bei schwefelhaltigen (Ultramarin-) Tapeten, und evtl. Vergiftungsgefahr. Um die Fäulnis des Tapetenkleisters zu verhüten, kann man Borsäure zusetzen, etwa 15 g pro Kilogramm Kleister.

Arsen weist man nach, indem man in ein Reagensglas einen Finger hoch Salzsäure, darauf die doppelte Quantität Wasser, einige Tropfen Jodjodkaliumlösung, sowie etwas von der zu untersuchenden Substanz (abgekratzter Farbstoff der Tapete) und ein Stückchen Zink tut, einen Baumwollpfropf lose in das Glas schiebt und die Mündung mit einem Stück Fließpapier bedeckt, auf welches man einen Tropfen einer 10proz. Silbernitratlösung tropft. Bei Anwesenheit von Arsen wird der Silbernitratfleck gelb mit braunem Rand, und schwarz, wenn man darauf einen Tropfen Wasser tut. Ein Kontrollversuch ohne Farbstoffprobe ist zugleich zu machen.

Lincrusta Walton (aus Holzstoff, Leinöl und verschiedenen anderen Substanzen), dicke dauerhafte Tapete, verträgt Abseifen und Behandeln mit Desinfizientien. (Bremer Linoleumwerke, Delmenhorst.)

Seiden- und Stofftapeten, schwer zu desinfizieren und oft arge Staubfänger; daher niemals für Schlaf-, Kinder- und Krankenzimmer zu wählen.

Holzbekleidung, als Holzspantapete (Hamburg-Berliner Jalousiefabrik H. Freese, Berlin SO, Rungestr.) oder häufiger als Holzsockel gebräuchlich, bei kalten Außenwänden zur Isolierung gut, aber stets für Luftwechsel zwischen Holz und Mauer geeignete Ventilationsöffnungen vorsehen. Holzsockel oder Simse können auch, wenn oben offen, als Einströmungsöffnungen für Ventilations- und Heizluft dienen, sollen dann aber stets so konstruiert werden, daß man sie zwecks Reinigung der Luftkanäle leicht entfernen kann. Besondere Ventilationssockelleisten aus Holz, welche zugleich den Fehlbodenraum ventilieren sollen, sind zu haben bei A. Heym, Parkettfabrik, Leipzig-Plagwitz. Der Zwischenraum zwischen Holz und Mauer kann auch mit trockenen Korkstücken ausgefüllt werden.

Steinbekleidung, glasierte Kacheln, Marmor, Terrazzo usw. teuer, für Operationssäle der leichten Desinfektion wegen aber zu empfehlen.

Korkplatten, Kieselgurplatten und ähnlicher Belag ist besonders für kalte Außenwände zu empfehlen. Bezugsquellen s. S. 41.

Metallplatten aus dünnem Zinkblech mit einer Emailschicht überzogen und wie Steinplatten auf der Wand mit besonderem Kitt zu befestigen, waschbar und leicht desinfizierbar, aber wenig haltbar.

Türen.

Gewöhnliche Breite für Wohnräume 0,90—1 m, für Nebenräume 0,60 m, Höhe 2—2,20 m (s. auch bei Schulen). Türen, welche gegen Geräusche und Einbruch gewissen Schutz bieten sollen, sind nicht als „gestemmte" Türen auf Rahmen und Füllung herzustellen, sondern die Füllungen sind doppelt zu nehmen mit Verstrebungen dazwischen, sowie einer Einlage von Filz, Kork, Torf od. dgl. Feuersichere Türen sind aus Xylolith herzustellen, oder es müssen die obigen Türen mit

Asbestpappe und Eisenblech überzogen werden. Für verglaste Türen (Treppenhäuser, Korridore) ist zu dem gleichen Zweck Drahtglas oder Elektroglas zu nehmen.

Fenster.

Über Größe, Form, Verglasung s. bei Beleuchtung und Schulen. Fensterrahmen meist aus Holz, dasselbe muß hart oder harzreich sein (nicht Fichtenholz). Wasserschenkel am besten aus Eichenholz. Eiserne Fensterrahmen sind oft vorzuziehen, wenn die Innenräume viel Licht gebrauchen, Ateliers, Zeichensäle, Klassenräume, auch für Wasch- und Kochküchen (gut im Anstrich halten). Auf dichten Abschluß zwischen Futterrahmen und Mauer ist bei dessen Einsetzen zu achten, Dichtung durch Filzstreifen oder Hanf. Später etwa an den Verbindungsstellen auftretende, Zug verursachende Spalten sind mit Ölkitt zu dichten und mit Tapetenborte zu überkleben.

Außer der gewöhnlichen Fensterkonstruktion auch Kipp- und Drehflügel (s. bei Ventilation) in Gebrauch. Schiebefenster besonders bei Fehlen von Doppelfenstern, für Landhäuser, Laboratorien usw. von Vorteil, aber nur gute Konstruktion (z. B. von F. Spengler, Berlin, Urbanstr. 100). Fensterflügel schlagen am besten nach innen auf. Vorteile: Leichtere Reinigung, kein Geräusch bei Wind, Möglichkeit, Jalousien vor denselben anzubringen. Nachteile: Weniger leicht regendicht zu gestalten.

Doppelfenster stets erwünscht. Vorteil: Besserer Wärme- und Kälteschutz, verminderte Schallübertragung von außen nach innen. Verminderte Schwitzwasser- und Eisblumenbildung im Winter. Dadurch bewirkter Lichtverlust, s. hinten. In wesentlich geringerem Maße sind diese Vorteile auch durch doppelte Verglasung einfacher Fenster zu erzielen. Es ist hierbei auf vollkommenen dichten Abschluß des Glaszwischenraumes gegen Staub und Wasserdampf zu achten.

Treppen

mit geradem oder gewundenem Lauf, in letzterem Fall soll der Durchmesser der zentralen Spindel mindestens gleich der Länge der Treppenstufen sein. Nach je 12—15 Stufen ein Absatz oder Ruheplatz, womöglich mit einem Ruhesitz ausgestattet.

Länge der Treppenstufen je nach der Benutzung der Treppe verschieden, s. bei Schul- und Krankenhäusern. Breite der Stufen (Auftrittsbreite) 24—30 cm. Höhe derselben 14—16 cm. Ein gutes Verhältnis für Wohngebäude ist z. B. 24:16 cm. Treppen im Freien müssen wesentlich breiteren Auftritt und eine Stufenhöhe nicht über 12 cm haben.

Material der Stufen darf sich nicht leicht abnutzen, darf nicht zu glatt und muß leicht zu reinigen sein. Für Holzbelag eignet sich nur hartes Holz, für Stein- und Eisentreppen ist Linoleumbelag zu empfehlen, auf Holzstufen und Podeste ist Linoleum nur aufzubringen, wenn das Holz vollkommen trocken ist. Ausgelaufene Treppenstufen,

auch hölzerne, können durch Steinholzeinlagen oder Überzug wieder
erneuert werden. Vorderkante der Stufen dann zweckmäßig durch
Schienen zu schützen.

Treppengeländer ist 80—90 cm über den Stufen anzubringen, der
Handläufer soll glatt, ohne Vertiefungen, leicht zu reinigen sein (In-
fektionen). Seile als Geländer geben schlechten Halt beim Anfassen.
Wird die Treppe viel von Kindern benutzt, sind Knöpfe auf dem
Handläufer anzubringen (s. Schule).

Treppenhäuser sind mit hellem, glattem, abwaschbarem Wand-
belag zu versehen, für gute natürliche und künstliche Beleuchtung
ist Sorge zu tragen, desgleichen für Lüftung. Keller und Boden sind
durch massive Türen abzuschließen, ebenso wird zweckmäßig zur Erhöhung der Feuersicherheit das gesamte Treppenhaus mit massiven
Wänden versehen. Bei Oberlicht am besten Abdeckung durch Drahtglas. Eiserne und Steintreppen sind nicht ohne weiteres feuersicher,
sie werden es erst durch Ummantelung mit Gipsdielen, Monier- oder
Rabitzputz u. dgl. Dagegen können gemauerte Treppen mit hartem
Holzbelag als feuersicher angesehen werden. Eine Rauchabzugs-
klappe im oberen Teile des Treppenhauses kann unter Umständen
bei Verqualmung des letzteren wertvolle Dienste leisten. (In manchen
Bauordnungen vorgeschrieben.) — An einem Treppenabsatz sollen in
der Regel nur zwei Wohnungen liegen; drei sind nur erlaubt, wenn
jede querdurchlüftbar ist.

Für Fenster, Türen und Treppen werden zur Zeit besondere
Normen ausgearbeitet.

Hausdach.

Hygienische Anordnungen: Schutz gegen atmosphärische Niederschläge, gegen Sturm und Blitz und gegen Feuer. Schlechter Wärmeleiter, besonders wenn Dachwohnungen vorhanden. Mit Ventilationseinrichtungen zu versehen gegen Wasserkondensation, Ansammlung
schlechter Luft und Wärme.

Materialien. Stroh, Schilf, Holz geben meist guten Schutz gegen
Niederschläge und sind der schlechten Wärmeleitung halber zweifellos sehr beachtenswerte Bedeckungsstoffe. Auf der anderen Seite
schränkt ihre Feuergefährlichkeit die Anwendung ganz wesentlich ein.
Die Feuersgefahr wird wesentlich herabgesetzt durch Verwendung
von Strohbündeln, die mit Lehm durchtränkt sind (Lehmschindeln).
(Lehmbauschule Röntgendorf bei Berlin.)

Ziegel, am besten hart gebrannte, die besten auf die Wetterseite
zu legen. Um sie ganz wasserdicht zu machen, wird Bestreichen der
Außenseite mit heißem Asphaltteer empfohlen, oder Tränken mit
Rübenmelasse.

Flachziegel, Dachzungen, am besten als Doppel-(Kronen-, Ritter-)
Dach ausgeführt, in Mörtel verlegt.

Dachpfannen, leichter als die vorigen und wetterbeständiger,
ebenfalls in Kalk zu verlegen.

Falzziegel können ohne Mörtel verlegt werden, ventilieren also den Dachboden ohne weiteres.

Zementplatten geben dichte und sturmsichere Dächer, ventilieren den Dachboden ohne weiteres.

Schiefer, sehr dichte und dauerhafte Dächer, besonders auf Schalung mit Teerpapierunterlage. Die Schieferplatten dürfen nur Spuren von Schwefel, Kohlenstoff und organischer Substanz enthalten. Schwefelhaltiger Schiefer entwickelt beim Glühen Geruch nach schwefliger Säure; kohlenstoffhaltige werden nach dem Glühen leichter. Guter Schiefer darf, in einem verschlossenen Glasgefäß über Schwefelsäure aufgehängt, nicht blättrig werden.

Asbestschiefer, feuersichere Abdeckung in verschiedener Farbe und Stärke, 2,5—5 mm leicht zu bearbeiten. Asbest- und Gummiwerke, Alf. Calmon A.-G., Hamburg.)

Ruberoid-Filz. (A. Müller, Feldscheunenbau, Berlin SW 68.) Nicht feuersicher!

Metalldächer, dicht, aber Wärme gut leitend und teuer.

Dachpappe, dichtes, leichtes, billiges Dach, aber im Sommer sehr heiß werdend. Leckstellen mit Dachkitt oder Dachlack auszubessern. Gute Dachpappe darf nach Einlegen in Wasser an Gewicht nicht zunehmen. Durch Kalk- oder hellgelben Anstrich sowie durch Überstreuen des Daches mit hellem Kies kann die zu starke Erwärmung des Daches gemildert werden.

Holzzement, in guter Ausführung vorzügliche Dachbedeckung, namentlich für bewohnte Dachräume; dauerhaft, wasserdicht, schlechter Wärmeleiter, begehbar und daher evtl. zu Gartenanlagen verwendbar. Besonders zweckmäßig auf massivem Dach. Als Unterlage für die Holzzementpapierschichten darf Dachpappe nur dann genommen werden, wenn sie beim Überdecken ganz trocken ist. Nicht bei Regen! An Stelle der Pappe kann auch ein Estrich von hartgebranntem Gips oder Hartgipsdielen gewählt werden. Eine Grasschicht auf dem Dach ist für die Temperaturverhältnisse der darunter befindlichen Räume im Sommer von günstigem Einfluß.

Schutz des Dachraumes gegen Hitze und Kälte ist in jedem Falle erwünscht, bei Dachwohnungen nötig. Durch ruhende Luftschicht mittels doppelter Verschalung und Zementverputzung der inneren Verschalung; dann zweckmäßig mit verschließbaren Ventilationsöffnungen zu versehen, da bei absolutem Luftabschluß die Verschalung faulen kann; durch Zwischendeckenmaterial (s. dort), besonders Korksteine, Schwemmsteintafeln, Gipsdielen, Spreutafeln usw. Bei flachen Dächern ist das Aufbringen einer Erdschicht sehr zweckmäßig. Wellblechdächer sind nicht gut durch einfache Schalung zu isolieren, besser durch dicht auf das Blech geklebte, wellig geformte Korksteine.

Dachventilation ist bei allen dicht schließenden Dächern nötig (sonst Pilzbildung, feuchtes Dach durch Kondenswasser); durch Dach-

fenster, Dachlukensteine oder Drainröhren, welche dicht unter dem
Dachrand in die Mauer eingebettet, regensicher und mit Schutzgitter
gegen Vögel versehen, permanent ventilieren, am besten verbunden
mit Dachfirstventilation (Dachreiter-Laternen, Luftsauger), s. bei
Ventilation.

In neuerer Zeit macht sich das Bestreben bemerkbar, an Stelle
des in Deutschland bisher fast ausschließlich angewandten Giebel-
daches ein *flaches, begehbares Dach* zu setzen. Ob es sich hier um
mehr handelt, als um eine vorübergehende Mode, ob insbesondere
diese flachen Dächer auf die Dauer regensicher zu halten sind, muß
erst die Zukunft lehren. Vom hygienischen Standpunkte haben sie
den Vorteil, daß das flache Dach die Möglichkeit eines Aufenthaltes
in freier Luft bietet. Allerdings darf dieser Vorzug bei den durch
unser Klima gebotenen Beschränkungen nicht überschätzt werden.

Feuchtigkeit der Wohnungen.

Gesundheitliche Nachteile der feuchten Räume. Konservierung
von Krankheitskeimen, Schimmelbildung, evtl. Entwicklung von
Hausschwamm s. S. 57.

Im Winter Unbehaglichkeit und Kältegefühl (feuchte Wände
haben niedrigere Temperatur, dadurch vermehrter Wärmeverlust des
Körpers durch Strahlung), unter Umständen Erkältungen, Rheuma-
tismen und vielleicht auch Disposition gebend zu Infektionskrankheiten und chronischen Nierenerkrankungen. Im Sommer Störung
der Wärmeabgabe durch Erschwerung der Wasserverdunstung von
der Haut, daher Beklemmungsgefühl.

Untersuchung auf Feuchtigkeit. Zulässige Grenze höchstens 1 bis
2% Wasser in den Baumaterialien.

Achten auf spezifisch modrigen Geruch (Schwammbildung).

Gründliche Inspektion der Wände, besonders dunkler Ecken,
hinter Möbeln usw. auf Schimmelbildung, feuchte, dunkle Flecken,
Beulen in der Tapete und in den Furnieren der Möbel (Mauer-
salpeter).

Aufreißen der Fußböden und Inspektion des Zwischendecken-
materials an mehreren Stellen.

Auflegen der Hand auf der Feuchtigkeit verdächtige Stellen der
Wand. (Feuchte Wände fühlen sich kühler als trockene an.)

Anheften von dünner Gelatinefolie (in Papierhandlungen als
Hauchblätter erhältlich) an verdächtigen Stellen; bei vorhandener
Feuchtigkeit krümmt sich die Folie sehr bald nach innen.

Entnahme von Proben des Mauerwerks und Verputzes von verschiedenen Stellen (mindestens vier) mittels eiserner Stanzen und
Untersuchung auf Wassergehalt im Laboratorium. (Transport dorthin in ganz luftdicht schließenden Gefäßen.)

Angenäherte Bestimmung möglich durch Mischen des Mörtels mit
Calciumcarbid in einem mit Manometer versehenen Gefäß (Apparat

von KORFF-PETERSEN; F. u. M. Lautenschläger, Berlin NW 6, Luisenstr. 49) oder durch Vermischen des Mörtels mit absolutem Alkohol
und Bestimmung des spezifischen Gewichtes. Verfahren von MARKL,
Apparat von Joh. Greiner, Glasbläserei, München.

Gründe der Feuchtigkeit. A. Bodenfeuchtigkeit, hohes Grundwasser, fehlende oder schlechte Isolierung der Fundamente.

B. Kondensation von Wasserdampf an den Zimmerwänden, besonders wenn ihre Innenfläche völlig luftundurchlässig ist und viel
Wasserdampf im Raum entwickelt wird (Koch-, Waschküchen), oder
wenn viele Menschen in engem, schlecht gelüftetem Raume beisammen
sind (Schulen, kleine Wohnungen), oder wenn Wände sehr kalt sind
(dünne Außenwände an der Wetterseite, nicht geheizte Schlafzimmer
bei starker Kälte).

C. Durchnässung der Wände durch Schlagregen (Wetterseite).
Dieser kann in Mauern aus Ziegeln bis 30, ja bis 40 cm tief eindringen,
besonders an den Seeküsten; in Mauern aus natürlichem Gestein zuweilen noch tiefer.

D. Bei Neubauten durch Wasser, das zum Bauen gebraucht wird,
durch Regen, der in ungeschützte Bauten fällt, durch Verunreinigungen der Zwischendecken mit Urin der Bauarbeiter.

Die unteren Stockwerke sind anfangs meist feuchter, besonders
über Isolierschichten, da das Wasser nach unten sickert und sich
darauf sammelt.

E. Verwendung hygroskopischer Steine, die schwefelsaure oder
salpetersaure Salze enthalten, oder Mörtel (durchsetzt mit Calciumchlorid oder Nitraten) oder feuchter Hölzer (s. Hausschwamm).

F. Vorübergehende Durchnässung bei Überschwemmungen.

Verhütung bzw. Beseitigung der Feuchtigkeit. Die Maßregeln
entsprechen in ihrer Reihenfolge den eben angeführten Ursachen der
Feuchtigkeit.

A. Drainage, Anlage eines Isoliergrabens vor den Grundmauern,
Isolierung der Fundamente (s. bei Fundamente). Nachträgliches Einbringen von Isolierschichten in Mauern zwar möglich, aber teuer. Es
geschieht durch allmähliches Durchsägen der Hausmauern und Ein-
fügen von Blei- oder Asphaltplatten in den Schnitt, darauf Verschluß
der Fugen mit Zement. Maschinen dafür von Stadler & Geyer in
München.

B. Poröse, lufthaltige Steine zu Zwischen- und Außenwänden
(s. Baumaterialien). Aufbringen des Innenputzes nicht direkt auf
die Wand, sondern auf ein Leisten- oder Lattenwerk oder auf
Schalung mit Rohrung oder auf Drahtgewebe, oder Falzisolierpappe,
oder an Stelle des Innenputzes, Vorziehen von dünnen Gipsdielen
(3—4 cm stark), Tafeln aus Papier oder Kieselgurmasse, Holzspan-
tapeten, Vertäfelung, Verschalung mit Packleinen bespannt; alle
diese Vorwände etwa 3—5 cm von der eigentlichen Tragwand entfernt.

Gute Ventilationseinrichtungen (s. Ventilation). Gelindes Heizen der Schlafzimmer im kalten Winter, nicht zu langes Offenhalten der Fenster dieser Räume bei stärkerer Kälte.

C. Sicherung der Wetterseite durch ein weit überhängendes Dach (bei Landhäusern), durch Behang mit Schindeln, Brettern, Dachziegeln, Schiefer, Glastafeln, Zementplatten oder Verkleidung mit stark gebrannten Verblendziegeln (s. auch S. 53). Die Fugen sind möglichst schmal zu halten und mit Zement, Milchkalkmörtel oder, wo angängig, mit Ölkitt auszustreichen. Zu dem gleichen Zweck dienen Metallfalzziegel aus Zink oder verzinktem Eisenblech. (H. Kleh & Söhne, Baden-Baden oder H. Nebeling, Remscheidt.)

Niederrieselndes Aufschlagswasser von den Fundamenten abhalten durch eine in Erdhöhe in die Mauer eingefügte, etwas vorstehende schräge Ziegelsteinschicht.

Verputz der ganzen Wand mit Zement- oder Weißkalkmörtel, dem in beiden Fällen etwas Traß beigemengt ist. Bei Zement auch Beimengung von Wanners „Bitumenemulsion" oder „Ceresit" zweckmäßig. Einfacher Zementverputz wird leicht rissig. Streichen der Wand mit Wasserglas (nicht zu konzentrierte Lösung und nicht zu oft hintereinander). Bei Kalksteinwänden auch Anstrich mit oxalsaurer Tonerde oder mit den Keßlerschen Fluaten (Metallsilicofluorverbindungen; 100—600 g Fluat pro Quadratmeter Fläche je nach Porosität). (Hans Hauschild, Berlin N 39.) Empfohlen wird auch Testalin von Hartmann & Hauers, Hannover, aber es hat sich nicht überall als dauerhaft erwiesen. Auch „Montanin" (Kieselfluorwasserstoffsäure) der „Montana-Gesellschaft" in Strehla a. Elbe kommt in Frage.

Gegen Säuredämpfe schützender Anstrich: in Teer gelöster Asphalt oder Kautschuk in Schwefelkohlenstoff gelöst.

D. Polizeiliche Festsetzung einer Trockenfrist nach der Rohbauabnahme bis zur Benutzung der Räume. Für Wohnungen genügen in der Regel bei Massivbauten 6 Monate, bei Fachbauten oft weniger.

Zum Schutz gegen Regendurchnässung beim Bauen sind in den Baupausen die Wände mit Asphaltpappe oder ähnlichem Material zu bedecken.

Errichtung von bequem gelegenen provisorischen Aborten für die Arbeiter und strenge Beaufsichtigung der letzteren.

Anbohren der Isolierschichten über dem tiefsten Punkt, falls Verdacht einer Wasseransammlung dort besteht.

Kräftige Ventilation der Räume und gleichzeitiges Heizen mittels provisorisch aufgestellter Öfen, Kanonenöfen, Koksfeuerungen, womöglich mit Rauchabzug, oder besonderer Trockenapparate. Bei zu starker Hitzeentwicklung kann jedoch das Festwerden des Mörtels beeinträchtigt werden.

E. Verwendung von nur salzfreien Steinen und gesunden, gut getrockneten Hölzern zum Bau. Zum Mörtel und Mauern ist nur reines Wasser zu nehmen, am besten Regenwasser; Brunnenwasser ist oft bedenklich; zeigen sich später Mauerausschläge, sind einzelne Steine wohl zu entfernen, sonst ist nicht viel mehr zu erreichen. Steinmauern sind gegen Dung- und Abortgruben stets besonders gut zu isolieren, sonst saugen sie sich allmählich mit Salpeter voll und machen die Mauer dauernd feucht. Besonders zu beachten sind Balkenköpfe in Wänden; ihre Stirnseite soll stets unbedeckt einige Zentimeter vom Mauerwerk entfernt bleiben, damit das Wasser aus dem Holz verdunsten kann; seitlich werden sie zweckmäßig isoliert durch Umhüllung mit Blei, Asphalt, Falzbaupappe, starkem, in Paraffin getauchtem Papier oder durch einfaches Bepinseln mit Paraffin. Sie sind unbedingt mit pilztötenden Lösungen zu streichen, zweckmäßigerweise auch an mehreren Stellen tief anzubohren und die Bohrlöcher mit konzentrierten Lösungen des Schutzmittels wiederholt zu tränken.

F. Kräftige Ventilation mit Heizung verbunden, gründliche Reinigung der Keller- usw. Räume, evtl. Aufnehmen der Fußböden und Trocknen der Zwischendeckenfüllungen.

Hausschwamm und Trockenfäule.

a) Echter Hausschwamm, Merulius domesticus. Nicht zu verwechseln mit dem wilden Hausschwamm, M. silvester und dem kleinen Hausschwamm, M. minor. Alle drei haben anfangs schneeweiße, später aschgraue watteähnliche Mycelbeläge. Später bilden sich wurzelähnliche bis bleistiftdicke Mycelstränge. Unter gewissen Umständen treten gelbbraune teller- oder konsolenförmige Fruchtkörper auf, die oft meterweit fortwachsen und in der Jugend reichliche Wassertröpfchen ausscheiden. Dann werden mikroskopisch kleine, einzellige ovale Sporen von rostbrauner Farbe einzeln in den Luftraum abgestoßen und können durch offene Kellerfenster usw. von Haus zu Haus verbreitet werden. Die Sporen keimen in feuchtigkeitsgesättigter Luft bei Anwesenheit gewisser organischer Säuren.

b) Trockenfäule, hervorgerufen durch eine große Zahl verschiedenartiger Pilze, die das Holz schon im Walde oder auf den Lagerplätzen befallen. Am wichtigsten ist Coniophora cerebella, der sog. Keller- oder Warzenschwamm. Die Coniophora-Arten befallen das gesunde Holz und bewirken das „Angehen" oder bei durchgehendem Befall die „Coniophora-Trockenfäule", ohne in der Regel eine völlige Entfestigung des Holzes herbeizuführen. Diese „Vorerkrankung" begünstigt die Fortentwicklung der Sporen des echten Hausschwammes. Mit Coniophora zusammen treten oft Polyporus vaporarius und nahe verwandte Arten auf, die schneeweiße Mycelwatten oder Mycelstränge ausbilden. Eine Verbreitung der Sporen aller dieser Trockenfäuleerreger von Haus zu Haus kommt nicht vor.

c) Lagerfäule. Die wichtigsten Erreger dieser Gruppe gehören der Gattung Lencites an. Sie befallen das Holz auf den Lagerplätzen und können sich in Fachwerkbauten oder an anderen in freier Luft befindlichen Holzteilen dauernd ansiedeln.

d) Stammfäule. Befällt lebende Bäume, jedoch sterben alle Erreger ab, sobald das Holz völlig ausgetrocknet ist. Stammfaule Hölzer sollten aber nur in vollimprägniertem Zustande bei Bauten Verwendung finden.

e) Blaufäule, Ceratostomella pilifera, kommt hauptsächlich nur als Schönheitsfehler in Frage, kann aber vielleicht das Aufkommen der eigentlichen Holzzerstörer begünstigen.

Auftreten des Schwammes. Derselbe gedeiht nur an feuchten und von der Luft abgeschlossenen Stellen, zerstört besonders Nadelhölzer, kommt aber auch auf anderen Holzarten, auf Steinen und im Fehlboden sehr gut fort; er siedelt sich daher auf diesen Substraten mit Vorliebe an, wenn sie feucht sind und von der Luft abgeschlossen werden. Vorbedingung für das Auftreten des echten Hausschwammes ist das Vorhandensein „angegangenen" oder „vorerkrankten" Holzes.

Merkmale der mit Schwamm infizierten Wohnung.

Faulig dumpfer, morchelartiger, bei der Trockenfäule mehr saurer Geruch in den Zimmern. Aufhören des Federns des Fußbodens an einzelnen Stellen: Einsinken, Morschwerden derselben. Wölbung der Fußbodenbretter und Erweiterung der Fugen zwischen denselben, Hervorbrechen von Fruchtkörpern an Fußböden, Wandbekleidung usw. Prüfung der Tragbalken durch Anbohren mittels großen Zimmermannbohrers, auch oft schon ohne Aufnehmen des Fußbodens möglich. Erkrankte Balken halten den Bohrer nicht fest und geben graue Bohrspäne. Beim Aufreißen des Holzbelags charakteristisches Aussehen der infizierten Holz- und Steinteile durch Überwucherung mit den mit Wassertropfen bedeckten Fruchtkörpern.

Durch Schwamm zerstörtes Holz hat gelbbraune oder dunkelrotbraune Farbe, es schwindet beim Trocknen nach allen Richtungen hin gleichmäßig und zerbröckelt, quillt, in Wasser gelegt, schnell auf. Es gibt keine Reaktion auf Coniferin.

(Coniferinreaktion: bei Tannenholz dünner Holzschnitt, mit Phenolsalzsäure betupft und belichtet, wird blaugrün.)

Schutzmaßregeln gegen Schwamminfektion.

Nur gesundes und trockenes Holz zum Bau verwenden.

Frühzeitiger Oberflächenschutz des gefällten und bearbeiteten Holzes (sobald erstmaliges Austrocknen erfolgt ist) durch Anstrich, Besprühen oder Tränken mit Schutzlösungen (s. S. 59).

Luftige, überdachte Lagerung und Behandlung des Holzes auf den Lagerplätzen.

Reinhaltung des Lagerplatzes von erkrankten Hölzern. Insbesondere dürfen faulende Hölzer nicht als Unterlage für die Holzstapel und als Zwischenhölzer benutzt werden.

Holz aus abgebrochenen Häusern darf nicht mit frischem Holz zusammen aufgestapelt werden.

Mauern gut trocknen lassen, evtl. ventilieren. Balkenköpfe gegen Feuchtigkeit isolieren und ventilieren, z. B. am einfachsten durch Umsetzen der Balkenköpfe mit Steinen ohne Mörtel. Balken, welche parallel den Mauern laufen (Ortbalken), sind nicht unmittelbar an die Mauer zu verlegen.

Nur guten, trockenen Fehlboden verwenden; gefährlich besonders Kohlenasche, Kleinkoks und vor allem Fehlboden aus anderen Häusern, Schutt u. dgl. Fehlbodenbretter besonders gut mit mykoziden Lösungen tränken (einige Tage in der Flüssigkeit untertauchen).

Fußbodenanstrich mit abschließender Ölfarbe, Bedecken mit Linoleum (Treppen), Anbringen von Blechen in Badezimmern, vor Öfen und Herden, Aufbringen von Gipsestrich auf die Holzbalken, darf erst nach vollständigem Austrocknen aller bedeckten Teile erfolgen, evtl. unter besonderer Ventilation des Fußbodens.

Fortlassen des Verputzes an der Unterkante der Zwischendeckenbalken lassen letztere sehr viel besser austrocknen, die Balken können durch ventilierte Bretterverschalung verdeckt werden (s. S. 56). Über Kellern sind am besten massive Decken zu bauen. Fußböden, welche oft benäßt werden (unter Ausgüssen, Badewannen, Pissoirs) sind wasserundurchlässig zu konstruieren (Zement, Asphalt, Terrazzo).

Maßregeln nach konstatierter Schwamminfektion. Bloßlegen der vom Schwamm ergriffenen Partien. Ergriffenes Holz bis weit (1 m) in das gesunde hinein entfernen, ebenso Fußbodenfüllung. Maueroberfläche mit Gebläselampe flambieren, Fugen auskratzen und mit Fluornatrium ausspritzen; sodann neu fugen mit Zementmörtel und Verputzen der ganzen Mauerfläche mit Traßzement, wenn möglich unter Aussparung von Luftkanälen zur Ventilation.

Sofortiges Verbrennen des vom Schwamm befallenen Holzes.

Holzschutzmittel. Als bestes Holzschutzmittel für das zum Hausbau verwendete Holz ist das *Fluornatrium* zu nennen, das in gesättigter etwa 5proz. Lösung anzuwenden ist. Wirksam sind auch die stark färbenden Dinitrophenolsalze, die dem Fluornatrium zweckmäßig beizumischen sind, weil ihre Farbkraft eine Kontrolle der Behandlung ermöglicht. Das ebenfalls zu empfehlende kieselflußsaure Magnesium ist durch seine große Löslichkeit ausgezeichnet, besitzt aber saure Reaktion und dringt nicht so leicht in das Holz ein wie das Fluornatrium.

Handelspräparate, die im wesentlichen aus Fluornatrium und Dinitrophenolsalz bestehen, sind: „Schwammschutz Rütgers" der Rütgerswerke A. G. in Charlottenburg 2, Hardenbergstr. 43, das Mikrosol der Firma Rosenzweig & Baumann in Kassel und das Basilit der Farbwerke Weiler ter Meer in Uerdingen am Niederrhein.

Wohnungsaufsicht.

Die Aufsicht darüber, daß die Wohnungen den hygienischen Anforderungen entsprechen und ordentlich instand gehalten werden, ist Sache der Wohnungspflege.

Für Gemeinden mit mehr als 100000 Einwohnern ist in Preußen ein Wohnungsamt mit geeignetem Personal, insbesondere Wohnungsaufsehern, zu errichten. Für kleinere Gemeinden kann die Einrichtung vorgeschrieben werden. Bei mangelhaften Wohnungen ist Abhilfe zunächst durch Rat, Belehrung oder Mahnung zu versuchen; erst dann ist polizeiliches Einschreiten zu erwirken.

Den Wohnungsordnungen, die von den Gemeinden erlassen werden können und die Normen für einwandfreie Wohnungen enthalten und der Wohnungsaufsicht unterliegen:

1. Wohnungen, die einschließlich Küche aus vier oder weniger zum dauernden Aufenthalt von Menschen bestimmten Räumen bestehen;

2. größere Wohnungen, in denen Personen gegen Entgelt aufgenommen werden;

3. Wohn- und Schlafräume, die Dienstboten, Gewerbegehilfen usw. zugewiesen sind;

4. Wohn- und Schlafräume in Mietwohnungen, die im Keller oder in einem nicht voll ausgebauten Dachgeschoß liegen;

5. Ledigenheime und Arbeiterlogierhäuser.

Ventilation.

Von

H. Reichenbach-Göttingen.

Die Ventilation hat die Aufgabe, die in bewohnten Räumen unvermeidlich auftretenden ungünstigen Veränderungen der Luft durch Zuführung frischer Luft so weit zu beseitigen, daß sie nicht mehr lästig oder schädigend auf die Bewohner wirken.

Von den Bewohnern werden produziert:

1. *Kohlensäure.* Ein Erwachsener scheidet in der Ruhe etwa 21 l aus. Die Zahlen schwanken nach *Alter, Körpergewicht* und *Geschlecht.* Sie sind sehr abhängig von der Art der Beschäftigung; s. S. 332.

2. *Wasserdampf.* Die Menge ist außer von Alter, Körpergewicht Geschlecht und Beschäftigung abhängig von der Temperatur und der vorhandenen Feuchtigkeit; s. S. 5.

3. *Riechstoffe. Sie* sind es, die den Eindruck von *verdorbener Luft* in bewohnten Räumen hervorrufen. Stoffe unbekannter chemischer Natur, sehr verschiedenen Ursprungs (Schweiß, Mundhöhle, Darmgase usw.); ihre Menge ist individuell sehr verschieden, abhängig besonders vom Reinlichkeitszustand.

4. *Wärme.* Etwa 80 Calorien in der Stunde, abhängig von denselben Faktoren wie die Kohlensäure.

5. Daß außer diesen Produkten noch andere spezifische *giftige Stoffe (Anthropotoxin)* ausgeschieden werden, ist durch nichts bewiesen und sehr unwahrscheinlich.

Außerdem kommen als Verunreinigungen in Betracht: *Staub* und Verbrennungsprodukte der Beleuchtungsvorrichtungen.

Zur *Berechnung des Ventilationsquantums* muß von diesen Faktoren der Luftverschlechterung derjenige benutzt werden, der die *höchsten* Werte liefert, dann werden die anderen natürlich in genügender Menge mitbeseitigt. Das sind die *Riechstoffe* und die *Wärme.* Die ältere Ventilationstheorie gründet ihre Berechnungen nach dem Vorgang von PETTENKOFER ausschließlich auf die Riechstoffe. Da sie selbst chemisch nicht zu fassen sind, wird *unter der Annahme, daß die Kohlensäureentwicklung der der Riechstoffe proportional sei, der Kohlensäuregehalt als Mittel zur Beurteilung der Beschaffenheit der Luft benutzt.* PETTENKOFER hat festgestellt, daß Luft mit mehr als $0{,}7\,^0/_{00}$ Kohlensäure von empfindlichen Personen als nicht rein empfunden wird, und daß von $1^0/_{00}$ Kohlensäure ab der Geruch schon unangenehm ist. Er verlangt deshalb eine Luftzufuhr von *der* Größe, daß der Kohlensäuregehalt *höchstens $1^0/_{00}$ erreicht.* Dabei ist selbstverständlich vorausgesetzt, daß alle vorhandene Kohlensäure aus der Atmung von Menschen herstamme, und daß nicht etwa andere Kohlensäurequellen (Leuchtflammen usw.) im Raume vorhanden seien. Die Ventilationsgröße läßt sich dann in folgender Weise berechnen:

Ist x die Ventilationsgröße, k die im Raume während einer Stunde produzierte Kohlensäure, p der Grenzwert und q der Kohlensäuregehalt der einströmenden Luft, so gelangen in den Raum in der Stunde

$$x \cdot q + k \, 1;$$

diese sollen durch x 1 auf den Grenzwert p verdünnt werden. Wir haben also die Gleichung:

$$\frac{x \cdot q + k}{x} = p \quad \text{oder} \quad x = \frac{k}{p - q}.$$

Setzen wir $k = 21$ l, $q = 0,0004$, so erhalten wir für den Grenzwert $0,7^0/_{00}$ 70 und für den Grenzwert $1^0/_{00}$ 35 cbm.

Gegen diese Berechnung des Ventilationsbedarfs auf Grund der Riechstoffe sind folgende Bedenken zu erheben:

1. Die Menge der Riechstoffe ist keineswegs immer der ausgeschiedenen Kohlensäure proportional. Es sind sehr große individuelle Differenzen vorhanden.

2. Es ist niemals auch nur der Versuch gemacht worden, festzustellen, ob

a) die Riechstoffe als solche, d. h. nur durch die Vermittlung der Geruchsnerven, schädlich wirken oder ob

b) den Riechstoffen außer der Wirkung auf die Geruchsnerven noch eine allgemein giftige Wirkung zukomme oder ob

c) außer den Riechstoffen noch andere giftige Stoffe vorhanden seien.

Zu a. Dagegen spricht, daß eine sehr rasche Gewöhnung an die Riechstoffe eintritt. Sie werden in überfüllten Räumen von den Insassen gewöhnlich überhaupt nicht empfunden, sondern nur von solchen Personen, die die Räume betreten, wenn sich die Riechstoffe schon angehäuft haben.

Zu b. Wenn man eine nicht durch die Geruchsnerven vermittelte selbständige giftige Wirkung der Riechstoffe annehmen will, so wäre es sehr merkwürdig, wenn die giftige Wirkung gerade bei derselben Verdünnung aufhören sollte, bei welcher der Geruch nicht mehr empfunden wird.

Zu c. Hier gilt dasselbe Bedenken in noch höherem Maße, da auch noch das Verhältnis zwischen Riechstoffen und giftigen Stoffen Schwankungen unterliegen kann.

3. Weder bei Menschen noch bei Tieren ist trotz zahlreicher Experimente der Nachweis einer giftigen Wirkung der Atemluft gelungen.

Trotzdem *müssen die Riechstoffe beseitigt* werden, schon aus Gründen der Reinlichkeit und Ästhetik. Man kann aber die Ventilationsgröße der Produktion der Riechstoffe anpassen, man kann sie heruntersetzen, wenn es gelingt, die Produktion der Riechstoffe einzuschränken. In Schulen z. B. durch Reinlichkeit der Schulkinder, Schulbäder usw., was nicht angängig wäre, wenn die Annahme 2c zuträfe.

Die akuten Krankheiten und Störungen des Wohlbefindens, die in überfüllten Räumen auftreten, sind deshalb sicher höchst selten auf chemische Verunreinigungen der Luft, sondern fast immer auf die erschwerte Wärmeabgabe (*Wärmestauung*) zurückzuführen.

Die Wärmestauung kommt zustande:

1. durch zu hohe Lufttemperatur;
2. durch die Behinderung der Strahlung.

Der Wärmeverlust durch Strahlung ist abhängig von der Temperaturdifferenz zwischen der Körper- bzw. der Kleidungsoberfläche und den umgebenden festen Körpern. In dicht besetzten Räumen, wo die Insassen von lauter Körpern gleicher Oberflächentemperatur umgeben sind, fällt der größte Teil der Strahlung, die sonst etwa die Hälfte des gesamten Wärmeverlustes bewirkt, fast vollständig fort. In überfüllten Räumen muß deshalb die Lufttemperatur niedriger gehalten werden als in schwach besetzten, um die durch die behinderte Strahlung erschwerte Wärmeabgabe auszugleichen.

Als Mittel, die Temperatur nicht über einen bestimmten Grenzwert (s. S. 78) steigen zu lassen, kann die Abfuhr der produzierten Wärme mit der Ventilationsluft dienen. Die Temperatur der einströmenden Luft muß dann natürlich niedriger sein als der Grenzwert.

Die Berechnung der Ventilationsgröße nach der abzuführenden Wärmemenge kann in folgender Weise geschehen.

Nennen wir wieder x die zuzuführende Luftmenge, t_1 die Temperatur der einströmenden Luft, t die einzuhaltende Raumtemperatur und W die im Raum produzierte Wärmemenge, dann ist

$$x = \frac{W\,(1 + 0{,}00367\,t)}{0{,}306\,(t - t')}.$$

In Tabelle 1 sind die nötigen Luftmengen für verschiedene Werte von t und t' und eine Wärmeproduktion von 80 Cal./st berechnet. Die Mengen können also erheblich größer werden als die auf Grund des Kohlensäuremaßstabes berechneten. In der Praxis *ist aber nicht die Abfuhr der gesamten Wärme durch die Ventilation erforderlich, sondern es wird ein erheblicher Teil durch die Umfassungswände, durch Decke und Fußboden abgegeben.* Die für den Kopf abzuführende Wärmemenge ist also, wenn n die Anzahl der Insassen, W die durchschnittliche Wärmeproduktion des einzelnen und W_1 den natürlichen Wärmeverlust des Raumes bedeutet,

$$\frac{n \cdot W - W_1}{n}.$$

Tabelle 1. Ventilationsbedarf nach dem Wärmemaßstab berechnet.

Angenommene Wärmeproduktion: pro Kopf 80 Calorien.

Zimmer-temperatur Grad Celsius	Temperatur der einströmenden Luft						
	14	15	16	17	18	19	20
18	69,67	92,90	139,35	278,70	—	—	—
19	55,93	69,91	93,21	139,83	279,63	—	—
20	46,77	56,12	70,15	93,54	140,31	280,62	—
21	40,22	46,93	56,31	70,39	93,86	140,79	281,58

Die durch den Luftwechsel pro Kopf abzuführende Wärmemenge ist also verschieden, je nach der Anzahl der Insassen und der Größe des natürlichen Wärmeverlustes. Je größer n wird und je kleiner W_1, um so mehr nähert sich der Wert dem in der Tabelle angegebenen; umgekehrt kann bei kleinem n und großen W_1 der Wert für die abzuführende Wärmemenge gleich Null, ja sogar negativ werden. Letzteres würde bedeuten, daß zur Abführung der Wärmemenge überhaupt keine Ventilation nötig ist bzw. daß noch Wärme zugeführt werden muß (durch Heizung). In der Praxis kann man natürlich nicht ganz auf die Ventilation verzichten, sondern es muß, *auch wenn sie zur Fortschaffung der Wärme nicht nötig ist, zur Beseitigung der Riechstoffe und des Wasserdampfes eine Mindestmenge von Luft* zugeführt werden. Wie groß diese sein muß, hängt wesentlich von der Menge der produzierten Riechstoffe ab. Bei reinlichen Menschen wird man mit 25—30 cbm auskommen. Diese genügen zur Fortschaffung der Wärme aber nur dann, wenn die Räume schwach besetzt sind (Wohnzimmer, Schlafzimmer, Büros und die meisten anderen Arbeitsräume). Bei stärker besetzten Räumen (Versammlungsräumen, Konzert- und Vortragssälen, Theatern und auch Schulen) ist die erforderliche Ventilationsgröße in der Regel nach dem Wärmemaßstab zu bemessen.

Die abzuführende Wärmemenge ist abhängig:

1. von der Zahl der Insassen des Raumes;
2. von der Größe anderer Wärmequellen;
3. vom Wärmeverlust.

Der letztere hängt ab:

a) von der Bauart des Gebäudes;

b) von der herrschenden Witterung, insbesondere von Wind und Temperatur.

Zu 2. Hier kommt in Frage:

a) Die Beleuchtung. Bei Gasbeleuchtung kann eine Kerze zu 6, bei elektrischer Beleuchtung zu 0,7 Calorien in der Stunde angenommen werden.

b) Die Heizung. Es ist natürlich unsinnig, einen Raum, in dem durch die Insassen und die Beleuchtung mehr Wärme produziert wird, als er nach außen verliert, noch weiter zu heizen. Trotzdem geschieht dies in der Regel. *Die Heizung muß, kurz ehe der Raum besetzt wird, abgestellt werden;* nur bei sehr niedrigen Außentemperaturen ist es zweckmäßig, zur Verhütung von Zugerscheinungen die unter den Fenstern befindlichen Heizkörper schwach weiter zu betreiben.

Zu 3. Die größten Anforderungen an die Ventilation werden im Sommer gestellt, wenn die Wärmeabgabe nach außen gleich Null oder sogar negativ wird. Dann gelten die Zahlen der Tabelle 1 ohne Abzug. Eine Herabsetzung der Ventilationsgröße durch Erhöhung der Temperaturdifferenz zwischen Raumluft und einströmender Luft ist selten möglich, weil es ohne besondere Kühlvorrichtungen nicht gelingt, die Temperatur der Ventilationsluft wesentlich herunterzusetzen. Es ist deshalb meistens nicht möglich, eine Ventilationsanlage so zu gestalten, daß sie auch im Sommer die wünschenswerte Raumtemperatur von höchstens 20° einzuhalten gestattet.

Im übrigen wechseln die Anforderungen an die Ventilationsgröße sehr stark mit den verschiedenen Größen von 1, 2, 3a und 3b. Die Anlage muß deshalb gut regulierbar sein, so daß eine Anpassung der gelieferten Luftmenge an das wechselnde Bedürfnis leicht möglich ist.

Mittel zur Luft-Erneuerung.
Die natürliche Ventilation

vollzieht sich *ohne besondere Vorrichtungen* und ohne Zutun des Menschen hauptsächlich durch Spalten und Ritzen zwischen Türen und Fenstern, weniger durch Fußböden und Decken und nur zum kleinsten Teil durch die Poren des Mauerwerks. Die bewegenden Kräfte sind Temperaturdifferenzen und Wind, Feuchtigkeitsunterschiede spielen praktisch keine Rolle. Ist wie gewöhnlich der Raum wärmer als die Umgebung, so findet in der unteren Hälfte des Raumes Einstrom in der oberen Ausstrom statt. Dazwischen liegt die sog. *neutrale Zone,* in der weder Einstrom noch Ausstrom vorhanden ist.

Die Leistungen sind je nach der Intensität der bewegenden Kräfte sehr verschieden, selten bewirken sie mehr als eine $^1/_4$- bis $^1/_2$malige Erneuerung der Raumluft in der Stunde. Die Herkunft der eintretenden Luft ist unkontrollierbar, häufig nicht unbedenklich (Zwischendecken, Bodenluft, Luft aus anderen Räumen). Auch treten bei größeren Spalten und bei hochliegender neutraler Zone leicht lästige Zugerscheinungen auf. Die natürliche Ventilation ist nur dann hygienisch einwandfrei, wenn sie sich vorwiegend durch die Poren des Mauerwerks vollzieht. Die Ventilation durch Ritzen und Spalten sollte möglichst klein gemacht werden.

Die künstliche Ventilation.
Ohne besondere Kanäle.

Dauernd. Für Ställe, Lagerräume usw. durch Lüftersteine in der Mauer, Lüftungsgitter oder ins Fenster eingesetzte Gazerahmen

(Speisekammern, Schlafzimmer im Sommer). Auch können in manchen Räumen in der warmen Jahreszeit die Fenster dauernd offengehalten werden, evtl. auch die Türen.

Zeitweiliges Öffnen von Fenstern und Türen

ist am wirksamsten, wenn an zwei gegenüberliegenden Wänden des Raumes Öffnungen vorhanden sind (Türen oder Fenster; Querlüftung). Es genügen dann etwa 10 Minuten, um unter einigermaßen günstigen Wind- und Temperaturverhältnissen ausreichende Lufterneuerung zu bewirken. Der Wärmeverlust ist auch bei niedriger Außentemperatur nicht groß, die Zimmertemperatur steigt sehr rasch wieder an, pflegt spätestens nach $^{1}/_{2}$ Stunde, meistens früher, wieder auf ihrer ursprünglichen Höhe zu sein.

Als *periodische Lüftung* zu empfehlen in Wohnräumen, Krankenzimmern, Schulräumen, Hörsälen usw.

Weniger wirksam ist das Öffnen der Fenster ohne Gegenöffnung. Doch genügt zur gründlichen Durchlüftung auch dann meistens eine halbe bis eine ganze Stunde (Schlafzimmer). *Ein längeres Offenhalten der Fenster in der kalten Jahreszeit führt zu unnötiger Wärmeverschwendung*, ohne die Lüftung wesentlich zu verbessern. Wenig wirksam sind einzelne *Lüftungsscheiben*, besonders wenn sie in der Höhe der neutralen Zone liegen.

Sollen in bewohnten Räumen die Fenster längere Zeit offengehalten werden, so müssen besondere Vorrichtungen zur Verhütung von Zug getroffen werden.

Am besten sind:

Kippfenster: Am besten im oberen Teile des Fensters angebracht, nach innen aufklappbar. Auf solide und zweckmäßige Konstruktion muß geachtet werden, *Vorrichtungen mit Zugschnüren sind meistens nach kurzer Zeit unbrauchbar*. Es sind sehr minderwertige Ausführungen im Handel. Kippfenster müssen mit seitlichen Backen versehen sein, damit die einströmende kalte Luft nicht unmittelbar herabfallen kann. Weniger gut sind:

Jalousiefenster aus Glas: Sie schließen meistens schlecht. Ferner:

Lüftungsscheiben und Rosetten: Verursachen Zug in ihrer Nähe, ohne sehr wirksam zu sein.

Die Wirkung aller dieser Vorrichtungen kann unter Umständen durch Jalousieöffnungen in den Türfüllungen erheblich verstärkt werden (Krankenhäuser). Solche Ventilationseinrichtungen sind häufig noch nachträglich anzubringen.

Alle diese Vorrichtungen haben den Nachteil, daß ihre Leistungen je nach den äußeren Verhältnissen (Windrichtung und Stärke, Temperatur) sehr verschieden sind. Es ist nicht einmal mit Sicherheit zu sagen, ob die Luft durch eine Fensteröffnung ein- oder ausströmen wird. Unter ungünstigen Verhältnissen müssen sie außer Betrieb gesetzt werden. Sie genügen für schwach besetzte Räume (Wohnräume) vollständig. *Für alle Verhältnisse aber, in denen eine dauernde, qualitativ und quantitativ zu beherrschende Ventilation nötig ist* (Schulen, Versammlungsräume, Theater, Konzertsäle, Krankensäle), ist die Führung der Luft in besonderen Kanälen (künstliche Ventilation im engeren Sinne) vorzuziehen.

Künstliche Ventilation im engeren Sinne.

Zwei prinzipiell verschiedene Systeme sind zu unterscheiden:

1. Befindet sich die bewegende Kraft, in der Richtung des Luftstromes gedacht, *vor* dem zu lüftenden Raume, so haben wir *Drucklüftung — Pulsionssystem.*

Vorteile: 1. Die neutrale Zone wird ganz oder nahezu ganz auf den Fußboden verlegt. Da oberhalb der neutralen Zone Überdruck gegen außen herrscht, kann hier kein Einstrom stattfinden. Zugerscheinungen durch Fenster und undichte Türen werden vermieden.

2. Die Herkunft der eingeführten Luft ist sicher kontrollierbar. Die Luft kann leicht vorbehandelt (erwärmt, filtriert, befeuchtet) werden.

3. Besondere Kanäle für die abströmende Luft sind nicht immer nötig. Die Luft entweicht in diesem Falle durch die Undichtigkeiten der Umfassungen. Zur Bewegung der Luft ist dann aber größerer Kraftaufwand erforderlich, auch dringt die Luft in die Poren der Wände ein, wodurch die Wände einen schwer wieder zu beseitigenden Geruch annehmen können.

Hygienische Anforderungen an die künstliche Ventilation. Es muß angestrebt werden:

1. *Luftzufuhr in solchen Mengen, daß die Riechstoffe vollständig entfernt werden, und daß die Temperatur nicht über die festgelegte Höhe steigt.*

2. Möglichst *rasche und vollständige Entfernung* der verdorbenen resp. überwärmten Luft.

3. *Keine Belästigung* oder Schädigung der Insassen durch Zug.

4. *Gute Beschaffenheit* der zugeführten Luft.

Zu 1. Über die nötigen Luftmengen s. S. 64.

Zu 2 und 3. Die Wirkung der Ventilation ist im allgemeinen um so besser, je mehr es gelingt, die Frischluft direkt an die Stellen zu leiten, an denen die Luftverschlechterung stattfindet. Danach würde die Zuführung am besten durch Öffnungen im Fußboden zwischen den Sitzreihen geschehen. Das ist bequem möglich, wenn die Sitzreihen auf einem stufenweise ansteigenden Podium stehen; die Luftzufuhr kann dann durch Öffnungen in den senkrechten Teilen der Stufen bewirkt werden. In diesem Fall muß aber die zugeführte Luft wärmer sein als die Innenluft, also die Heizung ganz oder zum Teil mit übernehmen. 25—30° wäre etwa die niedrigste erträgliche Temperatur. Soll aber die Lüftung *Wärme abführen,* wie es bei stark besetzten Räumen meistens nötig ist (s. S. 64), ist also die Temperatur der Zuluft *niedriger* als die des Raumes, so dürfen die Insassen — auf keinen Fall ihre untere Körperhälfte — nicht direkt vom Luftstrom getroffen werden. Die Einströmungsöffnungen werden deshalb am besten über Kopfhöhe, Abströmungsöffnungen in der Nähe des Fußbodens (s. auch S. 70) angebracht. Bei günstiger Anordnung der Sitzreihen ist es auch möglich, Einströmungsöffnungen an die Seitenwände in der Nähe des Fußbodens zu legen. Die Geschwindigkeit des eintretenden Luftstromes läßt sich erheblich herabsetzen durch den Küsterschen Anemostaten. Man muß aber trotzdem bedenken, daß gerade schwache Luftströme immer relativ stark abkühlend wirken; s. S. 19.

Zu 4. In vielen Fällen kann die Luft nicht so dem Raum zugeführt werden, wie sie aus dem Freien entnommen wird. Eine Entstaubung der Luft ist nötig im Zentrum großer Städte, bei der Nähe von Fabrikanlagen, bei Entnahme der Luft in der Nähe von staubigen Straßen; *nicht* erforderlich bei isolierter Lage der Gebäude und bei Entnahme der Luft aus höheren Luftschichten.

Zur Entstaubung können benutzt werden:

Luftfilter aus Stoff, als Taschen- oder Zickzackfilter angeordnet. Leistung etwa 200—250 cbm für das Quadratmeter und die Stunde. Anfangswiderstand etwa 2 mm Wassersäule, er steigt aber schnell an. Bei zu hohem Widerstand Reinigung des Filters am besten durch Staubsauger.

K. u. Th. Möller, G. m. b. H., Brackwede, Westfalen.

F. Xaver Haberl, Berlin W 30, Luitpoldstraße 19.

Sehr gut wirksam bei viel geringerem Raumbedarf sind die Filter der Deutschen Luftfiltergesellschaft (Deutsche Luftfilter-Baugesellschaft m. b. H., Berlin-Halensee, Schweidnitzer Str. 12—14. Preis für 4000 cbm/st 325 M.). Die Luft durchstreicht einen kastenartigen, mit kurzen Abschnitten von Eisenrohr (Länge = Durchmesser), sog. Raschig-Ringen, gefüllten Behälter. Die Oberfläche der Ringe ist mit einem klebrigen Öl „Viscinol", überzogen, das den Staub zurückhält.

Luftwascheinrichtungen. Durchleiten der Luft durch verstäubtes Wasser oder Wasserschleier reinigt die Luft gut, Anlage und Betrieb ist aber teuer, und die Luft wird, wenn sie warm in die Anlage tritt, leicht zu feucht.

Staubkammern, Staubablagerungsräume bieten den geringsten Widerstand, sind aber nicht sehr wirksam. Sie liegen am besten in unmittelbarer Nähe der Erwärmungsvorrichtungen. Sie sollen von den Wirtschaftsräumen des Hauswartes nicht leicht zugänglich sein, weil sie erfahrungsgemäß dann gern als Vorratsräume benutzt werden. Fußboden, Wand und Decke der Kammern sind undurchlässig für Wasser und Luft und abwaschbar herzustellen (Zement, gut gefugte Backsteine, evtl. Öl- oder Emaillefarbenanstrich). Gute Beleuchtung ist notwendig. Zweckmäßig sind in Rahmen gespannte rauhe

Zeugstoffe, welche nahezu die Breite der Kammer haben müssen, dagegen nur etwa drei Viertel der Höhe: sie werden abwechselnd auf*gehängt* und auf*gestellt*, Abstand 10—20 cm, so daß bald oben, bald unten ein Zwischenraum bleibt und die Luft gezwungen wird, auf einem Zickzackwege an den rauhen Flächen vorbeizustreichen und den Staub abzusetzen. Die Rahmen müssen leicht herauszunehmen sein (große Tür) und von Zeit zu Zeit im Freien gründlich gereinigt werden.

Künstliche Befeuchtung der Luft ist meistens entbehrlich, kann aber bei niedriger Außentemperatur und starker Ventilation doch sehr wünschenswert sein. Sie geschieht am einfachsten durch Verdunstungsgefäße über den zur Erwärmung dienenden Heizapparaten. Die Gefäße sollen gut zugängig und leicht zu reinigen sein und müssen, wenn sie überhaupt eine merkliche Wirkung ausüben sollen, möglichst große Wasseroberfläche besitzen. Wirksamer sind Zerstäubungsapparate; die Streudüsen verstopfen sich aber leicht und müssen sorgfältig überwacht werden. Auch die ganze Anlage bedarf einer sorgfältigen Überwachung, weil sonst leicht die Luft zu feucht wird.

Erwärmung der Luft ist nötig, wenn die Temperatur der einströmenden Luft sonst mehr als 3° unter der Zimmertemperatur liegen würde. Die Temperatur soll demnach 15—20° betragen. Verliert der Raum viel Wärme nach außen und ist er nicht dicht besetzt, so kann die Zuluft über Zimmertemperatur erwärmt werden und dann die Heizung ganz oder zum Teil mit übernehmen. Durch Abstufung von Luftmenge und Temperatur läßt sich auf diese Weise eine hygienisch sehr hochwertige Lüftung und Heizung erzielen: Temperatur und Luftmenge müssen aber unbedingt unabhängig voneinander zu regulieren sein; s. auch S. 97.

Die Erwärmung geschieht am besten in besonderen Kammern, an Dampf- oder Warmwasserheizkörpern. Auch die ersteren können ohne wesentliche Bedenken benutzt werden, weil die Luft nur sehr kurze Zeit mit ihnen in Berührung ist und ihre Oberfläche durch die vorbeistreifende Luft stark abgekühlt wird, so daß die Gefahr der Staubversengung stark verringert wird; s. S. 76.

Hygienische Anforderungen an die Anlage und die Beschaffenheit der Luftkanäle.

1. Die Entnahmeöffnungen sind möglichst fern von allen Quellen üblen Geruches und von Staub, ferner auch von Fabrikschornsteinen anzulegen. Sie sind gegen Einregnen durch kleine Aufbauten (Ventilationstürmchen) zu sichern und mit grobmaschigem Gewebe zum Schutz gegen das Eindringen von Tieren zu versehen. Zweckmäßigerweise werden, besonders bei Aspirationsanlagen, zwei an verschiedenen Seiten des Gebäudes gelegene Entnahmeöffnungen vorgesehen, damit bei starkem Wind die ungünstig gelegene ausgeschaltet werden kann.

2. Die Kanäle selbst sollen luft- und wasserdicht sein, möglichst glatte Wandungen und möglichst wenig schroffe Richtungsänderungen haben und in ihrem ganzen Verlauf einer bequemen Reinigung zugänglich sein. Als Material können für kleine Kanäle glasierte Tonrohre dienen, unter Umständen auch Blech, sonst harte, womöglich glasierte Ziegel mit innen gut verstrichenen Fugen, weniger gut wärmebeständiger Zementverputz. Anderer Putz ist zu verwerfen. Auch der beste Putz bekommt durch das Setzen des Mauerwerkes Risse, wird rauh und bröckelt ab. Jeder Raum soll seinen besonderen Zuluftkanal erhalten, damit nicht Umkehrung der Luftströmung stattfindet und damit nicht Geräusche übertragen werden können.

3. *Der Eintritt der Luft in die Räume* geschieht am besten etwa, wie schon vorher erwähnt, in einer Höhe von $2-2^1/_2$ m. Es kann aber vorteilhaft sein, die Eintrittsöffnungen sehr nahe an den Fußboden zu legen oder aber unter Umständen sogar die Luft ganz unter der Decke zuzuführen. Die Lage der *Abluftöffnungen* muß sich dann danach richten, für gewöhnlich wird man sie in die Nähe des Fußbodens legen, unter Umständen kann es aber auch vorteilhaft sein, Abluftöffnungen oben an die Decke zu legen, wenn die Zuluft unten in den Raum eintritt. Was vorteilhafter ist, hängt wesentlich davon ab, mit welcher Temperatur die Zuluft in den Raum eintritt, d. h. ob sie kühlen oder heizen soll. Auf jeden Fall muß danach gestrebt werden, daß Zuglufterscheinungen in der Nähe der Zu- und auch der Abluftöffnung vermieden werden. Das erstere ist schwieriger, die Luft darf dann beim Einströmen in den Raum höchstens 0,3 m Geschwindigkeit haben. Die sog. *Anemostaten* können diese Geschwindigkeit, auch wenn sie recht erheblich ist, so heruntersetzen, daß sie nicht mehr fühlbar ist. In der Nähe von *Abluftöffnungen* pflegt die Geschwindigkeit sehr schnell abzunehmen, trotzdem ist es nicht zweckmäßig, die Sitze so anzuordnen, daß sie in unmittelbarer Nähe gelegen sind.

4. Schwierigkeiten kann unter Umständen die *Anordnung der luftabführenden Kanäle* machen. Eine direkte Abführung der Luft ins Freie durch die Außenwand des Wohnraumes ist zu verwerfen. Man hat nicht in der Gewalt, ob die Luft durch die Öffnung ein- oder austreten wird. Baut man in die Öffnung einen Ventilator ein (s. S. 72), so muß unbedingt für die Möglichkeit des Zutritts vorgewärmter Luft gesorgt werden. Häufig geschieht die Abführung nach dem Dachboden, dann muß dieser selbst aber sehr gut gelüftet werden, am besten durch einen Dachreiter, und das Dach muß gegen Kälte gut isoliert sein (Schwitzwasser).

Abführung durch einzelne über Dach geführte Kanäle ist die beste Anordnung, ist aber teuer und kann wegen der vielen über Dach ragenden Schornsteine unschön wirken. Meistens geschieht die Abführung durch einen gemeinsamen auf· dem Dachboden oder im Keller angeordneten Sammelkanal, in den die einzelnen Zimmerkanäle zusammenlaufen; diese Anordnung ist die häufigste, kann aber Geräusche übertragen. Räume, in denen Gerüche entwickelt werden, dürfen nicht an den gemeinsamen Kanal angeschlossen werden.

Die bewegenden Kräfte.

Vorrichtungen, die den Wind ausnutzen.

Dachreiter, Dachlaternen lassen sich zur Abführung der verbrauchten Luft bei einstöckigen Bauten, Baracken, Werkstätten, Sälen anwenden, sind aber in ihrer Wirkung natürlich hauptsächlich von der Windstärke abhängig. Sie können mit Vorteil zur Entlüftung von Dachböden benutzt werden, wenn die Abluftkanäle auf diesen münden. Es ist aber nicht zweckmäßig, sie als alleinige bewegende Kraft bei Aspirationsanlagen zu benutzen, weil sie gerade an windstillen heißen Tagen fast vollständig versagen. Meistens werden sie mit jalousieartigen Öffnungen versehen, welche auf jeder Seite, unabhängig von der anderen, verstellbar und gut schließend eingerichtet werden müssen.

Luftsauger, sog. **Deflektoren,** als Aufsätze für Abluftkanäle oder auch für Schornsteine wirken sicher nur, wenn sie selbst in Bewegung befindlich sind, z. B. auf Schiffen oder Eisenbahnen, sonst sind sie natürlich ebenfalls stark von der Windstärke abhängig. Ihre Anbringung ist aber immer nützlich, weil sie die Öffnungen der Kanäle gegen Einregnen und gegen die auftreffenden Luftströme schützen. Sie werden beweglich oder feststehend ausgeführt; die feststehenden Ausführungen sind vorzuziehen, weil die beweglichen gewöhnlich nach einiger Zeit unbrauchbar werden und dann mehr Schaden als Nutzen stiften.

Preßköpfe, Inflektoren sollen die Luft in die Kanäle hineindrücken. Sie werden aber nur für ganz spezielle Zwecke (Schiffe, Eisenbahnwagen) angewandt.

Temperaturunterschiede.

Temperaturunterschiede können auch ohne besondere Maßnahmen wirksam werden, wenn die Luft in den Abzugskanälen wärmer ist als die umgebende. Die Wirkung ist aber natürlich unsicher. Soll gleichmäßige stärkere Wirkung erzielt werden, so muß die Luft in den Abzugskanälen künstlich erwärmt werden. Solche Anordnungen waren früher vielfach im Gebrauch in kleinen Anlagen; sie eignen sich aber naturgemäß nur für Aspirationslüftungen.

Einzelne Kanäle in Klosetts, Küchen usw. können durch Gasflammen erwärmt werden. Die Kosten sind aber beträchtlich; wenn die Flamme dauernd brennt, mindestens 100 M. für die Flamme und das Jahr. Größere Kanäle (zentrale Lüftungen in Schulen, Krankenhäusern) sind durch besondere Lockfeuerungen (kleine Dauerbrandöfen mit eisernem unten gerippten Abzugsrohr) zu erwärmen, die in den Abzugskanal eingebaut werden. Auch kann der Venti-

lationsschacht als Mantel um die eisernen Schornsteine der Dampf-
kessel herumgebaut werden. Wenn ein viel benutzter Schornstein,
z. B. Küchenschornstein, in der Nähe ist, kann die Erwärmung durch
Anlagerung an diesen geschehen. Trennung der beiden Kanäle durch
eine Eisenplatte. Bei Wasser- oder Dampfheizung kann die Erwärmung durch eine in den Abzugskanal verlegte Heizschlange bewirkt werden, natürlich nur dann, wenn auch im Sommer die Möglichkeit der Heizung vorhanden ist.

Ventilatoren.

a) Für kleinere Ventilationsanlagen können durch die Wasserleitung getriebene Schraubenmotoren oder Wasserstrahlgebläse verwendet werden. Sie können zur Pulsion und zur Aspiration verwandt werden, liefern aber keinen sehr hohen Druck. Bei größeren
Einrichtungen treten leicht Geräusche auf. Diese Vorrichtungen haben
heute, wo elektrische Energie fast überall zur Verfügung steht, ihre
Bedeutung fast vollständig verloren; man wird zweckmäßig elektrisch
betriebene Ventilatoren anwenden. In ganz seltenen Fällen können
für intermittierenden, nicht sehr lange Zeit dauernden Betrieb auch
kleine durch Federkraft betriebene Ventilatoren verwandt werden.
Sie laufen mit einem Federaufzug etwa $^{1}/_{2}-^{3}/_{4}$ Stunde und befördern
5—6 cbm Luft in der Minute.

Dampfstrahlgebläse können unter Umständen für Fabrikventi-
lation verwandt werden; sie machen aber starkes Geräusch und sind
deshalb für Wohnräume nicht zu verwenden.

b) Für größere Ventilationsanlagen ist der Betrieb durch Ventilatoren allen anderen bewegenden Kräften vorzuziehen, da sich hierbei
Druck und Menge der Luft beliebig beherrschen läßt. Für Pulsions-
anlagen sind sie unbedingt nötig. Antrieb fast ausschließlich durch
Elektrizität. Der Motor kann mit dem Ventilator gekuppelt werden
oder ihn durch einen Riemen antreiben. Außer den für kleine Anlagen ausschließlich benutzten *Schraubenventilatoren* (Luftein- und
-austritt parallel der Achse) können hier bei hohem Widerstand in
der Leitung (Filter) mit Vorteil Zentrifugalventilatoren (Lufteintritt
parallel, Austritt senkrecht zur Achse) benutzt werden. Die letzteren
erreichen größere Druckhöhe und arbeiten meistens wirtschaftlicher.

Besonderer Wert ist auf möglichst geräuschlosen Betrieb zu legen
(niedrige Tourenzahl und Umfangsgeschwindigkeit des Ventilators).
Auch die Elektromotoren machen manchmal Lärm. Durch geeignete
Aufstellung, schallisolierende Fundamente, evtl. Betongehäuse, Aus-
kleidung der Kanäle in den ersten Strecken mit unelastischem Material
(Silenzplatten der Gesellschaft für Isolierung gegen Erschütterung
und Geräusche, Berlin; Emil Zorn A.-G., Berlin S 14) lassen sich
die Geräusche immer genügend herabmindern, nachgiebige Verbindung (Leder, Segeltuch) zwischen Ausblaseöffnung des Ventilators
und Anfang des Kanals kann von Vorteil sein.

Untersuchung der Ventilation.

In besetzten Räumen kann der *Kohlensäuregehalt* der Luft (Entnahme in etwa 2 m Höhe) als Maßstab für die Wirksamkeit der Lüftungsanlage dienen. Mehr als $1,5\,^0/_{00}$ Kohlensäure machen eine Verstärkung der Lüftung wünschenswert. Auch dauernde *Temperaturmessungen* (*Registrierthermometer*) sind zweckmäßig, besonders in Schulen.

Eine genaue Bestimmung der zugeführten Luftmenge ist möglich:

Durch mehrere etwa $^1/_2$ Stunde auseinanderliegende Kohlensäurebestimmungen. In dem Raum wird durch Ausströmenlassen von Kohlensäure aus einer Stahlflasche oder durch reichliches Anzünden von Kerzen reichlich Kohlensäure entwickelt. Dann wird die Luft mit großen Papptafeln gut durchmischt, die Kohlensäure bestimmt, der Raum eine bestimmte Zeit, etwa eine Stunde, sich selbst überlassen und die Kohlensäurebestimmung wiederholt. Ist m die Größe des Raumes in Kubikmetern, so ist die Ventilationsgröße zwischen den beiden Kohlensäurebestimmungen

$$m \cdot \log \frac{p - a}{p_1 - a} \cdot 2,302,$$

wobei p und p_1 die beiden Kohlensäurewerte und a der Kohlensäuregehalt der Ventilationsluft ist. Dieser letztere kann zu 0,0004 angenommen werden.

Für die Bestimmung der natürlichen Ventilation ist diese Methode die einzige praktisch brauchbare.

Bei künstlicher, durch Kanäle sich vollziehender Lüftung ist es bequemer, die Menge der aus den Kanälen aus- und der in sie einströmenden Luft direkt zu bestimmen. Man mißt mit Hilfe eines Anemometers die Geschwindigkeit und multipliziert mit dem Querschnitt der Kanäle. Gitter müssen vor der Messung entfernt werden. Das Anemometer wird während der Messung langsam in der Öffnung der Kanäle hin und her bewegt, immer senkrecht zur Richtung des Luftstroms. Die Messung wird mindestens dreimal wiederholt und das Mittel genommen. Beobachtungszeit $^1/_2$ Minute. Sehr bequem sind die Anemometer (R. Fuess[1]), die das Zählwerk selbsttätig während einer bestimmten Zeit einschalten und gleich die Geschwindigkeit in Metern in der Sekunde abzulesen gestatten.

Die Messung wird am besten im Einstrom *und* im Abstrom ausgeführt. Bei Pulsion wird man im Einstrom, bei Aspiration im Abstrom höhere Werte finden. Die Differenz ist die durch die Poren und Spalten hindurchgegangene Luftmenge. Zur Beobachtung *der im Raume selbst auftretenden Luftströme* kann, wenn sie intensiv genug sind, ebenfalls das Anemometer dienen. Empfindlichkeitsgrenze etwa bei 0,2 m in der Sekunde. *Schwächere Strömungen* bis zu wenigen

---

[1] R. Fuess, Berlin-Steglitz, Düntherstr. 8.

Zentimetern herab können mit Hilfe des Fuessschen Differential-Anemometers gemessen werden oder mit Hilfe von Rauch (Lunte, Zigarre) in ihrer Richtung bestimmt und in ihrer Intensität geschätzt werden.

Die Anwendung der verschiedenen Ventilationsarten auf verschiedene Räume.

1. Wohnzimmer. Ventilation durch besondere Kanäle meistens unnötig, nur bei Speisezimmern und Gesellschaftszimmern (Rauchen) erwünscht. Im übrigen genügt die natürliche Ventilation und das je nach der Jahreszeit kürzere oder längere Öffnen der Fenster. Wenn möglich, täglich einmal 10 Minuten lang *Querlüftung*. In der heißen Jahreszeit nachts der Abkühlung wegen, wenn möglich, die Fenster öffnen.

2. Schlafzimmer. Wie 1. Die Öffnung der Fenster während der Nacht muß nach der Jahreszeit und dem individuellen Bedürfnis, auch nach der Stellung des Bettes zum Fenster verschieden geregelt werden.

3. Küchen. Über dem Herd, auf jedem Fall über einem *Gasherd*, soll ein *Abzug* vorhanden sein, der Wasserdampf und Speisengerüche, bei Gasherden auch die Verbrennungsprodukte, abführt. Dadurch auch zugleich Unterdruck in der Küche, der das Eindringen der Gerüche in das Haus verhütet.

Fensteröffnen nach Bedarf; bei Windrichtung auf das Fenster zu kommen aber Gerüche in das Haus, besonders wenn kein Abzug über dem Herd vorhanden ist. Dann kann der Einbau eines direkt ins Freie blasenden Ventilators vorteilhaft sein, führt aber leicht zu Zugerscheinungen.

4. Aborte. Meistens begnügt man sich mit Öffnen der Fenster nach Bedarf, besser ist Abzug oder Ventilator, der Unterdruck im Raume erzeugt. Bei Grubenaborten soll das Fallrohr über Dach verlängert werden.

5. Schulen. Querlüftung während der Pausen genügt zur Not. In der warmen Jahreszeit Unterstützung durch Fensteröffnen oder Kippflügel. Die Schüler müssen während der Querlüftung den Raum verlassen. Bei schlechtem Wetter macht die Unterbringung während dieser Zeit Schwierigkeit. Besser ist in großen Schulen eine regelrechte, gut gebaute und gut betriebene Ventilationsanlage.

6. Krankenhäuser. In kleinen Krankenhäusern kann man sich mit Lüftung durch Fenster und Türen begnügen, zumal wenn, wie es in modernen Bauten der Fall ist, die Fenster sehr groß sind oder wenn die Fensterwand ganz entfernt werden kann. Eine Ventilationsanlage ist aber auch hier, jedenfalls bei größeren Krankenhäusern, vorzuziehen, in rauherem Klima sogar nötig, damit bei jedem Wetter eine sichere Lüftung gewährleistet ist. Die Freiluftbehandlung mit ihren sonstigen Vorzügen braucht dadurch nicht beeinflußt zu werden.

Krankenräume, in denen üble Gerüche entwickelt werden, sollen auf jeden Fall eine, wenn auch einfache *Aspirationsanlage* erhalten.

7. Versammlungsräume. Tanzsäle, Konzertsäle, Theater, große stark besetzte Hörsäle. Hier ist eine gut angelegte und gut betriebene Ventilationsanlage (am besten Pulsion) unbedingt erforderlich, wenn nicht Riechstoffe, Wasserdampf und Wärme sich stark anhäufen sollen.

8. Restaurationsräume. Regelrechte Ventilationsanlage mit Zuführung vorgewärmter Luft durch reichlich bemessene Kanäle unbedingt erforderlich. Aspirationsanlage mit Abluftöffnung in der Decke geeignet. Unbedingt zu verwerfen *Aspiration ohne Zufuhrkanäle* (Zugerscheinungen, Einsaugen schlechter Luft aus Nebenräumen: Küche, Klosett).

Heizung.

Von

H. Reichenbach-Göttingen.

Allgemeine hygienische Anforderungen an die Heizung.

1. Die Heizung soll den wechselnden Anforderungen, wie sie durch die Verschiedenheit der Wärmeabgabe nach außen und der Wärmeproduktion im Raume selbst (Menschen, Beleuchtung) bedingt werden, möglichst rasch folgen können, also möglichst rasch und ausgiebig regulierbar sein.

2. Sie soll keine gefährliche und lästige Verunreinigung oder Veränderung der Zimmerluft hervorrufen. Als Verunreinigungen kommen in Betracht:

a) Verbrennungsgase, (Kohlensäure, Kohlenoxyd, Rauchbestandteile). Können aus Öfen ins Zimmer gelangen bei schlecht ziehendem Schornstein, aus *Dauerbrandöfen*, wenn sie zu schwach brennen, oder wenn der Füllschacht nicht dicht schließt, ferner wenn durch Klappen der Weg der Verbrennungsgase zum Schornstein zu sehr verengt wird. Ganz abschließende Klappen zwischen Feuerraum und Schornstein sind verboten, es muß auch bei geschlossener Klappe wenigstens ein Drittel der Öffnung freibleiben.

b) Produkte der Staubversengung entstehen, wenn Staub sich auf Heizflächen von höherer Temperatur als 70° ablagert, in geringen Mengen auch schon, wenn er an ihnen vorüberstreicht. Sie verursachen Trockenheitsgefühl im Rachen, Erschwerung des Sprechens, Brennen in den Augen, und in größerer Menge auch Kopfweh. Alles Erscheinungen, die häufig der Trockenheit der Luft zugeschrieben werden, aber keineswegs immer durch diese hervorgerufen sind. Verhütungsmaßregeln:

Möglichst niedrige Oberflächentemperatur der Heizflächen.

Möglichst geringe Ausdehnung der horizontalen Flächen.

Häufige Reinigung der Heizflächen (leicht zugängige glatte Flächen, keine Rippenheizkörper).

Wenn möglich *Dauerbetrieb* der Heizung, da auf dauernd warmen Flächen wegen der aufsteigenden Luftströmung die Staubablagerung schwächer ist.

c) Auch die *austrocknende Wirkung der Luft* kann durch die Heizung über das zulässige Maß gesteigert werden und dann wirklich die beschriebenen Symptome auf den Schleimhäuten hervorrufen. Der absolute Feuchtigkeitsgehalt der Luft wird zwar durch die Heizung an sich nicht beeinflußt, jedenfalls nicht herabgesetzt. Das Sättigungsdefizit und damit die austrocknende Wirkung wächst aber mit der Erwärmung, s. S. 4 u. 6, daher die häufige irrtümliche Auffassung, daß die Heizung die Luft austrockne. Da die Erhöhung des Sättigungsdefizits nur von der Erwärmung der Luft abhängt, ist die Art der Heizung selbstverständlich ohne jeden Einfluß. Nur wenn mit der Heizung zwangsweise Ventilation verbunden ist (Luftheizung, in geringem Grade auch Öfen), ist eine etwas trocknere Luft zu erwarten, weil die im Raum selbst aufgenommene Feuchtigkeit abgeführt wird. Praktisch ist der Einfluß aber nicht groß.

d) *Staub von den Brennmaterialien*, besonders Asche, gelangt hauptsächlich beim Herausnehmen der Asche in die Zimmerluft. Das läßt sich vermeiden, wenn die Feuerungstüren und der Füllschacht durch die Wand nach außen verlegt werden. Sorgfältige und vorsichtige Bedienung und die Wahl geeigneten Brennmaterials kann aber den Übelstand immer stark vermindern.

3. Die *Temperaturverteilung im Raum* soll möglichst gleichmäßig sein. Temperaturunterschiede in senkrechter Richtung sind hygienisch und wirtschaftlich ungünstig. Ganz zu vermeiden sind sie nie, auch im günstigsten Falle ist die Luft unter der Decke 2—3° wärmer als am Fußboden, in ungünstigen Fällen aber 10° und mehr.

Die Unterschiede lassen sich niedrig halten:

a) Durch Aufstellung der Heizkörper unter den Fenstern, s. S. 92.

b) Durch möglichst tiefes Anbringen der Heizflächen.

Auch in horizontaler Richtung werden durch diese Aufstellung die Temperaturunterschiede vermindert.

Es ist ein großer Vorzug der Zentralheizung, daß sie diese Art der Aufstellung der Heizkörper ermöglicht.

4. Die Heizung soll möglichst dauernd betrieben werden. Der Dauerbetrieb hat außer der Verminderung der Staubablagerung den Vorzug einer besseren Durchwärmung der Wände und eines dadurch bedingten geringeren Strahlungsverlustes. Die Lufttemperatur kann deshalb in dauernd beheizten Räumen 1—2° niedriger sein als in periodisch beheizten. Auch die Temperaturverteilung ist bei Dauerbetrieb gleichmäßiger.

5. Die Heizung soll nicht durch *Wärmestrahlung* belästigen. So angenehm eine gelinde Strahlung empfunden wird, besonders wenn sie den unteren Teil des Körpers trifft, so unbequem und lästig ist eine starke Strahlung, hauptsächlich wenn der Kopf ihr ausgesetzt ist. Allerdings ist die Einstellung der einzelnen Menschen sehr verschieden, allgemeine Regeln lassen sich deshalb nicht geben. Im allgemeinen können folgende Forderungen gelten:

a) Möglichst niedrige Temperatur der Heizflächen.

b) Möglichst niedrige Lage der wärmeabgebenden Flächen.

c) Glatte emaillierte oder glasierte Flächen sind vorteilhafter als rauhe, z. B. Eisen.

Die erforderliche Temperatur.

Für die meisten Menschen werden folgende Temperaturen, in Kopfhöhe gemessen, am angenehmsten und zuträglichsten sein:

In Wohnzimmern	18—20°
In Schreibstuben, Büros usw.	19—21°
In Krankenzimmern	14—20°
In Schlafzimmern	12—16°
In Werkstätten	16—18°
In Korridoren, Fluren, Treppenhäusern usw.	14—16°
In Versammlungsräumen, Konzertsälen, Theatern bei sehr dichter Besetzung nicht über	18°
In Schulen, Hörsälen	18—20°

Man kann annehmen, daß Heizung dann erforderlich ist, wenn das Tagesmittel der Temperatur im Freien unter 12° sinkt.

Der Wärmebedarf[1].

Seine Feststellung und Berechnung ist Sache des Technikers. Hier können nur die Grundsätze gegeben werden. Der Wärmeverlust wird berechnet nach der Formel

$$W = f k (t_i - t_a) .$$

In der Formel bedeutet: W Wärmeverlust, f wärmeabgebende Fläche in Quadratmetern, t_i Innentemperatur, t_a Außentemperatur, k eine durch Erfahrung gewonnene von der Beschaffenheit der wärmedurchlässigen Umfassungen abhängige Konstante.

Tabelle 1. Werte für k.

Baustoff	Dicke in cm ohne Putz					
	12	25	38	51	64	77
Ziegelmauerwerk beiderseitig verputzt	2,50	1,74	1,34	1,09	0,91	0,79
Schwemmsteine	1,96	1,25	0,93	0,70	0,60	
Sandstein	2,28	1,96	1,75	1,56	1,41	1,30
Beton	3,50	3,02	2,66	2,37	1,95	1,66
Ziegelmauerwerk mit Isolierung durch eine Luftschicht		1,39	1,11	0,93	0,81	0,77
Ziegelmauerwerk, isoliert durch 2 cm Torf- oder Korkplatten	1,11	0,93	0,80	0,70	0,63	0,57

[1] Die Zahlen zum größten Teil nach Rietschel-Gröber, Leitfaden der Heiz- und Lüftungstechnik, 8. Auflage, 1928, Berlin. Julius Springer.

Hierzu sind je nach den besonderen Umständen noch Zuschläge zu machen.

Die Außentemperatur im Freien ist im Mittel zu $-15°$, in besonders kalten Gegenden und an hochgelegenen Orten zu $-20°$, an der Nordseeküste und im Rheinland zu $-10°$ anzunehmen. Wird die Wand nicht vom Freien, sondern von einem anderen ungeheizten Raume begrenzt, so ist als Außentemperatur anzunehmen: für ungeheizte abgeschlossene Räume $+2°$. Räume direkt unter dem Dach (Ziegeldach mit Fugendichtung ohne Verschalung) $-11°$. Flure ohne Außenflächen $+10°$, Vorflure, Treppenhäuser $-2°$. Diese Zahlen gelten für eine Außentemperatur von $-15°$. Bei anderen sind sie um einige Grade zu erhöhen resp. zu erniedrigen.

Für Dächer: Ziegel, unverschalt, ohne Fugendichtung 10, mit Fugendichtung 5, mit Holzverschalung 2,6, mit Kork- oder Torfisolierschicht von 2 cm 1,0.

Für Decken und Fußböden: Holzbalkendecke, Balkendecke mit einfacher 3—5 cm starker Dielung 1,75, desgleichen mit Füllung mit Sand 1,77, mit Füllung aus Schlacken 0,58, Eisenbeton (10 cm) 2,8, Eisenbeton mit Linoleum 2,6, einfache Fenster in Holzrahmen 7,0, Doppelfenster 3,5, Türen nach außen gehend 4,5, Türen mit Glasfüllung 6,5, Türen nach innen mit Glasfüllung 4,5. Zu diesen Zahlen kommen Zuschläge:

a) Für Himmelsrichtungen: Nach Norden, Nordosten, Osten, Nordwesten 10%. Nach Westen, Südwesten, Südosten 5%.

b) Für Windanfall: Wände und Dachflächen 5—10%, Fenster und Türen 25—50% je nach Stärke des Windes.

c) Für Eckräume: Für Wände und Dach 5%, für Fenster, und Türen 10—25%.

d) Für hohe Räume: Für jedes Meter über 4 m $2^1/_2$%.

e) Für Betriebsunterbrechungen: Betriebseinschränkung während der Nacht 5%. Für etwa $^1/_2$ tägigen Heizbetrieb (Schulen) 20%. Für Betriebe nach längerer Unterbrechung 30%.

Für ganz rohe überschlägliche Rechnungen kann gelten, daß für 1 cbm umbauten Raumes 16 Cal/st erforderlich sind (UBER).

Die durch die Ventilationsluft abgeführte Wärme W kann annähernd nach der Formel

$$W = 0,3\, m\, (t_a - t_e)$$

berechnet werden, worin W Wärmemenge in Calorien, $m =$ Menge der Ventilationsluft, t_a Temperatur der ausströmenden, t_e Temperatur der einströmenden Luft ist.

Heizvorrichtungen.

Für Einzelheizung.

1. Kamine. In ihnen wird Holz an offener Feuerstelle verbrannt. Wärmeabgabe hauptsächlich durch Strahlung. Sie wirken mehr auf die Stimmung als auf die Lufttemperatur. Starke Aspirationsventilation, Zugerscheinungen, Wirkungsgrad sehr gering, höchstens 10 %. In unserem Klima nur zu gebrauchen, wenn der Hauptteil der Heizung von einer anderen Vorrichtung übernommen wird.

2. Öfen: Allgemeines. Die Verschiedenheit der für die Öfen benutzten Baustoffe, *Ton* und *Eisen*, bedingt ihr verschiedenes Verhalten und ihre verschiedene Betriebsweise. Die wichtigsten physikalischen Eigenschaften der Baustoffe sind folgende:

Tabelle 2.

	Ton gebrannt, als Kacheln	Eisen
Spezifisches Gewicht . . .	2,6	7,5
Wärmekapazität	0,23	0,12
Wärmeleitfähigkeit	0,4	2,8

Tonöfen (Kachelöfen). Große Wärmekapazität, geringe Strahlung, geringe Wärmeleitfähigkeit. Eine bestimmte Menge von Brennmaterial wird rasch verbrannt, die Wärme wird als solche von der Masse des Ofens aufgespeichert und allmählich wieder an den Raum abgegeben. Es dauert geraume Zeit (mehrere Stunden), bis nach dem Anzünden der Ofen auf der Höhe der Wärmeabgabe ist. Die *Größe* der Gesamtwärmeabgabe ist abhängig von der Menge des verbrannten Materials, die *Schnelligkeit* der Wärmeabgabe läßt sich nicht regulieren. Unvorhergesehene Änderungen im Wärmebedarf und Mißgriffe bei der Bemessung der Brennmaterialmenge sind deshalb nicht auszugleichen. Die Öfen führen sehr häufig bei mildem Wetter zur Überheizung des Zimmers. Sie eignen sich deshalb gut nur für gleichmäßig kaltes Klima, hauptsächlich für den Osten und Nordosten des Reiches; hier leisten sie aber sehr gute Dienste. Die Heizung geschieht am zweckmäßigsten in den späten Abendstunden. Die Eigenart dieser Öfen tritt um so reiner hervor, je größer ihre Masse ist. Um so größer ist dann auch das Wärmespeicherungsvermögen, um so länger dauert es vom Anheizen bis zur Wärmeabgabe, bis zum Warmwerden des Zimmers. Je kälter und je gleichmäßiger das Klima, desto größer kann die Masse des Ofens sein. Alle Kachelöfen sollten übrigens auch gut schließende Türen haben, damit nach Erlöschen des Feuers nicht die durchströmende Luft den Ofen von innen abkühlt. Als *Vorzug* dieser Öfen ist anzusehen ihre *milde Wärmeabgabe*, ferner der Umstand, daß sie mit jedem Brennmaterial, auch Holz und Braunkohlenbriketts, zu heizen sind; nicht zu unterschätzen ist ferner *die dekorative Wirkung* und der gemütliche anheimelnde Eindruck. Hygienisch aber stehen sie zweifellos wegen ihrer schlechten Regulierbarkeit im Gegensatz zu manchen übertriebenen reklamehaften Anpreisungen hinter guten eisernen Öfen zurück.

Die Kachelöfen sind in letzter Zeit sehr verbessert worden durch Vereinfachung der Form (Wegfall von Gesimsen und Verzierungen), rationelle Bemessung der Rostgröße, Tieferlegung der wärmeabgebenden Flächen. Dadurch sind sowohl in wirtschaftlicher wie in hygienischer Beziehung große Fortschritte erzielt worden. Diese Forderungen sind zusammengefaßt in einer vom Deutschen Töpfer- und Ofensetzer-Gewerbe herausgegebenen Schrift, „Reichsgrundsätze für Kachelofen- und Kachelherdbau". Über die rationelle Bedienung von Kachelöfen siehe: Kachelofenheizung, Die Instandhaltung und Bedienung von Kachelöfen. Von Ingenieur H. BARLACH. Beide Schriften im Verlag von Albert Lüdtke, Berlin SW 61.

Eiserne Öfen. Geringe Wärmekapazität, sehr geringe Wärmeaufspeicherung, hohe Wärmeleitfähigkeit, schnelles Warmwerden des Zimmers. Der Feuerraum muß, um die Haltbarkeit zu erhöhen und eine allzu hohe Temperatur der Außenwände zu verhüten, mit Schamotte ausgekleidet werden. Zur Regelung der Verbrennungsgeschwindigkeit müssen unbedingt Vorrichtungen vorhanden sein, die den Zutritt der Verbrennungsluft regeln; die Wirkung kann unterstützt werden *durch Klappen zwischen Ofen und Schornstein.* Sie dürfen den Weg der Rauchgase nur verengern, unter keinen Umständen aber ganz abschließen; dann können sie bei sehr gut ziehenden Schornsteinen von Vorteil sein, haben aber den Nachteil, daß bei unzweckmäßiger Handhabung leicht Rauchgase ins Zimmer gelangen. Besser ist es, den senkrechten Teil des Abzugsrohres nach unten zu verlängern und am unteren Ende eine nicht zu kleine regulierbare Öffnung anzubringen. Durch diese kann dann Zimmerluft den Rauchgasen beigemischt und dadurch eine Verminderung des Zuges herbeigeführt werden, ohne daß die Gefahr des Austrittes von Rauchgasen besteht. Solche Vorrichtungen sind fertig im Handel.

Der Ofen wird am besten für kontinuierlichen Betrieb (Dauerbrand) eingerichtet; dazu ist eine besondere Rostkonstruktion (Schüttelrost) erforderlich, die das Entfernen von Asche und Schlacken erleichtert. Die Dauerbrandöfen haben zwei prinzipiell verschiedene Konstruktionen:

a) Die Rauchabzugsöffnung liegt am oberen Ende des Füllschachtes, die Rauchgase durchziehen also das Brennmaterial (sog. irische Öfen).

Vorzüge: Als Brennmaterial kann außer Anthrazit auch Koks und magere Kohle, auch Eiformbriketts benutzt werden. Fettkohle und Braunkohlenbriketts nur dann, wenn der Füllschacht höchstens bis zu einem Viertel seiner Höhe gefüllt wird. Einfache Konstruktion, billiger Preis.

Nachteile: Nicht immer genügend fein regulierbar, Oberflächentemperatur gewöhnlich sehr hoch, Dauerbetrieb nicht so sicher wie bei dem folgenden System. Im allgemeinen sind vorzuziehen:

b) Öfen mit besonderem, meistens zentral gelegenen Füllschacht, bei denen die Verbrennungsgase nicht durch das Brennmaterial hindurchstreichen. Sie haben meistens einen Korbrost (sog. amerikanische Öfen).

Vorzüge: Sehr gute Regulierbarkeit, leichter Dauerbetrieb.

Nachteile: Als Brennmaterial kann meistens nur Anthrazit oder Anthrazitbriketts, allenfalls noch Magerkohle verwandt werden. Koks ist meistens nicht verwendbar oder doch nur in Mischung mit den anderen Brennstoffen.

Öfen mit seitlichem Füllschacht werden besonders für die Heizung größerer Räume benutzt, der Schacht kann dann durch die Wand geführt und von außen beschickt werden. Beim Kauf eines Dauerbrandofens ist auf folgendes zu achten:

1. Alle Türen müssen möglichst luftdicht verschließbar sein, auch die Füllschachttür. Die häufig an der Vordertür vorhandenen durchsichtigen Glimmerscheiben müssen luftdicht eingesetzt sein.

2. Der Schüttelrost muß kräftig gebaut, womöglich leicht auswechselbar und leicht beweglich sein, er darf sich auf keinen Fall klemmen.

3. Die Eisenwände dürfen nicht zu dünn, Schamotteausfütterung muß kräftig sein.

4. Die Außenfläche des Ofens soll möglichst glatt sein, am besten emailliert, wegen der geringeren Wärmestrahlung, es sollen keine schwer zu reinigenden Verzierungen vorhanden sein.

5. Eine Ummantelung des Ofens ist nicht unbedingt nötig, aber wegen der niedrigeren Außentemperatur von Vorteil.

Einfache eiserne Öfen ohne Schüttelrost, die sich für Dauerbetrieb im allgemeinen nicht eignen, werden in verschiedenen zum Teil guten, zum Teil auch sehr minderwertigen Ausführungen hergestellt. Man achte besonders auf gute Schamotteausfütterung und guten Schluß der Türen und Reguliervorrichtungen. Öfen, deren Türen nicht dicht schließen, können nur dadurch zu längerer gleichmäßiger Wärmeabgabe gebracht werden, daß man ihnen das Brennmaterial fortlaufend in kleineren Mengen zuführt. Die ganz einfachen unter dem Namen *Kanonenöfen* bekannten Vorrichtungen können für die Heizung von Wohnräumen, wenn sie einigermaßen den hygienischen Anforderungen entsprechen soll, überhaupt nicht in Betracht kommen, sie können nur den primitivsten Anforderungen an das Wärmebedürfnis genügen.

Sehr wichtig ist die richtige Wahl der *Größe des Ofens.* Der gewöhnlich gegebene Ratschlag, den Ofen lieber zu groß als zu klein zu wählen, ist nur insofern zweckmäßig, als dadurch eine Überhitzung des Ofens und eine Überanstrengung vermieden wird, und seine Lebensdauer wohl etwas verlängert wird. Ein zu großer Ofen führt aber bei mildem Wetter sehr leicht zu Überheizung des Raumes, da sich seine Leistung nicht unter ein gewisses Minimum herunter drücken läßt, wenn er nicht ausgehen oder Heizgase ins Zimmer entweichen lassen soll. Es ist deshalb zweckmäßig, den Ofen nicht zu groß zu wählen und ihn lieber einmal bei den doch verhältnismäßig seltenen sehr kalten Tagen etwas zu überanstrengen, als häufig unter überheiztem Zimmer zu leiden. Wenn es möglich ist, sollte man *zwei Öfen* aufstellen, von denen je nach Bedarf der eine oder der andere oder beide benutzt werden können. Für große Räume wird sich das ohne weiteres durchführen lassen.

Für den Betrieb eines Dauerbrandofens gilt als erste Regel, daß er niemals in helle Glut kommen soll, nicht „durchgehen" darf. Dadurch leidet die Schamotteausfütterung, der Rost verbrennt, die Eisenteile verziehen sich, so daß nachher die Türen nicht mehr schließen.

Sehr gute und zweckmäßige Ratschläge für Auswahl, Konstruktion und Betrieb eiserner Öfen in den „Aufklärungsschriften der Wärmetechnischen Abteilung der Vereinigung Deutscher Eisenofenfabrikanten", Kassel, Parkstraße 36.

Kombination von Kachel- und eisernen Öfen. Um die Vorteile beider Systeme miteinander zu vereinigen, werden häufig Kachelöfen gebaut, deren Feuerraum aus Eisen besteht. Der Kachelanteil ist dann gewöhnlich weniger massig als bei den reinen Kachelöfen. Dementsprechend heizen sich diese Öfen schneller an, halten aber die Wärme nicht so lange. Die Verbrennung wird zweckmäßig auf längere Zeit verteilt — sonst starke Überhitzung der eisernen Außenflächen —, gute Reguliervorrichtungen sind deshalb unentbehrlich. Die Wärmeabgabe läßt sich innerhalb gewisser Grenzen regulieren, doch nur mangelhaft und sehr träge.

Nicht zweckmäßig ist es, eigentliche *Dauerbrandöfen in Kachelöfen einzubauen* oder gar die Abgase eines vor den Ofen gesetzten Dauerbrenners durch einen Kachelofen zu leiten. Hier werden vorwiegend die Nachteile beider Systeme kombiniert: der Hauptvorteil des Dauerbrandofens, seine gute Regulierbarkeit, wird preisgegeben. Die Regulierung wird hier auch dadurch erschwert, daß die Abgase, wenn sie noch durch die Züge des Kachelanteiles hindurchgehen sollen, den eisernen Dauerbrandofen mit höherer Temperatur verlassen müssen, als wenn sie direkt in den Schornstein geleitet würden. Die Öfen können deshalb in ihrer Wärmeabgabe nicht so stark herabgesetzt werden wie reine Dauerbrenner. Sie eignen sich deshalb nur für gleichmäßig kaltes Klima, in wärmerem Klima überheizen sie leicht; aber auch dann sind reine Dauerbrenner oder reine Kachelöfen vorzuziehen. Sollen bei ganz strenger Kälte die letzteren dauernd oder längere Zeit in Betrieb gehalten werden, so kann das durch allmähliches Nachlegen des Brennstoffes in kleineren Mengen geschehen.

Gasöfen. Die *Gasöfen* werden teils für leuchtende, teils für entleuchtete (Bunsen-) Flammen konstruiert. Unterschiede in der Quantität der Wärmelieferung sind dadurch natürlich nicht bedingt.

Vorzüge des Ofens mit leuchtenden Flammen: Einfache Konstruktion, kein Zurückschlagen der Flammen möglich. Die strahlende

Wärme der Flamme selbst läßt sich durch Anwendung geeigneter Reflektoren in günstiger Weise ausnutzen. Kaminartige Öfen, die den unteren Teil des Zimmers und den Fußboden gut erwärmen.

Nachteile: Möglichkeit des Rußens und der Bildung unvollständiger Verbrennungsprodukte bei zu hoch brennenden Flammen.

Bei *Öfen mit entleuchteten Flammen* läßt sich eine starke Wärmestrahlung dadurch erreichen, daß feuerfeste Glühkörper, meistens aus Magnesia oder Ton, in den Flammen zum Glühen gebracht werden.

Besondere Sorgfalt erfordern die *Abzugsrohre.* Gasöfen ohne Abzug dürfen nicht verwandt werden. Metallrohre können, wenn die Abzugsgase unter den Taupunkt abgekühlt werden, durch das saure (schwefelsäurehaltige) Kondenswasser angegriffen werden. Auch die Einleitung in weite kalte Schornsteine kann wegen der Kondensation zu Mißständen führen. Am besten werden glasierte Tonrohre verwandt, die nach unten — evtl. bis in den Keller — verlängert und mit Auffanggefäß versehen werden können. Auch gut verbleites, nicht verzinktes, Eisenblech geeignet.

Die Mündung der Abzugsrohre darf keinen störenden Windstößen ausgesetzt sein, das Rohr muß deshalb über Dach geführt und mit einer Schutzkappe (s. S. 71) versehen werden. Zu starker Zug setzt aber den Wirkungsgrad herab. Abhilfe durch Zugunterbrecher, die zugleich als Rückstausicherungen ausgebildet sind und so das Verlöschen der Flammen durch Windstöße verhüten. Zur größeren Sicherheit können auch Vorrichtungen angebracht werden, die beim Verlöschen der Flammen die Gaszufuhr selbständig absperren. Beim *Anzünden der Öfen* muß unbedingt *erst die Zündflamme, dann erst der Hauptbrenner* angezündet werden. Die Prüfung von Gasöfen auf austretende Verbrennungsgase kann am einfachsten dadurch geschehen, daß man eine kalte Glasplatte an die verdächtigen Stellen hält. Sie beschlägt, wenn Verbrennungsgase austreten.

Der Wirkungsgrad der Gasöfen ist höher als bei anderen Heizvorrichtungen (85—95%); es ist aber nicht zweckmäßig, ihn über 85% zu treiben, weil dann die Temperatur der Abgase so niedrig wird, daß kein sicherer Abzug mehr garantiert ist.

Vorzüge und Nachteile der Gasheizung.

Vorzüge: Ausgezeichnete Regulierbarkeit, automatische Regulierung leicht möglich. Stete Bereitschaft des einzelnen Ofens, sehr bequeme Bedienung, kein Staub in Haus und Zimmern, kein Brennstoffvorrat nötig. Möglichkeit bei richtiger Auswahl des Ofens (nicht zu klein) und bei richtiger Bedienung die Oberflächentemperatur niedrigzuhalten.

Nachteile: Hohe Betriebskosten, s. Tabelle 3, bei schlechter Konstruktion, und wenn der Ofen zu klein gewählt wird Staubversengung. Bei unzweckmäßiger Anlage und falscher Handhabung Übelstände

Tabelle 3. Kosten der verschiedenen Heizungsarten.

Brennmaterial	Heizungsart	Angenommener Preis für 100 kg Mk.	Wirkungsgrad in %	Angenommener Verbrennungswert in Cal./kg	Kosten für 1000Cal. Pf.
Steinkohle . .	Kachelöfen	5,40	50	7000	1,5
Braunkohlenbriketts . .	„	3,70	50	4800	1,5
Holz	„	4,00	50	2800	2,8
Eierbriketts . .	Eiserne Öfen	5,10	65	6000	1,3
Anthrazit . . .	„ „	7,00	65	8000	1,3
Hüttenkoks . .	Warmwasserheizung	5,50	70	7200	1,0
Gas	Gasöfen	13 Pf. (1 cbm)	85	4200	3,8
Elektr. Strom .	elektr. Öfen	15 Pf. (1 kWh)	100	864	17,3

durch saures Kondenswasser möglich. Bei grober Unachtsamkeit, aber nur dann, Explosionsgefahr und Vergiftungsgefahr.

Anwendung der Gasheizung. Sie kommt wegen ihrer hohen Betriebskosten als alleinige Heizung nur in besonderen Fällen, hauptsächlich wenn der Benutzer zugleich Eigentümer des Gaswerkes ist, in Frage. Sie eignet sich aber vorzüglich als Zusatzheizung in Häusern mit Zentralheizung, wenn einzelne besonders schwer zu heizende Zimmer einer Zusatzheizung bedürfen, auch im Frühling oder im Herbst zur Heizung einzelner Zimmer, wenn die Inbetriebnahme der ganzen Heizung sich noch nicht lohnt. Auch für Räume, die nur für kurze Zeit möglichst rasch geheizt werden müssen (Kirchen), ist sie gut geeignet.

Elektrische Heizung. Sie ist nur in Ausnahmefällen, wenn die elektrische Energie besonders billig geliefert werden kann, als alleinige Heizung möglich, sonst nur vorübergehend zur Aushilfe verwendbar.

Vorzüge: Kein Abzug nötig, die Öfen sind überall bequem aufzustellen, transportabel und sofort in Betrieb zu setzen.

Nachteile: Hohe Kosten, meistens hohe Oberflächentemperaturen, beschränkte Regulierbarkeit.

Die in letzter Zeit vielfach angepriesenen und benutzten „Heizsonnen" wirken nur durch Strahlung auf kleine Flächen, eine Erwärmung von Zimmern durch sie kommt nicht in Frage.

Zentralheizung.

Die Wärme wird an einer zentralen Stelle erzeugt und durch ein erwärmtes Medium (Luft, Wasser, Dampf) den einzelnen Räumen zugeleitet.

Allgemeine Vorteile: Einfache Bedienung, kein Transport von Asche und Brennmaterial, keine Verunreinigung der Wohnräume, bei Dampf- und Wasserheizung Anbringung der Heizkörper in den Fensternischen möglich. *Bei gleicher Leistung* billigerer Betrieb als bei Öfen.

Als Nachteil wäre nur anzuführen, daß schlecht angelegte Zentralheizungen die Fehler mehr hervortreten lassen, als es bei Einzelheizungen der Fall ist, und daß die Abstellung der Fehler leicht auf Schwierigkeiten stößt, sowie daß Betriebsstörungen die Erwärmung sämtlicher Räume in Frage stellen können. Auch ist es oft unbequem wegen eines besonders kalten Zimmers in der Übergangszeit die ganze Heizung in Betrieb setzen zu müssen. Dem kann durch Hilfsheizung (Gas), s. S. 83, begegnet werden. Betriebsstörungen lassen sich bei der nötigen Vorsicht in Anlage und Betrieb meistens sehr wohl vermeiden.

Luftheizung.

Durch einen an möglichst tiefer Stelle des Gebäudes in einer Heizkammer aufgestellten Ofen wird die zuströmende Außenluft erwärmt und durch Kanäle den einzelnen Räumen zugeführt (Ventilations-Frischluftheizung). Rückführung der abgekühlten Zimmerluft zur Heizung (Zirkulationsheizung) ist nur erlaubt beim Anheizen großer Räume; in Privatwohnungen, Schulen usw. nicht zu empfehlen.

Als *Heizvorrichtung* dient gewöhnlich ein eiserner Ofen mit großer Oberfläche. Der Ofen ist so groß zu wählen, daß auch bei starker Kälte eine Überheizung nicht nötig wird. Die Temperatur sollte an der Außenfläche möglichst 100° nicht überschreiten, jedenfalls nicht über 150° hinausgehen. Beschickung und Regulierung der Feuerung und die Reinigung der Züge soll von außen ohne Betreten der Heizkammer geschehen können. Die einzelnen Teile des Ofens müssen vollkommen rauch- und gasdicht miteinander verbunden werden.

Der Ofen muß für *Dauerbetrieb* eingerichtet sein und selbstverständlich gute Regulierungsvorrichtungen besitzen. Seine *Wandungen sollen glatt sein, keine Rippen!* Möglichst wenig horizontale Flächen, wegen der Staubansammlung! Die Heizflächen sollen bequem zugänglich sein und leicht gereinigt werden können. In der Regel werden für 100 cbm zu heizenden Raumes 2—3 qm Ofenheizfläche gebraucht werden, die Luftzufuhr beträgt dabei 200—300 cbm in der Stunde.

Heizkammern. Sie sollen so groß sein, daß sich die Luft höchstens auf 80° erwärmt, sie sollen außerdem bequem begehbar und leicht zu reinigen sein, auch ist für ausreichende Beleuchtung zu sorgen. Die Wände, ebenso Boden und Decke, sollen möglichst glatt sein, damit sie leicht gereinigt werden können (hartgebrannte Ziegel, Kacheln oder Zement, Betonplatten u. dgl. Der Heizkörper soll überall wenigstens $^1/_2$ m von der Wand abstehen, für gute Wärmeisolierung nach außen ist zu sorgen, ebenso müssen die Türen gut isoliert sein.

Luftkanäle. Über ihre Konstruktion ist schon beim Kapitel Ventilation das Nötige gesagt. Die kleinste lichte Weite soll nicht unter 25 cm Durchmesser heruntergehen. Jeder Raum muß seinen besonderen Zuführungskanal bekommen, weil sonst Geräusche übertragen werden und evtl. auch eine verkehrte Luftzirkulation stattfinden kann. Horizontale Kanäle dürfen höchstens 12 m lang sein. Die Geschwindigkeit der Luft in den Kanälen soll 1,2 m in der Sekunde nicht überschreiten. Die Temperatur der aus den Kanälen ausströmenden Luft soll höchstens 40° betragen. In großen Räumen werden zweckmäßigerweise mehrere Zuluftkanäle angebracht. Die Frischluftkanäle, welche von außen zur Heizkammer führen, sollen möglichst kurz sein, gegen Verunreinigung geschützt und so weit sein, daß sie wenigstens bekriechbar sind. Zweckmäßig sind 2 durch Klappen verschließbare Öffnungen auf verschiedenen Seiten des Gebäudes vorzusehen, um je nach der Windrichtung die Luft entnehmen zu können.

Abluftkanäle. Für ihre Ausgestaltung gilt das in dem Kapitel Ventilation Gesagte. Sie erhalten zweckmäßig zwei Abströmungsöffnungen, am Boden und an der Decke, von denen die erstere bei regelmäßigem Betrieb, die letztere nur dann benutzt wird, wenn die Zimmertemperatur stark heruntergesetzt werden soll. Die Abluftkanäle ganz fortzulassen und die Abluft nur durch die Undichtigkeiten entweichen zu lassen, wie es neuerdings bei den sog. amerikanischen Luftheizungssystemen versucht wird, ist nicht ratsam, weil dann die Luftzufuhr zu sehr von den Windverhältnissen abhängig wird, und es unter Umständen, wenn starker Winddruck die Fensterfläche trifft, überhaupt nicht möglich ist, die Entwärmung des Raumes richtig zu erreichen.

Regulierung der Raumtemperatur. Sie kann erfolgen durch Änderung der *Temperatur* der einströmenden Luft oder ihrer *Menge*. Die erste Regulierungsart ist vorzuziehen, genügt aber gewöhnlich allein nicht. Die Temperatur der einströmenden Luft läßt sich regulieren durch Änderung der Leistung, also der Oberflächentemperatur, des Ofens. Eine solche Änderung läßt sich natürlich nur allmählich herbeiführen.

Wenn eine schnelle Änderung gewünscht wird, kann sie geschehen durch Beimischung kalter Luft, die am Boden der Heizkammer oder aus dem Kaltluftkanal entnommen werden kann. Die Klappen für diese Regulierung werden vom Heizer von einer zentralen Stelle aus (gewöhnlich im Heizraum) bedient. Die *Menge der einströmenden Luft* wird durch Klappen an den Einströmungsöffnungen geregelt, die gewöhnlich von den Zimmerinsassen selbst bedient werden. Auch durch Absperrung der Abzugskanäle kann die Menge der Zuluft beeinflußt werden. Eine automatische Regulierung (Steuerung durch Druckluft) ist möglich und funktioniert gut, sie ist aber in der Anlage und in der Bedienung nicht billig.

Hygienische Beurteilung der Luftheizung.

Der ihr gewöhnlich zugeschriebene *Vorzug*, daß sie zwangsweise gleichzeitig mit der Heizung eine *Ventilation* herbeiführe, ist nur dann vorhanden, wenn die zur Heizung nötige Zuluftmenge gerade den Ventilationsbedarf deckt. Das ist meistens nicht der Fall. In stark besetzten Räumen, die wenig Heizung aber reichlich Lüftung nötig haben, ist die Zuluftmenge nicht ausreichend, und umgekehrt geht in den Räumen mit wenig Insassen bei kälterem Wetter die zur Heizung erforderliche Luftmenge weit über den Ventilationsbedarf hinaus, wenn man die Temperatur der Zuluft nicht zu hoch treiben will.

Die Luftheizung ist deshalb für *Privathäuser meistens unwirtschaftlich* und wird tatsächlich sehr wenig angewandt. Auch durch die Abhängigkeit der geförderten Luftmenge von den äußeren Wind- und Temperaturverhältnissen wird ihre Brauchbarkeit stark in Frage gestellt.

Der Vorwurf, daß sie besonders *trockene Luft* liefere, trifft nur insofern zu, als durch die Ventilation die im Raume selbst produzierte Feuchtigkeit fortgeschafft wird. Die Luft ist deshalb etwas trockener, als sie ohne Lüftung wäre, aber nicht trockener als bei anderen Heizsystemen mit derselben Ventilationsmenge.

Bei niedrigen Außentemperaturen kann deshalb die Befeuchtung der Zuluft von Vorteil sein.

Die Staubversengung, die hauptsächlich das Trockenheitsgefühl hervorruft, läßt sich bei der relativ hohen Temperatur der Heizflächen nie ganz vermeiden. Bei unaufmerksamer Bedienung kann sie sehr lästig werden. Sehr ungünstig ist die sehr ungleichmäßige Verteilung der Temperatur. Die Differenz zwischen Decke und Fußboden ist größer als bei allen anderen Heizungsarten. Das Fehlen der Heizkörper bedingt eine Raumersparnis, hat aber den Nachteil, daß die Heizung der Fensternischen unmöglich ist.

Ein großer Vorzug ist ihre prompte Regulierbarkeit. Durch die Regulierung wird allerdings auch die Ventilationsmenge beeinflußt. Im allgemeinen muß von der Anwendung der Luftheizung abgeraten werden; vorteilhaft kann sie sein, wenn es sich darum handelt, große, nur zeitweise und dann nur kurze Zeit benutzte Räume (Kirchen, Hallen) rasch zu erwärmen. Auch dann wird aber in vielen Fällen statt der Feuerluftheizung die kombinierte Luftheizung am Platze sein; s. S. 97.

Warmwasserheizung.

Allgemeines. Am tiefsten Punkte der Anlage befindet sich der Kessel. Das erwärmte Wasser steigt in einem, vom höchsten Punkte des Kessels ausgehenden Rohr in die Höhe und läuft, nachdem es die Heizkörper durchflossen hat, abgekühlt durch ein anderes Rohr, das unten in den Kessel mündet, zurück. Die bewegende Kraft ist der Unterschied im spezifischen Gewicht zwischen dem erwärmten und dem abgekühlten Wasser. Das ganze System ist mit Wasser gefüllt. Am höchsten Punkte befindet sich, um die Ausdehnung des Wassers aufzunehmen, ein oben offenes Gefäß (Expansionsgefäß).

Die Verteilung des Wassers zu den Heizkörpern kann in verschiedener Weise geschehen:

1. Verteilung von oben. Das warme Wasser steigt in einem möglichst senkrecht geführten Rohr bis zum Expansionsgefäß in die Höhe. Hier verzweigt sich das Rohr und die einzelnen Falleitungen führen das Wasser zu den Heizkörpern. Das abgekühlte Wasser wird durch besondere Fallstränge in einer Hauptrückleitung gesammelt und dem Kessel wieder zugeführt (*Zweirohrsystem*).

Bei dem *Einrohrsystem* läuft das Wasser aus dem Heizkörper wieder in den Warmwasser-Fallstrang zurück, die Heizkörper der unteren Stockwerke bekommen also kühleres Wasser als die oberen, die Heizflächen müssen also hier größer genommen werden.

2. Verteilung von unten. Die Verzweigung des Steigrohres erfolgt dicht über dem Kessel an der Decke des Kellergeschosses. Die Heizkörper erhalten das Wasser durch die Steigleitungen. Die Steigleitungen müssen nach oben verlängert und in einer im Dachboden liegenden Leitung gesammelt werden, die zum Expansionsgefäß führt. Durch diese Leitung erfolgt auch die Entlüftung beim Füllen des Systems. Wo — etwa an abseitsliegenden Heizkörpern — eine solche Verlängerung der Leitung nicht möglich ist, müssen die Heizkörper mit besonderen Entlüftungsventilen versehen werden.

Hygienisch ist zwischen den einzelnen Verteilungssystemen kein wesentlicher Unterschied. Technisch ist etwa folgendes zu sagen: Die Anlagen mit *oberer Verteilung* lassen sich schneller anheizen, die Wasserbewegung ist etwas schneller und kräftiger als bei Verteilung von unten. Sie eignet sich also für Anlagen mit großen horizontalen Strecken. Die Anlagekosten sind bei oberer Verteilung etwas höher.

Bei oberer Verteilung bekommt der Dachboden, bei unterer das Kellergeschoß die von der horizontalen Verteilungsleitung abgegebene Wärme. Das Einfrieren des Expansionsgefäßes läßt sich bei oberer Verteilung sicherer vermeiden. Ein *Vorzug der unteren Verteilung* ist die Möglichkeit, obere Stockwerke ganz zu entleeren und dadurch außer Betrieb zu setzen, wenn sie nicht gebraucht werden.

Die sog. *Selbstregelung der Heizkörper*, d. h. die von selbst erfolgende Beschleunigung des Wasserzuflusses, wenn ein Heizkörper stark abgekühlt wird, tritt bei der Verteilung von oben in stärkerem Maße auf.

Einzelne Teile der Anlage.

Kessel. Meist werden Gliederkessel, d. h. aus einzelnen Gliedern zusammengeschraubte Kessel, verwandt. 1 qm Heizfläche liefert etwa 8000 Calorien in der Stunde. Für kleine Anlagen auch zylindrische, nach Art der Dauerbrandöfen konstruierte Kessel, bei denen der Wasserraum den Heizraum konzentrisch umgibt. Alle Kessel müssen für *Dauerbetrieb* eingerichtet sein. Brennmaterial fast ausschließlich *Koks*. Soll anderer (gashaltiger) Brennstoff (Steinkohlen, Braunkohlen, Holz, Torf) verwandt werden, so müssen die Kessel eine Vorrichtung zur Zufuhr von Oberluft besitzen, um die entstehenden gasförmigen Produkte weiter zu verbrennen. Hierzu eignen sich aber nur Kessel mit unterem Abbrand; s. unten.

Die *Heizfläche* der einzelnen Kessel wird gewöhnlich nicht größer als 40—50 qm genommen, bei größerem Bedarf sind mehrere Kessel aufzustellen.

Sehr zu empfehlen ist die *Aufstellung zweier Kessel*, auch schon bei mittelgroßen Anlagen. Je nach der Witterung wird dann der kleine oder der größere oder auch beide in Betrieb genommen. Ist nur *ein* Kessel vorhanden, so treten bei windstillem, mildem Wetter leicht Übelstände auf. Die Verbrennung darf nicht unter eine gewisse Intensität sinken, wenn das Feuer nicht erlöschen soll und wenn die Abgase regelrecht abziehen sollen. Dabei ist die Wassertemperatur aber höher, als sie für die Raumerwärmung erforderlich wäre. Abhilfe kann durch eine direkte Rohrverbindung (sog. Beipaßrohr) zwischen Feuerraum und Schornstein mit Umgehung der Züge zwischen den Gliedern geschaffen werden. Das Rohr muß bei Nichtbenutzung aber durch eine dicht schließende Klappe verschlossen sein.

Am Kessel soll ein *Manometer* vorhanden sein, das die Höhe des Wasserstandes im Rohrsystem anzeigt, und in der aufwärtsführenden Leitung ein *Thermometer*.

Über Verbrennungsregler s. S. 93.

Man unterscheidet Kessel mit *oberem* und *unterem Abbrand*. Bei den ersteren liegt die Abzugsöffnung für die Heizgase im oberen Teil des Feuerraums, die Abgase durchstreichen also das Brennmaterial und können es deshalb leicht vollständig in Glut setzen. Bei unterem Abbrand liegen die Abzugsöffnungen im unteren Teil des Feuerungsraums, die Abgase gehen also nicht durch den Brennstoffvorrat hindurch. Der Brennstoffraum dient also wesentlich nur als Vorratsraum. Der Unterschied in der Anordnung ist etwa derselbe wie bei irischen und amerikanischen Öfen; s. S. 81.

Der obere Abbrand eignet sich gut für ganz kleine Kessel, der untere für ganz große Kessel. Bei mittleren Kesseln, wie sie etwa in einem normalen Einfamilienhause benutzt werden, halten sich die Vor- und Nachteile beider Systeme etwa das Gleichgewicht.

Vorteile des oberen Abbrandes: Kesselkonstruktion einfacher und haltbarer, weniger Reparaturen. Durch reichliche Luftzuführung sehr rasches Anheizen der Anlage möglich, weil dann schnell der ganze Vorrat in Glut kommen kann.

Nachteile: Etwas geringerer Wirkungsgrad, geringere Regulierfähigkeit, besonders wenn einmal unbeabsichtigt der ganze Vorrat in Glut gekommen ist.

Undichtigkeiten in der Einschüttetür bewirken bei oberem Abbrand eine Abschwächung, bei unterem eine Verstärkung des Feuers.

Rohrsystem. Material fast ausschließlich Schmiedeeisen. Die horizontale Leitung muß zum Kessel hin ein Gefälle von $^1/_{50} - ^1/_{100}$ haben. Die Steigrohre werden am besten in zugängliche Mauerschlitze verlegt. Alle Rohre, die nicht durch zu heizende Räume führen, müssen gegen Wärmeverlust gut isoliert sein.

Expansionsgefäß. 1 cbm Wasser vergrößert sein Volumen bei der Erwärmung von 10° auf 100° etwa um 40 l; danach ist die Größe des Gefäßes zu berechnen. Es bekommt einen Überlauf, dessen Abflußrohr zweckmäßigerweise zum Heizerstand geführt wird. Das Gefäß muß unbedingt gegen Einfrieren geschützt sein. Durch Einfrieren des Gefäßes oder des Zuleitungsrohres können beim Anheizen des Kessels schwere Schädigungen des Kessels oder der Heizkörper entstehen. Die Einfriergefahr ist bei Verteilung von oben geringer; s. S. 89. Die *Füllung des Kessels* geschieht am besten durch den am unteren Punkt befindlichen Entleerungsstutzen, an den die Wasserleitung angeschlossen wird. Eignet sich aus gewissen Gründen, z. B. wegen zu großer Härte, das Leitungswasser nicht und soll deshalb Regenwasser benutzt werden, so wird die Füllung am besten mit einer einfachen Pumpe (Flügelpumpe) vorgenommen. Das Einschütten von oben her ins Expansionsgefäß ist umständlich und führt auch leicht zu mangelhafter Entlüftung.

Heizkörper. Es sind 3 Arten im Gebrauch:

1. Rippenheizkörper.
2. Glatte Rohre.
3. Radiatoren.

1. Die *Rippenheizkörper* haben den Vorteil des geringen Raumbedarfes, sind aber unschön und sehr schwer zu reinigen. Sie sind hygienisch deshalb nicht zweckmäßig, werden auch nur noch selten, in Wohnräumen so gut wie gar nicht, verwandt.

2. *Glatte Rohre* werden in Form von Heizschlangen bei großen Räumen dann angewandt, wenn eine möglichst gleichmäßige Verteilung der Wärme angestrebt wird. Sie können dann um die ganze Zimmerwand in ziemlich tiefer Lage nahe am Fußboden herumgeführt werden. Sie haben den Vorteil der leichten Reinigung. Auch als senkrechte „Rohrregister" finden sie Anwendung, dann bleibt aber bei nicht vollem Betrieb der Heizung der untere Teil ziemlich kalt, was eine ungenügende Erwärmung der unteren Luftschichten zur Folge haben kann.

3. Weitaus am häufigsten werden benutzt die sog. Radiatoren, gußeiserne aus einzelnen Gliedern von 30—150 cm Höhe zusammengesetzte Heizkörper mit glatter Oberfläche. Sie werden mit 1 bis 4 Wasserkanälen ausgeführt, am häufigsten werden 2 Kanäle verwandt. Sie sind um so zweckmäßiger, je geringer die Masse des Eisens und besonders des Wassers zur Oberfläche ist. Dieser An-

forderung wird neuerdings durch die sog. Kleinwasserraumradiatoren, auch Leichtradiatoren genannt, Rechnung getragen, die deshalb der älteren Konstruktion, die wesentlich größere Wassermassen faßt, vorzuziehen sind.

Je glatter die Oberfläche des Radiators ist, desto besser ist er zu reinigen, desto mehr entspricht er den hygienischen Anforderungen. *Alle Verzierungen sind deshalb unzweckmäßig.*

Die Aufstellung geschieht möglichst tief auf angegossenen Füßen oder auf Wandkonsolen. Daß der richtige Standpunkt die *Aufstellung unter den Fenstern* ist, wurde bereits auf S. 77 auseinandergesetzt und mag hier noch einmal betont werden. Wenn der Raum unter den Fenstern zur Aufstellung der nötigen Heizfläche nicht ausreicht, müssen natürlich weitere Heizkörper im Zimmer, am besten aber auch an der Fensterwand, aufgestellt werden.

Von der Forderung der Aufstellung unter den Fenstern sollte nur aus zwingenden Gründen Abstand genommen werden. Bei sehr großer Beschränktheit der Mittel, bei einfachen billigen Siedlungshäusern, kann unter Umständen eine Aufstellung der Heizkörper im Zimmer zulässig sein, weil dann durch die Verkürzung der Rohrleitungen die Kosten ganz erheblich herabgesetzt werden. Der hygienische Schaden ist hier deshalb nicht so groß, weil es sich meistens um kleine und vor allen Dingen niedrige Zimmer handelt, in denen die Differenzen in der Temperaturverteilung und der Zug von den Fenstern her nicht besonders stark sind und deshalb keine allzu großen Übelstände verursachen.

Verkleidungen der Heizkörper sind wegen ihres dekorativen Wertes manchmal nicht zu entbehren, sie müssen aber leicht abnehmbar sein und der Luft möglichst freien Zutritt gewähren. Die Heizfläche muß bei Verkleidung etwa 20 % größer genommen werden als ohne solche.

Der *Anschluß der Zuleitung* erfolgt gewöhnlich am oberen, der der Abflußleitung am unteren Ende des Heizkörpers. Das Wasser durchfließt also den Heizkörper von oben nach unten, der untere Teil ist bei vollem Betrieb etwa 20° kälter als der obere. Erfolgt die Zuleitung von unten, so mischt sich das Wasser im Heizkörper, und die Temperatur ist gleichmäßiger über die ganze Oberfläche verteilt, was hygienisch vorzuziehen ist, weil dadurch die Überschreitung der Staubversengungsgrenze weniger leicht eintritt. Die untere Zuleitung ist in England und Amerika verbreitet, bei uns fast ganz unbekannt.

Regulierung der Warmwasserheizung.

Ein nicht hoch genug einzuschätzender Vorzug der Warmwasserheizung ist die Möglichkeit der sog. *generellen Regelung*, d. h. die Möglichkeit, die *Kessel*temperatur den jeweilig herrschenden Entwärmungsbedingungen, insbesondere der Witterung, anzupassen.

Im allgemeinen können folgende Beziehungen zwischen Außentemperatur und Kesseltemperatur gelten; s. Tabelle 4.

Tabelle 4.

Außentemperatur:	-20	-10	0	$+10$	$+15\,°$ C
Kesseltemperatur:	$80-85$	65	55	40	$35\,°$ C

1. Zur Einstellung der Kesseltemperatur sind meistens selbsttätige Vorrichtungen vorhanden, die durch Absperrung der Verbrennungsluft die einmal eingestellte Kesseltemperatur innehalten.

2. Die Regelung der Temperatur der einzelnen Heizkörper geschieht durch Absperrventile am Heizkörper. Die Ventile sind so eingerichtet, daß durch eine *Voreinstellung* die maximalen Durchflußmengen festgelegt sind; durch die Betätigung des Ventils läßt sich dann der Durchfluß zwischen Null und dieser Menge einstellen. Die Ventile können in der Zu- oder der Abflußleitung angebracht werden; das letztere hat den Vorteil, daß bei Reparaturen der Heizkörper gefüllt bleiben kann. Meist geschieht aber die Anbringung der bequemeren Zugänglichkeit wegen im Zulauf.

Über *automatische Regulierung der Zimmertemperatur* s. S. 100. Die Regulierung erfolgt um so prompter, je größer die Oberfläche des Heizkörpers im Verhältnis zu seinem Wasserinhalt ist, und je geringer die Metallmasse des Heizkörpers ist. Besonders aus diesem Grunde sind die vorhin erwähnten Leichtradiatoren den älteren Konstruktionen vorzuziehen. Aus diesem Grunde ist es auch unsinnig, die Heizkörper mit Ton o. dgl. zu umkleiden.

Etagenheizung.

In Mietshäusern, besonders in kleineren, entstehen durch die gemeinsame Warmwasserheizung häufig Schwierigkeiten. Sie lassen sich vermeiden dadurch, daß für *jedes Stockwerk eine eigene Heizung* eingerichtet wird. Der Heizkessel kann dann im Keller oder im Geschoß selbst aufgestellt werden. Bei der Aufstellung des Kessels im Keller unterscheidet sich die Anlage nicht wesentlich von einer gewöhnlichen Warmwasserheizung. Bei der Aufstellung im Geschoß selbst werden die zuführenden Rohrstränge an der Decke des Raumes, die abführenden in den Zwischendecken oder an der Decke des darunterliegenden Raumes verlegt.

Vorteile der Aufstellung im Keller: Schnellerer Wasserumlauf, die Rohre können deshalb etwas enger sein, kein Transport von Kohlen und Asche über die Treppe.

Nachteile: Größerer Wärmeverlust durch die lange Leitung, Erschwerung der Bedienung und Beaufsichtigung.

Für höhergelegene Stockwerke wird man meistens die Aufstellung im Geschoß selbst vorziehen. Vorteilhaft ist dabei, daß die vom Kessel selbst abgegebene Wärme der Wohnung zugute kommt.

Aufstellung des Kessels meistens in der Küche: Sie kann auch in einem Zimmer geschehen, das dann auf diese Weise beheizt wird. Im allgemeinen ist aber diese Anordnung nicht so zweckmäßig, weil dann die Wärmeabgabe des Kessels von dem Wärmebedarf der übrigen beheizten Räume abhängig ist. Das durch den Kessel direkt beheizte Zimmer wird dann leicht zu kalt oder zu warm. Auch mit dem *Kochherd* kann der Heizkessel verbunden werden, eine eigene Feuerung ist aber trotzdem immer nötig, da die Herdfeuerung nur zeitweise benutzt wird. Will man, wie es bei älteren Konstruktionen der Fall war, mit der Herdfeuerung allein auskommen, so muß die Wärme in Heizkörpern von großem Wasservorrat aufgespeichert werden; dadurch ist die Regulierung unmöglich gemacht.

Schnellumlaufheizung.

Die horizontale Ausdehnung der Warmwasserheizung ist bei gewöhnlichen Schwerkraftheizungen beschränkt, weil bei großer Ausdehnung das Verhältnis von horizontalen Strecken zu den vertikalen Strecken, die die eigentliche Betriebskraft liefern, zu klein wird. In solchem Falle ist es zweckmäßig, durch besondere Vorrichtungen den Umlauf des Wassers zu beschleunigen. Man kann dadurch die horizontale Ausdehnung der Heizung erheblich, ja fast beliebig, vergrößern. Das einfachste und heute fast ausschließlich angewandte Mittel ist eine elektrisch angetriebene Pumpe, und zwar meistens eine Zentrifugalpumpe, die in den Rücklauf eingebaut wird. Das Recksche System, bei dem Dampf in das Steigrohr eingeführt und dadurch ein sehr energischer Auftrieb erzielt wurde, wird heute wenig angewandt.

Vorteile des Schnellumlaufes: Kleinere Dimensionen von Rohrleitung und Heizkörpern, sichere Versorgung auch der entferntesten Heizkörper, Möglichkeit, auch tiefer als der Kessel gelegene Heizkörper zu betreiben.

Bei der gewöhnlichen Schwerkraftheizung müssen die in Kellerräumen liegenden Heizkörper gewöhnlich dicht unter der Decke angebracht werden, um den Höhenunterschied gegen den Kessel zu erreichen. Dadurch wird die Wärmeverteilung im Raume ungünstig; s. S. 77. Man kann sich dadurch helfen, daß man diese Heizkörper in die Rücklaufleitung legt; dann können sie tief stehen, müssen aber natürlich viel größere Oberfläche haben.

Nachteile: Etwas höhere Anlage- und Betriebskosten; sie sind aber nicht so groß, daß nicht in geeigneten Fällen von dem System Gebrauch gemacht werden sollte. Besonders geeignet für Schulen und andere weit ausgedehnte Gebäude. Bei der Anlage ist Bedacht darauf zu nehmen, daß das Pumpengeräusch nicht in störendem Maße durch die Rohrleitung übertragen wird. Pumpe auf einem festen Betonklotz mit Korkunterlage aufstellen. Zweckmäßig kann auch das Anbringen von dicken Bleiringen zwischen den Flanschenverbindungen sein.

Die Schnellumlaufheizungen können des Nachts als gewöhnliche Schwerkraftheizungen betrieben werden, weil dann das Wärmebedürfnis geringer ist. Auch kann man sie mit gewöhnlichen Schwerkraftheizungen etwa in der Art kombinieren, daß gewisse Räume, deren Heizung unabhängig von den Haupträumen sein soll, rein durch Schwerkraft betrieben werden, z. B. die Wärterwohnungen in Schulen.

Heißwasserheizung.

Das Wasser zirkuliert in einem geschlossenen schmiedeeisernen Rohrsystem. Der Druck beträgt bis 5 Atmosphären, die Temperatur bis 200°.

Das System wird wegen der hohen Temperaturen der Heizkörper und wegen der Explosionsgefahr in Wohnräumen nicht mehr benutzt, es kommt nur in besonderen Fällen für Fabrikräume, Trockenräume usw. in Frage.

Dampfheizung.

Für Wohnräume kommt fast ausschließlich die Niederdruckdampfheizung (Dampfdruck höchstens 0,5, meistens 0,05—0,2 Atmosphären) in Frage.

Prinzip.

Der Dampf wird in einem Kessel erzeugt und durch Röhren zu den Heizkörpern geleitet. Hier kondensiert er sich, und das Kondenswasser fließt durch seine eigene Schwere in den Kessel zurück.

Einzelteile.

1. Kessel. Auch hier werden meistens Gliederkessel benutzt, die größeren häufig mit einem besonderen Dampfsammler. Für größere Anlagen sind auch Röhrenkessel in Anwendung. Alle Kessel müssen nach behördlicher Vorschrift ein sog. *Sicherheitsstandrohr* besitzen, das bei Überschreitung eines Druckes von 0,5 Atmosphären abbläst, außerdem ein Manometer und ein Wasserstandsrohr.

2. Rohrleitung. Die Rohrleitung kann wegen der größeren Strömungsgeschwindigkeit des Dampfes viel enger sein als bei der Warmwasserheizung. Die Anlagekosten sind deshalb geringer. Besonders gute Wärmeisolierung der Rohre ist aber bei den höheren Temperaturen unbedingt notwendig.

Auch bei der Dampfheizung läßt sich obere und untere Verteilung anwenden. Hygienisch sind auch hier keine Unterschiede, technisch ist die Verteilung von oben vorteilhafter, weil Dampf und Kondenswasser in allen Rohren mit Ausnahme des Steigrohres in derselben Richtung fließen.

Nachteile: Etwas höhere Anlage- und Betriebskosten, Wärmeverluste im Dachboden, s. S. 89. Bei unterer Verteilung, s. S. 89, kann die Kondensleitung als nasse oder trockene ausgeführt werden, je nachdem die Sammelleitung, die das Wasser zum Kessel zurückführt, tiefer oder höher liegt als der Wasserstand des Kessels, vermehrt um den Betriebdruck. Meistens wird die trockene Leitung angewandt, sie ist einfacher in Anlage und Betrieb. Bei nasser Kondensleitung ist eine besondere Entlüftungsleitung. oder Entlüftungsventile nötig. Ein Durchschlagen der Heizkörper, s. unten, ist hier nicht möglich.

3. Heizkörper und ihre Regulierung. Die Heizkörper haben dieselbe Form wie bei der Warmwasserheizung, s. S. 91. Entsprechend der höheren Oberflächentemperatur können sie aber wesentlich kleiner sein, wodurch ebenfalls die Anlagekosten herabgesetzt werden. In kaltem Zustand sind die Heizkörper mit Luft gefüllt, die durch das Kondenswasserabflußrohr eintritt. Beim Anheizen strömt der Dampf von oben ein und verdrängt je nach der Stellung des Regulierventils mehr oder weniger vollständig die Luft, die durch die Kondenswasserleitung oder durch eine besondere Entlüftungsleitung oder Entlüftungsventile entweicht. Umgekehrt muß nach Abstellen der Heizung durch dieselbe Leitung wieder Luft in den Heizkörper gelangen. Die Entlüftungsleitung kommuniziert gewöhnlich mit der freien Luft. Die Systeme mit sog. gebannter Luft, bei der die Luft unter einer schwimmenden Glocke oder einer ähnlichen Vorrichtung aufgefangen wurde, werden nicht mehr gebaut. Der einströmende Dampf wird kondensiert; es bildet sich ein Gleichgewichtszustand derart aus, daß der obere Teil des Heizkörpers mit Dampf, der untere mit Luft gefüllt ist. Diese Grenze rückt, wenn das Regulierventil weiter geöffnet wird, nach unten, wenn es mehr geschlossen wird nach oben. Die unteren Teile des Heizkörpers haben deshalb immer eine Temperatur, die nahe der der Umgebung liegt, die oberen immer nahezu 100°. Durch die Regulierung wird *nicht die Temperatur des Heizkörpers*, sondern die *Größe der wärmeabgebenden Fläche* verändert. Die Voreinstellung der Regulierventile (s. S. 93) muß mit großer Sorgfalt so geschehen, damit kein Dampf in die Kondenswasserleitung gelangt. „Durchschlagen" der Heizkörper, verbunden mit knallendem Geräusch.

Heizkörper aus Kacheln oder Ton. Eine etwas niedrigere Oberflächentemperatur läßt sich auch erzielen durch Umkleidung der Heizkörper mit Kacheln oder durch ihre Herstellung aus Ton. Die Heizfläche muß dann entsprechend größer genommen werden. Der Hauptvorteil der Dampfheizung, ihre prompte Regulierbarkeit, wird aber durch die größere Masse und höhere Wärmekapazität dieser Heizkörper preisgegeben; sie sind deshalb nicht zu empfehlen.

Heizkörper mit Luftumwälzung. Der Übelstand, daß auch bei ganz klein eingestelltem Regulierventil, bei der gewöhnlichen Art der Dampfzuführung von oben, der wärmeabgebende Teil der Heizkörperfläche immer eine Temperatur von 100° besitzt, läßt sich dadurch vermeiden, daß der Dampf so eingeleitet wird, daß er sich mit der Luft im Heizkörper mischt. Dann wird die Wärme gleichmäßig über den ganzen Heizkörper verteilt, und durch die Regulierung wird die Höhe der Oberflächentemperatur verändert. Das ist hygienisch ein sehr großer Vorteil, weil die Staubversengung, die bei der alten Konstruktion immer eintreten *mußte*, sich jetzt auf die seltenen Fälle beschränken wird, in denen die Oberflächentemperatur 70° überschreitet. Durch reichliche Dimensionierung der Heizkörper läßt sich auch das ganz vermeiden.

Bei der Konstruktion von Gebrüder Körting, Hannover, die dieses Prinzip zuerst angewandt haben, strömt der Dampf durch senkrechte Düsen in den Mittelkanal eines dreikanaligen Heizkörpers ein und reißt die Luft aus den Seitenkanälen mit sich. Bei Käferle strömt der Dampf horizontal aus, das Dampfluftgemisch zirkuliert hier nicht in den einzelnen Gliedern, sondern durch den ganzen Heizkörper. Auch von Käuffer in Mainz werden Heizkörper nach diesem Prinzip gebaut. Ein Nachteil des Verfahrens ist die große Abhängigkeit der Heizkörpertemperatur vom Dampfdruck; gute selbsttätige Regulierungsvorrichtungen sind deshalb notwendig. Andererseits ist aber auch durch Veränderung des Dampfdruckes eine wenn auch nicht sehr ausgiebige *generelle Regelung*. ähnlich wie bei den Warmwasserheizkörpern, möglich, was natürlich als ein Vorteil anzusehen ist.

Kombinierte Heizungen.

Durch *Kombination* der verschiedenen Heizungsarten lassen sich oft die Nachteile der einzelnen weitgehend vermeiden. Bei der *Luftheizung* können die Kaloriferen mit Warmwasser oder Dampf geheizt werden. Sie haben dann den Vorzug niedrigerer Oberflächentemperatur und der leichteren Regelung der Temperatur der ausströmenden Luft. Allerdings wird diese Anordnung als Auftriebsluftheizung wohl kaum angewandt, weil die Warmwasserheizung, die dann doch vorhanden sein muß, einfacher und bequemer ist. Wohl aber läßt sie sich mit Vorteil verwenden in Verbindung mit Ventilatoren, welche die Luft in den Kanälen in Bewegung setzen. Die Temperatur und die Menge der einströmenden Luft können dabei durch Regulierung der Heizkörper und der Drehzahl des Ventilators in weiten Grenzen verändert werden. Schulräume, Versammlungsräume usw. können auf diese Weise gelüftet und je nach Bedürfnis gekühlt oder geheizt werden. An Stelle der Warmwasserheizkörper können hier auch *Niederdruckdampfheizkörper* benutzt werden; die Gefahr der Staubversengung ist hier nicht so groß, weil die Oberflächentemperatur durch den Luftstrom heruntergesetzt wird, und besonders auch, weil die Luft gewöhnlich filtriert wird und außerdem sehr rasch an den Heizflächen vorbeistreicht, so daß für Staubversengung keine Zeit ist. *Staubablagerungen* müssen natürlich vermieden werden; s. auch das Kapitel Ventilation, S. 69.

Eine Kombination von Niederdruckdampfheizung und Warmwasserheizung ist häufig in ausgedehnten Gebäuden angewandt wor-

Art der Heizung	Vorteile	Nachteile	Anwendung
Einzelheizung im allgemeinen (Öfen)	Einrichtung meist billiger als Zentralheizung, leichte Änderung wenn sich Mängel zeigen, Räume unabhängig voneinander heizbar, keine Schwierigkeiten in der Übergangszeit.	Betrieb schwierig, umständlich und selten einwandfrei. Bei Kachelöfen mangelhafte Regulierung. Verunreinigung der Wohnung mit Staub von Asche und Brennmaterial. Unbequemer Transport des Materials. Korridore und Nebenräume meist kalt. Auswahl des Aufstellungsortes nur engbegrenzt, keine Aufstellung in der Fensternische möglich.	Kleine Wohnungen, auch kleine Schulen, kleine Krankenhäuser. Auch sonst, wenn mit den Einrichtungskosten gespart werden muß.
Zentralheizung im allgemeinen	Einfache Bedienung, reinlicher Betrieb, bessere Ausnutzung des Brennmaterials, gute Regulierbarkeit. Bei Dampf- u. Warmwasserheizung Aufstellung der Heizkörper an der zweckmäßigsten Stelle möglich. Fensternischenheizung.	Höhere Anlagekosten, Übelstände bei schlechter Ausführung schwerer zu beseitigen. Manchmal Unbequemlichkeiten in der Übergangszeit.	Für größere Wohnungen u. alle sonstigen Räume.
Luftheizung	Geringe Anlagekosten; rasche Erwärmung der Räume, lange Haltbarkeit, Raumersparnis durch Wegfall der Heizkörper, keine Gefahr des Einfrierens. Sehr gute Regulierbarkeit. Die zwangsweise mit der Luftheizung verbundene Ventilation ist nur dann ein Vorteil, wenn Wärme- u. Ventilationsbedürfnis zufällig im richtigen Verhältnis stehen, was selten der Fall ist.	Nachträglich nicht anzubringen. Unsichere, von den Windverhältnissen abhängige Leistung; Staubverbrennung, große Temperaturunterschiede zwischen Decke und Fußboden. Geringe horizontale Ausdehnung (12 m). Teurer Betrieb, weil häufig, um dem Wärmebedürfnis zu genügen, viel mehr Luft zugeführt werden muß, als dem Ventilationsbedarf entspricht.	Für Wohnräume nicht geeignet; anwendbar für große periodisch zu heizende Räume. Viele Nachteile lassen sich vermeiden durch Kombination mit Warmwasser- oder Dampfheizung mit Ventilatorbetrieb. Dann geeignet für Versammlungsräume, Konzertsäle, auch Schulen. Lokale Heizkörper aber auch dann immer noch wünschenswert.

Art der Heizung.	Vorteile	Nachteile	Anwendung
Heiß-wasser-heizung	Billige Anlage, rasches Anheizen.	Hohe Temperatur der Heizkörper, Staubversengung, Explosionsgefahr.	Für Wohnräume nicht geeignet.
Warm-wasser-heizung	Niedrige Heizkörpertemperatur; keine Staubversengung, keine lästige Wärmestrahlung. Stellung der Heizkörper in den Fensternischen möglich. Generelle Regelung S. 92 möglich. · *Dauernde* Wärmeabgabe leicht zu erreichen. Billiger Betrieb.	Hygienisch keine Nachteile. Kosten der Einrichtung größer als bei den anderen Heizungsarten. Beschränkte horizontale Ausdehnung (50—60 m). Gefahr des Einfrierens (nur bei schlechter Anlage oder Unachtsamkeit). Regulierfähigkeit nicht ganz so prompt wie bei Dampfheizung, aber durchaus genügend.	Die beste Heizung für Wohnräume. Auch für Schulen und Krankenhäuser sehr gut geeignet. Als Schnellumlaufheizung (s. S. 94) auch für sehr ausgedehnte Gebäude geeignet.
Hoch-druck-Dampf-heizung	Unbeschränkte horizontale Ausdehnung, schnelles Anheizen. Bei vorhandener Dampfanlage billiger Betrieb.	Hohe Temperatur der Heizkörper; Explosionsgefahr, Geräusche in den Leitungen.	Nur als Fabrikheizung bei vorhandener Hochdruckdampfanlage. Sonst in Kombination mit Warmwasserheizung.
Nieder-druck-Dampf-heizung	Sehr gute Regulierbarkeit, Anlagekosten etwas billiger als bei der Warmwasserheizung. Stellung der Heizkörper in den Fensternischen möglich. Sehr große horizontale Ausdehnung.	Hohe Temperatur der Heizkörper. Meistens schwer als *Dauerheizung* zu betreiben. Häufig Geräusch in den Rohren. Generelle Regulierung nur in geringem Maße möglich. Der Nachteil der hohen Temperaturen läßt sich durch das Luftumwälzungsverfahren (S. 96) vermeiden. Gefahr des Einfrierens besteht ebenfalls. (Kondenswasserleitung.)	Für alle Zwecke brauchbar, besonders für Büroräume und *große* Gebäude bei denen auf Dauerheizung verzichtet werden kann; Theater.

den, wenn die Ausdehnung des Gebäudes eine Warmwasserheizung nicht zuläßt. Die in den verschiedenen Abschnitten des Gebäudes aufgestellten Warmwasserheizkessel werden dann indirekt durch Dampf beheizt. Zweckmäßiger wird man aber wohl in den meisten Fällen Warmwasserheizung mit Schnellumlauf (s. S. 94) anwenden.

Automatische Regulierung der Heizung.

Sie ist besonders in *Schulen* erwünscht, um die Heizung *den häufig wenig sachgemäßen Eingriffen von Lehrern und Schülern zu entziehen.* Aber auch sonst, sogar in Wohnräumen, ist sie von Nutzen. Sie spart, weil sie Überwärmung verhütet, erheblich an Heizkosten.

Allgemeines Prinzip. Durch die Ausdehnung eines festen Körpers (Bimetallstreifen) oder einer Flüssigkeit oder eines Gases wird die Wärmezufuhr (Gas, Dampf, Warmwasser) abgesperrt. Die Absperrung kann mechanisch oder durch Elektromagneten geschehen. Die Reguliervorrichtung schließt in diesem Falle einen elektrischen Kontakt.

Die Vorrichtungen können so beschaffen sein, daß bei Erreichung der gewünschten Temperatur die Wärmezufuhr *ganz* abgesperrt und bei sinkender Temperatur *ganz* wieder freigegeben wird. Gewöhnlich angewandt bei Dampfheizung (Konstruktion von Käferle mit elektromagnetischer Ventilsteuerung). Oder die Wärmezufuhr wird mit steigender Temperatur *allmählich* abgesperrt. Bei Warmwasserheizung *muß* dieses Prinzip wegen der Trägheit der Heizkörper angewandt werden. Auch bei Gasheizungen, wo die Regulierung am einfachsten ist, wird sie meistens benutzt (Regulo, Kromschröder A.-G., Osnabrück).

Eine Zusammenfassung der hygienischen Eigenschaften der einzelnen Heizungsarten enthält die vorstehende Übersicht.

Beleuchtung.

Von

H. Reichenbach-Göttingen.

Als **Einheit der Lichtstärke** wird in Deutschland und ebenso in Österreich und der Schweiz ausschließlich die *Hefnerlampe* benutzt. Wenn im folgenden von *Kerzen* die Rede ist, so ist immer diese gemeint. Eine *Hefnerkerze ist also die in horizontaler Richtung abgegebene Lichtstrahlung dieser Lampe.* Die Hefnerlampe ist eine mit Amylacetat gespeiste Lampe von ganz bestimmten Abmessungen. Neusilbernes, zylindrisches Dochtröhrchen von ˙ 8 mm innerem und 8,3 mm äußerem Durchmesser, Flammenhöhe 40 mm. Die Flammenhöhe wird durch besondere Visiereinrichtungen gemessen. Die Lampen werden von der Physikalisch-Technischen Reichsanstalt geeicht. Die Lampe gibt genau richtige Werte nur bei einer absoluten Feuchtigkeit der Luft von 8,8, CO_2-Gehalt 0,75 $^0/_{00}$ und 760 mm Barometerstand. Der letztere ist aber ohne großen Einfluß. In England, Frankreich und Amerika wird die Standardkerze (internationale Kerze) $= 1,11$ Hefnerkerzen als Einheit benutzt. Die früher in Deutschland gebräuchliche Vereinskerze war $= 1,12$ Hefnerkerzen, die englische Wallratkerze $= 1,14$ Hefnerkerzen.

Bei Angaben über die Stärke von Lichtquellen sollte immer hinzugefügt werden, in welcher Richtung gemessen worden ist. Die älteren Zahlen ohne nähere Angaben beziehen sich meist auf die horizontale Richtung ($J_{\mathrm{hor.}}$). Für die Beurteilung der Lampen ist aber, je nach dem Verwendungszweck, die mittlere sphärische Lichtstärke, d. h. der Mittelwert aus der nach allen Richtungen des Raumes ausgestrahlten Lichtmenge $J_\bigcirc$ oder, besonders bei den neueren Lichtquellen, die ihre Hauptlichtmenge in der Achse ausstrahlen, auch die untere hemisphärische Lichtstärke $J_\smile$, in Einzelfällen, besonders bei indirekter Beleuchtung, auch die obere hemisphärische Lichtstärke $J_\frown$ geeigneter.

Einheit der Beleuchtung ist das Lux, in der Hygiene früher als Meterkerze bezeichnet. Das ist diejenige Beleuchtung, die von einer Hefnerkerze auf einem Flächenelement hervorgerufen wird, das ihr im Abstand von 1 m senkrecht gegenübersteht. In Frankreich und in den angelsächsischen Ländern gilt entsprechend der anderen *Lichteinheit* auch ein anderes Maß für die *Beleuchtung*, d. h. diejenige Beleuchtung, die durch eine Standardkerze in einem Fuß Entfernung hervorgerufen wird. Ein Hefnerlux = 0,0837 Candlefoot, und ein Candlefoot = 11,95 Hefnerlux.

Messung der Lichtstärke.

Zur annähernden Bestimmung der Stärke einer Lichtquelle kann folgendes einfache überall anwendbare Verfahren dienen. Ein Blatt weißes Papier, am besten auf Pappe aufgezogen, wird senkrecht gestellt und etwa 2 cm davor eine dünne Stricknadel ebenfalls senkrecht angebracht. Eine Stearinkerze wird etwa 30 cm von der Nadel entfernt so aufgestellt, daß der Schatten der Nadel auf die Papierfläche fällt. Die zu prüfende Lampe wird so aufgestellt, daß der Schatten der Nadel in die unmittelbare Nähe des ersten Schattens fällt, und dann so lange verschoben, bis die beiden Schatten gleich dunkel sind. Dann wird die Entfernung der beiden Lichtquellen *von dem Schatten der anderen Lichtquelle* gemessen. Ist R die Entfernung der zu prüfenden Lampe, r die Entfernung der Stearinkerze, so ist die gesuchte Lichtstärke

$$ J = \frac{R^2}{r^2} \cdot 1{,}2 \,. $$

Genauere Messungen können mit besonderen Vorrichtungen auf der Photometerbank oder mit dem Weberschen Photometer (Bezugsquelle: Schmidt & Haensch, Berlin; A. Krüss, Hamburg, Adolphsbrücke 7) vorgenommen worden.

Messung der Beleuchtung.

Zu genaueren Messungen dient das Webersche Photometer oder bequemer zu handhaben, das *Luxmeter* von Schmidt & Haensch. Annähernde, für viele Zwecke aber brauchbare Angaben können mit dem *Wingenschen Helligkeitsprüfer*, etwas genauere Werte mit dem *Wingenschen Beleuchtungsprüfer* erhalten werden. Die sog. Photometer, die *ohne Vergleichslichtquelle* arbeiten, die also das Auge als absolutes Meßinstrument benutzen, sind unbrauchbar.

Anforderungen an die Quantität der Beleuchtung.

An Arbeitsplätzen, die zum *Lesen und Schreiben* benutzt werden sollen, beträgt die *wünschenswerte Beleuchtung etwa 60 Lux*. Über diese hinauszugehen hat keinen Zweck, weil die Sehschärfe und die Arbeitsfähigkeit dann nicht mehr gesteigert wird. Sind 60 Lux nicht zu erreichen, so sollen doch auf keinen Fall weniger *als 25 Lux* vorhanden sein. Sollen an den Arbeitsplätzen sehr feine Arbeiten vorgenommen werden oder ist die Arbeitsfläche sehr dunkel, so muß über 60 Lux hinausgegangen werden. Eine Zusammenstellung der für die einzelnen Arbeiten nötigen Beleuchtung s. Tabelle 1.

Tabelle 1. Erforderliche Beleuchtung für Innenräume nach der Art der Beschäftigung.

(BLOCH: Lichttechnik.)

	Allgemeinbeleuchtung 1 m über dem Fußboden Lux	Beleuchtung der Arbeitsfläche Lux
Büros:		
Lagerräume	10—15	
Rechen- und Schreibbüros, Sitzungssäle, Konferenzzimmer	30—40	40—50
Zeichensäle	50—60	60—100
Fabriken und Werkstätten:		
Gießerei	15—25	
Schmiede, Tischlerei, Klempnerei, Walzwerk	25—35	
Schlosserei, Maschinenbau, Modelltischlerei, Spinnerei, Buchdruckerei, Laboratorien, Nähstuben für helle Stoffe . .	30—40	50—60
Feinmechanik, Setzerei, Weben feiner Stoffe, Glühlampenfabriken, Zeichensäle, Nähstuben für dunkle Stoffe . .	40—50	60—100
Uhrmacherei, Präzisionsmechaniker, Gravieren, feine Zeichnungen, feine Stickereien	50—60	100—150
Krankenhäuser:		
Korridore	5—8	
Krankenzimmer, Schlafsäle, Waschküchen	8—12	20
Speisesäle, Aufenthaltsräume, Kochküchen	12—18	25
Operationsräume	50	200
Läden und Verkaufsräume	30—40	
Schaufenster:		
Helle Waren	—	80—120
Dunkle Waren	—	160—240
Schulen und Lehranstalten:		
Klassenzimmer, Aula	30—40	60
Zeichensäle	50—60	80
Turnhallen	20—30	
Wohnräume	etwa 20	

Tageslicht-Beleuchtung.

Die Beleuchtung eines Arbeitsplatzes ist abhängig:

1. von der Helligkeit des beleuchtenden Himmelsstückes;

2. von der Größe des beleuchtenden Himmelsstückes;

3. von dem Winkel, um den sich das beleuchtende Himmelsstück über den Horizont erhebt. Bezeichnen wir den Winkel, den die Mitte des Himmelsstückes mit dem Horizont bildet, als mittleren *Elevationswinkel*, so ist die Helligkeit unter sonst gleichen Umständen annähernd dem Sinus des mittleren Elevationswinkels proportional;

4. von der Menge des von den Wänden und von der Decke reflektierten Lichtes;

5. von der Durchlässigkeit des Fensterglases.

Die direkte Messung der Beleuchtung eines Arbeitsplatzes mit dem Photometer gibt Werte, die nur für die augenblickliche Helligkeit des beleuchtenden Himmelsstückes gültig sind. *Die Güte eines Arbeitsplatzes kann deshalb mit dem Photometer nur mit großer Vorsicht beurteilt werden; man müßte eigentlich den Platz nur unter den ungünstigsten Umständen messen.* Irgendwelche sicheren Schlüsse, wie sich ein unter günstigen Umständen, d. h. an einem hellen Tage gemessener Platz an dunkleren Tagen oder zu anderer späterer Tageszeit verhalten wird, sind nicht möglich.

Zweckmäßiger ist es deshalb, sich von der wechselnden Himmelshelligkeit freizumachen und die Beurteilung auf die Messung der konstanten Faktoren (Nr. 2—5) zu begründen. Das kann geschehen:

1. *Annähernd* durch Messung des Öffnungs- und Elevationswinkels. Spiegelinstrument von Gottschlich, sehr viel einfacher und zweckmäßiger ein Instrument von Kruess (A. Kruess, Hamburg, Adolphsbrücke 7), bei dem das Himmelsstück auf einer neigbaren Fläche abgebildet wird. *Öffnungswinkel:* Scheitelpunkt: Mitte des Arbeitsplatzes; unterer Schenkel: vom Scheitelpunkt zur oberen Begrenzungslinie des Horizontes. Er wird gewöhnlich gebildet durch die Dachkante des gegenüberliegenden Gebäudes, auch durch Bäume, günstigstenfalls durch den Horizont. Oberer Schenkel: vom Scheitelpunkt bis zur Unterkante des Fenstersturzes. *Oberer Elevationswinkel:* der Winkel, den der obere Schenkel des Öffnungswinkels mit der Horizontalen bildet. *Mittlerer Elevationswinkel:* der Winkel, den die Halbierungslinie des Öffnungswinkels mit der Horizontalen bildet.

Nach Förster soll der Öffnungswinkel nicht unter 4°, der obere Elevationswinkel nicht unter 27° betragen. Oder, da tang 27° fast genau 0,5 ist: die senkrechte Entfernung des Arbeitsplatzes von der Fensterwand soll nicht größer sein als die doppelte Höhe des Fenstersturzes über der Tischfläche.

Vielfach kommt man in der Praxis mit der Berücksichtigung dieser Forderungen aus. Genauer und besser ist es aber, nicht nur den Öffnungswinkel, sondern die *ganze Ausdehnung des beleuchtenden*

Himmelsstückes zu messen, und für den Elevationswinkel nicht nur eine Minimalgröße zu verlangen, sondern die durch ihn bewirkte Veränderung der Helligkeit rechnerisch in Betracht zu ziehen. Da die Beleuchtung dem Sinus des Elevationswinkels proportional ist, läßt sich durch Multiplikation mit dem Sinus die Beleuchtungskraft eines unter einem beliebigen Winkel über dem Horizont stehenden Himmelsstückes auf senkrechten Strahleneinfall reduzieren, d. h. es läßt sich angeben, *wie groß ein Himmelsstück gleicher Beleuchtungskraft sein müßte, wenn es senkrecht über der beleuchteten Fläche stände.* Solche Messungen sind auszuführen:

1. Mit dem *Weberschen Raumwinkelmesser* (Schmidt & Haensch, Berlin). Es wird gemessen der *Raumwinkel*, d. h. der räumliche Winkel an der Spitze einer Pyramide, deren Spitze die Mitte des zu untersuchenden Arbeitsplatzes und deren Basis das beleuchtende Himmelsstück bildet. Die Größe dieses Winkels wird ausgedrückt in *Quadratgraden*, d. h. sphärischen Quadraten von 1° Seitenlänge. Da die Kugelfläche 41253 Quadratgrade enthält, bedeutet ein Quadratgrad $^1/_{41253}$ der gesamten Himmelsfläche. Die Messung geschieht so, daß auf quadriertem Papier durch eine Linse ein Bild des Himmelsstückes entworfen wird. Die Brennweite der Linse ist so gewählt (11,4 cm), daß ein Quadratgrad gerade einem Quadrat von 2 mm Seitenlänge entspricht. Durch Nachziehen der Konturen des Himmelsstückes und Auszählen der Quadrate, bequemer durch Planimetrieren, läßt sich die Größe des Himmelsstückes, der Raumwinkel, feststellen. Der Apparat gestattet auch eine einfache Feststellung des mittleren Elevationswinkels; durch die Multiplikation mit dem Sinus läßt sich dann die gefundene Größe auf senkrechten Einfall umrechnen. Beispielsweise entspricht ein unter einem Elevationswinkel von 60° befindliches Himmelsstück von 100 Quadratgraden, da sin 60° = 0,5 ist, in seiner Beleuchtungskraft einem senkrecht über dem Platz stehenden Stück von 50 Quadratgraden.

Nach HERMANN COHN muß ein Arbeitsplatz *50* (auf senkrechten Einfall reduzierte) Quadratgrade haben, um auch an trüben Wintertagen nachmittags 4 Uhr brauchbar zu sein. Für den Elevationswinkel α ist also der geforderte Raumwinkel = 50 durch sin α.

2. Mit dem *Instrument von Moritz*, modifiziert von L. WEBER. Um den zu untersuchenden Platz ist eine Kugelfläche gedacht; die Begrenzungsstrahlen des Raumwinkels schneiden aus dieser Kugelfläche ein Stück heraus, und die Projektion dieses Stückes auf die Fläche des Arbeitsplatzes ist das Maß für den Beleuchtungswert des Himmelsstückes. Bei dem Instrument von MORITZ werden die Konturen des zu messenden Himmelsstückes im Fadenkreuz eines nach allen Seiten beweglichen rechtwinklig geknickten Fernrohres verfolgt: ein Schreibstift zeichnet dann die gewünschte Projektionsfigur auf Papier auf. Der Wert wird ausgedrückt in Tausendsteln der „erreichbaren Helligkeit", das ist derjenigen Helligkeit, die ein ganz

frei liegender Platz haben würde. Ein solches Tausendstel wird von *Moritz* als E bezeichnet. Die Maße des Instrumentes sind so gewählt, daß ein $E = 1$ qcm ist. Zum Vergleich mit dem Weberschen Instrument ist zu merken, daß ein $E = 10{,}313$ reduzierter Quadratgrade ist. Die Forderung von Moritz, daß ein brauchbarer Platz $5\,E$ haben müsse, entspricht also fast genau der Cohn-Weberschen Forderung von 50 Quadratgraden. Das Instrument von Moritz ist theoretisch genauer als der Webersche Raumwinkelmesser, beide sind aber nicht leicht zu handhaben. Die Auszählung der umschriebenen Quadrate ist mühsam, läßt sich aber durch Planimetrierung sehr vereinfachen.

3. Mit der Pleierschen Kamera (Schmidt & Haensch, Berlin). Das Himmelsstück wird mit einer einfachen Lochkamera photographiert, auf einer mitabgebildeten Netzteilung lassen sich ohne weitere Rechnung die reduzierten Quadratgrade auszählen. Für jeden Platz ist aber eine besondere photographische Aufnahme erforderlich. Die Auszählung ist außerdem sehr mühsam. Eine Bestimmung der Größe der Fläche mit dem Planimeter ist nicht möglich, weil die einzelnen Grade nicht gleich groß sind.

4. Die Lichtgüte eines Arbeitsplatzes hängt außer von dem beleuchtenden Himmelsstück auch ab von *der Menge des von Decken und Wänden des Zimmers*, manchmal auch von gegenüberliegenden Gebäuden, *reflektierten Lichtes*.

Diese wird mitberücksichtigt durch den von Thorner angegebenen *Beleuchtungsprüfer* (Schmidt & Haensch, Berlin). Das von einer Linse entworfene Himmelsbild ist gleich hell in jeder Entfernung vom Fenster. Die Helligkeit ist nur abhängig von der *Apertur der Linse*, d. h. von dem Quotienten aus Öffnung und Brennweite. Vergleicht man also das durch eine Linse von bestimmter Apertur auf einer weißen Fläche entworfene Himmelsbild mit der auf einer gleichen Fläche direkt vorhandenen Beleuchtung, *so hat man in der Apertur der Linse ein Maß für die Lichtgüte des Arbeitsplatzes*, d. h. für die Summe aller konstanten Faktoren (Größe des Himmelsstücks, Elevationswinkel, reflektiertes Licht), welche die Lichtgüte des Arbeitsplatzes bestimmen. Die *wechselnde Himmelshelligkeit* ist gleichgültig, weil sie die beiden verglichenen Größen gleichmäßig beeinflußt. Das Thornersche, sehr handliche Instrument gestattet, mit einem Blick zu entscheiden, ob der von Thorner aufgestellten Forderung (Apertur der Linse mindestens $1/_7$) entsprochen ist oder nicht. Sämtliche Plätze, etwa einer Schule, können in wenigen Minuten geprüft werden. Die Methode gibt zu hohe Resultate, wenn der Anteil des reflektierten Lichtes abnorm groß ist (Schnee, Sonnenschein auf gegenüberliegenden Gebäuden, sonnenbeschienene Zimmerwände usw.). Sie ist deshalb zu solchen Zeiten nicht anzuwenden.

Das Thornersche Instrument gibt keine *eigentlichen Messungsresultate*, sondern gibt nur darüber Aufschluß, ob ein Platz genügt oder nicht. *Messungen* kann man anstellen mit dem auf demselben Prinzip beruhenden, von LEONHARD WEBER angegebenen *Relativphotometer*, das zweifellos jetzt wohl das vollkommenste Meßwerkzeug für die Tageslicht-Beleuchtung ist. Es gestattet, die *äquivalente Apertur* für jeden Platz *zahlenmäßig* festzustellen. Natürlich gelten auch für dieses Instrument die für das THORNERsche Instrument eben hervorgehobenen Beschränkungen. Für die *Praxis des Schularztes* wird aber das THORNERsche Instrument wegen seiner einfacheren Anwendung und vor allen Dingen wegen seines viel billigeren Preises vorzuziehen sein. Es genügt hierfür auch vollständig.

Der *Einfluß des Fensterglases* auf die Platzhelligkeit ist nicht zu unterschätzen. Auch gutes Glas absorbiert etwa 10 %, schlechtes erheblich mehr. Gefrorene Fensterscheiben können den Platz sehr stark verdunkeln (bis 50 %), ganz zu verwerfen ist Ölfarbenanstrich. Will man die Fensterscheiben undurchsichtig machen, so ist eine dünne Mattierung zweckmäßiger. Besser aber ist es, die Durchsichtigkeit der Fensterscheiben nicht aufzuheben, weil undurchsichtige

Tabelle 2. Lichtverlust von Fenstergläsern.
(Nach SELTER.)

Glassorte	Dicke in mm	Lichtverlust in Proz.
Spiegelglas, weißes	1	5
Spiegelglas mit gelblichem Stich	1	6,5
Spiegelglas mit grünlichem Stich	1	8
Gewöhnliches Fensterglas mit grünlichem Stich	1,6—2,5	10
	2,5—3,4	11
	3,4—4,0	13
Weißes Kathedralglas	3,0—3,5	11
Gewöhnliches Rohglas	5	13
Sandiges Rohglas	5	19
	13,5	25
Mattes Glas (je nach Reinheit der Oberfläche)	2	14—22
Weißes gepreßtes Glas	3—5	15—20
Grünliches gepreßtes Glas	3—5	25—40
Diagonal geriffeltes Rohglas	5,6—5,9	24
Parallel geriffeltes Rohglas	5—6	24—37
Ornamentrohglas je nach Muster	3—6	25—44
Drahtrohglas		
mit 17—20 mm sechsseitigen Drahtmaschen	6,6—7,8	24
mit 17—20 mm sechsseitigen Drahtmaschen	10,8	34
mit 6—7 qmm großen Maschen	6,2—7,4	34
mit 6 qmm großen Maschen	8	43
mit 3 qmm großen Maschen	5,3	44
Milchglas, Überfangglas	1—3	25—65

Fensterscheiben, besonders in Schulen, immer einen gefängnisartigen Eindruck machen. Die Tabelle 2 gibt die von den einzelnen Fensterglasarten absorbierten Lichtmengen wieder.

Der Anteil des reflektierten Lichtes an der Platzbeleuchtung ist im allgemeinen um so größer, je weiter der Platz vom Fenster entfernt ist. Plätze *ohne Raumwinkel*, von denen aus man also überhaupt keinen Himmel sehen kann, werden *nur* von reflektiertem Licht beleuchtet. Auch diese können unter günstigen Verhältnissen noch genügende Helligkeit haben. Sie können aber doch nicht als ausreichend beleuchtet bezeichnet werden, weil das reflektierte Licht ein sehr unsicherer Faktor ist und weil gerade unter ungünstigen Verhältnissen diese Plätze dann zu dunkel werden.

Die Menge des reflektierten Lichtes wird stark beeinflußt durch die Beschaffenheit von Wänden und der Decke des Zimmers; siehe Tabelle 3.

Tabelle 3. Reflexionsfähigkeit der Zimmerwände.

Heller Kalkanstrich	60 %
Gelbe Tapete	40 %
Blaue Tapete	25 %
Dunkelbraune Tapete	13 %
Schwarzbraune Tapete	4 %
Helles Tannenholz	40—50 %
Schwarzes Tuch	1,2 %

Verbesserung unzureichender Tageslichtbeleuchtung ist möglich:

1. Manchmal schon durch Beseitigung von Vorhängen, Jalousien usw.

2. Durch hellen frischen Anstrich von Wänden und Decke, besonders bei fensterfernen Plätzen sehr wirksam.

3. Höherlegen der Arbeitsfläche.

4. Bessere Verglasung der Fenster.

5. Durch Anbringung von Spiegeln vor den Fenstern. Nicht zu empfehlen. Teuer; auch werden die Spiegel bald blind.

6. Durch Prismenglas an Stelle der Fensterscheiben (sog. Luxferprismen; Bezugsquelle: Deutsche Luxferprismen-Gesellschaft m. b. H. Berlin-Weißensee, Lehderstr. 43). Die Prismen sind so angeordnet, daß sie die unter spitzem Winkel schräg von oben auf die Fensterfläche fallenden Lichtstrahlen tiefer in das Zimmer hineintreten lassen. Der scheinbare Horizont wird also tiefer gelegt. Die Wirkung ist sehr gut, der Preis aber nicht billig.

Untersuchung der Tageslicht-Beleuchtung.

Zur ersten Orientierung kann das *Verhältnis zwischen Größe der Fenster und Bodenfläche* dienen. Die Fensterfläche soll, ausschließlich der Fensterkreuze, in bewohnten Räumen mindestens $^1/_{12}$, in Schulen etwa $^1/_5$ der Bodenfläche betragen. Für die Fensterkreuze kann $^1/_3$ der ganzen Öffnung gerechnet werden. Plätze ohne direktes Himmelslicht sind zu beanstanden, wenn sie auch an hellen Tagen genügend beleuchtet sein können. Feststellung durch einen auf die Fläche des Platzes gehaltenen kleinen Handspiegel.

Zur *annähernden Schätzung* der augenblicklichen Beleuchtung können Leseproben dienen. Wird von einem Auge von normaler Sehschärfe, dessen eventuelle Refraktionsanomalien korrigiert sind, Druckschrift, die etwa dem gewöhnlichen Zeitungsdruck entspricht, aus einer Entfernung von 250 mm fließend gelesen, so kann der Platz zur Zeit der Untersuchung als ausreichend beleuchtet angesehen werden. Genauere Angaben liefert der WINGENsche Beleuchtungsmesser, wissenschaftlich verwertbare Werte das WEBERsche Photometer. Beide Messungen sind aber selten nötig. Von der *Himmelshelligkeit* unabhängige Angaben liefern die *Raumwinkelmesser.* Den schnellsten Überblick gibt das *Thornersche Instrument,* das aber unter gewissen Umständen (s. oben) falsche Angaben machen kann.

Für den Schularzt wird das THORNERsche Instrument trotzdem die geeignetste Prüfungsmethode sein.

Künstliche Beleuchtung.

Im einzelnen sind folgende Anforderungen zu stellen:

1. Ausreichende Quantität (60 Lux zum Lesen und Schreiben).
2. Vermeidung von Helligkeitsschwankungen.
3. Keine Blendung.
4. Keine Belästigung und Schädigung durch Wärmestrahlung oder andere nicht sichtbare Strahlen.
5. Keine schädliche Luftverschlechterung.
6. Keine Gefahren.

Zu diesen einzelnen Anforderungen ist folgendes zu bemerken:

1. Quantität.

Die quantitativen Anforderungen können bei künstlichem Licht meistens leichter und sicherer erfüllt werden als für Tageslichtbeleuchtung. Schwierigkeiten können nur eintreten, wenn weder Gas noch elektrische Energie zur Verfügung steht.

2. Gleichmäßigkeit.

Starke, rasch sich wiederholende Schwankungen der Intensität (Flackern oder Zucken des Lichtes) sind unbedingt zu vermeiden. Sie können die Naharbeit unmöglich machen. Sie können auftreten bei schlechten Bogenlampen, offenen Gasflammen (Schnittbrenner) und schlecht einreguliertem Gasglühlicht. *Sie müssen und können auf jeden Fall vermieden werden.*

3. Die Beleuchtung soll nicht blendend wirken.

Wichtig dafür ist:

a) die Flächenhelle der Lichtquelle;

b) die Art der Anbringung der Lichtquelle.

Flächenhelle (Glanz) ist die von einem Quadratzentimeter der Lichtquelle ausgehende Lichtstärke. Bei körperlichen Lichtquellen ist statt der Oberfläche die Projektion auf die Blickrichtung zu setzen, z. B. bei Kugeln ein Kreis vom Radius der Kugel.

Nach Schanz und Stockhausen *soll die Flächenhelle nicht über 0,75 Hefnerkerzen* betragen. Dieser Wert ist sicher zu hoch, er ist aber auch in die Leitsätze der Deutschen Beleuchtungstechnischen Gesellschaft aufgenommen worden. Auf jeden Fall haben alle künstlichen Lichtquellen, vielleicht mit Ausnahme von Kerzen und schlechten Petroleumlampen und des Moore-Lichtes zu hohen Glanz (s. Tabelle 4). Der Grenzwert kann also nicht für die Lichtquelle selbst, sondern nur für die zur Verminderung des Glanzes dienenden lichtzerstreuenden Umhüllungen gelten.

Tabelle 4. Flächenhelle verschiedener Lichtquellen.

(Nach Bloch: Lichttechnik.)

Lichtquelle	Flächenhelligkeit in HK/qcm
Stearinkerze	0,66
Talgkerze	0,74
Petroleumlampe	0,62—1,5
Spiritusglühlicht	2,47
Gasschnittbrenner	0,53—1,25
Gasglühlicht, stehend	3,2—5,7
Gasglühlicht, hängend	6,4
Acetylen	6,0—9,0
Kohlenfadenglühlampe 3,5 W/HK hor.	55—60
Tantallampe	110—130
Nernstbrenner (nackt)	160—450
Wolframlampe 1,1 W/HK hor.	150
Gasfüllungslampe 0,5 W/HK $\ominus$	800
Flammenbogen (nackt)	600—1000
Pos. Krater des Reinkohlenlichtbogens	18000
Sonne am Horizont	400
Sonne im Zenit	100000—150000

Die von Stockhausen angegebenen Zahlen sind etwas höher. Für die physiologische Wirkung des Glanzes dürften aber diese der Wahrheit näherkommen.

Um die Blendung zu verhüten, muß entweder:

der Glanz der Lichtquellen heruntergesetzt werden,

oder die Lichtquellen müssen so angebracht werden, daß ein direktes Hineinsehen nicht stattfindet.

Die Verminderung der Flächenhelle geschieht durch Umhüllen mit zerstreuenden Medien. Die Oberfläche der Umhüllung muß um so größer sein, je größer die Lichtstärke der Lichtquelle ist.

Mit der zerstreuenden Wirkung der Umhüllungen ist aber auch eine *lichtabsorbierende* verbunden. Je besser die Streuung, desto mehr Licht wird auch absorbiert. Weitaus am besten streut *Milchglas*, aber mit Verlust von 30—50%. Nicht ganz so gut *Opalglas* (Verlust 10—20%) oder *Opalüberfangglas*. Auch bei den Gläsern mit eingepreßten Prismen (*Holophanglas, Opterophanglas*) ist die Streuung gut bei geringem Verlust (5—15%). Sie wirken aber unruhig und sind schwer frei von Staub zu halten. Mattglas (Verlust 10—20%) streut bei hellen Lichtquellen nicht genügend.

Umschließen die Glocken die Lichtquellen nicht ganz, so wirken sie nach der offenen Seite als *Reflektoren* und können so die Lichtverteilung der Lampen weitgehend beeinflussen.

Wenn man den Grenzwert für die Flächenhelle $\dfrac{0{,}75 \text{ HK}}{\text{qcm}}$, so auffaßt, daß die *Umhüllung* so groß gewählt werden muß, daß er nicht überschritten wird, so ergeben sich bei starken Lichtquellen recht große Dimensionen. Beispielsweise müßte eine Bogenlampe von 600 Kerzen sphärischer Lichtstärke mit einer Kugel umhüllt werden, welche einen Durchmesser von 32 cm hat. Praktisch ist es meistens unmöglich, diese Abmessungen einzuhalten. *Man muß deshalb, auch bei mit zerstreuenden Glocken versehenen Lichtquellen, durch geeignete Aufhängung dafür sorgen, daß sie sowenig wie möglich in die Blickrichtung fallen.* In dieser Beziehung wird sowohl in öffentlichen wie auch in privaten Räumen, auch bei der Schaufensterbeleuchtung *in geradezu unglaublicher Weise* gesündigt.

In allen Räumen, in denen den Insassen eine bestimmte Blickrichtung angewiesen ist (Versammlungsräumen, Hörsälen, Konzertsälen, Theatern, Schulen, Vortragsräumen) dürfen sich *in der Blickrichtung keine Lichtquellen* befinden. Auch außerhalb der Blickrichtung gelegene Lichtquellen wirken noch blendend, wenn der Winkel mit der Blickrichtung klein ist. Als Grenze kann 30°, besser 45° angesehen werden. In den genannten Räumen dürfen sich deshalb in einem Kegel, dessen Spitze das Auge des Insassen, dessen Achse die bevorzugte Blickrichtung ist, und dessen Spitzenwinkel 60—90° beträgt, keine Lichtquellen oder wenigstens nur *solche von ganz geringer Flächenhelle*, allerhöchstens $\dfrac{3 \text{ HK}}{\text{qcm}}$, befinden. *Kronleuchter sind deshalb nur bei sehr hohen Räumen und hoher Anbringung zulässig.*

Am sichersten vermeiden läßt sich die Blendung bei der *indirekten Beleuchtung*.

1. Ganz indirekte Beleuchtung. Die Lichtquelle selbst ist vollständig verdeckt. Das ganze Licht wird durch einen unterhalb der Lichtquelle angebrachten, undurchsichtigen Reflektor an die Decke oder an einen besonderen Reflektor und von da aus in den Raum zurückgeworfen. Decken und Reflektoren müssen peinlich sauber gehalten werden, auch die Wände möglichst hell sein. Decken mit vorspringenden Balkenlagen eignen sich hierfür nicht.

Die *Vorzüge* der ganz indirekten Beleuchtung wurden früher überschätzt: sehr weiche, fast schattenfreie Beleuchtung, keine Blendung.

Nachteile; Beträchtliche Lichtverluste, fremdartiger Eindruck des beleuchteten Raumes. Der Raum erscheint auch dunkler, als er in Wirklichkeit ist. Eignet sich nicht, wenn Schlagschatten nötig sind: Zeichnen nach Gipsmodellen, viele feinmechanische Arbeiten. In den meisten Fällen vorzuziehen ist

2. die halb indirekte Beleuchtung. Sie entsteht dann, wenn neben dem reflektierten Licht auch direktes in den Raum gelangt. Das Wort halb ist nicht wörtlich zu nehmen, der Anteil des direkten Lichtes kann mehr, aber auch weniger als die Hälfte betragen. In solchen Fällen spricht man besser von vorwiegend direkter bzw. indirekter Beleuchtung.

Die Ausführung geschieht am einfachsten so, daß der *untere Reflektor* nicht undurchsichtig, sondern mehr oder weniger durchsichtig, z. B. *aus Milchglas* oder *Mattglas*, hergestellt wird. Er wirkt dann teils wie eine direkte Lichtquelle von großer Flächenausdehnung und niedriger Flächenhelle, teils durch Reflexion an die Zimmerdecke. Muß mit den Kosten für die Beleuchtungskörper gespart werden, so läßt sich in den meisten Fällen bei nicht allzu niedrigen Räumen auch die *Aufhängung der Lichtquelle unmittelbar unter der Zimmerdecke anwenden.* Bei elektrischen Glühlampen wird dabei zweckmäßig die untere Hälfte mattiert. Auf diese Weise läßt sich mit sehr einfachen Mitteln eine hygienisch durchaus einwandfreie Beleuchtung erzielen, z. B. in Hörsälen.

Auch in Privatwohnungen (Speisezimmern) ist diese Art der Beleuchtung häufig zu empfehlen.

Bei der *Verteilung der Lichtquellen* im Raum ist weiter zu beachten, daß keine zu große Beleuchtungsunterschiede der einzelnen Abschnitte des Raumes entstehen. In größeren Räumen mit *einem* Arbeitsplatz (Schreibtisch) wird zweckmäßig auch der übrige Teil des Raumes mäßig hell beleuchtet. Schreibtischlampen sollen so angebracht werden, daß der Arbeitende *in keiner Blickrichtung* in die Lampe hineinsehen kann. Auch ist darauf zu achten, daß sich die Lampe nicht in der glatten Lese- oder Schreibfläche spiegelt. Stellung der Lampe am besten nach links und vorn. Die Lampen sollen auch nicht zu nahe an der Arbeitsfläche sein, dadurch wird ein Teil der Fläche unnötig hell beleuchtet, und die Beleuchtung fällt sehr schnell nach den Seiten ab. Zu hoch angebrachte Lampen geben dagegen leicht Anlaß zu seitlicher Blendung. Abhilfe durch passende Schirme. Auch die Schirme selbst können bei hellen Lampen unter Umständen blenden, zweckmäßig ist es, sie *leicht* grün zu überfangen oder auch mit durchsichtigem Stoff zu überziehen.

4. Die Lichtquelle soll nicht durch Wärmeproduktion belästigen oder schädigen.

Gesamtwärme. Die den Lichtquellen zugeführte Energie wird bis auf einen ganz geringen, praktisch nicht ins Gewicht fallenden Bruchteil in *Wärme* umgesetzt. Je wirtschaftlicher eine Lichtquelle arbeitet, d. h. je geringer ihr spezifischer Energieverbrauch ist, desto geringer ist auch ihre Wärmeproduktion. Die Wärmeproduktion der Lichtquellen muß bei der Berechnung der Ventilation von Versammlungsräumen usw. in Rechnung gezogen werden.

Besonders wichtig ist die *strahlende Wärme*, sie kommt jetzt allerdings fast nur noch bei Petroleumlampen, allenfalls auch noch für Gasglühlicht in Frage. Elektrische Lampen haben sehr geringe strahlende Wärme. Die Lichtquellen für Arbeitsplätze sollen so weit vom Kopf des Arbeitenden entfernt sein, daß die Strahlung nicht mehr gespürt wird. Der Grenzwert für die eben merkliche Strahlungsempfindung ist individuell verschieden und richtet sich auch nach der Temperatur der Umgebung. Er kann im Durchschnitt zu $\dfrac{0,6 \text{ mgcal}}{\text{sec} \cdot \text{qcm}}$, angenommen werden. Wenn also die Wärmestrahlung einer Lampe bekannt ist, läßt sich berechnen, wie weit sich der Arbeitende ihr mit dem Kopf nähern darf, ohne daß er durch Strahlung belästigt wird. Die in dieser Entfernung auf einer senkrecht gegenüberstehenden Fläche erzeugte Beleuchtung wird nach RUBNER als *ausnutzbare Lichtstärke* bezeichnet.

Ist J die Lichtstärke, S die Strahlung und p der Grenzwert, so ist die zulässige Entfernung $\sqrt{S/p}$ und die ausnutzbare Lichtstärke $J \cdot p/S$.

5. Die Beleuchtung soll keine schädliche Luftverunreinigung hervorrufen.

Eine solche Luftverunreinigung ist nur möglich durch die mit Brennstoffen gespeisten Lichtquellen (s. Tabelle 5) mit Ausnahme der Flammenbogenlampen. Es entsteht hauptsächlich Wasserdampf und Kohlensäure, daneben in kleinen Mengen salpetrige Säure, Kohlenoxyd und andere unvollständige Verbrennungsprodukte des Kohlenstoffes. Ferner schweflige Säure, wenn das Brennmaterial schwefelhaltig ist (Leuchtgas). Der Wasserdampf kann, wenn er in großen Mengen vorhanden ist, die Wärmeregulation erschweren, salpetrige Säure kann bei empfindlichen Personen Reizungen der

Tabelle 5. Wärmeproduktion und Verbrennungsprodukte verschiedener Lichtquellen für 1 HK.

Beleuchtungsmittel	Verbrauch für 1 HK/St.	WE	CO_2 in l	Wasserdampf g
Petroleumlampe	3,5 g	38,08	5,65	4,41
Petroleumglühlicht	1,2 g	13,0	1,87	1,51
Spiritusglühlicht	1,8 g	9,7	1,62	1,07
Leuchtgasschnittbrenner	15,0 l	76,5	8,35	14,95
Leuchtgasrundbrenner	10,0 l	51,0	5,50	10,05
Stehendes Gasglühlicht	1,5 l	7,65	0,82	1,49
Hängendes Gasglühlicht.	1,0 l	0,5	0,55	1,00
Stehendes Preßgasglühlicht . . .	1,5 l	7,6	0,83	1,51
Preßgas-Invertglühlicht	1,1 l	5,6	0,61	1,10
Acetylenflamme	1,0 l	15,0	2,00	0,80
Acetylenglühlicht	0,7 l	5,9	0,80	0,32

Schleimhäute hervorrufen, ebenso die schweflige Säure. Die letztere wird gewöhnlich durch den Kalkanstrich von Decken und Wänden zum größten Teil gebunden.

Die Luftverschlechterung war bei den älteren Gaslampen nicht unerheblich, hat aber heute, wo der Gasverbrauch und damit auch die Produktion der schädlichen Bestandteile sehr stark heruntergesetzt ist, nicht viel Bedeutung mehr. Sie kommt eigentlich nur noch in Frage bei Petroleumlampen und Kerzen.

6. Die Farbe der Beleuchtung.

Es ist zu unterscheiden: der Einfluß der Farbe auf die *Sehschärfe* und auf die *Ermüdung des Auges*. Diese beiden Einflüsse brauchen nicht parallel zu gehen.

Für die *Sehschärfe* sind die kurzwelligen Strahlen günstiger, insbesondere geben die Lichtquellen mit gelblichem Ton eine etwas bessere Sehschärfe bei gleich starker Beleuchtung (12—14%). Praktisch ist das aber *vollständig irrelevant*, es bedeutet nur, daß die bläulichen Lichtquellen etwas heller genommen werden müssen. Das macht gar keine Schwierigkeiten, weil die Lichtquellen mit kurzwelligeren Strahlen sehr viel wirtschaftlicher arbeiten und deshalb ohne irgendwelche Bedenken und ohne irgendwelche Belastung etwas stärker genommen werden können. Außerdem ist meistens die Beleuchtungsstärke so groß, daß der durch die Farbe bedingte Unterschied in der Sehschärfe überhaupt nicht hervortritt. Die ganze Frage hat mehr theoretisches als praktisches Interesse.

Wichtig dagegen ist der *Einfluß* der *Farbe auf die Ermüdung des Auges*. Soweit sich darüber bestimmte Angaben machen lassen, kann man sagen, daß gerade umgekehrt langwelligere Strahlen stärker ermüdend wirken. Bläuliche und grünliche Töne ermüden das Auge weniger als rötliche und gelbliche. Es muß deshalb als ein Vorzug der neueren Lichtquellen angesehen werden, daß ihr Licht reicher an kurzwelligen Strahlen ist. Als Maß für die Ermüdung des Auges kann mit ziemlicher Sicherheit die *Zahl der Lidschläge* in der Zeiteinheit angesehen werden.

Schädigung des Auges durch ultraviolette oder infrarote Strahlen.

Die einige Zeit lang behauptete *Schädigung des Auges durch die ultravioletten Strahlen* der modernen Lichtquellen kommt praktisch nicht in Frage. Die Ultraviolettmengen sind so gering, daß irgendwelche Schädigungen von ihnen nicht zu erwarten sind. Es ist deshalb auch durchaus überflüssig, das Auge durch besondere Glasarten gegen das Ultraviolett der künstlichen Lichtquellen zu schützen.

Dagegen können vielleicht die *infraroten* Strahlen eine ungünstige Wirkung ausüben, und zwar diejenigen Strahlen, die gerade eben unterhalb der Sichtbarkeit liegen. Ein Schutz gegen diese Strahlen ist durch besondere Gläser (Uroglas von Zeiß) zu erreichen und wird von manchen Menschen angenehm empfunden.

7. Die Beleuchtung soll ungefährlich sein.

Gefahren sind:
1. Feuer- und Explosionsgefahr.
2. Vergiftung.
3. Direkte Schädigungen durch den elektrischen Strom.

Näheres s. bei den einzelnen Beleuchtungsarten.

Die einzelnen Arten der Beleuchtung.

1. Kerzen.

Lichtstärke etwa 1,2—1,5 HK.

Material: Stearinsäure,
   Palmitinsäure,
   Wachs,
   Paraffin,
   Ceresin
   und Mischungen dieser Körper.

Hygienisch sehr minderwertige Beleuchtung, außerdem sehr kostspielig: unruhiges Licht, große Wärmeproduktion, starke Luftverunreinigung, unter anderem auch durch Stickstoffoxydationsprodukte. Die Beleuchtung großer Säle durch Kerzen, die bei manchen Gelegenheiten zur Erhöhung des festlichen Eindruckes beliebt wird, ist vom hygienischen Standpunkte aus als Kuriosum zu bezeichnen.

2. Petroleum.

Petroleum ist eine Mischung von Kohlenwasserstoffen der Formel:

$$C_nH_{2n} \quad \text{und} \quad C_nH_{2n+2} .$$

Für 1 HK sind etwa 3,5 g Petroleum in der Stunde erforderlich. Wärmeproduktion, Strahlung und Luftverunreinigung sind verhältnismäßig hoch, der Glanz dafür niedrig. Die Wärmestrahlung läßt sich durch Verwendung eines Überzylinders etwa auf die Hälfte herabsetzen, die Lichtstärke wird dabei um 10 % vermindert.

Das Petroleum darf im Abelschen Prüfungsapparat unter 21° keine entflammbaren Dämpfe entwickeln. Solches Petroleum ist bei normaler Temperatur nicht entzündlich. Im Vorratsbehälter mancher Lampen nimmt es aber höhere Temperaturen an und entwickelt dann auch entzündliche Dämpfe. Trotzdem ist die Furcht vor Feuersgefahr stark übertrieben. Brände und Explosionen kommen fast nur bei grober Unachtsamkeit (Umwerfen der Lampe) vor. Das Ausblasen geschieht am besten durch schräges Hineinblasen in den Zylinder, der Docht darf vorher *nicht* heruntergeschraubt werden.

3. Leuchtgas.

Das gewöhnliche *Leuchtgas* ist das gereinigte Produkt der Trockendestillation von Steinkohle. Die Zusammensetzung schwankt stark je nach der Art der Herstellung und der mehr oder minder starken Beimischung von Wassergas. Als Beispiel für die Zusammensetzung eines mit mäßigen Mengen von Wassergas gemischten Leuchtgases:

Leichte Kohlenwasserstoffe CH_4 . .	29,6 %
Schwere Kohlenwasserstoffe	3,4 %
Kohlenoxyd	8,3 %
Kohlensäure	2,6 %
Wasserstoff	51,8 %
Sauerstoff	0,3 %
Rest (Stickstoff usw.)	4,0 %

Ausbeute aus 100 kg Steinkohlen einschließlich Wassergas 51 cbm und an Nebenprodukten: Koks 73 kg, Teer 5,1 kg, Ammoniak 0,123 kg, Benzol 380 kg.

Dem reinen Steinkohlengas wird vielfach Wassergas, gewonnen durch Überleiten von Wasserdampf über glühenden Koks, beigemischt. Das Wassergas enthält viel Kohlenoxyd. Der Kohlenoxydgehalt des Mischgases kann deshalb bis 15 % betragen.

Gasbrenner. Die älteren Brenner (Zweilochbrenner, Schnittbrenner, Argandbrenner), bei denen das Gas mit seiner natürlichen Leuchtkraft (durch den in der Flamme ausgeschiedenen Kohlenstoff) verbrannte, werden heute kaum noch benutzt. Sie stehen wirtschaftlich und hygienisch auf sehr niedriger Stufe. Heute werden ausschließlich benutzt:

Gasglühlichtbrenner. 1885 von Auer von Welsbach erfunden. In der durch Luftzusatz entleuchteten Gasflamme (Bunsenflamme) wird ein Glühkörper, bestehend aus einem Gerüst aus Thoriumoxyd, mit 1% Ceriumoxyd zum Glühen gebracht.

Stehendes Gasglühlicht. Verbrauch für die Kerze etwa 1,5 l in der Stunde. Ausführung der Brenner für etwa 80, 40 und 25 Kerzen. Außerdem besonders große Brenner (Lukaslicht) mit verstärktem Zug von 500 Kerzen. Besonders zu empfehlen die Brenner, die Vorrichtungen zur Regelung von Gas- *und* Luftzufuhr besitzen.

Hängendes Gasglühlicht. Verbrauch etwa 1 l für die Kerzenstunde. Ausführung in Größen von etwa 80 bis herab zu 25 Kerzen. Glanz und Wärmestrahlung sind etwas höher als beim stehenden Brenner.

Bei der Benutzung des Gasglühlichtes sind folgende Punkte zu beachten.

1. Die Brenner werden vielfach größer genommen, als für den beabsichtigten Zweck nötig und nützlich ist. Dieser Gesichtspunkt sollte sowohl vom Konsumenten wie vom Produzenten, wie auch von den Verkaufsstellen mehr berücksichtigt werden. Von den letzteren dadurch, daß die kleinen Brenner mehr wie bisher vorrätig gehalten und empfohlen werden. Der normale Auerbrenner ist für die meisten Zwecke als Einzelbeleuchtung zu groß.

2. *Alle* Brenner bedürfen einer sehr sorgfältigen Regelung der Gas- und Luftzufuhr, wenn sie volle Leistung geben sollen. Die Brenner aus der Vorkriegszeit, die für ein Gas von etwa 5300 Calorien eingestellt waren, können nicht ohne weiteres für das jetzige, wassergashaltige Gas von geringerem Verbrennungswerte (4000—4200 Calorien) übernommen werden. *Sie bedürfen geringerer Luftzufuhr.* Auch durch relativ zu große *Gas*zufuhr sinkt die Lichtstärke, der Brenner arbeitet dann doppelt unwirtschaftlich. Gas- und Luftzufuhr passen nur für eine bestimmte Beschaffenheit des Gases und für einen bestimmten Druck. *Unbedingt müssen deshalb Reguliervorrichtungen für beide vorhanden sein.* Es ist sehr zu bedauern, daß die normalen Brenner für stehendes Gasglühlicht meistens ohne solche Vorrichtungen geliefert werden. Man kann sich allenfalls bei ihnen dadurch helfen, daß man die Gaszufuhr durch Verstellen des Hahnes und die Luftzufuhr durch Verkleben der Löcher mit Papier oder Einschieben von Wattebäuschchen regelt. Schon dadurch läßt sich eine ganz erhebliche Verbesserung der Beleuchtung erzielen. *Im allgemeinen kann man sagen, daß kaum ein normaler Gasbrenner mit seiner vollen Leistung brennt.* Sehr viel besser sind die Juwelbrenner und vor allem die sog. *Sparbrenner* Globo-, Rollo- und Olsobrenner, die nicht nur für Gas, sondern auch für Luft gute Reguliervorrichtungen besitzen. Wenn diese sorgfältig eingestellt sind, so läßt sich mit ihnen eine sparsame und außerordentlich wirtschaftliche Beleuchtung erzielen.

Tabelle 6. Verbrauch und Lichtausbeute verschiedener Gasglühlichtbrenner.

(Nach BLOCH: Lichttechnik.)

Lampenart	Normaler Verbrauch: Liter für 1 Stunde	Horizontale Lichtstärke HK hor.	Gasverbrauch Liter für 1 Stunde und		
			1 HK hor.	1 HK ⊖	1 HK ⊝
Stehlichtbrenner:					
Auer-C-Brenner	130	90	1,45	1,9	2,1
Juwelbrenner	65	45	1,45	1,9	2,1
Sparbrenner	50—120	45—110	1,1	1,4	1,6
Hängelichtbrenner:					
Klein	25	16	1,6	1,5	1,1
Mittel	55	50	1,1	1,2	0,9
Groß	95	100	0,95	1,2	0,9

Sehr viel besser als die gewöhnlichen Stehlichtbrenner sind im
allgemeinen die *Hängelicht*brenner konstruiert, die gute Reguliervorrichtungen sowohl für Gas wie für Luft besitzen. Man sollte
aber von diesen Reguliervorrichtungen mehr Gebrauch machen, als
es geschieht, und sollte den guten Zustand und die gute Einstellung
überwachen.

Preßgas.

Die Wirtschaftlichkeit der Gasglühlichtlampen läßt sich erheblich
steigern, wenn man ihnen das Gas oder die Luft oder ein Gemisch
von beidem *unter Druck* zuführt. Der Gasverbrauch sinkt dann auf
etwa 0,5 l für die Kerze. Die Brenner eignen sich aber im allgemeinen
nicht für Innenbeleuchtung, dagegen werden sie mit sehr großem
Vorteil für Straßenbeleuchtung verwandt. Sie werden in Stärken bis
zu 3000 Kerzen hergestellt.

Petroleum- und Spiritusglühlicht.

Petroleumglühlicht ist nur brauchbar, wenn dem Brenner das
Petroleum unter Druck zugeführt wird. Große Lampen von etwa
400 Kerzen und mehr. Sie brennen aber mit einem etwas sausenden
Geräusch und sind deshalb nur für Außenbeleuchtung gut brauchbar.
Die kleinen für Innenbeleuchtung bestimmten Petroleumlampen ohne
Druck sind leider technisch noch nicht so weit ausgebildet, daß sie
unbeschränkt empfohlen werden könnten. Ihr Petroleumverbrauch
beträgt etwa nur $^1/_3$ der gewöhnlichen Petroleumlampen, sie rußen
und blaken aber sehr leicht, wenn sie nicht sehr sorgfältig behandelt
werden. Für allgemeine Anwendung eignen sie sich noch nicht.

Gut brauchbar und betriebssicher sind hingegen die *Spiritusglühlichtlampen.* Ruhiges Licht von geringer Wärmestrahlung.

Spiritusverbrauch etwa 2 g für die Kerzenstunde. Ein großer Nachteil ist aber die Feuersgefahr dieser Lampen. Sie müssen unbedingt metallene Behälter und eine besondere Einfüllöffnung haben.

Gefahren der Gasbeleuchtung.

Vergiftungsgefahr. Das Leuchtgas enthält bis zu 10% Kohlenoxyd, bei Beimischung von Wassergas erheblich mehr. Die Schädlichkeitsgrenze des Kohlenoxydes liegt bei etwa 0,05%, also etwa 0,5% Leuchtgasgehalt. 0,1—0,2% sind bereits durch den Geruch wahrnehmbar, die Gefahr ist also bei einiger Aufmerksamkeit nicht groß. Ausnahme: bei schlafenden Menschen und wenn das Gas dickere Erdschichten passiert (Rohrbrüche in der Straßenleitung), wodurch der Geruch sehr geschwächt wird. Das Gas kann auf diese Weise durch die Kellersohle in die Häuser gelangen.

Explosionsgefahr. Leuchtgas explodiert, wenn es mit Luft gemischt wird. Grenzen der Explosionsfähigkeit 8—20% Leuchtgas. Heftigste Explosion bei etwa 12%. Ein Gasgehalt, wie er zur Explosion nötig ist, *muß* sich durch starken Geruch verraten. Räume, in denen es stark nach Gas riecht, dürfen nicht mit brennendem Licht betreten werden. Sofort Fenster öffnen, Haupthahn abstellen, Gasanstalt benachrichtigen, wenn nicht die Ursache des Gasgeruches sich ohne weiteres etwa in einem offenen Hahn ergibt. *Vergiftungsund Explosionsvorkommnisse beruhen meistens auf grober Unachtsamkeit.* Besonders gefährlich ist es, wenn bei Apparaten, *die durch einen Schlauch an die Leitung angeschlossen sind,* zum Abstellen nicht der Leitungshahn, sondern der Hahn am Apparat geschlossen wird. Bei Undichtigkeiten des Schlauches oder bei Abspringen strömt dann das Gas aus.

Acetylen

wird erzeugt durch Zusammenbringen von Calciumcarbid und Wasser in besonderen Apparaten. Brennt gut auch ohne Glühkörper in Schnitt- oder Zweilochbrennern mit besonderer Luftzufuhr. Weiße, sehr steife und dadurch ruhige Flamme. Verbrauch etwa 0,6 l für die Kerzenstunde. Verwendbar auch als Glühlicht. Der Verbrauch beträgt dann nur noch 0,3 l. Auch durch Erhöhung des Druckes läßt sich der Verbrauch erheblich heruntersetzen. Geringe Luftverunreinigung und Wärmeproduktion. Gut verwendbar für die Versorgung von einzelnen Häusern oder kleineren Komplexen. Vorsicht ist aber nötig wegen des großen Explosionsbereiches, 3,2—52% Acetylen.

Das Acetylen kann für sich nicht komprimiert werden, weil es, wenn der Druck 2 Atmosphären übersteigt, an sich explosibel ist (endothermische Verbindung). Es kommt aber, in Aceton gelöst, in Bomben unter einem Druck von 12 Atmosphären in den Handel. 1 l Aceton löst bei 12 Atmosphären etwa 300 l Acetylen. Auf diese Weise können transportable Beleuchtungsanlagen geschaffen werden.

Die Hauptverwendung des Acetylens ist aber nicht die Beleuchtung,
sondern die Vorrichtungen zur sog. autogenen Schweißung, bei denen
das Acetylen mit Sauerstoff verbrannt wird.

Luftgas.

Ähnlichen Verwendungsbereich wie das Acetylen hat das *Luftgas*,
das durch Beladen von Luft mit den Dämpfen leicht siedender Kohlenwasserstoffe (Ligroin, Gasolin) dargestellt wird. Es brennt mit blauer
Flamme und eignet sich deshalb nur für Glühlicht. Es ist kaum
giftig; Explosionsbereich 37—63%.

Ölgas.

Wird durch Erhitzen von Gasöl gewonnen und wurde früher
meistens mit Acetylen gemischt, zur Beleuchtung der Eisenbahnwagen benutzt. Es kommt in verflüssigtem Zustand, in Bomben
von 100 Atmosphären Druck, als *Blaugas* in den Handel, enthält
wenig Kohlenoxyd, 0—3%, und ist deshalb viel weniger giftig als
Leuchtgas.

4. Elektrische Beleuchtung.

Glühlicht.

Ein Körper von hohem Widerstand wird durch den elektrischen
Strom bis zur leuchtenden Glut erhitzt.

1. Kohlenfadenglühlampen. Verbrauch für eine Kerze 3 bis
$3^1/_2$ Watt, gelbliche Lichtfarbe, ziemlich starke Wärmestrahlung.
Gesamtwärmeentwicklung 26—30 Calorien in der Stunde für die
Kerze. Werden nur noch für ganz besondere Zwecke benutzt.

2. Tantallampen. Verbrauch etwa 1,5 Watt. Zeichnen sich durch
große Stoßfestigkeit aus, werden aber nicht mehr fabriziert.

3. Wolframlampen. Verbrauch 1—1,2 Watt, Licht weißer als das
der Kohlenfadenlampe entsprechend der höheren Temperatur. Wärmeproduktion 8,6—10,4 Calorien in der Stunde. Diese Lampen werden
mehr und mehr verdrängt durch:

4. Wolframlampen mit Gasfüllung, sog. Halbwattlampen, Nitra-
lampen.

Die Lampen werden, um das Verstäuben des Glühfadens zu verhüten und ihm dadurch eine höhere Temperatur geben zu können,
mit einem indifferenten Gas gefüllt. Bei den stärkeren Lampen der
geringeren Wärmeleitung wegen Argon, bei den kleineren Lampen
Stickstoff. Der Druck beträgt im kalten Zustande etwa $^2/_3$, beim
Brennen etwa 1 Atmosphäre.

Um den durch die Gasfüllung erhöhten Wärmeverlust wieder zu
reduzieren, ist der Draht spiralig aufgewunden. Die Lampen werden
von 16 bis zu ganz hohen Kerzenstärken, etwa 4000, hergestellt,
sie können deshalb für alle Zwecke benutzt werden, auch da, wo
früher Bogenlampen benutzt wurden. Der Verbrauch beträgt bei

den kleineren Lampen etwa 1, bei den ganz starken etwa $^1/_2$ Watt für die Hefnerkerze. Die Lampen werden jetzt für gewöhnlich nicht mehr nach ihrer Kerzenstärke, sondern nach der aufgenommenen Energie bezeichnet. Man kann etwa rechnen für 20 Watt 16 Kerzen, für 30 Watt 25 Kerzen, 40 Watt 32 Kerzen, 60 Watt 50 Kerzen usw. Die Angabe der Kerzenstärke geschieht bei diesen Lampen am besten in unterer hemisphärischer Lichtstärke, weil sie dorthin das meiste Licht ausstrahlen. Eine Angabe in horizontaler Richtung würde die Lampen zu ungünstig erscheinen lassen.

5. Nernstlampen. Der Glühkörper ist ein Stäbchen aus seltenen Erden; da er in kaltem Zustande nicht leitet, müssen die Lampen eine Vorrichtung zum Vorwärmen bekommen. Gewöhnlich geschieht das durch eine besondere Heizspirale, die, wenn die Lampe zündet, automatisch ausgeschaltet wird. Verbrauch der Lampen 1,5—1 Watt für die Kerze. Hohe Flächenhelle und relativ hohe Wärmestrahlung.

Die Lampe hat durch die Erfindung der Wolframlampen ihre praktische Bedeutung verloren und wird heute nur noch für besondere Zwecke (wissenschaftliche Apparate) hergestellt.

Bogenlampen.

Das *Bogenlicht* entsteht dadurch, daß zwischen zwei in geringer Entfernung voneinander befindlichen Kohlenstäben ein Lichtbogen übergeht. Die erforderliche Spannung beträgt etwa 50 Volt, die Stromstärken 1—20 Ampere. Bei Gleichstrom gehen etwa 85 % des Lichtes von der positiven Kohle aus, 10 % von der negativen, und vom Lichtbogen selbst 5 %. Bei Wechselstrombogenlampen leuchten beide Kohlen gleich stark. Die Kohlen *müssen in' dem Maße, wie sie abbrennen,* durch einen besonderen Mechanismus wieder *nachgeschoben* werden. Bei Gleichstrom verbrennt die positive Kohle etwa doppelt so schnell wie die negative. Sie muß deshalb entweder annähernd doppelt so dick sein oder nur halb so schnell vorgeschoben werden. Der Mechanismus des Nachschubs ist hygienisch insofern von Bedeutung, als dadurch immer ein leichtes Zucken des Lichts bedingt ist, das je nach der Schaltung und je nach der Konstruktion der Lampe verschieden stark hervortritt. Bei guten Konstruktionen bewirkt es keine wesentliche Belästigung; die Ruhe des Glühlichtes wird aber von keiner Bogenlampe erreicht. Der Energieverbrauch der Bogenlampe beträgt etwa $^1/_2$ Watt für die Kerze. Man muß aber berücksichtigen, daß eine einzelne Lampe insofern ungünstig brennt, als sie bei der gebräuchlichen Netzspannung von 110 Volt — noch mehr natürlich bei 220 Volt — einen sehr hohen Vorschaltwiderstand erfordert.

Der *Glanz* der Bogenlampen ist außerordentlich hoch. Sie müssen deshalb mit sehr guten lichtzerstreuenden Glocken umgeben sein und dürfen auch dann nicht in die Blickrichtung fallen. Die Bogenlampen werden mehr und mehr verdrängt durch die hochkerzigen Glühlampen mit Gasfüllung, die bequemer zu bedienen sind und außerdem, weil der Vorschaltwiderstand wegfällt, ebenso wirtschaftlich oder gar wirtschaftlicher arbeiten. Die Anwendung der Bogenlampen beschränkt sich mehr und mehr auf die Fälle, in denen eine Lichtquelle von möglichst geringer Flächenausdehnung („punktförmige Lichtquelle") und möglichst großer Flächenhelle erforderlich ist (Scheinwerfer, Projektionsapparate, mikrophotographische und sonstige wissenschaftliche Apparate).

Gut geeignet ist die Bogenlampe für indirekte Beleuchtung. Hier ist aber eine zweimalige Reflexion des Lichtes notwendig, weil bei normalen Bogenlampen die positive Kohle oben steht und die Hauptmenge des Lichtes nach unten wirft. Das Licht muß deshalb zunächst durch einen kleinen Reflektor nach oben an die Decke oder einen besonderen Reflektor geworfen werden und von da erst in den Raum hineingestrahlt werden. Man kann die zweimalige Reflektion vermeiden dadurch, daß man die untere Kohle zur positiven macht, dadurch wird das Licht aber unruhig und für feinere Arbeiten nicht geeignet. *Meistens werden auch für die indirekte Beleuchtung die starken Glühlampen vorzuziehen sein.*

Flammenbogenlampen.

Sehr erheblich läßt sich die Lichtausbeute der Bogenlampen steigern, wenn man sog. Flammenbogenlampen mit Effektkohlen anwendet. Diese Kohlen haben einen Kern, der aus Metallsalzen, hauptsächlich Barium- und Calciumsalzen, besteht. Die Dämpfe dieser Salze kommen ins Glühen und beteiligen sich stark an der Lichtstrahlung. Der Verbrauch für eine Kerze unterer heminisphärischer Lichtstärke geht dabei auf 0,2—0,25 Watt herunter. Die Lampen werden mit übereinanderstehenden und mit nebeneinanderstehenden Kohlen ausgeführt; bei den letzteren wird durch einen Magneten der Lichtbogen nach unten vorgewölbt. Alle diese Lampen werden ausschließlich für *Außenbeleuchtung* benutzt, für die Innenbeleuchtung eignen sie sich wegen der Entwicklung schädlicher Dämpfe und nitroser Gase nicht.

Die *Wolframbogenlampe*, bei der der Lichtbogen zwischen zwei Wolframelektroden übergeht und die knopfförmig ausgebildete positive Elektrode zum Glühen erhitzt, hat bislang für allgemeine Beleuchtungszwecke keine Bedeutung gewonnen und wird nur für wissenschaftliche Apparate benutzt.

Die Quarz-Quecksilber-Lampe.

Der Lichtbogen geht in einem mit verdünnter Luft gefüllten Quarzrohr zwischen zwei Quecksilberflächen über. Die Farbe des Lichtbogens ist blaugrün. Die Strahlung enthält nur die Spektrallinien des Quecksilbers, bei denen das Rot fast ganz fehlt. Die Farben erscheinen dementsprechend stark verändert, so daß die Lampe trotz ihres guten Wirkungsgrades (bis herunter zu 0,25 Watt für die Kerze) für die Beleuchtung ungeeignet ist. Sie wird fast ausschließlich verwendet, um Ultraviolettstrahlen zu liefern, an denen sie sehr reich ist (künstliche Höhensonne usw.).

Glimmlampen.

Das Moorelicht beruht auf dem Prinzip der GEISSLERschen Röhren: Durch einen hochgespannten Wechselstrom werden verdünnte Gase (Kohlensäure oder Stickstoff) zum Leuchten gebracht. Stickstoff leuchtet gelbrot, Kohlensäure rein weiß, mit einer dem Tageslicht sehr ähnlichen Farbe. Die Länge der Röhren kann 20—160 m betragen. Die Lampen sind technisch noch nicht so durchgebildet und arbeiten auch so unwirtschaftlich (1,5 Watt für die Kerze bei Stickstoffüllung, 4 Watt bei Kohlensäurefüllung), daß sie für praktische Beleuchtungszwecke nicht in Frage kommen. Vom Standpunkt der Hygiene ist das zu bedauern, weil sie wegen ihrer niedrigen Flächenhelle eine hygienisch außerordentlich günstige Beleuchtung geben.

Vielfach verwendet wird in letzter Zeit eine kleine mit einem Gemisch von Neon und Helium gefüllte *Glimmlampe*, bei der eine großflächige Eisenkathode in ausgesprochen rotem Lichte leuchtet. Lichtstärke nur etwa 0,3 Hefnerkerzen, Gesamtverbrauch 5 Watt. Sie hat dann Bedeutung, wenn es darauf ankommt, eine *möglichst billige*, zur Orientierung genügende *Dauerbeleuchtung* zu schaffen (dunkle Gänge, Keller usw.). Die Lampe zündet erst bei einer Spannung von mindestens 150 Volt, sie ist also für 110-Volt-Netze nicht geeignet.

Kosten der Beleuchtung.

Die Kosten lassen sich nicht mit Sicherheit angeben, weil der Preis für Gas und elektrische Energie an den einzelnen Orten sehr verschieden ist. Bei Gasglühlicht auch deshalb, weil der Verbrauch und die Lichtstärke der einzelnen Brenner je nach ihrer Konstruktion und auch nach ihrer Pflege, auch nach der Art des Glühstrumpfes, große Differenzen aufweist. Die folgenden Zahlen (s. Tabelle 7 und 8) können deshalb nur als ungefähre Durchschnittswerte gewertet werden. Die Zahlen für die Lichtstärke des Gasglühlichts sind im Laboratorium an sorgfältig eingestellten Brennern gewonnen, in der Praxis werden sie deshalb wesentlich geringer sein; s. S. 125.

Vergleich zwischen Gas- und elektrischem Licht.

Der intensive Konkurrenzkampf zwischen der Gas- und der elektrischen Industrie hat insofern erfreuliche Folgen gehabt, als mit dadurch die großen Fortschritte der Beleuchtungstechnik entstanden sind. *Beide Beleuchtungsarten lassen sich hygienisch einwandfrei gestalten.* Im einzelnen sind folgende Unterschiede vorhanden:

Tabelle 7. Energieverbrauch und Kosten für eine Kerzenstunde bei verschiedenen Lichtquellen.

Lampen	Verbrauch für 1 HK in der Stunde	Preis für 100 Kerzen/Stunde
Gas: Hängelicht	1,0 l	2,0 Pf.
Stehlicht	1,5 l	3,0 ,,
Elektrisch: Kohlenfadenlampe . .	3,2 Wattst.	12,8 ,,
Metallfadenlampe	1,1 Wattst.	4,4 ,,
Petroleum	3,5 g	17,5 ,,
Spiritus	2,0 g	11,0 ,,

Angenommene Preise für:

  1 cbm Gas . . . . 20 Pf.
  1 Kilowattst. . . . . 40 ,,
  1 kg Petroleum . . . . 50 ,,
  1 kg Spiritus . . . . 55 ,,

1. Gas.

Vorteile. *1. Billigerer Preis.* Dieser Vorteil wird aber durch Verwendung zu großer Lampen und durch schlechten Zustand der Lampen wenigstens zum Teil illusorisch gemacht. Man darf auch nicht vergessen, daß die Unterhaltung der Lampen (Glühstrümpfe, Zylinder) etwas kostspieliger ist, als beim elektrischen Licht.

2. Wesentlich niedrigere Flächenhelle. Dieser Vorteil tritt aber in der Praxis nicht sehr stark hervor. Die Flächenhelle der Gaslampen ist immer noch viel zu hoch, als daß man in die ungeschützten Lampen hineinsehen dürfte. Sie müssen deshalb ebenso wie die elektrischen Lampen mit lichtzerstreuenden Vorrichtungen versehen und zweckmäßig aufgehängt werden.

Nachteile. 1. Als Nachteil ist die *Erzeugung von Wärme und Verbrennungsprodukten* anzusehen; s. Tabelle 5, S. 114. Für eine Kerzenstunde müssen im günstigsten Falle rund 1—1,5 g Wasserdampf und 0,5—0,8 l Kohlensäure und 4—7 Calorien gerechnet werden, meistens sogar etwas mehr. Dazu kommen kleine Mengen von schwefliger Säure, ferner in minimalen Spuren Kohlenoxyd und Oxyde des Stickstoffes. Wenn nur einige oder wenige Lampen in nicht allzu kleinen Räumen brennen, so sind diese Produkte so gut wie vollständig gleichgültig. Bedeutung können sie gewinnen, wenn die Anzahl der Lampen im Verhältnis zu dem Rauminhalt groß ist, besonders wenn die Räume dicht mit Menschen besetzt sind. Man kann allerdings in diesem Falle dadurch Abhilfe schaffen, daß man die Lampen *unmittelbar unter Abzugsrohren anbringt* und so die Verbrennungsprodukte gleich abführt. Der Kohlensäuregehalt in solchen Räumen kann sogar geringer sein als ohne die Gasbeleuchtung. Trotzdem ist diese Anordnung nicht zu empfehlen, weil sie eine „wilde" Aspirations-

Tabelle 8.

Wirklicher Verbrauch und Kosten einzelner Lichtquellen.

Lampen	Verbrauch für 1 Stunde	Lichtstärke (HK)	Kosten für 1 Stunde
Normaler Gasglühlichtbrenner:			
Auer-C-Brenner	125 l/st	80	2,5 Pf.
Globobrenner:			
Größe 0	55 ,,	55	1,1 ,,
,, I	85 ,,	85	1,7 ,,
,, II	120 ,,	120	2,4 ,,
,, III	150 ,,	150	3,0 ,,
Olsobrenner:			
Größe 0	25 l/st	25	0,5 ,,
,, III	90 ,,	90	1,8 ,,
,, VI	140 ,,	140	2,8 ,,
Schnittbrenner	240 ,,	16	4,8 ,,
Argandbrenner	300 ,,	30	6,0 ,,
Elektrisches Glühlicht:			
Metallfadenlampe	75 Wattst.	60	3,0 ,,
	50 ,,	32	2,0 ,,
	32 ,,	25	1,3 ,,
	20 ,,	16	0,8 ,,
Kohlenfadenlampe	80 ,,	25	3,2 ,,
Spiritus	100 g	50	5,5 ,,
Petroleum	77 ,,	22	3,85 ,,

Angenommene Preise für:

1 cbm Gas	20 Pf.
1 Kilowattst.	40 ,,
1 kg Petroleum	50 ,,
1 kg Spiritus	55 ,,

ventilation mit allen ihren Nachteilen schafft. Jedenfalls muß bei der Berechnung der Ventilation auf die produzierten Verbrennungsprodukte und die Wärme Rücksicht genommen werden.

2. Ein meines Erachtens meistens nicht genügend gewürdigter Nachteil ist die *Schwierigkeit, die Gasbrenner dauernd auf der Höhe ihrer Leistungsfähigkeit* zu erhalten. Nicht genau passende oder zerrissene Glühstrümpfe, falsche Einstellung von Gas und Luft, beschlagene Zylinder und Glocken sind sehr häufig anzutreffen und setzen die Leistung herunter. Das ist *kein prinzipieller Fehler der Gasbeleuchtung*, aber doch einer, mit dem in der Praxis meistens zu rechnen ist.

2. Elektrisches Licht.

Vorteile. 1. Keine Veränderung der Luftbeschaffenheit.

2. Geringe Wärmeproduktion, etwa 0,86—1 Calorie für die Kerzenstunde. Auch die strahlende Wärme ist erheblich geringer als beim Gasglühlicht.

3. Fortfall jeder Bedienung und Überwachung mit Ausnahme des Abstaubens, das allerdings öfter vorgenommen werden sollte, als es meistens geschieht.

4. Keine Verschlechterung der Leistung durch unsorgfältige Behandlung.

5. Transportfähigkeit, wenn auch nur in beschränktem Maße. Mit der Anbringung von Steckkontakten sollte nicht gespart werden.

Nachteile. *Sehr hohe Flächenhelle.* Schutz gegen Blendung unbedingt nötig. Auf richtiges Anbringen der Lichtquellen, das sich beim elektrischen Licht allerdings leichter erreichen läßt, muß noch mehr geachtet werden wie beim Gaslicht. Lichtstreuende Umhüllungen müssen noch wirksamer sein.

Zusammenfassend läßt sich sagen, daß auf seiten des elektrischen Lichtes eine Reihe von Vorteilen ist, daß sich aber auch mit Gas eine einwandfreie Beleuchtung erzielen läßt. Es ist nur mehr Sorgfalt dafür erforderlich, dafür kann aber die Gasbeleuchtung etwas billiger sein.

Im großen und ganzen wird, glaube ich, die Entwicklung der Gas- und Elektrizitätswerke dahingehen müssen, daß sich die ersteren hauptsächlich auf die Heizung und Wärmelieferung, die letzteren auf die Beleuchtung einstellen und in dieser Richtung möglichste, vor allem auch wirtschaftliche Fortschritte zu erzielen suchen. Die in letzter Zeit in etwas übertriebener Weise hervortretenden Bestrebungen der Elektrizitätsindustrie, sich auch stark an der Wärmelieferung zu beteiligen, werden nur in ganz bestimmten Fällen, wenn die Energie ausnahmsweise billig geliefert werden kann oder wenn kein Gas zur Verfügung steht, von Erfolg sein.

Wasserversorgung.

Von

H. Reichenbach-Göttingen.

Im Gegensatz zum Chemiker, für den nur die Beschaffenheit des *Wassers* in Frage kommt, hat der Hygieniker die *Wasserversorgungs-anlage* zu beurteilen. Die erste Anforderung, die an eine solche Anlage gestellt werden muß, ist die, daß ein Hineingelangen von Infektionserregern unmöglich sei. Auf *diese Frage* müssen die Untersuchungen zunächst gerichtet sein.

Das von der Anlage gelieferte Wasser muß, wenn es allen hygienischen Anforderungen gerecht werden soll, außerdem eine Reihe von chemischen und physikalischen Eigenschaften besitzen.

Anforderungen an das Wasser selbst.

a) Es soll geruchlos sein.

Zur Prüfung wird das Wasser zweckmäßig auf etwa 50° erwärmt und umgerührt.

b) Es soll keinen unangenehmen Geschmack haben.

Prüfung: Das Wasser wird auf 20—25° erwärmt. Nicht zu kleine Mengen probieren. Ein als gut bekanntes Wasser, das aber genau dieselbe Temperatur besitzen muß, wird als Kontrolle benutzt. Womöglich läßt man das Wasser von mehreren Personen probieren. Auf etwaigen Nachgeschmack ist zu achten.

Härte und *Gasgehalt* (freie Kohlensäure und Sauerstoff) sind für den Geschmack des Wassers von viel geringerer Bedeutung, als man gewöhnlich annimmt. Die Härte wird erst bei etwa 50°, freie Kohlensäure erst bei mehr als 100 mg im Liter geschmeckt.

Von Salzen wird geschmeckt:

Gips	bei 500	mg/l
Calciumchlorid	,, 500	,,
Magnesiumsulfat	,, 500	,,
Magnesiumchlorid	,, 100	,,
Natriumchlorid	,, 500	,,
Kaliumchlorid	,, 500	,,
Eisen	,, 0,3	,,

Unangenehmer Geschmack kann außerdem von zersetzten organischen Substanzen (pflanzlichen oder tierischen Mikroorganismen) oder von Beimengungen (Fabrikwässern, Teer usw.) herrühren.

Für die Stärke des Geruchs oder Geschmacks gibt Gärtner in Anlehnung an amerikanische Vorschläge folgende Skala:

Sehr schwach: nur vom erfahrenen Untersucher, nicht vom Durchschnittskonsumenten erkennbar.

Schwach: vom Konsumenten erkennbar, wenn er darauf aufmerksam gemacht wird.

Deutlich: wenn der Geruch oder Geschmack leicht bemerkt wird und das Wasser deshalb mit Mißtrauen angesehen wird.

Ausgesprochen: wenn der Geruch und Geschmack sich von selbst aufdrängt und das Wasser nicht gern getrunken wird.

Sehr stark: wenn das Wasser dadurch zum Trinken ungeeignet wird.

c) Das Wasser soll nicht zu hart sein.

Unter Härte ist der Gehalt des Wassers an Calcium- und Magnesiumsalzen verstanden. Die Härte des Wassers wird in Härtegraden ausgedrückt. Ein deutscher Härtegrad ist:

Die 1 Tl. CaO in 100000 Tln. Wasser oder 10 mg CaO im Liter äquivalente Menge an Calcium- oder Magnesiumsalzen.

Da 56 Tle. CaO 40 Tln. MgO äquivalent sind, ist der Gehalt an MgO mit 1,4 zu multiplizieren, um die äquivalente Menge CaO zu finden.

1 franzöz. Härtegrad = 1 Tl. $CaCO_3$ in 100000 Tln. Wasser.
1 englischer   „   = 1 Grain (0,648 g) in 1 Gallone (4,543 l).
1 deutscher   „   = 1,79 franzöz.   = 1,25 engl.
1 franzöz.   „   = 0,56 deutschen = 0,7   engl.
1 englischer   „   = 0,8   „   = 1,43 franzöz.

Kalk und Magnesia sind vorwiegend in Form von Bicarbonaten und Sulfaten im Wasser vorhanden.

Die Bicarbonate zersetzen sich beim Kochen, es fällt einfachkohlensaurer Kalk aus (*vorübergehende Härte*). Calciumsulfat fällt beim Kochen des Wassers nur dann aus, und zwar unzersetzt, wenn das Wasser so weit eingedampft wird, daß die Löslichkeitsgrenze (2 g im Liter) erreicht wird (*bleibende Härte*). Die Ausdrücke vorübergehende Härte und Bicarbonathärte sind aber nicht ganz gleichbedeutend, da auch das Calciumcarbonat noch etwas (etwa 30 mg im Liter) löslich ist. Die Bicarbonathärte läßt sich also durch Kochen nicht ganz beseitigen.

Gesundheitsstörungen (Durchfälle) treten auch bei sehr harten Wässern (über 60°) nur vorübergehend und nur bei empfindlichen Personen auf. Es findet meistens eine schnelle Gewöhnung statt.

Auch von sehr weichem Wasser sind keine Schädigungen zu erwarten. Nach einigen gut begründeten Beobachtungen sind allerdings in Gegenden mit sehr weichem Wasser die Zähne der Bevölkerung schlechter als in Gegenden mit hartem Wasser. Auf diese Frage wird in Zukunft noch mehr Aufmerksamkeit zu richten sein.

Wirtschaftlich ist hartes Wasser entschieden minderwertig, und zwar:

1. Durch *Kesselsteinbildung* in Dampfkesseln, Kochgefäßen, Badeöfen, Ablagerungen in Heißwasserrohren usw.

Die Kesselsteinbildung und besonders die Inkrustierung der Rohre für Heißwasserleitungen läßt sich weitgehend verhüten, wenn durch Zusatz von Salzsäure das Calciumbicarbonat in Calciumchlorid verwandelt wird. Verfahren der Riwag-Gesellschaft (Riwag-Wassertransformatoren-A.-G., Duisburg). Die Dosierung muß aber sehr sorgfältig geschehen, auf keinen Fall darf zuviel Salzsäure zugesetzt werden, weil sonst unfehlbar die Röhren angegriffen werden. Auch die entstehende freie Kohlensäure kann zu Angriffen führen. Ungefährlicher scheint das Verfahren von Groeck — Groeck Wasserveredlung G. m. b. H., Berlin, Charlottenburg 9, Reichskanzlerplatz 2 — zu sein.

Natürlich ist diese Behandlung *keine Enthärtung*, die Härte bleibt genau dieselbe.

2. Durch *größeren Seifenverbrauch*. 1 l Wasser verbraucht für jeden Härtegrad etwa 0,125 g einer guten Kernseife, 100 l Wasser von 20° Härte verbrauchen also $^1/_2$ Pfund Seife, ehe das eigentliche Waschen beginnt. Der ausgefallene fettsaure Kalk macht außerdem die Haut rissig und spröde. Wenn nicht sehr gründlich nachgespült wird, setzt er sich auch in der Wäsche fest, macht sie grau und verursacht einen ranzigen Geruch.

3. Bei der Bereitung von Getränken ist die Trübung des Wassers, die nach längerem Kochen entsteht, unbequem. Hülsenfrüchte sind in hartem Wasser schwer weich zu kochen.

4. Indirekt kann eine allzu große Härte des Wassers dadurch hygienischen Schaden herbeiführen, daß an Stelle eines harten, bakteriologisch einwandfreien Wassers ein weicheres aus nicht infektionssicherer Quelle (Oberflächenwasser, schlechten Brunnen) benutzt wird.

d) Das Wasser soll Eisen, Mangan und Blei nur in Spuren enthalten.

Eisen ist im Grundwasser meistens als Bicarbonat vorhanden, seltener an Huminsäuren oder an Phosphorsäure gebunden. Das Bicarbonat geht an der Luft in Ferrihydroxyd über, das in Form eines braunen Niederschlages ausfällt.

$$2 \, Fe(HCO_3)_2 + O + H_2O = Fe_2(OH)_6 + 4 \, CO_2.$$

Das Wasser wird dadurch zum Trinken unappetitlich und für die meisten wirtschaftlichen und gewerblichen Zwecke unbrauchbar. Besonders für Molkereien ist eisenhaltiges Wasser unbrauchbar. Außerdem gibt der Eisengehalt Veranlassung zur Ansiedlung von Eisenbakterien (Crenothrix, Cladothrix, Gallionella), die in Gestalt von braunen Flocken die Unappetitlichkeit des Wassers erhöhen.

Ähnlich verhält sich das Mangan; die Niederschläge sind mehr braunschwarz.

Mengen von 0,3 mg Eisen im Liter und 0,1 mg Mangan können schon Störungen hervorrufen.

Die Grenze der Unschädlichkeit mag für Eisen bei 0,1, bei Mangan bei 0,05 mg im Liter liegen.

Blei kommt sehr selten als natürlicher Bestandteil des Wassers vor, der zulässige Gehalt dürfte etwa bei 0,05 mg/l liegen.

e) Das Wasser soll keine aggressiven Eigenschaften gegen Metalle und Mörtel besitzen.

Am bedenklichsten ist die Angriffsfähigkeit für *Blei*. Weiche Wässer mit freier Kohlensäure neigen besonders zum Bleiangriff, Beiröhren sind deshalb für solche Wässer nur nach besonderer Prüfung verwendbar.

Die Angriffsfähigkeit eines Wassers auf Metalle und Mörtel ist nicht einfach von der Menge der freien, d. h. der durch Titration mit Natronlauge und Phenolphthalein feststellbaren Kohlensäuremenge, sondern von der sog. *aggressiven Kohlensäure* (Tilmanns) abhängig. Eine gewisse Menge Kohlensäure ist nötig, um die Bicarbonate in Lösung zu halten; was darüber hinaus vorhanden ist, wirkt angreifend und wird als *aggressiv* bezeichnet. Es sind also zwei Titrationen nötig: 1. freie Kohlensäure mit $^1/_{10}$ Normal-Natronlauge und Phenolphthalein und 2. gebundene Kohlensäure mit $^1/_{10}$ Normal-Salzsäure und Methylorange. Die Kombination der bei diesen Titrationen gefundenen Werte liefert mit Hilfe von Tabellen die aggressive Kohlensäure. Tabellen siehe z. B. bei Tillmanns, eine graphische Darstellung zur Ermittlung der aggressiven Kohlensäure ist vom Hygienischen Institut in Frankfurt erhältlich.

Zur vorläufigen Orientierung, die aber keineswegs eine endgültige Entscheidung liefert, kann man das Verhalten des Wassers gegen Rosolsäure benutzen. Das Wasser wird mit einigen Tropfen einer einprozentigen Lösung von Rosolsäure in 60 % Alkohol versetzt, färbt es sich rot, so ist es alkalisch und ein Metallangriff nicht wahrscheinlich. Besser bestimmt man auf colorimetrischem Wege die Wasserstoffionenkonzentration (z. B. mit dem Universalindicator von E. Merck, Darmstadt, oder dem Farbscheibenapparat von Hellige & Co., Freiburg). Bei einer p_H unter 7 muß man mit der Wahrscheinlichkeit eines Metallangriffes rechnen.

Das *Verhalten gegen Blei* kann direkt geprüft werden, indem man ein etwa 1 m langes neues Bleirohr mit dem Wasser füllt und an beiden Enden verschließt. Das Wasser bleibt 24 Stunden im Rohr und wird dann auf Blei geprüft.

Prüfung auf Blei.

Das Wasser wird leicht mit Essigsäure angesäuert und mit Schwefelwasserstoffwasser oder einer 2proz. Lösung von reinem Schwefelnatrium versetzt. Braunfärbung zeigt Blei an.

Ein ganz sicherer Grenzwert für den Bleigehalt des von der fertigen Leitung gelieferten Wassers ist nicht anzugeben. Der Gehalt schwankt unter sonst gleichen Umständen natürlich stark nach der Länge der durchflossenen Leitung und nach der Zeit, die das Wasser im Bleirohr gestanden hat, und wohl auch nach der chemischen Zusammensetzung des Bleirohres. Die Schädlichkeitsgrenze ist natürlich verschieden nach den aufgenommenen Wassermengen und auch nach der Empfindlichkeit der einzelnen Personen. 0,3 mg Blei in einer Wasserprobe, die über Nacht im Rohr gestanden hat, dürfte wohl noch unschädlich sein. Bei höherem Gehalt ist vor dem Genuß des über Nacht im Rohr gewesenen Wassers zu warnen. Besondere Vorsicht ist bei neuen Bleiröhren nötig, ebenso ist öfteres Leerlaufen der Leitung zu vermeiden.

Auch für den Angriff auf *Eisen, Zink* und *Zement* ist die Anwesenheit von aggressiver Kohlensäure, daneben auch die von Sauerstoff, die wichtigste Vorbedingung. Man muß aber immer bedenken, daß der Gasgehalt des Wassers, wie es zur Untersuchung kommt, ganz verschieden sein kann von dem, den es nach Fertigstellung der Fassung und des Rohrnetzes zeigt. Eine erneute Prüfung der *fertigen* Leitung ist deshalb notwendig.

Gefördert wird der Angriff durch die Anwesenheit von reichlichen Mengen von Nitraten, Chloriden und besonders von Sulfaten.

f) Die übrigen im Wasser vorkommenden Stoffe
haben an sich keine hygienische Bedeutung, können aber unter Umständen als *Anzeichen für eine Verunreinigung des Wassers* benutzt werden. Es kommen in Betracht:

1. Chlor. Es ist meistens an Natrium gebunden und stammt, wenn in größeren Mengen vorhanden, meistens aus menschlichem oder tierischem Harn. Größere Chlormengen sind deshalb ein Anzeichen für Verunreinigung. Aus dem Chlorbefund geht aber nicht hervor, ob die Verunreinigungen, etwa aus einer Jauche- oder Abortgrube, direkt in das Wasser gelangt sind oder ob sie zunächst in den Boden und von da durch Auslaugen in das Wasser gekommen sind. Das letztere kann bei feinporigem, bakteriendichtem Boden oder wenn die Verunreinigung sehr lange zurückliegt, völlig unbedenklich sein. *Hoher Chlorgehalt an sich spricht deshalb nicht gegen die Brauchbarkeit des Wassers.* Das Grundwasser in bewohnten Stätten hat fast immer erhöhten Chlorgehalt (bis 100 mg/l und mehr). Im Wasser aus jungfräulichem Boden finden sich selten über 20 mg/l, wenn nicht der Boden an sich hohen Kochsalzgehalt besitzt (Nähe von Salinen, Kalibergwerken).

Nachweis des Chlors. *1. Qualitativ.* Das Wasser wird mit Salpetersäure angesäuert und mit einigen Tropfen Silbernitratlösung versetzt. Opalescenz oder flockiger Niederschlag zeigt Chlor an.

2. Quantitativ. 100 ccm Wasser werden in einer Porzellanschale mit 3 Tropfen 10proz. Lösung von Kaliumchromat versetzt und mit Silberlösung titriert, bis die rein gelbe Farbe in ein schmutziges Braun übergeht.

Silberlösung: 4,794 g Silbernitrat im Liter. 1 ccm = 1 mg Chlor.

Die Silberlösung muß von Zeit zu Zeit geprüft werden, dazu dient Kochsalzlösung: 1,649 g Chlornatrium auf 1 l. 1 ccm enthält 1 mg Chlor, entspricht also 1 ccm der Silberlösung.

2. Ammoniak, findet sich, hauptsächlich in der Tiefebene, auch in nicht verunreinigten Wässern, wenn sie aus größerer Tiefe stammen. Es kann aber, wie das Chlor, auch direkt aus Abortgruben in das Wasser gelangen oder durch Reduktionsprozesse in einem mit organischem Material durchsetzten Boden entstanden sein (Untergrund von alten Städten). Auch der Ammoniakgehalt beweist deshalb an sich nicht ohne weiteres eine bedenkliche Verunreinigung des Wassers.

Nachweis. Das Wasser wird mit NESSLERS Reagens versetzt, eintretende Gelbfärbung zeigt Ammoniak an.

3. Salpetrige Säure, kommt in nicht verunreinigtem Wasser aus jungfräulichem Boden sehr selten vor, ist im übrigen zu beurteilen wie das Ammoniak.

Nachweis: Das Wasser wird mit Schwefelsäure leicht angesäuert und mit Jodzinkstärke versetzt. Sofort eintretende Blaufärbung zeigt salpetrige Säure an.

4. Salpetersäure findet sich in wechselnder Menge fast in jedem Wasser. Sie entsteht im Boden durch Oxydation der immer vorhandenen organischen stickstoffhaltigen Substanzen, ist aber in frischen Fäkalien nicht vorhanden.

Große Mengen lassen deshalb auf reichliches Hineingelangen von organischem Material in den Boden schließen. Hygienisch ist ihr Vorkommen im Wasser meist ohne Bedeutung.

Nachweis: In einigen Kubikzentimetern konzentrierter Schwefelsäure werden einige Körnchen Diphenylamin gelöst und die Lösung im Reagensglas mit dem Wasser überschichtet. Ein blauer Ring an der Berührungsstelle zeigt Salpetersäure an. Auch salpetrige Säure gibt die Reaktion, sie kommt aber ohne gleichzeitige Anwesenheit von Salpetersäure sehr selten im Wasser vor.

5. Organische Substanzen. Unter diesem Namen faßt man die nicht mineralischen, im Wasser gelösten Stoffe zusammen. Sie sind von sehr verschiedener Zusammensetzung und Herkunft. Ihre summarische Bestimmung kann durch die Menge Kaliumpermanganat bzw. Sauerstoff geschehen, die zu ihrer Oxydation verbraucht wird. Große Mengen finden sich hauptsächlich in Wässern aus Moorgebieten (Huminsäuren) und in vielen Oberflächenwässern.

Reine Quellen brauchen gewöhnlich nicht mehr als 1 mg Sauerstoff zur Oxydation der in 1 l befindlichen organischen Substanzen.

Bakteriologische Untersuchung und Beurteilung.

Unter den Infektionen, die durch Wasser übertragen werden können, steht der *Typhus* obenan. Sehr viel seltener wird die *Ruhr* durch Wasser verursacht, *Cholera* nur dann, wenn sie im Lande ist.

Die Erreger dieser Krankheiten halten sich nicht dauernd im Wasser auf; ihr Hineingelangen in die Versorgungsanlage hat den Charakter eines Unglücksfalles. Die Verhütung solcher Vorkommnisse ist die Hauptaufgabe der Hygiene des Wassers. Die Erreger werden auch keineswegs immer im Wasser gefunden, auch wenn ihre Übertragung durch das Wasser feststeht, weil der Nachweis schwierig ist und weil sie verhältnismäßig schnell wieder aus dem Wasser verschwinden.

Es ist deshalb meistens zwecklos, im Wasser nach Krankheitserregern zu suchen, und *ganz unsinnig ist es, die Prüfung auf Krankheitserreger als allgemeine Methode zur Wasserbeurteilung verwenden zu wollen.*

Unter Umständen lassen sich Schlüsse ziehen aus der *Anzahl der Keime.* Normales, d. h. durch feinporigen Boden filtriertes Grundwasser ist keimfrei oder doch sehr keimarm. Versorgungsanlagen, die vor oberflächlichen Verunreinigungen geschützt sind und reichlich benutzt werden, liefern deshalb meistens ein keimarmes Wasser (etwa bis 50 in 1 ccm).

Größere Keimzahlen im Wasser können auf ungenügende Wirkung der Bodenfiltration oder auf direkte oberflächliche Zuflüsse hindeuten. Der Keimgehalt ist aber außerdem von anderen Umständen abhängig, besonders von der Temperatur und der Zusammensetzung des Wassers und von der Intensität der Benutzung. Wird die Anlage wenig benutzt, so vermehren sich die Keime im Wasservorrat; dann können sich hohe Keimzahlen finden, ohne daß ihnen eine Bedeutung zukommt.

Sicherer ist die *Untersuchung auf Bacterium coli.* Bacterium coli findet sich regelmäßig im Kot von Menschen und den meisten höheren Tieren, es wird aber von seinem eigentlichen Ursprungsort auf weite Strecken (Pferdekot, Düngung) verschleppt und ist deshalb an der Erdoberfläche weit verbreitet. Im Wasser kann es sich nicht vermehren und nicht dauernd aufhalten. Einwandfreie Versorgungsanlagen enthalten deshalb in der Regel kein Coli. Wenn es sich in einigermaßen beträchtlicher Menge (mehr als 5 Keime in 10 ccm) findet, so spricht das für eine oberflächliche Verunreinigung, allerdings *nicht,* wie man vielfach gemeint hat, für eine *direkte Verunreinigung mit Fäkalien.* Je reichlicher sich das Bacterium coli findet, desto näher liegt aber der Verdacht einer direkten Fäkalverunreinigung.

Ausführung der bakteriologischen Wasseruntersuchung.

Je nach dem zu erwartenden Keimgehalt werden 0,1—1,0 ccm des Wassers mit steriler Pipette in eine sterile Petrischale von 9 cm Durchmesser gebracht, mit etwa 10 ccm Nährgelatine gut gemischt und zum Erstarren gebracht. (Gelatine für Wasseruntersuchungen nach amtlicher Vorschrift: 1 g Fleischextrakt, 1 g Pepton, 0,5 g Kochsalz werden in 100 ccm Wasser gelöst, $^1/_2$ Stunde im Dampf gekocht und nach Erkalten und Absitzen filtriert. Zu 900 g dieser Lösung werden 100 g Gelatine zugefügt und nach Quellen oder Weichen der Gelatine bis höchstens $^1/_2$ Stunde im Dampf gekocht. Der heißen Lösung fügt man zunächst größere Mengen, dann tropfenweise 4proz. Natronlauge hinzu, bis blaues Lackmuspapier nicht mehr gerötet wird. $^1/_4$ Stunde erhitzen und evtl. Reaktion korrigieren. Hierauf fügt man 1,5 g krystallisierte, nicht verwitterte Soda hinzu, kocht $^1/_2$—$^3/_4$ Stunde, filtriert, füllt in sterile Röhrchen. Einmal im Dampf 15—20 Minuten sterilisieren.) Aufbewahrung bei etwa 22°, Zählung nach 48 Stunden. Bei Keimzahlen bis etwa 500 wird am besten die ganze Platte gezählt, bei höherem Keimgehalt ein Bruchteil. Bei Keimzahlen über 100 ist sehr bequem die mikroskopische Zählung mit ganz schwachen Objektiven von etwa 50 mm Brennweite, deren Gesichtsfeld durch Verschieben der Tubuslänge leicht so eingestellt werden kann, daß der Durchmesser ein Zehntel des ganzen Durchmessers, also ein Hundertstel der Fläche beträgt. Man zählt 20 Gesichtsfelder und multipliziert die Summe mit 5.

Die Entnahme der Wasserproben zur bakteriologischen Untersuchung muß so geschehen, daß keine Verunreinigung mit fremden Keimen stattfindet. Das Entnahmegefäß muß keimfrei sein (vorheriges Auskochen). Soll das Wasser verschickt werden, so müssen Flaschen und Korkstopfen ausgekocht werden. Der Stopfen darf nur am oberen Ende mit dem Finger berührt werden. Keimfreie Versandgefäße können meistens von den bakteriologischen Untersuchungsämtern bezogen werden. Der Versand des Wassers geschieht am besten in einer Blechkiste, welche mit Sägespänen und reichlich dazu gemischten, etwa wallnußgroßen Eisstückchen versehen ist. Hierin erhält sich das Wasser mindestens 24 Stunden lang genügend kalt. *Die vielfach aufgestellte Forderung, daß man überhaupt keine eingesandten Wasserproben bakteriologisch untersuchen solle, ist praktisch nicht durchzuführen.* Es hat sich herausgestellt, daß bei einer zweckmäßigen Versendung des Wassers der Keimgehalt und besonders die Colizahl während 48 Stunden keine wesentliche Veränderung erleidet. Umgekehrt ist allerdings eine Untersuchung unbrauchbar, wenn das Wasser ohne Eispackung längere Zeit unterwegs war.

Bei der Entnahme selbst sind folgende Regeln zu beachten: Wenn schon eine Leitung besteht, wird das Wasser am besten aus einem Leitungshahn entnommen. Der Hahn muß mindestens 5 Minuten vorher laufen, dann wird das Gefäß vorsichtig gefüllt, Hahn vorher wieder etwas zudrehen. Bei *Brunnen*, die eine Pumpe haben, wird etwa 5—10 Minuten lang abgepumpt und das Gefäß direkt unter der Pumpe vorsichtig gefüllt. Das vorherige Pumpen ist zu unterlassen, wenn das Wasser auf bestimmte Krankheitserreger untersucht werden soll. Bei *Ziehbrunnen* oder solchen Brunnen, die keine Pumpe haben, kann das Wasser in dem Entnahmegefäß selbst entnommen werden, indem man es an einem sauberen Bindfaden vorsichtig in den Brunnen herunterläßt. Von den zur Entnahme konstruierten Vorrichtungen ist wohl die zweckmäßigste der sog. *Taucher* von KRUSE, der von Dr. Geisler Nachf., Bonn, zu beziehen ist. Aus *Flüssen und Teichen* kann das Wasser ebenfalls am besten mit dem Taucher entnommen werden. Schwierigkeiten machen häufig die *Quellen*. Wenn es irgend möglich ist, sollte man — und das geht bei Quellen, die an einem Abhang liegen, gewöhnlich ganz gut — durch eine einfache Vorrichtung, eine Rinne oder ein Rohr, die Entnahme bewerkstelligen. Man bringt das Rohr oder die Rinne so an, daß das Wasser in freiem Strahle ausläuft und füllt unter diesem Strahle die Flasche. Wenn das nicht möglich ist, so muß aufs sorgfältigste darauf geachtet werden, daß keine Erdteilchen mit in das Wasser hineingelangen; vermeiden läßt sich das allerdings nicht immer, und deshalb sind solche bakteriologischen Untersuchungen von ungefaßten Quellen immer unzuverlässig. Jedenfalls muß der Untersucher, wenn er die Entnahme nicht selbst ausführen konnte, *aufs genaueste darüber unterrichtet werden, wie die Entnahme geschehen ist.*

Die einzelnen Bezugsquellen des Wassers.

1. Quellwasser.

Die Brauchbarkeit einer Quelle zur Wasserversorgung hängt ab:
1. von der Ergiebigkeit;
2. von ihrer Sicherung gegen Infektionsgefahr;
3. von ihrer chemischen Zusammensetzung.

Ad 1. Messungen der *Ergiebigkeit* müssen zu verschiedenen Jahreszeiten, womöglich längere Zeit hindurch, vorgenommen werden. Spätere Erweiterungen von Quellwasserversorgungen zur Erhöhung ihrer Ergiebigkeit sind meistens schwer oder gar nicht möglich. Starke, rasch eintretende Schwankungen der Ergiebigkeit mit den meteorologischen Verhältnissen lassen auf oberflächliche Zuflüsse schließen.

Ad 2. Die *Sicherheit gegen Infektionsgefahr* ist abhängig von der Beschaffenheit der filtrierenden Erdschichten im Niederschlagsgebiet der Quelle und von der mehr oder minder großen Wahrscheinlichkeit, mit der im Niederschlagsgebiet Infektionsstoffe an solche Stellen gelangen, von denen aus sie in das Quellwasser hineintransportiert werden können. Sie kann beurteilt werden:

a) Durch Beobachtungen am Wasser selbst.

Das Wasser ist längere Zeit hindurch, womöglich unter verschiedenen meteorologischen Verhältnissen, zu beobachten:

auf Temperatur. Starke Temperaturschwankungen lassen auf Beimengung von Oberflächenwasser schließen;

auf Trübung;

auf seinen Bakteriengehalt.

Zunahme von Trübung und Bakteriengehalt besonders bei Regen und Schneeschmelze sprechen ebenfalls für oberflächliche Beimengungen;

auf seine chemische Zusammensetzung, evtl. auf die elektrische Leitfähigkeit.

Starke Schwankungen und das Auftreten sonst nicht vorhandener Stoffe, z. B. Ammoniak und Phosphorsäure, sprechen für Veränderungen des Versorgungsgebietes.

b) Durch Beobachtungen im Niederschlagsgebiet.

1. Die Beschaffenheit und Dicke der filtrierenden Schicht kann an vorhandenen Aufschlüssen und durch Bohrungen festgestellt werden.

2. Es ist festzustellen, ob Ansiedlungen im Niederschlagsgebiet liegen und ob von diesen aus eine Infektion der wasserführenden Schicht möglich ist. Lage und Beschaffenheit der Abortgruben, Miststätten usw. sind zu prüfen. Der Umfang des Niederschlagsgebietes und die Frage der Infektionsgefahr durch Ansiedlungen sind häufig, aber keineswegs immer aus dem Studium der Karte (Meßtischblatt) zu entnehmen. Vielfach ist eine Besichtigung des Niederschlagsgebietes nötig. Die Zuziehung eines geologischen Sachverständigen ist häufig nicht zu entbehren.

c) Die Anforderungen an die chemische Zusammensetzung sind im vorigen Abschnitt näher erläutert.

Fassung der Quellen.

Die Fassung der Quelle muß sie mit unbedingter Sicherheit vor oberflächlichen Zuflüssen schützen. Im übrigen sind die Anforderungen je nach dem Umfang der Versorgungsanlage verschieden.

Soll nur ein Haus oder wenige Häuser versorgt werden, so genügt es häufig, ein Rohr einige Meter tief in die Quelle hineinzutreiben, aus dem dann das Wasser herausläuft. Besser, und für größere Anlagen immer nötig ist eine besondere Quellkammer (Brunnenstube), die durch Ausschachtung und Ausmauern des Vorterrains hergestellt und mit Mannloch und Ventilationsrohr, evtl. mit Überlauf versehen wird. Am besten wird dabei die Quelle bis zu ihrem Austritt aus massivem Gestein nach rückwärts verfolgt. Wenn das nicht gelingt, muß die Umgebung der Quelle durch Aufbringung von lehmigem Sand und Absperrung gegen Verunreinigung von oben geschützt werden.

Vorteile *der Quellwasserversorgung:* Günstige Temperatur, wenn hochgelegen, keine besondere Hebevorrichtung nötig.

Nachteile: Erweiterung schwer möglich, oft lange Leitung erforderlich, Infektionsgefahr nicht immer auszuschließen.

2. Grundwasser (Einzelversorgung).

Zur *Einzelversorgung* dienen *Brunnen.* Sie lassen sich vom hygienischen Standpunkt einteilen in *Schachtbrunnen* und *Rammbrunnen* (Abessinische Brunnen).

Schacht- oder Kesselbrunnen. In einem mehr oder weniger weiten, bis in das Grundwasser hinabführenden Schacht wird das Saugrohr hochgeführt. Im unteren Teil des Schachtes befindet sich ein Wasservorrat.

Rammbrunnen oder **Abessinische Brunnen.** Das Saugrohr ist nicht von einem zweiten Rohr umgeben, sondern für sich in die Erde geschlagen. Ein Wasservorrat außerhalb des Saugrohres ist nicht vorhanden.

Hauptgrundsatz bei der Herstellung der Brunnen. Der Brunnen muß so konstruiert sein, daß er gegen jeden Zufluß von der Erdoberfläche oder aus den oberen Bodenschichten sicher geschützt ist.

Schachtbrunnen. Die Weite des Schachtes beträgt gewöhnlich etwa 1 m. Die Wand kann bestehen aus Mauerwerk (Steinen, in Zement gefugt) oder Zementringen. Sie soll bis zum Grundwasser, womöglich wenigstens bis zu einer Tiefe von 3 m, undurchlässig sein. Der obere Teil, etwa bis $^1/_2$ m Tiefe, wird mit Lehm oder Ton umgeben. Der Schacht wird zweckmäßig etwa 50 cm über Terrain hochgeführt. Zur Abdeckung genügt dann ein hölzerner, mit Zinkblech oder auch guter Dachpappe absolut wasserdicht benagelter Deckel *mit übergreifendem Rande.* Die Pumpe soll nicht *über* dem Brunnen, sondern einige Meter seitlich stehen. Auf diese Weise wird die Durchbohrung der Abdeckung, die immer eine schwache Stelle bildet, vermieden. Auch ist dann der Brunnen leichter zugänglich. Kann ausnahmsweise der Brunnenkranz nicht über Terrain erhöht werden, so muß die Abdeckung nach oben mit allergrößter Sorgfalt geschehen. Bretter, auch dicke Bohlen, sind unbrauchbar. Steinplatten bekommen gewöhnlich bald Risse. Besser sind Eisenplatten. Schwierig und unsicher bleibt immer die *wasserdichte Verbindung der Deckplatte mit dem Brunnenrand,* die bei den nicht über Terrain erhöhten Brunnen *unbedingt* erforderlich ist.

Soll die Pumpe über dem Brunnen stehen, so ist die Durchführungsstelle des Saugrohres sehr sorgfältig zu dichten. Flansch der Pumpe fest anschrauben, mit Blei oder guter Gummiplatte dichten! Dichtung öfter nachsehen, besonders bei Gummidichtung. Schrauben öfter nachziehen.

Der *Abfluß* soll so angelegt werden, daß das abgepumpte Wasser nicht in den Brunnen zurückfließen kann, sondern vom Brunnen fortläuft. Gefälle vom Brunnen weg, steinerne Rinne, Pflasterung.

Untersuchung von Kesselbrunnen kann mit Sicherheit nur durch genaue Lokalinspektion geschehen. Umgebung der Brunnen, Gefällverhältnisse, Nachbarschaft von Dung- und Abortgruben, Rinnsteinen, Kanälen usw., die den Brunnen unterirdisch verunreinigen können. Besonders ist die Abdeckung des Brunnens zu untersuchen. Wenn irgend möglich, den Brunnen öffnen, aber erst *nach* der Probeentnahme. Zustand der Innenwand besonders in den oberen Partien ansehen. Auf Eintrittsstellen von Zuflüssen achten. Schmutzstreifen an der Wand. Unter Umständen ist es nötig, in den Brunnen hineinzusteigen. Bei tiefen Brunnen ist Vorsicht geboten wegen der Möglichkeit von Kohlensäureansammlung. Vorher brennendes Licht herablassen!

Ergibt die Besichtigung des Brunnens, daß er gegen oberflächliche Zuflüsse nicht genügend geschützt ist, so ist die Untersuchung seines Wassers meistens überflüssig. Nur wenn Zweifel bestehen, kann unter Umständen die Wasseruntersuchung Aufschluß geben, führt aber nicht immer zur Entscheidung. Um aus der chemischen Untersuchung Schlüsse ziehen zu können, ist ein Vergleich mit benachbarten Brunnen wünschenswert. Höhere Werte von Chlor, Ammoniak, salpetriger Säure, auch Vorhandensein von Phosphorsäure machen das Wasser verdächtig.

Die Keimzählung gibt selten sicheren Aufschluß. Sehr hoher Keimgehalt (Zehntausende) ist verdächtig; niedriger (bis 20) spricht meist gegen oberflächliche Zuflüsse. Die dazwischenliegenden Zahlen sind aber zu sehr vom Zufall abhängig (s. oben). Besser ist die Colizählung zu verwerten. Findet sich in 20 ccm kein Coli, so ist zur Zeit kein oberflächlicher Zufluß wahrscheinlich. Zahlreicheres Coli, über 10 in 10 ccm, läßt mit Sicherheit auf das Hineingelangen von oberflächlichen Zuflüssen schließen.

Neu angelegte Brunnen enthalten, auch wenn sie gut abgedeckt sind, meistens zahlreiche Keime und viel Coli. Eine bakteriologische Untersuchung hat deshalb zu dieser Zeit wenig Zweck. Sie müssen längere Zeit, meistens mehrere Wochen, gut abgepumpt werden, bis der definitive Zustand eintritt. Ebenso ist die bakteriologische Untersuchung eines längere Zeit nicht benutzten Brunnens meistens zwecklos.

Verbesserung schlechter Kesselbrunnen. Gründliche Reinigung von Schlamm, wasserdichter Verputz der Innenwand, Hochmauern des Brunnenrandes, Abdecken. Lassen sich die Seitenwände nicht wasserdicht herstellen, so kann es zweckmäßig sein, den Schacht 2—3 m unter Terrain zuzumauern oder durch eine hölzerne Bühne oder Steinplatten abzudecken und dann schließlich Lehm darauf zu bringen.

Als Kesselbrunnen mit *sehr engem Schacht* sind auch die häufig als *Rohrbrunnen* bezeichneten Brunnen anzusehen, bei denen das Saugrohr in einem zweiten Rohr heruntergeführt ist. Ein solches Futterrohr kann aus Eisen oder glasiertem Ton bestehen, *es muß nach oben ebenfalls gut abgedichtet werden.*

Rammbrunnen, Abessinische Brunnen. Ein Rohr mit Spitze und Saugteil wird in die wasserführende Schicht gebohrt oder gerammt; auf das Rohr wird die Pumpe direkt aufgeschraubt und an einem Pfosten befestigt, damit das Rohr beim Pumpen nicht hin und her wackelt.

Untersuchung von *Rammbrunnen* ist kaum nötig. Sie liefern, abgesehen von dem seltenen Falle, daß das Grundwasser selbst nicht genügend filtriert ist, praktisch keimfreies Wasser und sind gegen Infektionen geschützt. Die chemische Zusammensetzung des Wassers ist innerhalb weiter Grenzen gleichgültig (s. oben).

Verteilung des Wassers im Hause.

Bei natürlichem Druck (Quellen) Leitungen mit Zapfstellen. Ist kein natürlicher Druck vorhanden, so ist ein Reservoir anzulegen, das den größten Tagesbedarf faßt und fröstsicher auf dem Boden des Hauses aufgestellt wird. Füllung mit Handpumpe oder bequemer mit Motor. Sehr viel besser ist die Aufstellung eines Windkessels im Keller mit automatischer Druckregelung durch elektrische Pumpe.

Zentrale Versorgung mit Grundwasser.

Die Vorarbeiten müssen sich erstrecken auf die Beschaffenheit und Filtrierfähigkeit des Bodens, auf die Beschaffenheit, Ergiebigkeit und Richtung des Grundwasserstromes. Die chemische Untersuchung hat besonders Eisen- und Mangangehalt und Aggressivität zu berücksichtigen. Die bakteriologische Beschaffenheit kann vielfach schon aus dem Resultat der Bohrung geschlossen werden. Ist die grundwasserführende Schicht von einer mehrere Meter mächtigen feinkörnigen Schicht überlagert oder liegt sie unter einer undurchlässigen Lehm- oder Tonschicht, so ist anzunehmen, daß das Wasser dauernd keimfrei sein werde. Zu beachten ist jedoch, daß Pflanzenwurzeln sich bei zu großer Tiefe, bis etwa 4 m, herunter erstrecken und gröbere Wege für das Wasser schaffen können. In zweifelhaften Fällen ist das Grundwasser *bakteriologisch zu untersuchen.*

Dazu werden Abessinierrohre an mehreren Stellen des Geländes bis in die wasserführende Schicht getrieben und auf jeden Meter Rohr etwa 1 l Carbolschwefelsäure hineingegossen. Nach 24 Stunden wird die Pumpe, die 24 Stunden in 5 proz. Kresolseifenlösung gelegen hat, aufgeschraubt, dann wird solange gepumpt, bis das ausfließende Wasser keine Reaktion mit Eisenchlorid mehr gibt. Dann kann die Probe zur bakteriologischen Untersuchung genommen werden.

Die Bestimmung *der Richtung des Grundwasserstromes* ist Sache des Hydrologen: sie kann durch Vergleichung der Spiegel dreier in einem Dreieck gelegener Punkte festgestellt werden. Hygienisch ist sie von großer Bedeutung, weil von ihr die Beurteilung der auf dem Gelände gelegenen Infektionsmöglichkeiten (Wohnungen mit Abortgruben, gedüngte Felder usw.) abhängt. Zu beachten ist aber, daß sich die Richtung des Grundwasserstromes nach Inbetriebnahme des Werkes durch Senkung des Wasserspiegels ändern kann.

Ebenso wird die *Ergiebigkeit des Grundwasserfeldes* durch lange fortgesetzte Pumpversuche vom Hydrologen festgestellt. Die Veränderung der Niveaulinien durch das Abpumpen wird in eine Karte eingetragen; sie gibt auch für den Hygieniker wertvolle Anhaltspunkte über die Größe und Lage der Depressionszone und über die Richtung des Grundwasserstromes.

Die *Geschwindigkeit des Grundwasserstromes* in horizontaler Richtung ist abhängig vom Gefälle und von der Durchlässigkeit; sie ist meistens nur gering (ein bis wenige Meter in 24 Stunden). Die Keime werden deshalb in horizontaler Richtung meistens nur auf kurze Strecken transportiert.

Die Geschwindigkeit kann gemessen werden durch Einschütten einer größeren Menge Kochsalz (100—200 kg) in einen oberen Brunnen und periodische Chlorbestimmung (alle 10 Minuten) im Wasser eines unteren Brunnens. Die Zeit, die zwischen dem Einschütten des Kochsalzes und dem Auftreten des höchsten Chlorgehaltes im unteren Brunnen verstreicht, gibt die durchschnittliche Geschwindigkeit des Grundwasserstromes an.

Der Bau der *Grundwasserbrunnen* für *zentrale Anlagen* unterscheidet sich im Prinzip nicht von den Brunnen für Einzelversorgung. Meist werden die Brunnen jetzt so ausgeführt, daß in das Bohrloch ein eisernes, etwa 30 cm weites Rohr gebracht wird, das an seinem unteren Ende, soweit es sich in der wasserführenden Schicht befindet, mit Schlitzen und mit Filtern aus Metallgewebe versehen ist. Das beste Material für den Saugteil des Rohres ist verzinntes Kupfer, sonst asphaltiertes oder emailliertes Gußeisen, weniger gut verzinntes Schmiedeeisen. Das Filtergewebe besteht gewöhnlich aus verzinntem Kupfer. Statt des Metallgewebes können auch konzentrische Kiesschichten, die nach außen feiner werden, um den Saugteil angebracht werden. Ihre Anbringung in der Tiefe ist aber schwierig und erfordert weite Bohrlöcher. Leichter anzubringen ist das Taschenfilter von Hempel — M. Hempel, Charlottenburg 9, Ebereschenallee 13/17 —, bei dem das Wasser die Filterschichten schräg von oben nach unten durchfließt.

Schaffung von künstlichem Grundwasser.

In vielen Fällen kann man, wenn die natürlichen Grundwasservorräte nicht ausreichen, *künstlich* einwandfreies Grundwasser erzeugen, das in den hygienisch wichtigsten Eigenschaften (Temperatur, Klarheit, Bakteriengehalt) dem natürlichen sehr nahe kommt.

a) Durch Berieselung. Wenn größere Flächen feinkörnigen durchlässigen Bodens zur Verfügung stehen, kann man Oberflächenwasser auf die Erdoberfläche bringen und dort versickern lassen. Die Filtration muß intermittierend geschehen, die Flächen müssen aber groß sein. GÄRTNER rechnet etwa 1 ha für 500 cbm für den Tag. Die Versickerungsgeschwindigkeit kann, wie bei künstlichen Sandfiltern, etwa 100 mm in der Stunde betragen. Vorversuche über die Filtrationskraft und eine genaue Untersuchung der Bodenbeschaffenheit sind notwendig.

An einigen Stellen (Frankfurt a. M., Göteborg) wird das Rohwasser nicht auf die Oberfläche, sondern durch eine besondere Infiltrationsgalerie *in* den Boden gebracht.

b) Durch horizontale Filtration durch natürlichen Boden. Das Verfahren ist häufig in der Nähe von Flüssen ausgeführt worden. Parallel mit dem Fluß werden in einem Abstand von etwa 50—150 m Brunnen oder Sammelgalerien angelegt. Solche liefern gewöhnlich das zum Flusse hinströmende Grundwasser, bei starker Absenkung fließt ihnen aber Flußwasser zu, das durch die zwischenliegende Erdschicht filtriert wird. Die Entscheidung über die Herkunft des Wassers kann getroffen werden: 1. nach der chemischen Zusammensetzung, wenn zwischen dem Fluß- und Grundwasser genügende Unterschiede in der chemischen Zusammensetzung bestehen; 2. nach der Temperatur. Starke Beimischung von Flußwasser macht sich im Sommer durch Erhöhung, im Winter durch Erniedrigung der Temperatur geltend.

Ob die Bakterien des Flußwassers sicher zurückgehalten werden, kommt auf die Entfernung der Brunnen vom Flusse und auf die Struktur der zwischenliegenden Bodenschicht an. Vorversuche, die bei der vollen, später verlangten Beanspruchung anzustellen sind, müssen darüber entscheiden. Häufig Durchtritt der Bakterien bei Hochwasser. Nachlaß der Ergiebigkeit durch Verschlammung, Zusetzen der filtrierenden Poren.

Sehr steigern läßt sich die quantitative Leistungsfähigkeit durch die Anlage von *Anreicherungsgräben*. Das Wasser wird in Gräben geleitet, die parallel dem Flusse verlaufen. So sind z. B. in Bochum Gräben von 600 m Länge, 20 m Breite und $4^1/_2$ m Tiefe in 100 m Abstand von der Ruhr gezogen worden. Die Entnahmebrunnen stehen, 50 m vom Graben entfernt, landeinwärts, eine zweite Reihe zwischen Graben und Ruhr. Ähnliche Einrichtungen sind mit gutem Erfolg auch an anderen Ruhrwasserwerken getroffen, ebenso in Hamburg.

Zur Verhütung des Verschlammens der Gräben kann auf das Grabenbett eine Sandschicht gebracht werden, die sich nach ihrer Verschlammung entfernen und reinigen läßt.

3. Oberflächenwasser.

Bei jedem Oberflächenwasser besteht die *Möglichkeit*, daß pathogene Keime hineingelangen. Die *Wahrscheinlichkeit* ist allerdings sehr verschieden. Sie kann praktisch gleich Null sein, wenn es sich etwa um den Oberlauf eines Gebirgsbaches handelt, an dem keine Ansiedlungen liegen und der unbebautes, kaum begangenes Gebiet durchfließt, und sie kann fast gleich Eins sein bei den großen Strömen, welche die Abwässer der anliegenden Städte aufnehmen. Dazwischen gibt es alle Übergänge. Genaue Kenntnis der örtlichen Verhältnisse ist deshalb zur Beurteilung notwendig. Die Untersuchung des *Wassers* gibt über die Infektionsgefahr wenig Aufschluß.

Es würde ein ungerechtfertigter Doktrinarismus sein, wenn man die Benutzung von ungereinigtem Oberflächenwasser zur Versorgung prinzipiell ablehnen wollte, aber es wird immer zweckmäßig sein, eher zu streng als zu milde zu verfahren.

In der Tat sind die Fälle, in denen ungereinigtes Oberflächenwasser benutzt werden kann, sehr selten: Gebirgsbäche und -seen, ferner Wasser aus großen Seen ohne Schiffsverkehr, wenn es aus der Mitte oder doch sehr weit vom Ufer entfernt entnommen werden kann, und das Wasser mancher Talsperren.

Besonders vorsichtig muß selbstverständlich geurteilt werden, wenn das Wasser zur zentralen Versorgung dienen soll.

Vorteile der Versorgung mit Oberflächenwasser: Meistens unbegrenzte Quantität und bequeme Zugänglichkeit, weiches Wasser.

Nachteile: Fast nie ohne Reinigung zu gebrauchen, stark wechselnde Temperatur, nicht selten Trübungen und fader Geruch und Geschmack.

Manche Besonderheiten bieten die **Talsperren.** Ob ihr Wasser ohne Reinigung zur Versorgung benutzt werden kann, hängt von den Verhältnissen des tributären Gebietes ab. Sind keine menschlichen Ansiedlungen vorhanden, ist das Gebiet wenig betreten, fehlen größere Ackerflächen, so kann die Verwendung unbedenklich sein. Je größer das Staubecken ist, je längere Zeit also der Weg vom Einfluß zum Ausfluß in Anspruch nimmt, desto eher wird man damit rechnen können, daß die mit dem Zufluß hineingelangten Krankheitskeime abgestorben oder abgesetzt sind, ehe sie den Ausfluß erreichen. Menschen müssen vom Stausee möglichst ferngehalten werden; *keine Wirtshäuser, kein Wasser- und Angelsport,* möglichst ein Zaun um das ganze Becken

Die *Temperatur des Sperrenwassers* schwankt mit der Jahreszeit, stark an der Oberfläche, weniger in der Tiefe. Die Entnahme findet deshalb am besten in der Tiefe, einige Meter über dem Boden statt. Die Temperaturen schwanken hier etwa zwischen 3 und 15°.

Die *chemische Zusammensetzung des Sperrenwassers.* Das Wasser ist meistens weich, weil das Calciumbicarbonat durch Entweichen der Kohlensäure in unlöslichen kohlensauren Kalk verwandelt wird, der dann ausfällt. Die Härte der deutschen zur Versorgung dienenden Talsperren beträgt 1—5°. Nicht selten ist Eisen in solchen Mengen vorhanden, daß es beseitigt werden muß. Der Gehalt an organischen Substanzen pflegt hoch zu sein.

4. Regenwasser

muß in Gebieten zur Versorgung benutzt werden, in denen kein anderes einwandfreies Wasser zu haben ist.

Meistens wird das auf die Dächer der Häuser auffallende Wasser durch Regenrinnen aufgefangen und in Zisternen geleitet. Es werden etwa 70 % der nach der Größe der Auffangfläche und der jährlichen Regenmenge zu erwartenden Menge gewonnen.

Stroh- und Dachpappendächer sind nicht geeignet, auch soll das Dach keine Fenster haben, die in bewohnte Räume führen (Infektionsgefahr). Die *Größe der Zisterne* ist so zu wählen, daß sie etwa ein Viertel des Jahresbedarfes aufnehmen kann.

Die Zisterne muß nach denselben Grundsätzen wie die Kesselbrunnen (s. S. 137) gegen Infektion von außen geschützt werden.

Die *Herstellung der Zisterne* geschieht aus gutem, mit Zement gefugtem Mauerwerk oder aus Beton. Wasserdichte Abdeckung mit Gewölbe oder mit Betonplatte. Oberkante am besten $^{1}/_{2}-1$ m unter Terrain. Einsteigeschacht am besten 30 cm über Terrain geführt und mit festem Deckel verschlossen. Überlaufrohr so angebracht, daß kein Wasser zurückfließen kann! Pumpe wird am besten seitlich aufgestellt.

Neben dem Überlauf kann noch ein Schwimmer angebracht werden, der, wenn die Zisterne gefüllt ist, das Zuflußrohr abschließt und das weiter zufließende Regenwasser nach außen ableitet.

Vor der Einmündung des Zuleitungsrohres muß ein Schlammfang angebracht werden, der grobe Verunreinigungen (tote Vögel usw.) zurückhält.

Filtration des Wassers ist nötig. Das Filter kann angebracht werden am Zufluß oder am Saugrohr. Im ersteren Falle wird es den für Flußwasserfiltration gebräuchlichen Filtern nachgebildet. In der Zisterne wird eine besondere, etwa 60 cm im Quadrat messende Abteilung gemauert, die unten durch Schlitze mit dem Zisternenraum kommuniziert. Auf den Boden kommen eigroße Steine, dann grober Kies, dann Feinkies und schließlich eine etwa 60 cm dicke Oberschicht von grobem Sand. Um das Aufwirbeln des Sandes zu verhüten, leitet man das Wasser in einen großen Topf aus Steingut, der auf einer Steinplatte steht. Das Wasser läuft dann über den Rand des Topfes und tropft von der Platte auf das Filter.

Am *Saugrohr* kann man ein Filter dadurch schaffen, daß man es mit einem langen gelochten Sauger versieht und diesen konzentrisch mit drei gelochten Metallzylindern umgibt, die 10—12 cm Abstand voneinander haben. In den innersten Zwischenraum bringt man Kies, in den zweiten groben, in den äußeren Mittelsand. Die Löcher müssen der Korngröße des Filtermaterials entsprechen. Die Einrichtung hat aber den Nachteil, daß die Wasserentnahme durch das Saugrohr sehr erschwert wird, sobald der Wasserspiegel bis an die obersten Schlitze gesunken ist. Der Inhalt der Zisterne kann deshalb nicht voll ausgenutzt werden.

Reinigung und Verbesserung („Aufbereitung") des Wassers.

Enteisenung.

Die Entfernung des Eisens ist meistens nötig, wenn der Eisengehalt 0,3—0,5 mg/l beträgt; nach der Behandlung soll er höchstens 0,3 mg betragen. In den meisten Fällen genügt diese Herabsetzung des Eisengehaltes, um ein weiteres Ausfallen des Eisens und auch das Auftreten anderer Übelstände zu verhüten. Unter Umständen, besonders bei reichlichem Vorhandensein von organischen Stoffen, können aber bei diesem Gehalt noch Wucherungen von Eisenalgen auftreten. Die Enteisenung wird dann zweckmäßig bis auf 0,1 mg/l gebracht.

Im Prinzip beruhen alle Enteisenungsverfahren auf demselben Vorgang: reichlicher Belüftung des Wassers und dabei Oxydation der Eisenverbindungen zu Ferrihydroxyd, Entfernung des flockig ausgeschiedenen Ferrihydroxyds durch Filtration.

Die zur Oxydation theoretisch erforderliche Menge an Sauerstoff ist sehr gering, 1 mg Eisen braucht 0,143 mg Sauerstoff = 0,1 ccm Sauerstoff = 0,5 ccm Luft.

Enteisenungsapparate für den Kleinbetrieb liefert die Sucrofilter- und Wasserreinigungsgesellschaft Berlin SW 47, Hagelberger Straße 52. S. auch S. 166, Nr. 11. Im Großbetrieb werden *offene* und *geschlossene* Anlagen verwandt. Bei den *offenen* Anlagen geschieht die Belüftung entweder durch Brausen, Kaskaden oder besondere, nach dem Prinzip des Acetylenbrenners konstruierte Zerstäubungsdüsen (Amsterdamer Düsen), die das Wasser zuerst nach oben spritzen, so daß es als feiner Regen herunterfällt. Oder aber das Wasser rieselt in besonderen Behältern auf Materialien von großer rauher Oberfläche herab (Rieseler). Rieseler sind gewöhnlich 2—4 m hoch, von rundem oder rechteckigem Querschnitt; 1 qm Rieselfläche verarbeitet etwa stündlich 5 cbm Wasser von mittlerem Eisengehalt. Als Füllmaterial für die Rieseler wird meistens Koks benutzt, dann auch Lava, Klinker in rechtwinklig sich kreuzenden Schichten angeordnet oder auch Formen aus Holz. Das Wasser wird durch Rinnen, manchmal auch durch Streudüsen auf die Rieseler verteilt. Bei der Wirkung der Rieseler spielt neben der großen Oberfläche auch die katalytische Wirkung des bereits abgeschiedenen Eisenhydroxyds eine Rolle, in manchen Fällen auch die biologische Wirkung der gewachsenen Eisenalgen. Neu in Betrieb genommene Rieseler müssen sich deshalb erst einarbeiten.

Die Reinigung geschieht durch Spülung. Ein Umpacken der gesamten Rieselerfüllung ist verhältnismäßig selten, meistens erst nach Jahren nötig. Nach der Rieselung wird das Wasser zweckmäßigerweise 1—2 Stunden in einem Absitzbecken, das deshalb nicht zu klein sein darf, in Ruhe gelassen. Hier vollzieht sich die Ausflockung des Eisenhydroxyds. Aus dem Absitzbecken kommt das Wasser auf das

Filter. Bei groben Filtern (3—4 mm Korngröße) dringt das Eisen in die obere Schicht ein und überzieht die Filterkörner. Reinigung durch Rückspülung. Bei feinen Filtern (0,5—1 mm) bildet sich eine zusammenhängende Schicht von Eisenhydroxyd auf dem Filter, die sehr gut filtriert und noch das letzte Eisen zum Ausfällen bringt, aber wesentlich langsamer arbeitet. Die Filtriergeschwindigkeit beträgt bei den groben Filtern etwa 2—3 m in der Stunde, bei den feinen Filtern 400—600 mm. Bei den feinen Filtern muß die Reinigung durch Abtragen der obersten Filterschicht geschehen. Feinfilter eignen sich besonders, um bei schwer eisenfrei zu machenden Wässern nach dem Passieren des Grobfilters die Enteisenung zu vollenden, wenn möglich sollte man versuchen, mit Grobfiltern auszukommen.

Statt der offenen Filter werden jetzt meistens geschlossene, sog. Schnellfilter angewandt, die in vielen Fällen quantitativ und qualitativ bessere Leistungen geben. Die Reinigung geschieht durch Spülung mit rückläufigem Wasserstrahl, wobei der Sand meistens durch Umrühren oder auch durch Preßluft aufgerührt wird. Die Filtriergeschwindigkeit beträgt etwa 10 m in der Stunde.

Die offenen Enteisenungsanlagen beseitigen auch den größten Teil der freien Kohlensäure, was wegen des Rohrangriffes erwünscht ist. Wenn wenig freie Kohlensäure vorhanden ist, können auch geschlossene Anlagen benutzt werden. Bei diesen wird die erforderliche Luft dem Wasser durch Kompressionspumpen, bei einigen Systemen auch durch Schnüffelventile zugeführt. Kompressionspumpen arbeiten etwas teurer, haben aber den Vorteil, daß die zugeführte Luftmenge beliebig gesteigert werden kann, was auch zur Entfernung von Kohlensäure und Schwefelwasserstoff erwünscht ist. Das gründlich mit Luft gemischte Wasser wird innerhalb eines geschlossenen Behälters durch das Filtermaterial, das aus Sand mit verschiedenen Beimengungen besteht, hindurchgedrückt, die Filter werden ebenfalls durch Rückspülung gereinigt, die überschüssige Luft entweicht durch besondere Ventile, Kohlensäure und Schwefelwasserstoff werden, wenn nicht allzu reichlich vorhanden, zum großen Teil mit entfernt. Ob offene oder geschlossene Enteisenungsanlagen vorzuziehen sind, hängt von den örtlichen Verhältnissen und von der Beschaffenheit des Wassers ab. Geschlossene Anlagen haben den Vorteil, daß das Wasser nur einmal gehoben zu werden braucht, da sie in die geschlossene Leitung eingebaut werden können. Sie brauchen auch weniger Platz und verursachen weniger Betriebskosten. Die Wirkung ist aber, wenn das Eisen schwer zu entfernen ist, nicht so sicher wie bei offenen Anlagen. Auch werden Kohlensäure und Schwefelwasserstoff nicht so sicher beseitigt. *Vom hygienischen Standpunkte ist kein wesentlicher Unterschied zwischen beiden Systemen vorhanden,* wenn auch natürlich theoretisch die geschlossenen Anlagen vorzuziehen sind. Praktisch ist auch bei offenen Anlagen die Gefahr der Infektion durch die Luft so gut wie ausgeschlossen und eine Infektion durch die Arbeiter läßt sich bei regelrechtem Betrieb und sorgfältiger Überwachung jedenfalls mit Sicherheit vermeiden. Eine Untersuchung der Arbeiter, ob sie Typhusbacillenträger sind, ist aber erforderlich. Die Enteisenung kann Schwierigkeiten machen, wenn ein großer Teil des Eisens an Schwefelsäure, was aber sehr selten vorkommt, oder an Huminsäuren gebunden ist und das Wasser dabei nur geringe Carbonathärte besitzt. Dann kann eine chemische Behandlung (Zusatz von Alaun, Kalkwasser) nötig werden. Sicher eisenfrei wird das Wasser auch durch Behandlung mit Manganpermutit, s. unten. Als Bezugsquellen für Enteisenungsanlagen kommen die meisten der auf S. 165 genannten Firmen in Betracht.

Entfernung von Mangan.

Kleine Mengen von Mangan werden, wenn sie als Bicarbonat vorhanden sind, bei der Enteisenung mit entfernt. Koksrieseler wirken hier am besten, sie müssen aber meistens etwas höher sein als für die Enteisenung, und es ist nötig, möglichst langsam zu rieseln und langsam zu filtrieren. Dieselbe Methode kann auch benutzt werden, wenn nur Mangan und kein Eisen zu entfernen ist.

Sehr steigern läßt sich die Wirkung des Rieselers, wenn der Koks mit Algen überzogen wird, welche durch biologische Wirkung die Entfernung des Mangans bewirken. In Dresden wird das Wasser der drei Hauptwerke auf diese Weise von Mangan befreit. Das manganreichste Wasser in Tolkewitz enthält im Rohwasser $0,8-1,4\ \text{mg/l}$, die glatt entfernt werden. Das Verfahren ist von dem Direktor der Wasserwerke, Vollmar, angegeben worden. Ist das Mangan als Sulfat vorhanden und besitzt das Wasser wenig oder gar keine Carbonathärte, so muß dem Wasser vor der Rieselung Kalkwasser zugesetzt werden.

Mit Sicherheit läßt sich auch das Mangan entfernen durch die Rieselung über Manganpermutit. Das Manganpermutit (über Permutit s. S. 158) enthält Braunstein, der die Oxydation des Mangans bewirkt. Das Filter kann durch Spülen mit einer Lösung von Kalium- oder Calciumpermanganat regeneriert werden.

Die Entsäuerung des Wassers.

Beruht die saure Reaktion des Wassers auf dem Vorhandensein von freier Kohlensäure und muß das Wasser von Eisen befreit werden, so wird im allgemeinen die freie Kohlensäure bei dem Enteisenungsverfahren mit beseitigt. Auch ohne Anwesenheit von Eisen kann die Kohlensäure durch ein ausgiebiges Belüftungsverfahren häufig genügend beseitigt werden.

Die Belüftung läßt sich noch wirksamer durchführen im luftverdünnten Raume, hierbei wird das Wasser auch ärmer an Sauerstoff, während es bei der gewöhnlichen Belüftung mit Sauerstoff angereichert wird.

Durch Filtration über Marmor. Das Wasser passiert von unten nach oben ein Marmorfilter.

Im Städtischen Wasserwerk in Frankfurt a. M., wo diese Art der Entsäuerung zuerst ausgebildet wurde, ist das Marmorfilter folgendermaßen gebaut[1]:

	Marmorschichten	Korngröße
unterste Schicht . . .	0,3 m	5—8 mm
mittlere Schicht . . .	0,3 m	3—5 mm
obere Schicht	0,2 m	1—3 mm

Durchflußgeschwindigkeit des Wassers 40 m in 24 Stunden. Das Wasser muß klar sein und darf kein gelöstes Eisen oder Mangan enthalten, weil das Marmorfilter sonst als Enteisenungsfilter wirkt und sich schnell verstopft. Bei sehr hohem Gehalt an Kohlensäure ist es zweckmäßig, das Wasser vorher durch eine Brause ausgiebig mit Luft in Berührung zu bringen, dadurch entweicht ein Teil der Kohlensäure, und Härtezunahme und Marmorverbrauch wird heruntergesetzt.

Die Kosten betragen je nach dem Kohlensäuregehalt des Wassers 0,60—1,80 RM. für 100 cbm Wasser.

Die Marmorfiltration eignet sich auch für kleine Anlagen. Solche sind nach den Angaben des Frankfurter Wasserwerks mehrfach ausgeführt worden.

Bezugsquellen für Marmorkies: Auerbacher Marmor- und Kalkgewinnung Dr. L. Linck, A.-G., Auerbach, Hessen. Marmorwerke R. Naumann, Waldheim i. Sa.

Durch Zusatz von Chemikalien. Als solche kommen in Betracht: kohlensaurer Kalk (zuerst in Dessau angewandt), dann Kalkwasser oder auch Sodalösung. Die Dosierung muß aber sehr sorgfältig geschehen, damit nicht ungelöster Kalk in das Wasser hineingelangt oder das Wasser zuviel Soda enthält. Eine genaue automatische Dosierung erfolgt durch das Verfahren der Riwag-Gesellschaft.

Unbedingt nötig ist der Zusatz von Chemikalien dann, wenn die Sauerkeit des Wassers nicht auf freier Kohlensäure, sondern auf Huminsäuren beruht. Auch hier läßt sich das Riwag-Verfahren mit Vorteil anwenden.

Schwefelwasserstoff, der meistens zusammen mit Eisen vorkommt, wird auch im allgemeinen bei der Belüftung, die zum Zwecke der Enteisenung nötig ist, mit entfernt. In geschlossenen Anlagen ist besonders reichliche Luftzuführung nötig.

Beseitigung von Bakterien.

Alle Wässer, bei denen die Möglichkeit besteht, daß Infektionskeime in sie hineingelangen, müssen vor der Verwendung so weit von Bakterien befreit werden, daß Infektionserreger sicher entfernt sind. Die Reinigung kann geschehen:

---

[1] Nach Mitteilung von Herrn Direktor Viesohn.

Durch Filtration.

Im Großbetrieb geschieht sie am häufigsten durch sog. *langsame Sandfiltration.*

Konstruktion der Sandfilter. Große Behälter, meistens von rechteckigem Grundriß aus Mauerwerk oder Stampfbeton vollständig wasserdicht hergestellt. Die Oberfläche beträgt je nach der Größe der Anlage 1000—6000 qm, am gebräuchlichsten etwa 2000 qm. Die Sohle etwas geneigt dem Ablauf zu, auf der Sohle ein Sammelkanal, bei größeren Filtern mit Nebenkanälen oder Drainröhren.

Die Filterschichten bauen sich etwa in folgender Weise auf.

Schichtenfolge der Sandfilter.

	Korngröße	Schichthöhe
Steine und Kies .	grob	60—80 cm
Kies	3—5 cm	10 ,,
,, ...	1—1,5 ,,	10 ,,
,, ...	0,4—0,6 ,,	10 ,,
Sand	0,5—1 mm	60 cm, mindestens 30 cm

Sämtliches Filtermaterial muß gut gesiebt und möglichst gleichmäßig in der Korngröße, ferner frei von organischen Beimengungen und tonigen Bestandteilen sein. In kälterem Klima müssen die Filter überdeckt werden, weil bei stärkerem Frost sonst der Betrieb große Schwierigkeiten macht (schlechte Wirkung des Filters, Eisbildung, Gefrieren des Filtersandes bei der Reinigung).

Der Rohwassereinlauf muß so eingerichtet sein, daß ein Aufrühren des Sandes möglichst vermieden wird. Mündung des Rohres trichterförmig erweitert und nach oben gerichtet.

Das Filter muß besitzen: *1. einen Überlauf für das Rohwasser, 2. ein Entleerungsrohr, 3. eine Vorrichtung zur Kontrolle und Regulierung der Filtriergeschwindigkeit* und des Filterdruckes, d. h. des Höhenunterschiedes der Wasserspiegel im Filter und in der Kontrollkammer. Die Regulierung des Filterdruckes kann mit der Hand oder besser automatisch geschehen.

Die Größe der Gesamtfilterfläche ist nach dem größten Tagesbedarf zu berechnen, der zum $1^1/_2$ fachen des durchschnittlichen Tagesverbrauches angenommen werden kann. 1 qm Filterfläche liefert etwa 2,5 cbm in 24 Stunden. Als Reserve ist bei großen Anlagen 10—20% der gesamten Filterfläche vorzusehen, bei kleineren Anlagen mehr, mindestens ein vollständiges Filter. Der Reinwasserbehälter soll mindestens $^1/_5$ des Tagesbedarfes fassen, bei kleineren Anlagen ebenfalls mehr.

Betrieb der Filter. Die Füllung geschieht mit Reinwasser von unten her durch den Sammelkanal, langsam, höchstens 12 cm in der Stunde steigend, damit die Luft vollständig entweichen kann. Die

Füllung wird fortgesetzt, bis das Wasser 20 cm über der Sandoberfläche steht. Dann Schließen des Reinwasserzuflusses und Zulassen
von Rohwasser bis zur vollständigen Füllung des Filters. Die Wasserhöhe über der Sandschicht muß bei geschlossenen Filtern mindestens
60 cm, bei offenen Filtern etwa 150 cm betragen. Stehenlassen
während 12—48 Stunden oder Inbetriebnahme mit ganz geringer
Filtrationsgeschwindigkeit, höchstens 30 mm in der Stunde. Unter
Filtrationsgeschwindigkeit ist die Senkung des Wasserspiegels in der
Zeiteinheit zu verstehen, die wirkliche Geschwindigkeit des Wassers
im Filter ist etwa 3 mal so groß.

Neu in Betrieb genommene oder frisch gereinigte Filter halten
zuerst die Bakterien und auch die Schwebestoffe nur ungenügend
zurück. Die normale Filtration erfolgt erst, wenn sich auf dem Filter
und in seinen obersten Schichten ein Teil der suspendierten Stoffe
des Wassers (feine Sand- und Tonteilchen) und sonstige anorganische
Trübungen (auch Algen, Protozoen und Bakterien) abgesetzt und
dadurch das eigentliche Filter geschaffen haben. Die Wirkung beruht teils auf der Verlagerung der Poren, teils auf der Adhäsion an
den mit einer schleimigen Hülle überzogenen Sandkörnern, teils aber
sicher auch auf biologischen Vorgängen, vor allem auf der Freß-
tätigkeit der Protozoen, die sich in den obersten Schichten des Filters
ansiedeln. Die Einarbeitung des Filters dauert gewöhnlich einige
Tage, kann aber auch viel längere Zeit, bis zu mehreren Wochen,
in Anspruch nehmen.

Das vor der genügenden Ausbildung der Filterschicht entstehende
noch nicht einwandfreie Filtrat darf nicht in das Rohrnetz gelangen, sondern muß durch das Entleerungsrohr abgeleitet werden.
Vorteilhaft ist es, dieses sonst verlorengehende Wasser noch auf ein
zweites bereits eingearbeitetes Filter zu bringen. Dazu müssen die
Filter mit einem Heberrohr, das vom Reinwasserbehälter des einen
in den Rohwasserbehälter des anderen führt, verbunden sein (Patent
Götze). Die gleiche Vorrichtung läßt sich auch verwenden, wenn
bei schlecht filtrierbarem Rohwasser die einmalige Filtration nicht
genügt, um das Wasser dann auf ein zweites Filter zu schicken.

Um ein einwandfreies Filtrat zu erhalten, muß eine möglichst
gleichmäßige nicht zu große Filtriergeschwindigkeit eingehalten werden.
Das Reinwasserreservoir muß deshalb groß genug sein, um den
Schwankungen des Verbrauches auch ohne Erhöhung der Filter-
leistung folgen zu können.

Die passende Filtriergeschwindigkeit ist für jedes Rohwasser aus-
zuprobieren. In den meisten Fällen kann 100—125 mm in der Stunde
als zulässige Geschwindigkeit angesehen werden, was einer Tagesleistung von 2,4—3 cbm auf den Quadratmeter Filterfläche entspricht. Da sich die Stärke der Filterhaut im Laufe der Zeit immer
mehr erhöht und dadurch auch der Widerstand des Filters zunimmt,
muß der Filterdruck allmählich gesteigert werden, um die gleiche

Leistung zu erzielen. Steigt der nötige Filterdruck auf etwa 75 cm, höchstens 1 m an, so ist eine Reinigung des Filters nötig. Weitere Steigerung des Druckes führt erfahrungsgemäß leicht zum Durchtritt von Bakterien. Die *Dauer einer solchen Filterperiode* ist je nach der Beschaffenheit des Rohwassers sehr verschieden: sie kann wenige Tage, aber auch bei reinem Rohwasser einige Monate betragen. Zur Reinigung des Filters wird es entleert, bis das Wasser 30—50 cm *unter* der Sandoberfläche steht, dann wird die oberste verschlammte Sandschicht in einer Dicke von etwa 2 cm abgetragen, die Oberfläche wird wieder geglättet und nun neues Wasser darauf gebracht. Die Reinigung des Filters kann so oft wiederholt werden, bis die Stärke der Sandschicht auf 40 cm zurückgegangen ist, dann muß das Filter neu mit Sand beschickt werden.

Der abgetragene Sand kann gewaschen und wieder verwendet werden; Vorrichtungen zur Sandwäsche liefern die Excelsiormaschinenbaugesellschaft in Stuttgart und Gebr. Körting, Hannover.

Kontrolle des Betriebes. Eine ausreichende Kontrolle ist nur möglich durch die *Bestimmung des Keimgehaltes im Filtrat*. Das Filtrat soll nicht mehr als 100 Keime im Kubikzentimeter enthalten. Diese Forderung, die theoretisch nicht zu begründen ist, im Gegenteil den größten Bedenken begegnet, weil sie Art und Herkunft der Keime und die Beschaffenheit des Rohwassers unbeachtet läßt, hat sich trotzdem in der Praxis durchaus bewährt; wo sie eingehalten wurde, sind nachweislich Infektionen durch das Wasser nicht vorgekommen. Grundsätzlich sollte auch in kleineren Wasserwerken jedes Filter täglich einmal bakteriologisch kontrolliert werden. Auch für die Feststellung der Einarbeitungszeit der Filter ist die bakteriologische Untersuchung unentbehrlich.

Vorreinigung des Wassers.

Bei manchen Rohwässern ist es zweckmäßig, vor der Filtration vorzureinigen: die Filtrationswirkung wird vollkommener, und die Filterperiode kann dadurch erheblich verlängert werden, die Betriebskosten werden verringert. Die Vorreinigung kann geschehen:

1. Durch Absitzbecken.

Der Betrieb kann 1. intermittierend sein: das Becken wird gefüllt, stehengelassen und wieder entleert, und 2. kontinuierlich: das Wasser durchfließt das Becken dauernd in langsamem Strom. Strömungsgeschwindigkeit 2—3 mm in der Sekunde. Die Länge des Beckens wird so gewählt, daß es vom Wasser in 24 Stunden durchflossen wird, bei 2 mm Sekundengeschwindigkeit sind das also rund 173 m.

Die Klärung läßt sich beschleunigen durch Zusatz von Chemikalien; das ist vorteilhaft bei stark tonhaltigen trüben Wässern. Als zuzusetzende Chemikalien kommen in Betracht:

a) Kalk setzt sich mit dem Calciumbicarbonat des Wassers zu unlöslichem Calciumcarbonat um. Die erforderliche Kalkmenge ist gleich der vorübergehenden Härte des Wassers.

b) Kaliumpermanganat oder Calciumpermanganat, von BITTER für das Nilwasser verwandt. 1 g auf das Kubikzentimeter wirkt bei dem an Tonteilchen und organischen Substanzen reichen Wasser sehr gut.

c) Verschiedene Eisensalze. Eisenchlorid, Eisenoxychlorid, kolloidale Eisenhydroxydlösung wirken gut, sind aber teuer.

d) Am meisten verwandt wird Aluminiumsulfat. Die Fällung geht vor sich nach der Gleichung:

$$Al_2(SO_4)_3 + 3\,Ca(HCO_3)_2 = 3\,CaSO_4 + Al_2(OH)_6 + 6\,CO_2 .$$

Die Bicarbonathärte geht also in Sulfathärte über, die Gesamthärte des Wassers ändert sich nicht. Die zweckmäßige Zusatzmenge muß durch Vorversuche ausprobiert werden; meistens werden 20—40 mg für das Liter zugesetzt. Die Dosierung geschieht durch Abwägen oder am einfachsten durch Kontrolle des spezifischen Gewichts der zugesetzten Lösung. Das Aluminiumsulfat muß vorher auf Arsen geprüft werden.

2. Durch Vorfiltration.

Die Vorfiltration kann durch *grobe Sandfilter* geschehen. Sie sind ähnlich konstruiert wie die Feinfilter, haben aber gröberes Korn (1—3 mm) und dementsprechend größere Filtriergeschwindigkeit (1—2 m in der Stunde). An Filterfläche ist deshalb nur 5—10% der Sandfilterfläche erforderlich.

Die *Reinigung* kann durch *Rückspülen* bei gleichzeitigem Einleiten von *Preßluft* oder durch *Umrühren* geschehen. Solche Vorrichtungen, die den gleich zu besprechenden *Schnellfiltern* ähneln, sind z. B. in Zürich und Wien in Gebrauch, wo auf diese Weise die Laufzeit der langsamen Sandfilter außerordentlich stark erhöht wird.

Eine *Vorfiltration in mehreren Stufen* in Verbindung mit starker Durchlüftung stellt das System Puech-Chabal dar, im Gebrauch in Bremen. Es sind 4 Grobfilter von abgestufter Korngröße, und zwar von taubenei- bis erbsengroß vorhanden, die das Wasser nacheinander passiert. Zwischen je 2 Filtern sind Kaskaden vorhanden, um das Wasser innig mit Luft in Berührung zu bringen. Nach den Grobfiltern kommt das eigentliche Vorfilter, mit 4 mm Korngröße und 40—80 mm Filtriergeschwindigkeit, dann erst das eigentliche Feinfilter. Die Durchlüftung soll eine beträchtliche Abnahme der gelösten organischen Substanzen zur Folge haben, ebenso verschwinden übler Geruch und übler Geschmack, sofern er auf solchen beruht. Die Betriebsdauer des Feinfilters dauert auch hier bis zu einem Jahr. Die Reinigung der Grobfilter erfolgt durch Rückspülung mit gleichzeitigem Einblasen von Luft.

Als Vorfilter kann auch nach dem *Vorgang von Götze* ein normales, noch nicht eingearbeitetes Sandfilter dienen. Diese Doppelfiltration (Patent Götze, Deutsches Reichspatent 84 837) läßt sich gut benutzen, um ein nicht einwandfreies Filtrat, das sonst verlorengegangen wäre, zu verbessern; s. auch S. 149.

Schnellfiltration.

Wenn ein Filter mit großer Filtriergeschwindigkeit nicht nur zur Vorreinigung dienen soll, sondern gleich den ganzen Filtrierprozeß leisten soll, so nennt man das ein *Schnellfilter.* Bei diesem muß die Filterhaut und Filterschicht, die sich bei der langsamen Sandfiltration *allmählich* bildet, *schnell* erzeugt werden, und das geht nur dadurch, daß durch Zusatz von Chemikalien, meistens Aluminiumsulfat, ein flockiger Niederschlag erzeugt wird, der sich schnell auf der Sandfläche absetzt und nun die eigentliche Filterschicht bildet. Die Filtriergeschwindigkeit ist sehr groß (4—6 m in der Stunde), und dementsprechend ist die erforderliche Filterfläche auch erheblich kleiner, nur $^1/_{40}$—$^1/_{60}$ der bei langsamer Sandfiltration nötigen. Aber auch die Arbeitsperiode ist dementsprechend kurz (12—24 Stunden), dafür nimmt die Reinigung auch nur etwa 15 Minuten in Anspruch, und das Einarbeiten dauert nur etwa $^1/_2$ Stunde. Die Zusatzmenge des Aluminiumsulfats muß je nach der Beschaffenheit des Rohwassers ausprobiert und genau eingehalten werden, sie muß auch bei wechselnder Beschaffenheit des Rohwassers dieser angepaßt werden. Eine besonders sorgfältige Überwachung des Betriebes und eine möglichst gleichmäßige Einhaltung der Filtriergeschwindigkeit ist nötig.

Die Reinigung erfolgt durch Rückspülung.

Die Schnellfilter werden in sehr verschiedenen Größen als offene und geschlossene Anlagen ausgeführt. Die geschlossene besitzt meistens zylindrische Behälter aus Schmiedeeisen von 1 bis höchstens 6 m Durchmesser, die offenen werden auch rechteckig aus Eisenbeton hergestellt, mit einer Oberfläche bis zu 100 qm.

Die ersten Schnellfilter, Jewell-Filter, sind in Amerika konstruiert worden und dort jetzt in ausgedehntem Maße in Anwendung, bis zu 120000 cbm Tagesleistung (Neu York).

In Deutschland werden Schnellfilter, meistens auch Enteisenungs-, Entsäuerungs- und Enthärtungsanlagen u. a. von folgenden Firmen hergestellt:

Bamag-Meguin A.-G., Berlin NW 87, Reuchlinstr. 10/17,
Battige & Schöneich, G. m. b H., Berlin W 57, Kurfürsterstr. 23,
Bollmann-Filter-Gesellschaft m. b. H., Hamburg 1, Chilehaus C,
C. Bühring & Co., Hamburg I, Spaldingstr. 21/23,
Halvor Breda A.-G., Berlin-Tempelhof, Ringbahnstr. 40,
Francke Werke A.-G., Bremen, am Seefelde,
Leon Gartzweiler, Berlin-Friedenau,
Kommandit-Gesellschaft Kary, Bremen,

Paul Marting & Co., Dresden 64,
Robert Reichling & Co., Kom.-Ges., Krefeld-Königshof,
Hans Reisert & Co., A.-G., Köln-Braunsfeld,
„Triton", Gesellschaft für Wasserreinigung und Wasserversorgung m. b. H., Berlin W 35, Am Karlsbad 10.

Vergleich zwischen Langsamfiltration und Schnellfilter.

Die *Langsamfilter* sind die älteren; deshalb vielfach in großen Städten, die früh Filtration eingerichtet haben, vorhanden. Ihre Nachteile sind: großer Platzbedarf, hohe Anlage- und Betriebskosten, umständliche Reinigung. Als Vorteil kann gelten, daß die Bedienung des eingearbeiteten Filters während einer Arbeitsperiode nur geringe Arbeit erfordert. Dieser Vorteil wird aber durch die umständliche Reinigung des totgearbeiteten Filters aufgehoben. *Vorteile des Schnellfilters:* der geringere Raumbedarf, meistens geringere Anlagekosten, sehr einfache Reinigung, besonders auch die Möglichkeit, die Leistung der wechselnden Rohwasserbeschaffenheit anzupassen. Sehr vorteilhaft ist die Benutzung von Schnellfiltern zur Vorfiltration; s. S. 151.

Filter für Einzelversorgung. (Kleinfilter.)

Sie können in manchen Fällen, in welchen eine zentrale Reinigung des Wassers nicht möglich ist oder zeitweise versagt, aushilfsweise benutzt werden. Als filtrierende Massen werden Stein, Kohle, Asbest, Porzellan, gebrannte Infusorienerde und neuerdings auch Membranen aus Nitrocellulose benutzt. Die Kohlenfilter halten nur grobe Teilchen zurück, feine Tontrübungen und Bakterien gehen hindurch. Filter aus Porzellan sind als sog. Chamberlandfilter im Handel in Form von Kerzen mit einer Länge von etwa 15 cm und 3 cm Durchmesser. Sie werden in metallenen Gehäusen so angebracht, daß der Druck des Wassers von außen nach innen filtriert. Keimfrei filtrierend, aber quantitativ wenig ergiebig, 1 l pro Stunde, die Ergiebigkeit nimmt auch noch rasch ab.

Filter aus *Infusorienerde* (Kieselgur), *Berkefeldfiltergesellschaft Celle*, kommen für praktische Zwecke schon eher in Betracht. Sie filtrieren ebenfalls keimfrei, sind aber viel ergiebiger, etwa 1—2 l in der Minute. Auch bei ihnen nimmt die Leistung rasch ab, läßt sich aber durch gründliches Abbürsten wiederherstellen.

Auch diese *arbeiten nur eine beschränkte Zeit keimfrei;* nach einiger Zeit wachsen die Bakterien durch die Filterwand hindurch und gelangen ins Filtrat, was dann unter Umständen keimreicher werden kann als das Rohwasser. Das Durchwachsen von Krankheitserregern ist aber niemals beobachtet und auch sehr unwahrscheinlich. Immerhin ist der Keimreichtum des Filtrates ein erheblicher Schönheitsfehler. Das Durchwachsen läßt sich verhindern, wenn die Filter etwa alle 3 Tage ausgekocht werden. Das muß aber sehr vorsichtig geschehen, sie müssen mit kaltem Wasser aufgesetzt und langsam angewärmt werden und ferner wieder langsam abkühlen. Sie haben sich im Laboratorium ausgezeichnet bewährt, ihre Verwendung im Haushalt ist aber zur Behandlung von infektionsverdächtigem Wasser im allgemeinen nicht zu empfehlen. Sie sind, wenn sie ohne nötige Sachkenntnis behandelt werden, sehr empfindlich, bekommen leicht Sprünge und Undichtigkeiten, und ihre Anwendung kann deshalb zu Täuschungen über die Infektionsgefahr führen und zum Schaden der Konsumenten von anderen sicheren Maßregeln abhalten. Wo aber eine sachverständige Behandlung und evtl. eine bakteriologische Kontrolle durchgeführt werden kann, sind ihre Leistungen sehr gut.

Mindestens ebenso bakteriendicht und noch ergiebiger sind die aus Nitrocellulose bestehenden *Membranfilter* nach Bachmann und Zsigmondy (Membranfilter-Gesellschaft m. b. H., Göttingen, Fabrikweg 2). Sie lassen sich so engporig herstellen, daß auch ein Durchwachsen unmöglich ist. Durch Abwischen der Filterschicht mit einem Wattebausch läßt sich die quantitative Leistungsfähigkeit rasch wiederherstellen. Auch als Hausfilter sind sie gut verwendbar. Ähnlich in der Konstruktion und Leistung sind die Filter der *Seitzwerke in Kreuznach*, bei denen eine *Asbestplatte* als Filterschicht dient. Auch sie filtrieren keimfrei, und durch Auswechseln der Asbestplatte kann sehr leicht die Leistungsfähigkeit wiederhergestellt werden.

Andere Methoden zur Desinfektion des Wassers.

a) Abkochen des Wassers. Es kann als Sicherheitsmaßregel benutzt werden, wenn bei zentralen Versorgungen eine plötzliche, nicht sofort zu beseitigende Verschlechterung des Wassers, die mit Gefahr der Infektion verbunden ist, auftritt. In diesem Falle ist die Bevölkerung eindringlich vor der Benutzung ungekochten Wassers zu warnen. Zur sicheren Vernichtung der Krankheitserreger braucht das Wasser theoretisch zwar nicht bis zum Siedepunkt erhitzt zu werden, trotzdem ist das kurze Kochen zu empfehlen, weil die sachgemäße Ausführung der Erwärmung auf niedrigere Temperaturen schwer zu kontrollieren ist.

b) Zusatz von Chemikalien. Bei zentraler Handhabung kommt nur der Zusatz von Chlor in Frage. Die gerade in Deutschland lange bestehenden prinzipiellen Bedenken gegen die Chlorung können jetzt als überwunden betrachtet werden. Der Verbrauch von Chlor zur Trinkwasserdesinfektion ist in Deutschland von 38 t im Jahre 1923 auf 1033 t im Jahre 1928 gestiegen. Trotzdem ist auch heute an dem Grundsatz festzuhalten, daß die Chlorung nur als Notbehelf anzusehen ist und nur dann angewandt werden darf, wenn sich ein von vornherein einwandfreies Wasser auf keine Weise beschaffen läßt. Es kann nicht gebilligt werden, daß im Vertrauen auf die Chlorung verdächtige Wässer zur Versorgung benutzt werden, wenn andere — einwandfreie —, aber vielleicht etwas kostspieliger zu gewinnende vorhanden sind.

Die Chlorung kann benutzt werden:

1. Als einzige Desinfektionsmaßregel: wenn es sich um wenig und nur zeitweise verunreinigtes Rohwasser handelt (Wasser mancher Quellen, Talsperren und Flußwasserbrunnen).

2. Als Ergänzungsmaßregel, wenn die außerdem angewandten Verfahren nicht mit Sicherheit zum Erfolg führen (z. B. nach der Filtration durch gröbere Schnellfilter, die dann sehr rasch erfolgen kann). Eine Chlorung von *langsam filtriertem* Wasser ist *nicht allgemein erforderlich*.

3. Als zeitweilige Maßnahme bei plötzlicher Verunreinigung des Wassers. Bei Wasserwerken, die in dieser Beziehung unsicher sind, ist eine Chlorungsanlage in dauernder Bereitschaft zu halten.

Das Chlor kann zugesetzt werden:

Als Chlorkalk. Er enthält etwa 30 % wirksamen Chlors, muß aber, da er bei längerer Lagerung an Wirksamkeit verliert, vor der Anwendung auf seinen Gehalt kontrolliert werden. Der Chlorkalk wird in Form einer 1—2proz. Lösung zugesetzt, die in Holzbottichen bereitet wird. Sie darf erst benutzt werden, wenn sich das Unlösliche abgesetzt hat und die überstehende Flüssigkeit vollständig klar geworden ist. Der Zusatz selbst kann durch eine Pumpe, deren Förderung in bestimmtem Verhältnis zur Hauptwassermenge steht, im Notfall, bei schnell improvisierten Einrichtungen, auch von Hand geschehen.

Bequemer in der Anwendung als der gewöhnliche Chlorkalk ist das reine *Calciumhypochlorit*, das als *Caporit* von den Elberfelder Farbenfabriken oder als Perchlorol (I. G. Farben) im Handel ist. Die Präparate enthalten etwa 70—75 % wirksamen Chlors und sind wegen ihrer leichten Löslichkeit leichter zu handhaben. Auch Natriumhypochlorit läßt sich verwenden; es kann auf elektrolytischem Wege selbst hergestellt werden oder als fertige Lösung mit 150—160 g wirksamen Chlors im Liter von der *I. G. Farbenindustrie A.-G. Frankfurt a. M.* bezogen werden. Glasflaschen zu 70 kg. Kesselwagen mit 15000 kg.

Am meisten angewandt und für dauernden Betrieb am zweckmäßigsten ist das *reine Chlor*, das in *flüssiger Form in Stahlflaschen* von 45 kg, in Behältern von 500 kg und für ganz großen Bedarf in Tankwagen von 5000—13500 kg Inhalt geliefert wird. Der Druck innerhalb der Behälter beträgt 6—8 Atmosphären. Für die Anwendung gibt es zwei Verfahren:

1. *Direkt*, indem das Chlor gasförmig dem Wasser beigemengt wird.

2. *Indirekt:* Das Chlor wird zunächst in einer kleinen Wassermenge gelöst und mit dieser dem Leitungswasser zugesetzt.

Die Apparate für das direkte Verfahren werden von der Chloratorgesellschaft in Berlin (Chlorator, G. m. b. H., Berlin S 14, Alexandrinenstr. 48), für das indirekte von der Bamag-Meguin-A.-G., Berlin NW 87, Reuchlinstr. 10/17, geliefert.

Beide Verfahren sind bei sorgfältiger Überwachung zuverlässig. Unbedingt nötig ist ein dauernd betriebsfertiger Reserveapparat, damit die Chlorung niemals eine Unterbrechung erleidet. Die Menge des zuzusetzenden Chlors ist sehr gering: 0,1 bis höchstens 1 mg für das Liter. Sie hängt im Einzelfall von dem *Chlorbindungsvermögen* des betreffenden Wassers ab, das wieder von der Menge der organischen Substanzen abhängig, ihr aber nicht proportional ist. Es muß deshalb für jedes Wasser besonders bestimmt werden, und danach ist der Chlorzusatz zu bemessen.

Eine *sichere Dosierung* ist aber nur durch die bakteriologische Untersuchung möglich; ganz bestimmte Anforderungen lassen sich nicht stellen. Im allgemeinen wird eine Reduktion der Keime auf 1—2% genügen, auf keinen Fall dürfen noch Colikeime nachzuweisen sein. Die Kontrolle der genügenden Chlorung muß mehrmals am Tage vorgenommen werden, das Wasser muß nach der Chlorung deutliche Reaktion auf freies Chlor zeigen. Die Stärke der Reaktion kann als Maß für den richtigen Chlorzusatz dienen, wenn dieser einmal durch die bakteriologische Untersuchung bestimmt ist.

Als Reagens auf freies Chlor kann Jodkaliumstärke, Orthotolidin oder die Benzidinlösung nach Olszewski oder am besten das von Hahn angegebene α-Naphthoflavon[1] dienen. Ein automatisch arbeitender Apparat, der die Reaktion selbsttätig in beliebigen Intervallen ausführt (Patent Olszewski-Sperling) wird von der *Commanditgesellschaft Georg Bloch, Dresden,* Spezialfabrik für elektrische Fernmeß- und Fernsteuerapparate, hergestellt.

Der Geschmack des gechlorten Wassers wird nicht unangenehm empfunden, wenn nicht zur ausreichenden Desinfektionswirkung besonders große Mengen zugesetzt werden müssen.

Enthält das zu chlorende Wasser *Phenole oder Kresole,* so kann ein übler, an Jodoform erinnernder Geschmack schon bei kleinen Chlormengen hervortreten. Andererseits kann ein durch *organische Substanzen* hervorgerufener Geschmack durch die Chlorung *beseitigt* werden. Gasförmiges Chlor verhält sich günstiger als Chlorkalk: bei letzterem liegt die Geschmacksgrenze bei 0,6 mg, bei ersterem bei 1,5 mg wirksamen Chlors.

Sollte der Geschmack auch nach dem Verlassen des Hochbehälters nicht verschwinden, so kann das freie Chlor auf chemischem Wege, am besten durch Natriumthiosulfat beseitigt werden. Der Zusatz des Chlors erfolgt am besten in der Druckleitung zum Hochbehälter, der des Beseitigungsmittels im Fallrohr.

Die Verwendung keimtötender Zusätze *im Einzelfall zur Desinfektion kleiner Wassermengen* hat besondere Bedeutung für die Truppen im Felde und für Reisen in wenig kultivierten Ländern,

---

[1] Unter dem Namen Chlortest-Kahlbaum von der Chem. Fabrik Kahlbaum, Berlin-Adlershof, zu beziehen.

in denen mit dem Vorhandensein von Krankheitserregern im Wasser gerechnet werden muß.

Die Anwendung wird erschwert durch die Forderung, daß die angewandten Mengen in jedem Fall, auch bei sehr schmutzigem Wasser, ausreichen müssen. Man muß deshalb mit großem Überschuß von Chlor arbeiten, und der Zusatz von chlorbindenden Mitteln ist nicht zu umgehen. Geschmack und Aussehen des Wassers leiden darunter. Bewährt mit dieser Einschränkung hat sich ein Präparat der Elberfelder Farbenfabriken, das in abgeteilten Dosen in den Handel kommt; es enthält zur Desinfektion Caporit und zur Beseitigung des Chlors Ortizon, d. h. an Harnstoff gebundenes Wasserstoffsuperoxyd.

c) Ozon. *Ozon*, auf elektrischem Wege erzeugt, wird im Rieseler mit dem Wasser in innige Berührung gebracht. 1 ccm Luft enthält etwa 2 g Ozon, die verbrauchte Luftmenge ist etwa gleich der Wassermenge. 1 kg Ozon erfordert 17—24 Kilowattstunden. Die Desinfektionswirkung ist ausgezeichnet, auch Färbungen des Wassers (durch Huminsubstanzen) werden beseitigt, ebenso Eisen und Mangan. Stark eisenhaltige Wässer müssen aber vorher enteisent werden, weil sonst der Ozonverbrauch zu groß wird. Leider hat sich das schöne Verfahren gegen die Konkurrenz des sehr viel billigeren Chlors nicht halten können. Auch das Wasserwerk Paderborn hat an Stelle der Ozonisierung die Chlorbehandlung gesetzt.

d) Ultraviolettes Licht. *Ultraviolettes Licht* ist an mehreren Stellen in Frankreich in Gebrauch. Eine Quecksilberdampfquarzlampe ist entweder *im* Wasser oder dicht *über* der Oberfläche (Westinghouse) angebracht. Die Wirkung ist gut, die Lampen sind aber zerbrechlich und der Betrieb teuer. Das Verfahren eignet sich gut für kleine Wassermengen. Die Lampen dürfen nicht mit den Fingern berührt werden. Ein von der Westinghouse-Companie in den Handel gebrachter Apparat für den Hausgebrauch (Leistung 600 l in der Stunde) hat sich bei Versuchen im Göttinger Hygienischen Institut gut bewährt.

Enthärtung des Wassers.

Die *Enthärtung*, d. h. die Beseitigung von Calcium- und Magnesiumsalzen hat mehr wirtschaftliche als hygienische Bedeutung. Sie geschieht deshalb auch nicht an zentraler Stelle, sondern wird im allgemeinen von dem einzelnen Konsumenten je nach Bedürfnis ausgeführt. Sie ist vor allem nötig, wenn das Wasser zur Dampfkesselspeisung und für Wäschereizwecke benutzt werden soll; auch viele chemische Betriebe verlangen ein weiches Wasser.

Besitzt das Wasser nur *Bicarbonathärte*, so läßt sich theoretisch die gesamte Härte durch Zusatz von Kalkwasser beseitigen, das den Kalk als Calciumcarbonat, die Magnesia als Magnesiumhydroxyd ausfällt, ohne daß dabei andere Stoffe in Lösung gehen. Sind außerdem noch Sulfate (Gips oder Magnesiumsulfat) vorhanden, so müssen diese durch Natriumcarbonat ausgefällt werden, wobei eine entsprechende Menge von Natriumsulfat in Lösung geht. Auf diesen Vorgängen beruht das häufig angewandte *Kalksodaverfahren*. Die Apparate bestehen aus dem sog. *Kalksättiger*, in dem gesättigtes Kalkwasser hergestellt wird, einer *Dosierungsvorrichtung* für Kalk- und Sodalösung, einem *Mischgefäß*, in welchem die Ausfällung und teilweise auch die Sedimentierung des ausgefällten Calciumcarbonats und Magnesiumhydroxyds stattfindet, und schließlich einem Filter, welches die noch vorhandenen Flocken zurückhält.

Das Verfahren enthärtet das Wasser nicht vollständig, schon deshalb, weil das Calciumcarbonat und Magnesiumhydroxyd nicht ganz unlöslich sind; für die meisten Zwecke ist die verbleibende geringe Härte von 2—3° aber ohne Bedeutung.

Wenn auf *vollständige Beseitigung der Härte* Wert gelegt wird, so ist das *Permutitverfahren* zu empfehlen (Permutit-A.-G., Berlin NW 6, Luisenstr. 30). Permutit ist ein künstlich hergestellter *Zeolith — Natrium-Aluminiumsilicat —*, es hat die Eigenschaft, das in ihm vorhandene Natrium gegen Calcium und Magnesium auszutauschen. Läßt man deshalb ein hartes Wasser über Permutit laufen, so tritt an Stelle des Calciums und Magnesiums eine entsprechende Menge von Natrium, das Wasser enthält also Natriumbicarbonat und Natriumsulfat an Stelle der vorher vorhandenen äquivalenten Mengen von Calcium und Magnesiumsalzen. Die Enthärtung ist vollständig, dafür ist aber das Wasser reicher an gelösten Salzen als beim Kalk-Soda-Verfahren.

Vergleich des Kalk-Soda-Verfahrens mit dem Permutitverfahren.

Vorzüge des Kalk-Soda-Verfahrens. Billigere Anschaffung und etwas billigerer Betrieb. Entfernung der Bicarbonate, ohne daß dafür andere Salze in Lösung gehen. *Vorzüge des Permutitverfahrens:* Vollständige Enthärtung möglich, keine Überwachung des Betriebes nötig, automatische Anpassung an die wechselnde Zusammensetzung des Wassers.

Nachteile des Kalk-Soda-Verfahrens. Sorgfältige Überwachung nötig, bei mangelnder Überwachung und wechselnder Beschaffenheit des Wassers kann die Leistung ungenügend werden. Eine vollständige Enthärtung ist unmöglich.

Nachteile des Permutitverfahrens. Der größere Gehalt des Wassers an gelösten Bestandteilen, da für je 1 Atom Calcium oder Magnesium 2 Atome Natrium in Lösung gehen.

Im allgemeinen wird man wohl für die Speisung von Dampfkesseln das Kalk-Soda-Verfahren, für Wäschereizwecke das Permutitverfahren vorziehen.

Für die *Enthärtung im Haushalt* kommt nur das Permutitverfahren in Frage. Die Permutitgesellschaft liefert neuerdings ein kleines, für Haushaltzwecke bestimmtes Filter, Preis 120 M., das etwa 180 l

Wasser von 20 Härtegraden enthärtet, ehe es regeneriert zu werden braucht. Zur Regeneration sind 300 g Kochsalz erforderlich. Bei größerem Bedarf können die sog. *Kleinfilter*, die in 15 verschiedenen Größen von 30 l bis 4 cbm Stundenleistung hergestellt werden, benutzt werden.

Hat das Wasser reichlich *Carbonathärte*, so kann es durch Kochen, (etwa 5 Minuten im Sieden erhalten und dann ruhig absetzen lassen), erheblich weicher gemacht werden; s. S. 128.

Allgemeines über Wasserleitungen.

Wasserbedarf.

Der Wasserbedarf ist abhängig:

a) Von der Verkaufsart des Wassers. Bei Bezahlung einer Pauschsumme wird mehr Wasser verbraucht als bei Abgabe nach Wassermessern.

b) Vom Preise. Je billiger das Wasser, desto höher der Verbrauch.

c) Von der Lebensweise und den Gewohnheiten der Bevölkerung. Große Städte verbrauchen mehr als kleine, größere Gartenflächen erfordern mehr Wasser.

d) Von dem Bedarf der Industrie an Wasser. Ausgesprochene Industriestädte haben einen besonders hohen Wasserbedarf (pro Kopf bis 400 l).

e) Vom Vorhandensein einer Schwemmkanalisation. Kanalisierte Städte brauchen mehr Wasser als nichtkanalisierte.

f) Von der Viehhaltung. Besonders wichtig für ländliche Gemeinden.

g) Vom Wasserverlust. Der letztere kann bedingt sein durch Undichtigkeiten im Rohrnetz und durch zu niedriges Anzeigen der Wassermesser. Er schwankt zwischen 0 und 25 %.

Im allgemeinen kann man bei Abgabe nach Wassermessern mit folgenden Zahlen rechnen:

Großstädte über 100 000 Einwohner 150 l für den Kopf und Tag.

Mittelstädte 40 000—100 000 Einwohner 120 l.

Kleinstädte 10 000—40 000 Einwohner 100 l.

3000—10 000 Einwohner 80 l.

Ländliche Gemeinden 50 l. Dazu für jedes Stück Großvieh 50 l, für jedes Stück Kleinvieh 15 l.

Bei stark entwickelter Industrie sind zu diesen Zahlen erhebliche Zuschläge zu machen.

Der Verbrauch steigt, je mehr sich die Bevölkerung an die Annehmlichkeiten und Benutzungsmöglichkeiten der Wasserleitung gewöhnt. Es ist aber zu berücksichtigen, daß zur Zeit eine sehr starke Tendenz zur Steigerung des Wasserverbrauches besteht. Starke, immer zunehmende Verbreitung der Badeeinrichtungen, auch in billigen Wohnungen! (Siedlungen.) Berlin verbraucht gegenwärtig schon 250 l! So sehr der steigende Wasserverbrauch vom Hygieniker zu

begrüßen ist, so nachdrücklich muß auch vor *Wasservergeudung* —
die gerade häufig mit der vorhandenen Badeeinrichtung verbunden
ist — gewarnt werden, weil sonst viele Städte in absehbarer Zeit
vor dem Wassermangel stehen werden.

Die Verteilung des Wasserbedarfs, auch die einzelnen Verwendungszwecke, zeigt etwa folgende Tabelle:

Für den Privatgebrauch:

Hausbedarf (Trinken, Kochen, Reinigen) . .	20—30 l
Wäsche	10—15 l
Klosettspülung	etwa 10 l
Ein Wannenbad	350 l
Ein Brausebad	50 l
Gartenbesprengen für jedes Quadratmeter an trockenen Tagen.	1,5 l

Für öffentliche Zwecke:

Schulen für jeden Tag und den Schüler . . .	2 l
Krankenhäuser	300—500 l
Schlachthäuser für jede Schlachtung . . .	300—400 l
Straßenbesprengung für jedes Quadratmeter. .	1,5 l
Pissoire für 1 m Spülrohr	200 l

Für gewerbliche Zwecke:

Brauereien für 1 hl Bier	500 l
Papierfabriken für 1 kg Papier.	400—3000 l
Zuckerfabriken für 1 Ztr. Rüben.	500—800 l
Molkereien für 1 l Milch	3—6 l
Wäschereien für 1 kg Wäsche	10—20 l

Der Wasserverbrauch schwankt nach Tages- und Jahreszeiten.
In Prozenten des *mittleren Monatsverbrauchs* kann er angenommen
werden:

Januar . . .	88	Juli	115
Februar . . .	80	August . . .	115
März	89	September . .	106
April . . .	96	Oktober . . .	94
Mai	115	November . .	92
Juni. . . .	119	Dezember . .	91

Der größte *Tagesverbrauch* fällt in die Vormittagsstunden bis
12 Uhr, der geringste in die Nachmittagsstunden von 1—5 Uhr.
Die Schwankungen im Verbrauch sind geringer, wenn relativ viel
Wasser für Industriezwecke verbraucht wird.

Der *größte Tagesverbrauch* kann zu dem 1,6—2fachen des durchschnittlichen, der größte *Stundenverbrauch* zu $^1/_{10}$ des Tagesverbrauchs
angenommen werden. Für einen durchschnittlichen Verbrauch von
100 l ergibt sich also ein größter Tagesverbrauch 160—200 l, als
größter Stundenverbrauch am Tage des größten Tagesverbrauches
16—21 l.

Reinwasserbehälter.

Nach diesen Schwankungen im Verbrauch ist die Größe des *Reinwasserbehälters* zu bemessen.

Nur bei ganz kleinen Wasserwerken, hauptsächlich bei einzelnen Anwesen, Gehöften, Villen usw., kann die Pumpe unter Zwischenschaltung eines Windkessels direkt in das Netz arbeiten. Die Pumpe wird dann am besten elektrisch betrieben und automatisch bei sinkendem Druck im Windkessel in Gang gesetzt. Im allgemeinen ist aber ein Hochbehälter nötig.

Sie haben den Zweck:

1. zeitliche Unterschiede zwischen Zulauf und Verbrauch des Wassers auszugleichen,

2. beim Versagen des Zulaufs eine Wasserreserve zur Verfügung zu stellen.

Die erforderliche *Größe des Behälters* ist deshalb von der mehr oder weniger großen Regelmäßigkeit der gelieferten und verbrauchten Menge abhängig. Im allgemeinen kann die Größe des Behälters etwa gleich der Hälfte des größten Tagesverbrauchs angenommen werden. Bei großen Städten genügt ein Drittel, bei ländlichen Gemeinden größer, bis zum Doppelten des Tagesbedarfes, jedenfalls nicht unter 60 cbm, weil er sonst für Feuerlöschzwecke zu klein ist. Im einzelnen ist die erforderliche Größe des Behälters von der Regelmäßigkeit der Wasserzufuhr abhängig, im Zweifelsfall lieber zu groß als zu klein.

Man unterscheidet *Erdbehälter* und *Turmbehälter*. Die ersteren liegen im Boden und werden dann angewandt, wenn die örtlichen Verhältnisse eine genügende Druckhöhe erzielen lassen, also in bergigen Gegenden. In der Ebene, wenn eine natürliche Höhenlage des Behälters nicht möglich ist, müssen sie auf Unterbauten aufgestellt werden (Wassertürme). Wegen der hohen Baukosten wird hier der Inhalt etwas kleiner genommen.

Die *Erdbehälter* werden aus Mauerwerk oder Eisenbeton geführt und werden, um sie vor Temperaturschwankungen zu schützen, mit Erde eingedeckt, etwa 1 m hoch. Die Wassertiefe der Behälter wird je nach seiner Größe zu 2,5—5 m genommen. Die Innenflächen müssen guten Zementputz erhalten. Zum Schutz gegen etwaige aggressive Wässer empfiehlt sich ein doppelter Anstrich mit Inertol (Paul Lechler, Inertolfabrik, Stuttgart), Siderosthen oder Preolit oder ähnlichen *Schutzmitteln*. Alle Schutzmittel müssen aber auf den *vollständig trockenen* Zement aufgestrichen werden. Zu beachten ist, daß manchmal nach dem Anstrich eine starke, aber hygienisch unbedenkliche Vermehrung der Bakterien im Wasser des Behälters eintritt.

Die Behälter werden zweckmäßig in zwei Kammern geteilt, um während der Reinigung der anderen die eine als Reserve zu haben.

Bei *Erdbehältern* ist besonders darauf zu achten, daß, wie das besonders bei kleinen Anlagen häufig der Fall ist, durch die Tür bei starken Regengüssen kein Oberflächenwasser eindringt; Türschwelle mindestens $^1/_2$ m über Terrain!

Ein *Lüftungsrohr* muß vorhanden sein, braucht aber keineswegs besonders große Dimensionen zu haben. Die obere Mündung muß so eingerichtet sein, daß keine Tiere (Schnecken, Frösche, Insekten, Vögel, Mäuse) von oben hineinkommen können. Das *Zuleitungsrohr* mündet unter Wasser etwa 20 cm über der Sohle, die *Abflußleitung* liegt an der tiefsten Stelle des Behälters so, daß das Wasser, um vom Einlauf dorthin zu gelangen, den Behälter durchfließen muß. Bei größeren Behältern können *Gleitwände*, die das Wasser zum Durchströmen des ganzen Behälters zwingen, zweckmäßig sein. Nötig ist ferner ein *Überlauf*, besonders bei Quellen, ferner ein *Entleerungsrohr*, das eine rasche Entleerung des ganzen Behälters zu Reinigungs- oder Reparaturzwecken gestattet. Zweckmäßig besonders bei Pumpwasserwerken ist es, durch *elektrische Fernwasserstandsanzeiger* die Pumpstation mit dem Behälter zu verbinden.

Die *Höhenlage* des Behälters ist so zu wählen, daß der Druck im Straßenniveau mindestens 2,5 und höchstens 7 Atmosphären beträgt. Lassen sich bei sehr hügligem Terrain diese Grenzen nicht einhalten, so sind mehrere Druckzonen mit verschieden hoch liegenden Behältern oder Druckreguliervorrichtungen zu schaffen.

Das Rohrnetz.

Als Material für die Rohre kommt für die Hauptrohre fast ausschließlich Eisen in Betracht.

1. Gußeiserne Rohre sind am meisten in Gebrauch. Sie werden in gewöhnlichem Sandguß wie neuerdings auch im Schleudergußverfahren hergestellt (Vereinigte Stahlwerke A.-G. Bochumer Verein Gelsenkirchen). Für die Abmessungen sind maßgebend die Normalien des Vereins deutscher Gas- und Wasserfachmänner vom Jahre 1882 und des Vereins deutscher Ingenieure von 1912 und 1920. Sandgußrohre werden mit einer lichten Weite von 40—1200 und einer Länge von 2—4 m, Schleudergußrohre von 80—400 mm lichter Weite und einer Länge von 8—13 m hergestellt. Erstere werden für einen Betriebsdruck bis zu 10 Atmosphären, die letzteren außer für 10 auch 15 Atmosphären hergestellt. Ein Vorzug der Schleudergußrohre ist ihre durch ihr gleichmäßigeres Gefüge bedingte größere Bruchfestigkeit, auch ihre Widerstandsfähigkeit gegen chemische Einflüsse soll größer sein.

Die Verbindung der einzelnen Rohrstücke geschieht meistens durch Muffen, seltener durch Flanschen; die Dichtung der Muffen durch Teerstrick und nachfolgendes Vergießen und Einstemmen mit Blei. Statt des Vergießens kann auch Bleiwolle oder Riffelblei eingestemmt werden. Die Dichtung der Flanschen erfolgt durch Gummischeiben mit Gewebseinlage oder durch Bleischeiben.

2. Schmiedeeiserne Rohre werden durch Schweißen parallel der Längsachse hergestellt, sie haben also eine Naht. Stahlrohre werden nach dem Mannesmann-Verfahren nahtlos gewalzt, ihre Festigkeit ist noch höher als die der Schmiederohre. Lichte Weite 40—500 mm, Länge bis 20 m.

Alle Eisenrohre müssen zum Schutz gegen chemische Angriffe von innen und außen mit einem unangreifbaren festhaftenden Überzug versehen werden. Das geschieht meistens durch Eintauchen in eine heiße Mischung von Teer und Asphalt. *Die Güte dieses Überzuges ist für die Lebensdauer der Rohre von ausschlaggebender Bedeutung.* Stahl- und Schmiederohre werden zum Schutz gegen die Angriffe im Erdboden vor dem Eintauchen mit Jute umwickelt.

Wahl der Rohrart.

In den meisten Fällen können *alle angeführten Rohrarten* gleich vorteilhaft benutzt werden. Wenn besondere Anforderungen an die *Bruchsicherheit* gestellt werden (bei beweglichem Boden), sind *stahl- und schmiedeeiserne Rohre* vorzuziehen. Andererseits gelten *Gußrohre* als widerstandsfähiger gegen chemische Einflüsse. Bei aggressivem Wasser oder aggressivem Boden können deshalb Gußrohre vorteilhafter sein. Gute Asphaltierung ist aber auch bei diesen nötig.

Andere Rohrmaterialien kommen nur selten in Frage. Rohre aus Eisenbeton eignen sich nur für niedrige Drucke, höchstens für 5 Atmosphären. Für ganz niedrige Drucke können auch Rohre aus Steinzeug benutzt werden. Diese haben den großen Vorteil absoluter chemischer Widerstandsfähigkeit. Über Holzrohre liegen in Deutschland noch keine genügenden Erfahrungen vor.

Hausleitungen.

Für die *Hausleitungen,* die vom Hauptstrang abzweigen und die einzelnen Häuser versorgen, können bis zur Hausgrenze ebenfalls gut asphaltierte Gußeisen-, Stahl- oder schmiedeeiserne Rohre benutzt werden. *Im Hause* werden, der bequemen Verlegung halber, in Norddeutschland fast ausschließlich Bleirohre verwandt; sie werden aber von manchen Wässern angegriffen, so daß die Gefahr der Bleivergiftung (s. S. 131) besteht. Besonders gefährlich sind neuverlegte Rohre. Eine sichere Schutzmethode gibt es nicht. Schwefeln ist ganz wirkungslos, ebenso Verzinnen. Brauchbar, aber auch nur mit größter Vorsicht, sind Zinnrohre mit Bleimantel. Die Zinnschicht soll mindestens 1 mm, besser 1,5—2 mm, dick *und vollständig unverletzt sein,* Vorsicht beim Biegen, auch an den *Lötstellen darf kein Blei bloßliegen.* Die Rohre dürfen deshalb *nicht mit der Lampe,* sondern nur mit dem Kolben gelötet werden.

In Süd- und Mitteldeutschland werden meistens verzinkte Eisenrohre angewandt. Die feuerverzinkten gelten für haltbarer als die galvanisch verzinkten. Auch die verzinkten Rohre werden von aggressivem Wasser stark angegriffen, wobei Zink in reichlicher Menge in Lösung geht. Verfasser hat einen Fall beobachtet, bei dem durch Reduktionswirkung des sich lösenden Zinks aus der im Wasser vorhandenen Salpetersäure in reichlicher Menge salpetrige Säure entstand, so daß sich Fleisch beim Kochen rot färbte.

Gesundheitsschädigungen sind zwar nicht beobachtet worden, doch wird der Zinküberzug allmählich zerstört und dann das Eisen stark angegriffen.

Am widerstandsfähigsten sind gut asphaltierte Eisen- oder Stahlrohre. Gußeiserne werden nicht in den erforderlichen geringen Weiten hergestellt. Zinn- und Kupferrohre sind teuer. *In vielen Fällen ist das einzige Mittel zur Verhütung des Rohrangriffes die Entsäuerung des Wassers.* S. S. 146.

Hydranten.

Von den *besonderen Einrichtungen* der Wasserleitungen haben hygienisches Interesse noch die *Hydranten* und die *öffentlichen Brunnen.* Hydranten sind von der Straße aus zugängliche Wasserentnahmevorrichtungen, die zur Lieferung größerer Wassermengen, für Feuerlöschzwecke, Füllung von Sprengwagen, Kanalspülung usw., in das Straßenrohrnetz eingebaut werden. *Unterflurhydranten* liegen unter dem Straßenniveau, nach oben durch einen Deckel abgeschlossen. Sie bedürfen zur Entnahme eines Standrohres. Bei den *Überflurhydranten* liegt die Auslaßöffnung an einem etwa 80 cm über die Straße herausragenden Rohre. Welche Konstruktion zweckmäßiger sei, darüber wird immer noch lebhaft gestritten. Unterflurhydranten sind billiger, hindern nicht im Verkehr, sind aber mühsamer zu handhaben und im Winter bei Schnee schwerer aufzufinden. Die Deckel müssen durch Aufstreuen von Salz vor dem Einfrieren geschützt werden. Überflurhydranten haben diese Nachteile nicht, sind aber teurer und nur dort aufzustellen, wo sie keine Verkehrshindernisse bilden. Beide müssen zur Verhütung des Einfrierens entleert werden. Die Entleerung geschieht meistens selbsttätig, die Entleerungsvorrichtungen konnten *bei früheren Konstruktionen* zum Eindringen von Verunreinigungen führen, durch die neueren Bauarten, z. B. Bopp & Reuther, G. m. b. H., Mannheim-Waldhof, wird das sicher verhütet.

Öffentliche Brunnen und Trinkbrunnen

werden als *Ventilbrunnen* mit selbsttätigem Schluß des Ventils eingerichtet. Auch sie müssen zum Schutz gegen Einfrieren und im Sommer gegen übermäßige Erwärmung entleert werden. Die Entleerung erfolgt gewöhnlich selbsttätig, das entleerte Wasser fließt in das Gehäuse des Brunnens zurück und wird von da aus durch die Ejektorwirkung des austretenden Wasserstrahls wieder angesaugt. Konstruktion von Bopp & Reuther.

Brunnen, die *nur zum Trinken* dienen sollen, werden am besten ohne Becher als kleine *Springbrunnen mit schräg gerichtetem Strahl* ausgeführt. Dauernd laufende Brunnen sind dort, wo reichlich Wasser vorhanden ist, das gegebene. Wenn das Wasser ein Becken durchfließt, *so muß unbedingt dafür Sorge getragen werden, daß das Wasser nicht aus dem Becken geschöpft wird*, weil eine Verunreinigung des Beckens gar nicht zu vermeiden ist.

Dichtigkeit des Rohrnetzes und Wasserverluste

haben deshalb hygienisches Interesse, weil einmal bei starken Undichtigkeiten Wassermangel eintreten kann, dann weil bei Leerlaufen der Leitung Verunreinigungen durch die undichten Stellen eingesaugt werden können. Schutzmaßnahmen: sorgfältige Auswahl des Rohrmaterials, *sorgfältige Verlegung der Rohre*, Einbau von Distriktswassermessern zur Auffindung der undichten Stellen, evtl. Abhorchen der Leitung.

Die Möglichkeit der *Verunreinigung der Leitung* ist auch dann gegeben, wenn bei eintretendem negativen Druck verschmutztes Wasser angesaugt werden kann. *Die Leitung darf daher nie mit solchen Wasservorräten in direkter Verbindung stehen.* Für Klosettspülung müssen Spülkästen oder weniger gut Rohrunterbrecher angewandt werden, sind sogar meistens polizeilich vorgeschrieben. Bei *Badewannen* darf der Zufluß nie unter den Wasserspiegel zu liegen kommen. Auch die Überläufe bei Wasserbehältern und Quellfassungen dürfen nicht so angelegt sein, daß z. B. bei Hochwasser Wasser rückwärts durch sie in den Behälter gelangen kann. S. auch S. 186.

Die *Abgabe* des Wassers geschieht wohl allgemein nach Wassermessern. *Abgabe nach Pauschalberechnung führt zur Wasservergeudung, ohne daß wesentliche hygienische Vorteile dadurch erzielt würden.* Andererseits kann ein zu *hoher Wasserpreis* zu allzu sparsamem Verbrauch des Wassers auf Kosten der Hygiene führen.

Nähere Angaben über Wasser und Wasserversorgung finden sich in folgenden Werken:

1. GÄRTNER, AUGUST: Hygiene des Wassers. Braunschweig: Vieweg & Sohn 1915.
2. GROSS, ERWIN: Handbuch der Wasserversorgung. München u. Berlin: R. Oldenbourg.
3. HEILMANN, ADOLF: Wasserversorgung. (Lebende Bücher.) Wittenberg: A. Ziemsen 1927.
4. Kalender für das Gas- und Wasserfach 1930. München u. Berlin: R. Oldenbourg.

5. Kruse, Walter: Wasserversorgung. Weyls Handbuch der Hygiene. Leipzig: Joh. Ambrosius Barth 1914.

6. Lueger-Weyrauch: Die Wasserversorgung der Städte, I. und II. Band. Leipzig: A. Kröner 1914.

7. Ohlmüller, W., u. O. Spitta: Die Untersuchung und Beurteilung des Wassers und Abwassers. Berlin: Julius Springer 1910.

8. Spitta, O., u. K. Reichle: Wasserversorgung. Handbuch der Hygiene, herausgeg. von Rubner, Gruber, Ficker. Leipzig: S. Hirzel 1924.

9. Tillmans, J.: Die chemische Untersuchung von Wasser und Abwasser. Halle (Saale): Wilh. Knapp 1915.

10. Wilhelmi, J.: Kompendium der biologischen Beurteilung des Wassers. Jena: G. Fischer 1915.

11. Opitz, Karl: Hygienische Beobachtungen bei Haus-Enteisenungsapparaten. Klin. Jahrbuch, Bd. 26, S. 449 (1912). (Konstruktionszeichnungen von einfachen Haus-Enteisenungsapparaten).

Die Abfallstoffe und ihre Beseitigung.

Von

BERNHARD BÜRGER-Berlin.

Vorbemerkung.

Begriff. Unter „Abfallstoffen" verstehen wir in der Hygiene alles
das, was in der menschlichen Wirtschaft als zunächst an der Stelle
der Entstehung nicht mehr recht verwertbar „abfällt". Manches
kommt nur deshalb zum „Abfall", weil es dem Vollwertigen gegenüber minderwertig ist, sei es daß es zu verderben beginnt oder bereits
(durch Verschimmelung, Fäulnis, Verwesung od. dgl.) verdorben ist,
wie mancherlei „Abfälle" in Küche und Haushalt. Deshalb und weil
man der Aufbewahrung der meist ziemlich wertlosen, ja lästigen Abfallstoffe im allgemeinen nicht viel Sorgfalt zuwendet, geraten die
Abfallstoffe bald in Verwesung, Fäulnis, bilden dabei oft üble Gerüche
und wirken auf den normal empfindenden Kulturmenschen meist
wenig ästhetisch, ja abstoßend und ekelerregend. Von vornherein
gilt das für die Ausscheidungen der Menschen und Tiere, aber auch
für viele Abgänge des menschlichen Haushalts und des Gewerbes.

Die Abfallstoffe sind teils vorwiegend *flüssig*, wie die menschlichen
Ausscheidungen, die Wirtschaftsabwässer, die zum Abfluß gelangenden Meteorwässer und die gewerblichen Abwässer, teils mehr *fest*, wie
Tierkadaver, Schlachthofabgänge und Müll (Haus- und Straßenkehricht). Dieser Einteilung zu folgen ist um so mehr berechtigt, weil
auch die Beseitigung bei beiden Kategorien — wenigstens unter
modernen städtischen Verhältnissen — grundverschieden ist und vielfach — zumal bei großen Kommunen — völlig getrennte Verwaltungen
sich mit beiden Arten von Abfallstoffen und ihrer Beseitigung be-
fassen. Wir behandeln hier zunächst die erste Gruppe, die vorwiegend
flüssigen Abfallstoffe, das sog. „Abwasser".

A. Vorwiegend flüssige Abfallstoffe = „Abwasser".

I. Die einzelnen Anteile des Abwassers und ihre hygienische Bedeutung.

1. Ausscheidungen von Menschen und Tieren, besonders Kot und Harn = Fäkalien oder Exkremente.

Zu den *Ausscheidungen des menschlichen und tierischen Körpers*
rechnen die in die Außenwelt ausgeschiedenen bzw. normalerweise in
sie gelangenden *Sekrete* bzw. *Exkrete* mancher Drüsen, wie *Auswurf*
= Schleim, unter Umständen eitriger Schleim der Luftwege (Nase,
Rachen, Luftröhre, Bronchien), sowie der Mundhöhle, des Schlundes
(evtl. auch des Magens), auch von Wunden, Geschwürsflächen (Schorfe,

Borken) u. dgl., vor allem aber die Ausscheidungen der *Nieren = Harn* sowie des *Magen-Darmkanals* einschließlich der Sekrete (Mund- und Bauchspeichel, Galle usw.) der zugehörigen drüsigen Organe (Speicheldrüsen, Leber) = *Kot.* Kot und Harn beanspruchen schon ihrer Menge wegen hier das Hauptinteresse.

a) Menschliche Ausscheidungen.

Menge.

Personenzahl:	auf den Tag			auf das Jahr	nach Flügge auf das Jahr
	1	1000	100 000	1	1
Kot	90 g[1]	90 kg	9 t (cbm)	33 kg	46 kg
Harn . . .	1200 g	1200 kg	120 t (cbm)	438 kg[2]	400 kg[2]

Die *Kotmenge* ist im allgemeinen größer bei vorwiegend vegetabilischer Kost (reichlichem Gemüseverbrauch besonders der Vegetarier), zumal bei hohem Cellulosegehalt derselben, geringer bei vorwiegend animalischer Nahrung (Fleisch, Fisch). Näheres s. die Untersuchungen besonders von Rubner[36]*, zusammengestellt bei Schmidt und Strasburger[41] (S. 12). Reichlicher Milchgenuß gibt ebenfalls ziemlich viel Kot, teils wegen des großen Wassergehaltes, besonders aber wegen der Menge nicht resorbierbarer Salze (Höber[19], S. 56).

Die Menge des *Harns* hängt im allgemeinen unmittelbar von der aufgenommenen Flüssigkeitsmenge ab, wobei auch der Wassergehalt der *festeren* Nahrungsmittel erheblich ins Gewicht fällt, besonders bei wasserreichem Obst, manchen Gemüsen u. dgl.

Beschaffenheit und Zusammensetzung. Etwa 30—50% der Faeces bestehen aus lebenden oder — ganz überwiegend (Idzerda[20]) — abgestorbenen Bakterien (Höber[19], S. 56); daneben findet sich Unverdauliches (besonders viel bei reichlichem Cellulosegehalt pflanzlicher Nahrung), Schleim aus den unteren Darmabschnitten (Dickdarm) usw. Die Eindickung des im Dünndarm breiigen Darminhaltes schreitet im allgemeinen bei der Weiterbeförderung im Dickdarm fort bis zu einem Trockengehalt von etwa 30—50% (Höber[19], S. 56). NachRubner[36] enthält dieDurchschnitts-TagesmengeeinesMenschen

	Gewicht	Trockensubstanz	davon zersetzlich (organisch)
an Kot	90 g	23,7 g	21,8 g
an Harn	1200 g	56,3 g	17,1 g
Zusammen:	1290 g	80,0 g	38,9 g

---

[1] Vergleichende Zusammenstellung der Werte s. bei Thumm.

[2] Die anfallende Jahresmenge verringert sich durch Zersetzungs-(Gärungs-)Vorgänge, Schwund und dgl. auf etwa 250 kg je Kopf und Jahr (Hoffmannsche Düngerfibel 1922).

* Schrifttum s. S. 239.

Nach HOFFMANN[18], zitiert nach BRIX[5] (ABEL[1], S. 247) enthalten im Durchschnitt:

	100 Teile Kot	100 Teile Harn
an Wasser	77 Tle.	95,5 Tle.
an *Trockensubstanz*	23 Tle.	4,5 Tle.
bestehend aus		
a) organischer Substanz	20,0	3,00
davon Gesamtstickstoff	1,30	0,80
„ Phosphorsäure	1,15	0,15
b) Asche	3,0	1,50
davon Kalk	0,40	0,20
„ Kali	0,60	0,30

Angaben über den Dungwert des Kotes nach der Lagerung in Abortgruben s. S. 178.

b) Tierische Ausscheidungen, besonders Stalldung, Jauche.

Menge. Ein Stück Rindvieh liefert — einschließlich Streu — im Mittel täglich etwa 0,04 cbm Dung, d. h. jährlich etwa 14—15 cbm Dung, ein Pferd im Jahr etwa 10 cbm. Ein Stück Kleinvieh etwa entsprechend seinem geringeren Körpergewicht weniger: ein Schwein 3,5 cbm, ein Schaf 2,5 cbm. Im Einzelfalle wird die Dungmenge stark beeinflußt durch Art und Menge der Einstreu. (LUEGER[27], S. 157). Nach BRIX[5] beträgt die Menge der Auswurfstoffe eines Pferdes jährlich rd. 5000 kg, eines Stückes Großvieh rd. 12000 kg, eines Schweines rd. 1500 kg und eines Schafes 700 kg. Die Gesamtmenge der tierischen Ausscheidungen beträgt in kleineren Orten mit stärkerer Viehhaltung bzw. mit viel Landwirtschaft unter Umständen erheblich mehr als die der menschlichen. Hygienisch nicht zu unterschätzen (besonders bei starker Hundehaltung), aber schwer in Zahlen anzugeben ist die Menge des — in den Städten großenteils auf Straßen und Plätzen abgesetzten — Kotes und Harnes der ja vielfach frei umherlaufenden Hunde. *Hundehaltung:* nach v. OTTO[31]: 1928 in Berlin 187519, in Deutschland 3672512 (nach anderen Quellen über 4$^1/_2$ Millionen „steuerlich erfaßte", insgesamt über 5 Millionen) Hunde.

Zusammensetzung. Hinsichtlich der Bestandteile der tierischen Auswurfstoffe liegt manches ähnlich wie bei den menschlichen, doch naturgemäß auch vieles anders. Genauere Zahlen und die *chemische Zusammensetzung* des Stalldungs und der Jauche, die durch die Art der Streu und die sonstige Behandlung und Aufbewahrung erheblich beeinflußt wird, zu bringen, dürfte hier nicht am Platze sein, da sie mehr landwirtschaftlich als hygienisch von Bedeutung sind.

2. Wirtschaftsabwässer.

Hierhin gehören die Abwässer der Küche und die zum Abfluß gelangenden, zur Reinigung (Waschen, Baden) der Menschen und Haustiere, der Wäsche und des Hauses sowie sonstiger Gebrauchsgegenstände bzw. Einrichtungen verwandten Wässer. Ihre *Menge* ist im allgemeinen unmittelbar abhängig vom *Wasserverbrauch*, doch kommen zu den Wassermengen der zentralen Wasserversorgungsanlage hinzu die aus anderweitigen — öffentlichen und privaten — Versorgungseinrichtungen (Brunnen, Quellen, Oberflächenwässern) etwa hierfür bezogenen Wassermengen. Ihre Menge ist, meist nicht genauer bekannt, nach Brix[5] beträgt sie gewöhnlich zwischen 10 und 30% des Wasserwerkswassers. Abzuziehen ist das nicht wieder zum Abfluß gelangende Wasser, also das, was versickert oder verdunstet, z. B. das zum Sprengen von Gärten, Straßen und Plätzen benutzte. Die Brauchwassermenge wird wie der Wasserverbrauch beeinflußt durch die Lebenshaltung (Wohlstand!) und Gewohnheiten (Lebensweise) der Bevölkerung, die leichte Erreichbarkeit bzw. das reichliche oder knappe Zurverfügungstehen des Wassers, den Wasserpreis und ähnliche Faktoren.

Baumeister[3] errechnete auf Grund umfassender Erhebungen die durchschnittliche Schmutzstoffmenge der Brauchwässer deutscher Städte auf 100 g (Trockenmasse) je Kopf und Tag.

Beschaffenheit und Zusammensetzung. Aus neuerer Zeit liegen meines Wissens über die *Beschaffenheit* und *Zusammensetzung* dieser Wirtschaftsabwässer auf ausreichenden Unterlagen beruhende, umfassende Zahlenangaben nicht vor, da sie ja in den nach dem Mischsystem (s. S. 192) entwässerten Orten nicht für sich gesondert, sondern gemischt mit den Fäkalien anfallen und auch bei Trennsystem oft mit den gewerblichen Abwässern (ganz oder teilweise) gemischt zur Beobachtung gelangen. Sie werden deshalb auf S. 197 ff. zusammen mit dem übrigen Abwasser besprochen.

3. Niederschlags-(Meteor-)Wasser.

Hier kommt hauptsächlich das *Regenwasser* in Betracht, soweit es von Dächern, Höfen, Straßen und Plätzen anfällt und zum Abfluß gelangt, Schmelzwässer von Schnee und Eis in Wohnorten weniger.

Menge. Die Menge ist sehr verschieden nach Wetterlage, Untergrund, Versickerung usw. Als *Maximalmenge der Regenwässer* unter gewöhnlichen Verhältnissen in Deutschland ist zu rechnen pro Stunde 45 mm Regenhöhe, d. i. pro Hektar und Sekunde 125 l; davon sind bei Kanalisation in den Kanälen ungefähr abzuführen pro Hektar und Sekunde:

bei sehr dichter Bebauung . . . . ca. 100 l

bei etwas weitläufiger Bebauung . . . „   75 l

in Villenvierteln . . . . „   50 l

von Gartenterrains, Parks usw. . . ca. 12—25 l

Dauer und Häufigkeit der Regenfälle — für Orte mit etwa 500—700 mm Regenhöhe, wie in Mitteleuropa meist (nach Brix[5], S. 249).

Bezeichnung	Auftreten	Regendauer	Regenhöhe pro Minute	Regenmenge auf 1 ha in Litern pro Sekunde
Starke Landregen	öfter	ca. 3—10 Stdn.	0,1 mm	16,7 sec/l
Sturzregen	häufiger	„ 1— 2 „	0,33 „	56 „
Bedeutende Sturzregen	etwa 2 bis 3 mal im Jahre	„ 30—45 Min.	0,5 „	83 „
Sehr starke Sturzregen	etwa 1 mal im Jahre	„ 15—30 „	bis zu 0,67 mm	112 „
Wolkenbruchartige Regen	etwa 1 mal in 1—2 Jahren	„ 10—20 „	bis zu 0,75 mm	125 „
Wolkenbrüche	etwa 1 mal in 2—4 Jahren	„ 5—15 „	bis zu rd. 1 mm	167 „

Noch mächtigere Wolkenbrüche kommen nur etwa 1 mal in 5 bis 15 Jahren vor.

Über die von diesen Regenmengen tatsächlich zum Abfluß gelangenden Abwassermengen (abzuziehen Versickerungsanteil, für Berechnung: Versickerungskoeffizient und Regendichtigkeitskoeffizient) und ihre Abflußzeiten s. Näheres in technischen Werken (Brix, Imhoff [dort auch Schrifttum]).

Die Sorge für hinreichenden Abfluß des anfallenden Meteorwassers ist hygienisch deshalb wichtig, weil die Überflutung des Gebäudeinneren (Keller- und Erdgeschoßräume) leicht zu Durchfeuchtung des Fußbodens und Mauerwerks mit den daraus sich ergebenden gesundheitlichen Nachteilen führt. Am bedenklichsten ist der Rückstau aus der Kanalisation beim Mischsystem, weil dort das Meteorwasser mit Brauchwasser und Fäkalien gemischt und deshalb auch seuchenhygienisch besonders stark bedenklich ist (vgl. S. 192).

Zusammensetzung. Die Zusammensetzung der zum Abfluß gelangenden Meteorwässer wird weitgehend durch den jeweiligen — sehr wechselnden — Verschmutzungsgrad der durch die Meteorwässer abgeschwemmten Flächen, insbesondere der Höfe, Straßen, Plätze und durch die Menge bzw. die Dauer des Niederschlags beeinflußt. Von Zahlenangaben darüber wird deshalb hier abgesehen.

4. Gewerbliche (industrielle) Abwässer.

Menge und Zusammensetzung der *gewerblichen* Abwässer sind an den verschiedenen Orten ganz verschieden je nach Art der Industrie. Recht *konzentriert* sind z. B. gewöhnlich die Abwässer aus Gerbereien

(Lederfabriken), Zellstoff- und Zuckerfabriken, andererseits fallen manchmal größere Mengen *dünneren* Abwassers, z. B. *Kühl*wässer an, die oft nur durch mehr oder weniger beträchtliche Ölbeimengungen zu „Abwasser" geworden sind. Deshalb kann die Zusammensetzung des Abwassers eines Ortes durch die mehr oder weniger erhebliche Menge der ihm zufließenden — mehr oder weniger konzentrierten bzw. dünnen, auch nach ihrer sonstigen Art und Beschaffenheit sehr verschiedenen — gewerblichen Abwässer ganz erheblich beeinflußt werden.

Die bisher behandelten Einzelabwässer bilden — vereinigt bzw. gemischt — das *städtische Gesamtabwasser* und ohne Niederschlagswässer dessen „*Trockenwetterabfluß*".

5. Hygienische Bedeutung der Abfallstoffe.

Seuchenhygienisch. In dieser Hinsicht ist am wichtigsten die Möglichkeit, *Infektionskrankheiten* zu verursachen. In den *Faeces der Menschen*, deren Masse zu 30—50 % aus Bakterien besteht, allerdings meist abgestorbenen (s. S. 168), gehört die große Mehrzahl der Bakterien zu den Saprophyten; jedoch kann z. B. das gewöhnlich als unschädlich anzusehende Bact. coli commune unter Umständen — z. B. im bereits erkrankten Körper — Entzündungen, Eiterungen, oder dgl. verursachen. Auch eigentlich pathogene Keime kommen in den Faeces häufig vor und gelegentlich wohl die Erreger der meisten Infektionskrankheiten, so von Eiterungen (Staphylo- und Streptokokken), von Erkrankungen der Luftwege wie der Bronchialkatarrhe, Lungenentzündungen, Tuberkulose, Diphtherie, doch dürften aus den Abfallstoffen bei diesen Krankheiten in der Praxis nicht gerade häufig die betreffenden Erreger auf den Menschen übertragen werden. Anders verhält es sich mit den Keimen der *infektiösen Magen-Darmerkrankungen*, die recht häufig in den Abfallstoffen vorkommen und nicht selten aus ihnen auf den Menschen übertragen werden und dann Erkrankungen auslösen. Wichtig sind für unser Klima hier vor allem die Typhus-, Paratyphus- und Ruhrbacillen, gelegentlich verhängnisvoll die Keime der asiatischen Cholera, nicht unwichtig auch die bisher in ihrer ursächlichen Bedeutung nicht klar erkannten Erreger einiger weniger scharf charakterisierter Darmkatarrhe. (Ausführliches mit Literatur s. bei Kutscher[25].)

Von *Infektionskrankheiten der Tiere* kommen naturgemäß ebenfalls mancherlei Erreger im Kot vor. Wichtig sind wieder wegen der — zumal beim Vieh — leicht vorkommenden Übertragung von Darminhalt auf das Futter die Erreger der infektiösen Darmkrankheiten, wobei die im Kot vorkommenden Erreger des Milz- und Rauschbrandes viel häufiger Erkrankungen auslösen als beim Menschen.

Von *tierischen Krankheitserregern* können auf Menschen und Tiere aus den Faeces die verschiedensten im Kot vorkommenden Darmparasiten übertragen werden; für das Vieh besonders wichtig sind die Erreger der Leberegel- und Lungenwurmseuche.

Die *Übertragung* der verschiedenen Krankheitskeime geschieht teils unmittelbar aus den Abfallstoffen, teils unter Vermittlung von Insekten, Ungeziefer (Ratten), ferner auf dem Umwege über Erdboden, Wasser, Obst, Milch und andere Lebensmittel.

Ganz allgemein gesagt ist die Möglichkeit, daß durch die in menschlichen oder tierischen Ausscheidungen etwa enthaltenen Krankheitserreger Erkrankungen ausgelöst werden, um so *größer*, je *frischer* die Abfallstoffe und damit die Krankheitskeime sind. Je älter sie werden, um so eher darf man auf ein Absterben der Infektionserreger rechnen (vgl. S. 182, 183).

Nicht nur Kot und Harn, sondern auch die *Wirtschaftsabwässer* sind seuchenhygienisch keineswegs harmlos, sondern recht verdächtig. Denn sie enthalten nicht nur als Wasch- und Bade-, Spül- und Aufwischwässer usw. alle möglichen Krankheitserreger, sondern es werden ihnen auch in der Praxis des täglichen Lebens Kot und Harn in beträchtlicher Menge zugeführt, und zwar besonders oft von kranken Menschen. Sie sind also grundsätzlich hinsichtlich ihrer Infektionsgefahr etwa so anzusehen wie die Fäkalien enthaltenden Abwässer.

Die *Niederschlagswässer* kommen zwar in zunächst recht reinem, uns hygienisch somit kaum verdächtigem Zustand auf die Erde, nehmen aber dann bei der Abschwemmung der Höfe, Straßen, Plätze usw. allen möglichen Schmutz und mit ihm Infektionsstoffe auf, in besonders hohem Maße bei mangelnder Straßenreinigung bzw. nach längerer Trockenheit.

Gewerbliche Abwässer sind seuchenhygienisch im allgemeinen nur insofern bedenklich, als ihr Rohmaterial aus *tierischem* Körpermaterial (Knochen, Klauen, Häuten, Fellen u. dgl. — Milzbrandkeime!) oder Abfallstoffen des menschlichen Haushalts besteht.

Allgemeinhygienisch bedeutungsvoll ist, daß die meist an organischen Stoffen reichen Abfallstoffe der fauligen Zersetzung stark ausgesetzt sind. Durch die dabei entstehenden üblen Gerüche (besonders nach H_2S, aber z. T. chemisch schwer faßbar) können sie — wie auch schon durch ihr meist recht abstoßendes Aussehen — leicht Unlust und Ekel, ja Brechneigung erregen und so direkt oder indirekt (durch eintretende Fliegen- oder Rattenplage) erhebliche Belästigungen hervorrufen. Hierdurch kann es mittelbar auch zu eigentlichen Gesundheitsschädigungen kommen, während eine direkte Giftwirkung nur bei größerer Anhäufung der entstehenden Gase in Betracht kommt.

Beseitigung. *Diese hygienische Bedenklichkeit der Abfallstoffe bedingt als wichtigste hygienische Forderung, daß man, wenn ohne Verstreuungsgefahr angängig, die Abfallstoffe rasch aus der Umgebung bzw. dem Wohnbereich der Menschen entfernt und möglichst unschädlich endgültig beseitigt.* Dies Vorgehen bedeutet eine ganz erhebliche Förderung der Ortshygiene; es verringert nach den gemachten Erfahrungen die Häufigkeit der durch Abfallstoffe öfter vermittelten

Krankheiten (s. oben) ganz erheblich, bei uns vor allem die des Typhus.

Die Entfernung aus dem Wohnbereich und endgültige Unterbringung muß möglichst unter Vermeidung gesundheitlicher Schädigungen und nennenswerter Belästigungen geschehen; andererseits sollen die dadurch entstehenden Kosten nicht zu hoch werden. Die hygienischen Gesichtspunkte sind den wirtschaftlichen voranzustellen, also insbesondere der Ausnützung der menschlichen Fäkalien bzw. der Spüljauche zu Düngezwecken; denn dafür stehen im Kunstdünger heutzutage gesundheitlich unbedenkliche Stoffe zu Gebote.

II. Beseitigung der Abfallstoffe, besonders der menschlichen Ausscheidungen durch Abfuhr.

1. Gruben- und Tonnen-(Kübel-)System.

Gruben. Grundsätzlich zu fordern: Vermeidung von Verunreinigung des umgebenden Erdreiches (unbedingt wasserdicht!) und der Belästigung durch Gerüche und Fliegen (möglichst gasdichter Abschluß). (Behördliche Vorschriften s. die jeweilige Bauordnung.)

Lage: Nicht innerhalb, sondern außerhalb der Hausmauern in ausreichendem Abstande (mindestens 0,2 m) von ihnen (durch besondere wasserdichte Mauer und Lehmschicht von ihnen getrennt) und von Nachbargrundstücken. Ausreichend entfernt besonders von *Wassergewinnungsanlagen* (Brunnen, Quellen usw.). Abstand je nach den örtlichen Verhältnissen: Gefälle, Bodenart, Grundwasserstand und Fließrichtung, Überlagerung durch undurchlässige oder durchlässige Schichten, Tiefe und Art des Brunnens (Rohr- oder Kesselbrunnen) usw. *Mindest*abstand im allgemeinen 10 m (vgl. die etwa erlassene Brunnenordnung), geringerer nur bei besonders günstigen Ausnahmeverhältnissen: z. B. sehr tiefen Bohrbrunnen, sicher völlig wasserundurchlässigen Bodenschichten ausreichender Mächtigkeit.

Größe: Zu berechnen nach der Menge der anfallenden Ausscheidungen (vgl. S. 168) und der Regelung der Abfuhr bzw. dem Entleerungsturnus; üblich bei halbjähriger Entleerung etwa $^1/_3$ cbm, bei vierteljähriger Entleerung etwa $^1/_6$ cbm je Person, bei Klosettspülung erheblich mehr. Kommt auch Haushaltungswasser hinein, ist bei sparsamem Wasserverbrauch zu rechnen etwa 2,50 cbm pro Kopf bei vierteljähriger Entleerung. Je länger der Inhalt in der Grube verweilt, um so eher ist auf Absterben etwaiger Krankheitserreger zu rechnen, die in frischen Ausscheidungen am meisten infektiös sind. Dieser seuchenhygienische Gesichtspunkt ist dort zu beachten, wo bei der Abfuhr das Verspritzen von Grubeninhalt schwer zu vermeiden ist, ganz besonders aber bei Abortgruben für *Dauerausscheider* (Bacillenträger), zumal von Typhuserregern. *Diese* Gruben sollten deshalb *zweiteilig* angelegt und alles so eingerichtet werden, daß der gefüllte Teil der Abortgrube erst dann entleert wird, wenn der Inhalt hinreichend (etwa $^1/_2$ Jahr) alt ist (vgl. Fußnote 5 bei THUMM[44]). Andererseits ist die Ansammlung großer Mengen von Abortgrubeninhalt in der Nähe von Wohnungen meist nicht gerade erwünscht, auch beeinträchtigt langes Lagern den Dungwert (Stickstoffverlust! S. 178).

Konstruktion: Wände, Sohle, Decke und Abdeckung (bzw. Mannloch) wasser- und gasdicht.

Wände: Doppelte hartgebrannte Backsteinschicht in hydraulischem Mörtel verlegt, mit 30 cm Zwischenraum für Ton- oder Lehmschlagfüllung, Innenwand zementiert, oder $1^1/_2$ Stein starke (0,38 cm) Backsteinschicht in Zement voll gefugt mit Lehmschlag an der Außenseite und innen zementiert. Ecken abgerundet.

Sohle: Aus mindestens doppelter (1 Roll-, 1 Flachschicht) Backsteinschicht mit Zement-Zwischen- und Auflage mit etwas Gefälle nach einer Seite oder nach der Mitte zu einem kleinen Schlammsumpf.

Decke: Am besten gewölbt mit Mannloch und Öffnung für die Entleerung durch Schlauch oder (besser!) ortsfestes eisernes Rohr. Eiserne Deckel mit dichtem Abschluß.

Weniger gut ist Grubenabdeckung aus Bohlen, jedenfalls gespundet und mit mindestens 30 cm Lehmschlag bedeckt.

Eiserne Gruben sind zuweilen für schlechten Baugrund und hohes Grundwasser empfehlenswert; bei Gußeisen Fugen verschraubt und mit Eisenkitt gedichtet, bei Schmiedeeisen Fugen genietet. Für Eisenteile Rostschutz durch geeigneten Anstrich wie Inertol, Siderosthen-Lubrose, Asphaltteer usw. (Näheres s. bei KLUT[23]).

In besonders wichtigen Fällen, z. B. wenn größere Abortgruben nahe an Wassergewinnungsanlagen (Fassungs- oder Sammelbrunnen) von zentralen Wasserwerken angelegt werden müssen, empfiehlt es sich, einen derartigen eisernen Behälter von mindestens 7 mm Wandstärke innerhalb einer wasserdichten Grube freistehend auf Sockel in der Weise aufzustellen, daß ringsum ein ausreichend (mindestens 30 cm) breiter Kontrollgang freibleibt, so daß eintretende Undichtigkeiten sofort zu erkennen sind.

Dünger- und Jauchegruben innerhalb von Städten. Konstruktion wie die der Fäkalgruben, höchstens $^1/_{10} - ^1/_{15}$ der Hoffläche einnehmend, womöglich mit Eisenplatten abgedeckt. Nach v. TIEDEMANN (LUEGER) als Sohle — wo der Boden nicht an sich undurchlässig — 25 bis 30 cm starke Schicht fetten Tones, darüber Steinpflaster, möglichst wasserdicht.

Von Hausmauern mindestens 1 m, von Fenstern mindestens 5 m, von Brunnen mindestens 10 m, je nach Bodenart und Grundwasser (s. Brunnenordnung), entfernt.

Die Größe ist nach der täglichen Menge des Dungs (s. S. 169) zu berechnen, für rechtzeitige Entleerung ist zu sorgen. (Betr. die Infektionsgefahr vgl. S. 173, 174, 178 und 182.)

Betr. Desinfektion von Abort- und Jauchegruben s. S. 414.

Tonnen und Kübel (Eimer). Material: Eisen, gut rostgeschützt durch geeigneten Anstrich. Verzinken weniger zu empfehlen, namentlich nicht galvanisches. Mit luftdicht schließendem Deckel, Ansatzstutzen für das Fallrohr, Überlaufrohr und Handgriffen. Preis ca. 30—40 RM.

Holz weniger gut, jedenfalls hartes Holz (Eiche) mit Karbolineum-, Teer- oder ähnlichem Anstrich im Innern. Eisenteile stark verzinkt oder sonst gut rostgeschützt. Luftdichter Deckelverschluß. Hand- bzw. Traggriffe.

Größe: Für 10 Personen bei 2mal wöchentlichem Wechsel ca. 50 l, bei 1mal wöchentlichem Wechsel ca. 100 l haltend (Normaltonne). Wenn auch Haushaltungswasser hineinkommt, ist bei wöchentlicher Entleerung ein Vielfaches (etwa 0,25 cbm pro Kopf) zu rechnen.

Für Schulen, Kasernen, Restaurants u. dgl. sind größere Tonnen von 500—2500 l — am zweckmäßigsten direkt auf Rädergestell (Tonnenwagen) — zu empfehlen. Latrinenabfuhrwagen mit pneumatischer Einrichtung, geruchlos, 2- oder 4rädriger Wagen mit Behälter von 800—2000 l.

Firmen s. S. 237 ff.

Aufstellung: Kellerraum, von den übrigen Kellern vollständig getrennt; besonderer Eingang zum Wechseln der Tonnen. Fußboden zementiert. Ventilationsrohr wenn möglich an einem Kaminrohr (Küche) in die Höhe zu führen und möglichst vor Frost zu schützen. Unterbringung in den einzelnen Wohngeschossen nur bei Maßnahmen zur Geruchseinschränkung, besonders Torfstreuklosetts (s. S. 179).

Für Schulen, Kasernen usw. isolierter Bau (Heizung vorsehen!).

Fallrohr für Gruben und Tonnen muß undurchlässig und innen möglichst glatt sein. Holz ist schlecht, fault und stinkt sehr bald. Eisen- oder gebrannte und glasierte Tonrohre. Dichtung mit Teerstrick und Blei resp. Kitt.

Lichte Weite 20—25 cm, bei Wasserspülung 10—15 cm.

Fallwinkel höchstens 25—28° zur Senkrechten, besser ganz senkrecht (s. auch bei Ventilation).

Einrichtung für luftdichten Anschluß an die Tonnen (Wasserverschluß) ist nicht zu vergessen.

Klosettraum bei Gruben- wie Tonnensystem.

Grundfläche mindestens 1 qm bei 0,80 m Breite, Wände hell gestrichen, am besten mit Ölfarbe.

Abortsitz aus hartem, geöltem oder poliertem Holz oder modernem fugenlosen Material, möglichst mit luftdicht schließendem Deckel. Besonders bei Aborten für den öffentlichen Gebrauch (z. B. in Gasthäusern, auf der Eisenbahn usw.) empfiehlt sich für den Sitz die Wulstform, die das leicht zu Verunreinigungen führende Stehen auf dem Sitz sehr erschwert.

Trichter aus emailliertem Eisen, glasiertem Ton oder Porzellan. Rückwand, wenn nicht Wasserspülung vorhanden, senkrecht oder überhängend.

Ventilation 1. des Klosettraums ist stets wünschenswert, sie ist aber nur ratsam, wenn zugleich für Ventilation des Kanalsystems gesorgt ist oder ein Austreten von Luft aus den Abortkanälen in den Klosettraum unmöglich gemacht ist, am besten durch Kanal, dem Küchenschornstein angelagert oder durch Lockflamme erwärmt (kalte Kanäle sind meist unwirksam);

2. des Kanalsystems ist stets nötig und in mehrfacher Weise möglich:

a) Verlängerung des Fallrohres in gleicher Weise über Dach, womöglich auch mit Erwärmung der Dunstrohrluft (zu vermeiden Nachbarschaft von Dachwohnungsfenstern, Abstand mindestens 3 m).

b) Besonderes Dunstrohr vom Scheitel der Grube aus in Weite des Fallrohres; nur empfehlenswert, wenn die Luft dauernd erwärmt wird (Anlagerung an Küchenschornstein, besondere Lockflamme) oder bei Anwendung von guten und permanent wirkenden Ventilatoren (s. bei Ventilation S. 74).

c) Bei Tonnensystem auch Ventilation des Tonnenraumes erwünscht, ähnlich wie bei Grubenventilation.

3. Verhinderung des Rückströmens von Gasen ist auch möglich durch Kotverschlüsse zur Absperrung der Gerüche, und zwar entweder durch Umbiegen des unteren Fallrohrendes oder durch Verlängerung des Fallrohres bis nahe an den Boden der Grube. Etwaige Verstopfungen sind durch Eingießen von Wasser zu beseitigen. Bei Pissoiranlagen Ölverschluß oder Saprolschicht in Siphons unter dem Becken.

Heizung des Klosettraumes ist stets wünschenswert; bei Zentralheizung leicht zu ermöglichen, bei isoliertem Bau (Schulen, Kasernen, Bahnhöfe): Ofen mit Dauerbrand. Die Schornsteinwärme kann zugleich für Ventilationszwecke benutzt werden.

Leerung der Gruben, Wechsel der Tonnen (Kübel). Ein Ausschöpfen mit Eimern oder Kellen ist unzulässig (Gestank, Verunreinigung des Bodens) und nur bei Torfstreu (s. S. 179) anzuwenden. Feststehende Jauchepumpe ist nicht zu empfehlen (Gestank, Verstopfung, rasche Abnutzung). Pneumatische Entleerung in eiserne Behälter auf Rädern ist bedeutend besser; am besten ist es, ein festes eisernes Saugrohr in der Grube einzumauern, an welches der Tonnenschlauch anzuschrauben ist. Bei Städten über 30 000 Einwohnern empfiehlt sich Entleerung mit Dampfbetrieb in festem Turnus. Die aspirierten Grubengase sind unter Koksfeuerung zu verbrennen, der letzte Schlamm der Grube mit Wasser auszuspülen; dann evtl. Desinfizieren der Grube (s. unten); dabei Prüfung der Grube auf Dichtigkeit (Risse, Durchsickern), jährlich mindestens einmal.

Eine Entleerung außer der Zeit ist angebracht:

a) bei Verdacht von Infektion benachbarter Brunnen von der Grube aus;

b) bei Herannahen von Epidemien (Cholera, Typhus, Ruhr);

c) nicht dagegen bei erfolgtem Auftreten von Epidemien am Orte selbst.

Tonnen- (Kübel-)wechsel ist unter luftdichtem Deckelverschluß auf besonderen Wagen 1—2mal wöchentlich vorzunehmen. Nach Entleeren jeweils Reinigen der Tonnen, z. B. mit Wasserdampf, nach Greifswalder System durch Dampfwassergemisch von 115° und Druck von 0,8 Atm.; in wenigen Minuten wird ausreichende Desinfektion der Tonnen erzielt. Wasserverbrauch ca. 30 l je Tonne.

Desinfektion der Behälter auch mit chemischen Desinfektionsmitteln, soweit sie das Material der Tonnen, Kübel oder Eimer nicht angreifen.

Desinfektion des Gruben- und Tonneninhaltes ist im allgemeinen nur bei besonderen Verhältnissen nötig, z. B. bei Vorkommen *infektiöser Darmerkrankungen*, bei *Dauerausscheidern (Bacillenträgern)* u. dgl. Zu bewirken durch Einbringen ausreichender Mengen von Ätzkalk (Kalkmilch), Chlorkalk bzw. anderer geeigneter Chlorpräparate, unter Umständen auch von Mineralsäuren. Möglichst lange Zeit einwirken lassen, bei Tonnen im allgemeinen mindestens 2 Stunden.

Desodorisierung wird durch manche Desinfektionsmittel, z. B. durch Chlorpräparate erreicht (s. besondere Verfahren S. 179).

Verwertung des Gruben- und Tonneninhaltes. Der *Dungwert* der unverdünnten Ausscheidungen (Fäkalien) ist an und für sich wohl beachtlich, aber vielfach von lokalen Verhältnissen abhängig.

Nach Rubner[36] enthält:

Kot   etwa 3,5% Phosphate und 2,2% Stickstoff,
Harn   „   0,5%   „   „   1,4%   „

In 1000 kg Abortgruben- und Tonneninhalt sind rd. 4—7 kg Stickstoff, 1,3—2,15 kg Phosphorsäure, 1—2,8 kg Kali enthalten. Vgl. auch S. 69 sowie bei Sohler, W., S. 274—276 im Gesundheitsingenieur Sonderheft 16—1929.

Der Wert wird herabgesetzt:

1. durch langes Lagern in Gruben und Depots;

Stickstoffverluste von Kot (nach Rautenberg)

bei 7 tägiger Lagerung   3—10%
 „ 14   „   „   23—36%
 „ 50   „   „   84—92%

In der (nach S. 168) verbleibenden Jahreskopfmenge von 250 kg Abortinhalt sind enthalten etwa 1 kg Stickstoff und 0,5 kg Phosphate (Hoffmannsche Düngerfibel 1922).

2. durch Verdünnung mit Wasser (besonders bei Spülklosetts, Einleiten von Brauchwasser);

3. durch Zusatz von Desinfektionsmitteln, Säuren, Eisenvitriol (Fäkalien mit Eisensulfat vermischt müssen vor Verwendung, als Dünger erst länger an der Luft liegen);

4. durch die Kosten eines etwa nötig werdenden Transportes (größere Städte, wenig Landwirtschaft in der Nähe derselben).

Unmittelbare Abfuhr auf das Land; dabei ist etwa 1 ha auf 25 Einwohner zu rechnen. 1 ha verträgt etwa 20 cbm Fäkaljauche jährlich; außerdem noch Phosphorsäure (Superphosphat, Thomasschlacke), Kali (Kainit) und Kalk (Mergel) nötig; dies Vorgehen ist wegen des wechselnden Bedarfes der Landwirtschaft (Hauptverwendungszeiten sind Frühjahr und Herbst, zuweilen auch Winter) meist nicht das ganze Jahr möglich, dann nötig:

Sammelgruben, gemauert, 2—3 m tief, überwölbt oder wenigstens gedeckt (Frost, Geruch). Größe nach Bedarf, etwa 10 % der jährlich produzierten Fäkalienmenge entsprechend. Lage hinreichend weit (etwa 3—8 km) von der Stadt entfernt, von kleineren Ortschaften etwa 500—1000 m; zu berücksichtigen Geruch, vorherrschende Windrichtung, Nachbargrundstücke, Brunnen; diese sollten wenigstens 300 m davon entfernt sein; gute Zufahrtstraße. Sind Wiesen in der Nähe, so können diese zeitweilig mit dem flüssigen Inhalt der Sammelgruben berieselt werden.

Die Kosten der überwölbten Sammelgrube sind verschieden je nach Ausführung, Fassungsraum und den örtlichen Verhältnissen.

Transport der Fäkalien auf weitere Entfernung (20—40 km und darüber) durch Eisenbahn oder Schiffe kann für größere Städte unter Umständen erforderlich werden. Dazu sind dann nötig eiserne Behälter für etwa 9—10 cbm mit Schutz (Holzverkleidung) gegen Frost, auf einzelnen Stationen ferner Fäkalsammelgruben für ländliche Abnehmer.

Etwa möglicher Transport auf dem Wasserwege ist im allgemeinen billiger als Eisenbahntransport; dabei sind aber unter Umständen Betriebsstörungen im Winter zu berücksichtigen.

2. Besondere Behandlung der Ausscheidungen.

a) Geruchsverringerung (Desodorisierung):

durch trockene, die Feuchtigkeit aufsaugende und auch die übelriechenden Gase bindende Stoffe:

Erdklosett: lehmige Erde (ca. $^3/_4$—1 kg für eine Entleerung von durchschnittlich etwa 90 g Kot + 300 g Harn) völlig trocken, mit den Ausscheidungen vermengt; Abbau durch Verwesung und Mineralisierung. Statt ihrer beim

Aschenklosett: gesiebte Asche, der etwas gepulverte Kohle zugegeben ist. Mineralisierung weniger weitgehend als bei der Erde.

Beim Torfstreuklosett wird trockener Torfmull verwandt: kann etwa das Achtfache seines Gewichtes an Flüssigkeit aufnehmen; Bedarf für eine Entleerung (s. oben) etwa 50 g (also rd. 15—20mal weniger Masse als bei Erde), für eine Person und Tag (150 g Kot + 1200 g Harn) etwa 155 g Torfmull. (Kosten: 100 kg etwa 2—4 M.) Zugabe entweder jeweils von Hand (durch Aufstreuen) oder automatisch bei jeder Klosettbenutzung. Die bakterientötende Wirkung des (sauren!) Torfmulls ist selbst auf die wenig widerstandsfähigen Choleravibrionen gering. Zusatz von Schwefelsäure oder sauren Salzen (Kainit) gibt ihm aber gute Desinfektionswirkung, ohne seine entgeruchende Wirkung zu verringern (Fränkel); Karbolzusatz nicht zu empfehlen! Torfmullzusatz besonders geeignet für häufig gewechselte Kübel (Eimer).

Firmen: s. S. 237 ff.

durch Chemikalien: Eisenvitriol, rohes Mangan, Chlor, Kaliumpermanganat, Abort-Saprol, sämtlich zugleich entwicklungshemmend für Bakterien. Carbolsäure ungeeignet! (Flügge[11].)

b) Kompostierung ist im allgemeinen nur für kleinere Gemeinwesen geeignet. Mischung der Fäkalien mit Viehdünger, Kehricht, Pflanzenresten und Erde in Gruben oder offenen Dungstätten, fern von menschlichen Wohnstätten und besonders auch Brunnen. (Vgl. bei Sammelgruben S. 179.) Torfmullfäkalien, ebenso Fäkalien mit Kehricht versetzt mischt man zweckmäßig mit Kainit (20 g auf 1 cbm) und läßt sie kurze Zeit gären.

c) Poudrettierung. Die Fäkalien werden bei hoher Temperatur (120—140°) unter Zusatz von 2% Schwefelsäure zur Bindung des sonst entweichenden Stickstoffes in geschlossenen Gefäßen bis zur vollkommenen Pulverform getrocknet. Die trockene Masse ist vollkommen sterilisiert und hat nicht unerheblichen Dungwert; jedoch hat das Verfahren sich im allgemeinen nicht als rentabel erwiesen.

Firmen: s. S. 237 ff.

3. Sonder-Einrichtungen bei Beseitigung der Fäkalien allein.

Zweck: Vor allem Verringerung der Abfuhrkosten durch Verminderung der abzufahrenden Jauchemenge (bei Aufnahme von Wirtschaftsabwässern, vor allem bei Spülabort-Einrichtung).

Trennung der festen von den flüssigen Fäkalstoffen.
(Differenziersysteme):

a) Im **Klosettbecken** oder im **Abfallrohr,** z. B. schwedisches Luftklosett (Marino & Comp., Stockholm), spiralig im Abfallrohr herablaufende Zunge und ähnliche Konstruktionen (nur wenig angewendet).

b) In der **Grube,** durch **filtrierende Schichten,** Diviseure, tinette filtrante, Müller-Schürsches Klosett, Scheidewand aus Torfgrus und Magnesiumsulfat (ebenfalls nur wenig in Gebrauch).

c) **Gruben mit Überlauf und Versuch einer Desinfektion** der Fäkalien, z. B. *Süvernsches* Verfahren (Desinfektionsmasse aus 100 Tln. Ätzkalk, 8 Tln. Teer, 33 Tln. Chlormagnesia), *Friedrischsches* Verfahren (Tonerdehydrat 3%, Eisenoxydhydrat 15%, Kalkhydrat 15%,

Carbolsäure 12 %) und ähnliche Methoden sind als *veraltet* anzusehen und im allgemeinen nicht zu empfehlen.

d) Gruben mit Überlauf ohne Desinfektion: meist Gestank nicht zu vermeiden und Gefahr der Infektion öffentlicher Wasserläufe. Bei geeignetem Untergrunde einzurichten mit *Untergrundverrieselung* (s. S. 224).

e) Gruben mit durchlässiger Sohle (*Versitz-* oder *Schwindgruben*) zur Versickerung des flüssigen Grubeninhaltes in den — gut durchlässigen — Untergrund geben (besonders bei flach anstehendem Grundwasser und Wasserversorgung aus Hausbrunnen) leicht Anlaß zur *Verseuchung* des Grundwassers, sind also im allgemeinen *unzulässig*.

Sammlung der Fäkalien durch ein besonderes unterirdisches Röhrennetz, als „unterirdische Abfuhr" zum Ersatz der oberirdischen bezeichnet (METZGER[29]), Vorläufer der heutigen Vollkanalisation. Die Fäkalien werden pneumatisch nach Zentralstationen abgesogen. Differenzier-System Liernur, Shone (Allenstein) und Berlier (Amsterdam, Leyden). Für Fortleitung des Wirtschaftswassers ist ein zweites Kanalnetz nötig, evtl. sogar ein drittes für Regenwasser (sehr teuer!). Seit langen Jahren nicht mehr neu eingerichtet; immerhin sind nach METZGER[29] Fälle ihrer zweckmäßigen Anwendung „denkbar". Dem System „Waring" (ausgeführt in Memphis — Amerika, Oxford [1876] und teilweise in Paris) gebührt nach METZGER[29] der erste Rang unter diesen Verfahren.

Kosten der Abfuhrsysteme vor dem Weltkriege (nach BRIX[5]):

	pro Kopf und Jahr Mk.	pro cbm Mk.
Grubensystem mit Abfuhrwagen . . .	0,80—1,70	1,60—3,50
„ „ Torfstreuklosetts . .	1,70—2,75	3,30—5,50
Tonnensystem	1,30—2,20	2,60—4,40
„ mit Torfstreu	1,70—2,60	3,40—5,20

Heutige Kosten entsprechend der Verteuerung (z. Zt. etwa 1,5fach) höher.

Anwendung und Auswahl der verschiedenen Fäkal-Abfuhrsysteme.

1. *Grubensystem* ist geeignet für einzelne Gehöfte, kleinere Ortschaften und Städtchen ohne Wasserleitung, dabei ist sorgfältige Ausführung der Gruben (Verunreinigung des Untergrundes!) und geregelte — womöglich pneumatische — Entleerung derselben zu fordern.

2. *Tonnensystem* ist wie Grubensystem anwendbar, nur meist etwas teurer im Betrieb; zwar ist die Verunreinigung des Untergrundes weniger zu besorgen, aber etwaige Verstreuung von Tonnen-(Kübel-)inhalt ist seuchenhygienisch besonders bedenklich, weil die

Fäkalien im allgemeinen *frisch* sind und deshalb etwa darin enthaltene Infektionskeime leichter zu Ansteckungen führen als bei längere Zeit abgelagertem Grubeninhalt (vgl. S. 174). Zudem werden bei diesem System die *durchaus nicht unbedenklichen* (s. S. 173) *Hausabwässer* ganz überwiegend oder völlig *oberirdisch*, also hygienisch im allgemeinen unbefriedigend bzw. bedenklich abgeführt.

3. Gruben und Tonnen mit *Torfstreu*einrichtung sind wie 1 und 2 anwendbar, besonders für einzelne Anwesen, Villen, kleine Krankenhäuser usw. Vorteil der Geruchlosigkeit, dagegen etwas größere Abfuhrkosten.

4. Gruben mit *Überlauf* und Versuch einer fortlaufenden *Desinfektion*, überhaupt die „Differenziersysteme" sind als *veraltet* zu bezeichnen; Versitzgruben und Gruben mit Überlauf bedingen die Gefahr der Infektion des Grundwassers bzw. von oberirdischen Wasserläufen.

5. Gruben mit ordnungsmäßiger *Untergrundverrieselung* (mit Aufnahme des Brauchwassers) kommen für Einzelhäuser und nicht zu große Siedlungen bei geeignetem Untergrund in Betracht (s. S. 224).

III. Beseitigung der Abfallstoffe durch Abschwemmung[1].

Abschwemmung in Entwässerungssystemen. (Kanalisation.)

Im Wohnbereich anfallende flüssige Abgänge wie Küchenwässer, Waschwasser, Badewasser, Abschwemmungen der Spülklosetts usw. sind so zu entfernen und abzuleiten, daß eine Belästigung oder gar Gefährdung von Menschen dadurch nicht eintritt.

Dieser Zweck wird am besten und sichersten durch eine geordnete *Schwemmkanalisation* erreicht, mittels deren die flüssigen, abschwemmbaren Stoffe möglichst unmittelbar an der Entstehungsstelle durch die Hauskanalisation dem Straßenkanalnetz und der zentralen Reinigungsanlage bzw. dem Vorfluter zugeführt werden.

Hauskanalisationseinrichtungen.

Allgemeines: Innerhalb eines mit öffentlicher Kanalisation versehenen Stadtgebietes ist jedes bebaute Grundstück mit Einrichtungen zur ordnungsmäßigen Entwässerung zu versehen. Vom Anschluß an die Entwässerungsleitung kann nur abgesehen werden, wenn ein ausreichend großer Nutzgarten für die Unterbringung der Abwässer vorhanden ist. (Berlin z. B. fordert bei Häusern mit Wasserklosetts 800 qm und bei Aborten ohne Wasserspülung 400 qm für jede Wohnung.)

Vor Ausführung von Hausentwässerungsanlagen ist die Aufstellung eines genauen Kanalisationsplans erforderlich. Bereits beim Entwerfen

---

[1] Abschnitt III (S. 182—197) ist bearbeitet von H. Kisker, Techniker an der Preuß. Landesanstalt für Wasser, Boden- und Lufthygiene. (Technische Abteilung.)

von Neubauten ist auf richtige Anordnung der Kanalisation Rücksicht zu nehmen; für jedes Stockwerk oder jede selbständige Wohnung ist eine Ablaufstelle unter einer Wasserzapfstelle und ein Abort vorzusehen. Bade- und Aborträume sind möglichst zwischen im Winter erwärmten Räumen anzulegen; die einzelnen mit Ableitung zu versehenden Räume sollten möglichst übereinander angeordnet sein.

Abwässer sind auf kürzestem Wege von der Anfallstelle zum Straßenkanal abzuführen, die Ableitungen möglichst geradlinig zu verlegen.

Das verfügbare Gefälle ist möglichst gleichmäßig zu verteilen.

Es soll nur anerkannt gutes Material verwendet werden.

Die Rohrleitungen sind möglichst leicht zugängig, ganz besonders bei Krümmungen, und, wo besondere Gründe nicht entgegenstehen, sichtbar zu verlegen. Sie sollen überall vollkommen wasser- und luftdicht sein. Weißer Anstrich der Röhren macht Undichtheiten leicht erkennbar. Die Rohre sind frostfrei anzulegen, im Freien Röhrenscheitel mindestens 1 m unter Gelände, bei freiliegenden Wassereinläufen Wasserspiegel mindestens 0,75 m unter Gelände. Im Innern der Gebäude sind Röhren nicht an die Außenwände zu legen; wenn dies nicht zu vermeiden oder die Röhren nicht frostfreie Räume passieren müssen, sind dieselben durch schlechte Wärmeleiter ausreichend zu isolieren.

Ein Rohr darf in der Ablaufrichtung nie in ein engeres übergehen. Die Röhren sind stets in spitzem Winkel miteinander zu verbinden.

Reinigungsöffnungen sind so zahlreich als möglich anzubringen, besonders beim Übergang der Fallrohre in die Grundleitung und bei eingemauerten Anschlußleitungen.

Kontrollschächte innerhalb der Gebäude sollen mindestens 92 cm lichten Durchmesser haben; die Rohrleitungen sind geschlossen durchzuführen, im Gelände ist Durchführung der Sohle mit glatten Rohrschalen für die Reinigung besser, anschließender Sohle zur Verhinderung von Schlammablagerungen Neigung von etwa 45° geben.

Alte Kanäle (Schlammfänge) sind bei Neukanalisierung, wenn sie nicht mehr brauchbar sind, zu entfernen oder, wenn dies nicht möglich, mit Kalkmilch gründlichst auszuspülen, mit reinem Boden auszufüllen und an den Enden zu vermauern.

Verjauchter Boden ist dabei zu entfernen und durch neuen zu ersetzen.

Material der Kanäle: im Hause Gußeisen, innen und außen asphaltiert oder emailliert, mit Bleidichtung oder nahtlos gezogenes Bleirohr von mindestens 2 mm Wandstärke, letzteres ist nur frei zu verlegen. Bleirohrverbindungen sind durch Lötung herzustellen, für die Verbindung mit Eisenrohr besondere Lötstücke aus Messing verwenden. Außer dem Hause Steinzeugkanäle mit Asphalt oder in besonderen Fällen nicht treibendem Zement dichten. Für Lüftungsrohre außerhalb des Gebäudes Zink- oder Kupferrohre. Bleirohr sollte indessen nur möglichst selten angewendet werden, da es Beschädigungen viel leichter ausgesetzt ist, auch die Dichtungen viel schwieriger gut herzustellen sind.

Bei Durchbrechungen der Grundmauern sollen stets eiserne Röhren verwendet werden, ebenso außerhalb des Hauses eiserne Röhren und nicht Tonröhren in der Nähe von Brunnen und in schlechtem, aufgefülltem Boden. Im Hause empfehlen sich auch schmiedeeiserne oder Stahlrohre mit Schraubenverbindungen; die Rohre sind dann durch Asphaltieren oder Verzinken resp. durch Einbetten in Zement bei Durchführungen der Zwischendecken gegen Rost zu schützen. Bleirohre werden dagegen vom Zement angegriffen und sind in diesem Falle besser in Gips zu verlegen.

Dimensionen der Kanäle, im Lichten: Hauptleitung 15 cm, Nebenleitungen 10—12$\frac{1}{2}$ cm, Regenrohre 10—15 cm und zwar 1 qcm pro 1 qm Dachfläche, Balkonregenrohre 5 cm, Küchen 7 cm, Aborte 10—12,5 cm.

Als Mindestmaße können gelten:

	bei senkrechten Rohren mm	bei liegenden Rohren mm
für 1—4 Waschgelegenheiten	50	70
„ 1—2 Küchenausgüsse	50	50—70
„ 3 u. mehr „	70	100
„ 1—4 Wasserklosetts	100	100—150
„ 5 u. mehr „	125	125—200

Vom Deutschen Normenausschuß sind Normalien für deutsche Abflußröhren aufgestellt worden (Din 364 und 540—544), welche nur Abflußröhren von 50, 70, 100, 125, 150 und 200 mm Durchmesser zulassen und neuerdings fast ausschließlich angewendet werden. Für Steinzeugrohre Din 1203—1206.

Bei Verbindung zweier Rohre von verschiedener Weite sind besondere Verbindungsformstücke notwendig. Die Wandstärke von eisernen Kanalisationsröhren soll mindestens betragen bei einem Durchmesser von 50—100 mm 5 mm, bei 125 mm 6 mm, bei 150 mm 7 mm und bei 200 mm 8 mm.

Wasserklosetts. Raumgröße mindestens 1 qm bei 0,8 m geringster Abmessung . Kloseträume sollen nicht unmittelbar von Wohnräumen und Küchen zugänglich sein, Tageslicht und direkte Luftzufuhr haben.

Becken: Siphonklosetts mit Holzumkleidung, Zungenbecken, Pfannenklosetts mit Stinktopf und sonstige Klappen und Hebetätigungen kommen nicht mehr zur Anwendung.

Grundformen (Din 1381—1384).

Freistehendes Trichterbecken mit direkt am Becken angeordnetem Geruchverschluß (30—35 M.) oder zur Erzielung frostfreier Lage durch Zwischenrohr mit unter Decke oder Fußboden liegendem Geruchverschluß (Hofklosetts 40—50 M.) verbunden.

Ausspülbecken, in Deutschland am meisten angewendet, im Ausland wenig beliebt. Die Fäkalstoffe fallen in flache Schale mit geringer Wassertiefe, Geruchbelästigung deshalb nicht vermeidbar. Spülkraft des Wassers wird nicht voll ausgenutzt; genügt wohl zur Reinigung der Wandflächen, nicht aber des Geruchverschlusses. Vorteilhaft für die häufig erwünschte Kontrolle des Stuhlgangs (45—50 M.).

Tiefspülbecken, Trichterform mit angeformten Geruchverschluß, bei dem die Fäkalien sofort in tieferes Wasser fallen; gute Ausnutzung der Spülkraft des Wassers (50—55 M.).

Absaugebecken. Auffangöffnung trichterförmig; die Spülwirkung des Wassers wird durch heberartige Wirkung der eigenartigen Form des Geruchverschlusses unterstützt. Fäkalstoffe fallen ebenfalls in tieferes Wasser. Benötigt keine hoch herabstürzende Wassersäule, daher nahezu geräuschlose Spülung (160 M.).

Die Abgangstutzen sollen bei allen Becken frei sichtbare Verbindungen mit der Abflußleitung geben, unter dem Becken liegende Abflußverbindungen sind schlecht zu dichten und zu kontrollieren.

Für besondere Fälle dient das Kauer- oder Hockklosett, dessen Benutzung direkte Körperberührung ausschließt (35—50 M.).

Sitzflächen als Sitzringe aus poliertem Hartholz, Sperrholz oder nach patentiertem Verfahren fugenlos gepreßtem Material, für besondere Ausführungen auch celluloidartige weiße, glatte Überzüge, aufklappbar eingerichtet, so daß das Klosett zugleich als Pissoir und evtl. als Ausguß benutzt werden kann. Ein gut schließender Deckel verhindert während der Spülung ein Verspritzen kleinster Tröpfchen und dadurch u. U. bedingte Infektion des Klosettraumes. Für Fabriken, Bahnhöfe, Schulen usw. sind vielfach in den Beckenrand eingelegte Holzsitzbacken oder wulstartige Verbreiterung des Beckenrandes angebracht, die eine leichte Reinigung ermöglichen und Auftreten auf die Sitzflächen verhindern (vgl. S. 176).

Als Material der Becken kommt emailliertes Gußeisen, glasiertes Ton- oder Steinzeug, Hartsteingut, Fayence und Feuerton zur Anwendung.

Klosettspülung. Zur Erzielung einer guten Spülung muß der Spülrand des Beckens gleichmäßig, der Spülschlitz eng gehalten sein und zur Erzeugung wirksamer Druckstrahlen Spritzlöcher (Perforierung) erhalten. Der Geruchverschluß soll nicht zu weit sein und keinen zu großen Wasserinhalt besitzen; zu seiner Reinigung ist Druck weniger wichtig als eine große Durchflußmenge pro Sekunde (besonders bei Beginn der Spülung).

Spülkästen aus Gußeisen, innen emailliert, Hartsteingut, oder Eisenbeton, mit Heberglocke oder Standventil (12—20 M.), $1—1^{1}/_{2}$ l je Sekunde bei 6—10 l Gesamtspülmenge. Füllung durch Schwimmkugelhahn, auch bei geringem Leitungsdruck und kleiner Lichtweite der Zuleitung anwendbar. Nachteilig ist das Geräusch bei der Spülung und die häufige Reparaturbedürftigkeit.

Spülhähne (Selbstschlußhähne) benötigen wenig Raum, Bedingung rückschlagfrei, vorteilhafte Ausnutzung der Spülkraft der Wasserleitung bei ausreichendem Druck. Einfacher Einbau. (4—8 M.)

Zeitspüler (Aqua, Benkiser, Pollux, Sundo u. a.), für bestimmte Spülmenge und Spülstärke (1—1,5 l je Sekunde) regelbar. Dadurch Ersparnis an Spülwasser möglich; benötigen aber stärkere Zuleitungen und größere Wassermesser. (20—50 M.)

Windkesselspüler sind auch bei engem Anschluß verwendbar und durch Bemessung des Kesselinhalts auf eine große sekundliche Spülmenge einstellbar. (30—40 M.)

Direkter Anschluß des Beckens durch ein Zweigrohr der Wasserleitung ist nicht statthaft wegen Gefahr eines gelegentlichen Rücksaugens aus dem Klosett, besonders bei schwachem Leitungsdruck und Entleerung der Leitung; zur Beseitigung dieser Gefahr sind Rohrunterbrecher einzuschalten. Diese — meist mit dem Spülhahn verbunden — sind mindestens 20 cm über Beckenoberkante anzuordnen; die Luftöffnungen sollen der Durchlauföffnung entsprechen, in ihrer Gesamtheit so groß sein, daß jede Saugwirkung durch ausreichenden Lufteinlaß zuverlässig aufgehoben wird.

Klosetts für öffentlichen Gebrauch. Für bessere Anlagen sind freistehende Becken mit guter Spülung zu nehmen. Kontinuierliche oder periodische Spülung ist gut, beansprucht aber meist viel Wasser. Auslösen der Wasserspülung durch Erheben vom Sitze oder durch automatische Zeitspülung, die dem Bedarf anzupassen ist. Für einfachere Anlagen können Siphonklosetts mit periodischer gemeinsamer Spülung genommen werden (Trogklosetts). Regulierautomaten mit periodischer Spülung.

Reihenaborte mit Steingut- und eisernen emaill. Trichtern, unten weiter werdend und daher im Trichter keine Spülung benötigend, mit Sammelrohr und gemeinsamem Siphon für Fabriken, Schulen usw. per Stück 20—25 M.

Stehen Wasserklosetts in nicht frostgeschützten Räumen, müssen die Geruchverschlüsse durch ein Zwischenrohr mit dem Becken verbunden und etwa 1 m tief in den Boden verlegt werden, oder es ist das Abortgebäude bei Frost durch eine Dauerbrandheizung zu erwärmen. Frostsichere Spülkästen für periodische Spülung sind nur dann brauchbar, wenn auch Zuleitung und Spülleitungen frostfrei gelegen sind.

Pissoirs. Stets ist für gute Beleuchtung (Tag und Nacht) und Lüftung zu sorgen.

Becken am besten freistehend, als Schnabelbecken aus Steingut (10—15 M.), Feuerton, Fayence (10—25 M.), emailliertem Eisen (8—10 M.), auf undurchlässiger glatter Wandbekleidung (Fliesen, Glasursteine usw.). Standbreite 70—80 cm.

Rinnen sind aus emailliertem Eisen (10 M. pro Meter), nicht aus Holz oder Zinkblech herzustellen, besser sind glatte, möglichst fugenlose Wandbekleidungen aus Glas, Marmor, Schiefer. Fliesen, Glasursteine mit Rinne am Fußboden. Gefälle der Rinne 1:40. Fußboden und Wand (1,50 m hoch) sind wasserdicht herzustellen. Lüftung des Raumes ist stets vorzusehen.

Spülung, kontinuierliche, braucht sehr viel Wasser, intermittierende, nach je 5—10 Minuten $^1/_2$ Minute lang, ist meist genügend.

Öffentliche Pissoirs als Reihenstände mit Schiefer-, Marmor- oder Fliesenbekleidung; besser, aber auch teurer, Feuertonstände, wegen der glatten fugenlosen Fläche leicht reinigungsfähig. Spülung durch Zeitspüler und besondere Spritzdüsen.

Ölpissoirs haben sich für nicht geschlossene Räume in der Praxis gut bewährt und ersparen die Kosten der Wasserspülung. Als besonderes Wandmaterial für Pissoirstände, welches keiner ständigen Reinigung durch Wasser bedarf, wird das „Torfit" von der chemischen Fabrik L. Schwarz & Co., Hemelingen bei Bremen, empfohlen. Ein Pissoirstand dieser Art 50—60 M. Es desinfiziert den Urin nicht, macht aber das Pissoir bei richtiger Behandlung bis zu einem gewissen Grade geruchlos.

Siphonoel von Urban & Lemm, Charlottenburg bei Berlin, Nördlinger, Flörsheim.

Badeeinrichtung. Badewannen, aus Holz für Wohnungen nicht zu empfehlen, werden undicht oder faulen und riechen dann; aus Zinkblech (50—60 M.), viel gebraucht und für einfache Ausstattung genügend; aus Kupferblech 3—4 mal so teuer, aber auch bedeutend haltbarer; aus Gußeisen oder Stahlblech, emailliert (80—150 M.), sind leicht rein zu halten; aus Steingut oder Feuerton, sind besonders leicht sauber zu halten, erfordern aber wegen der größeren Wärmeaufnahme des Materials mehr Heizmaterial für Erwärmung des Badewassers.

Die Badewanne, falls sie nicht im undurchlässigen Fußboden versenkt wird (Eisenkasten mit Fliesenauskleidung oder Marmor), steht am besten ganz frei oder wird vollkommen eingemauert und erhält dann äußere Fliesenbekleidung. Freistehende Wannen sollen auch nicht dicht auf dem Fußboden aufruhen. Ganz bewegliche Badewannen ermöglichen eine bequeme Reinhaltung des Fußbodens; in diesem Fall muß Ablauf und Überlauf der Badewanne mit dem Ablauf am Fußboden bei richtiger Stellung der Wanne korrespondieren.

Baderaum. Derselbe soll von den Schlafzimmern aus bequem erreichbar sein, er soll ferner möglichst wenig kalte Außenwände haben. Der Fußboden besteht am besten aus Asphalt, Zement, Terrazzo oder anderem fugenlosen Fußbodenmaterial wie Torgament od. dgl. Bei Holzfußboden ist unter der Wanne eine dichte Tropfschale aus Zink- oder Bleiblech anzubringen, zweckmäßig etwas versenkt. Die Wände müssen für Wasser undurchlässig sein, Zementputz, Ölfarbe oder Kachelbelag, jedenfalls stets hinter der Badewanne; dort auch keine Paneelleisten (Scheuerleisten), sondern wasserdichten Übergang zum Fußboden anbringen. Bei kaltem Fußboden ist leicht beweglicher Holzlattenrost, evtl. Korkdecke nötig. Keine dunklen Winkel im Baderaum. Ventilation zweckmäßig, aber nur erwärmte Luft einführen. Besondere Erwärmung ist bei uns nötig, wenn der Badeofen nicht zugleich heizt. Als Vorsichtsmaßnahme zur Verhütung von Unfällen: Rufmöglichkeit an der Wanne; breiter Schlitz im unteren Teil der Badezimmertür für den Luftausgleich und die Abführung schlechter Luft; jederzeitige Zugänglichkeit des Badezimmers durch von innen und außen gleicherweise zu bedienenden Umlegehebel.

Abfluß des Badewassers durch nicht zu enges Abflußrohr (50 mm), Bodenentwässerung (Din 592) stets mit Geruchverschluß und Sicherung gegen Bruch desselben. Überlauf zugänglich und leicht reinigungsfähig ausbilden (Standrohr außerhalb der Wanne in Verbindung mit dem Ablaufventil).

Erwärmung des Badewassers. Viel gebraucht Übersteigerbadeöfen (100—200 M.), heizen zugleich den Baderaum, daher oft im Sommer lästig; Anheizdauer lange. Gasbadeöfen wärmen Wasser schnell und zweckmäßig. (Gasverbrauch pro Bad ca. 1,5—2 cbm.) Stets sind dabei die Verbrennungsgase abzuführen. Anordnung des Gaswarmwasserbereiters (Junkers, Askania usw.) am besten in einem Nebenraum, z. B. der Küche, wo Überwachung erfolgt. Zirkulationsbadewannen sind billig, aber schlecht zu regulieren und zu reinigen, daher wenig empfehlenswert; besser sind besonders für Siedlungsbauten Kesselöfen, die gleichzeitig als Waschkessel dienen (100 l Inhalt 100 M.). S. auch Brausebäder für Schulen.

Waschbecken werden aus emailliertem Gußeisen, Porzellan oder Fayence (15—30 M.), Hartsteingut und Feuerton (15—40 M. und mehr) entweder fest mit Siphon oder, besonders als Arbeiterwaschanlagen in Fabriken, Waschkauen usw., als Kippschale in sehr verschiedener Ausstattung angefertigt.

Stets ist für leichte Zugängigkeit aller Teile zu sorgen, ganz besonders, wenn die Becken in Schlafzimmern aufgestellt werden. Sammelkasten der Kippschalen aus emailliertem Gußeisen. Die Schalen sollen leicht herausnehmbar sein. Feste undurchlässige Rückwand.

Feste Waschbecken mit Stopfenverschluß am Boden haben den Nachteil, daß das Überlaufrohr zu wenig gespült wird; letzteres soll daher möglichst kurz und so geformt sein, daß es leicht gereinigt werden kann. Versteckte, versenkte Verschlüsse sind nicht zu empfehlen, da sie nicht gut rein zu halten sind. Eiserne Waschtische für Kasernen, Seminare und ähnliche Anstalten, meist zu mehreren vereinigt, pro Stück 50—100 M.

Waschtische für Hotels, Bahnhöfe, Bedürfnisanstalten usw., bei denen Gewähr einwandfreier Benutzung und Reinigung nicht besteht, sollen in bezug auf Material, Form, Ausbildung der Ab- und Überläufe leichte Reinigung ermöglichen. Am besten erfolgt hier die Benutzung bei fließendem Wasser; Überläufe und Abflußverschlüsse für Wasseranstau können, wenn Zuflußeinrichtungen für fließendes temperiertes Wasser vorhanden sind, wegfallen, das benutzte Wasser kann sofort durch den Ablauf abgeleitet werden. — Ein besonderes Speibecken ist gerade hier besonders erwünscht.

Ausgüsse und sonstige Einläufe für Abwasser aus Küchen usw. aus Fayence, Feuerton oder Gußeisen 8—15 M. Spülsteine aus natürlichem oder Kunststein 10—20 M.

Sie müssen feste Siebplatte mit Löchern von höchstens 10 mm Durchmesser oder Metallkreuz am Auslauf haben, ferner Geruchverschluß von 7 cm Wassertiefe. Gut ist auch oft ein Sandfang, bei Schlächtereien, Hotels, Krankenhäusern, Wäschereien und gewerblichen Anlagen, die fetthaltige Abgänge haben, ein Fettfang. Dieselben sollen einen Wasserverschluß von mindestens 10 cm haben, luftdicht verschließbar und leicht zugängig sein. Unter Umständen muß dem Fettfang ein Kühlbassin vorgeschaltet werden.

Hofsinkkästen. Gullies, für Höfe und Straßen, aus Gußeisen, Steinzeug, gemauert (60 M.) oder aus Beton mit Eimer (70—80 M.) sollen wasserdicht sein. Im Freien soll der Wasserstand mindestens 1 m, in nicht frostfreien Räumen 0,5 m unter der Oberkante liegen. Abfluß mit Wasserverschluß 0,5 m über der Sohle des Sinkkastens. Abschluß nach oben durch einen Rost, Stäbe 1 cm voneinander. Im Kasten zur bequemen Reinigung ein herausnehmbarer, auf einem Falz ruhender Eimer zweckmäßig. Besonders sorgfältige Ausführung in der Nähe von Brunnen, niemals direkt über Brunnenkesseln. Straßensinkkasten ähnlich, nur größer, komplett 100—120 M.

Gruben für gewerbliche und ähnliche Abwässer. Abwässer, die einer besonderen Behandlung bedürfen (z. B. Neutralisation, Verdünnung usw.), sind vor Eintritt in die Hausentwässerung in Behälter oder Gruben zu führen, deren Abfluß mit Geruchverschluß zu versehen ist. Der Abfluß darf nicht mehr als $^1/_{20}$ % freie Säure enthalten. Feuer- und explosionsgefährliche Leichtflüssigkeiten wie Benzol, Benzin, Petroleum, Öl und Fett aus Betrieben sind durch besondere Abscheider zurückzuhalten (Din E 1999).

Regenröhren sind meist aus Zinkblech und bei Anschluß an die Kanalisation ohne Wasserverschluß nur anzulegen, wenn die obere Öffnung mindestens 3 m von Fenstern bewohnter Räume entfernt ist, sonst Wasserverschluß und Geröll- oder Laubfang; letztere auch bei Holzzement- und schlechten Schieferdächern oft nötig. Krümmungen der Regenröhre („Sprünge") befördern die Gefahr des Einfrierens im Winter, ebenso frei über Regeneinlässen mündende Regenrohre, sie sind also bis in frostfreie Tiefe (1,40—1,50 m) ohne Sprung in den Erdboden fortzuführen. Ein Zersprengen der Röhren beim Frieren des Inhalts kann durch Wellblechröhren meist vermieden werden.

Regenrohre im Hause verlaufend nur aus Guß- oder Schmiedeeisen. Regenrohrsinkkasten mit Roste oder Gerölleimer (25—30 M.).

Eisschränke, Fischkästen, Speiseschränke und ähnliche Behälter für Nahrungsmittel sollen nicht unmittelbar mit der Abflußleitung verbunden werden; besser ist es stets, dieselben frei über einen Ausguß oder einen Bodeneinlauf sichtbar münden zu lassen.

Wasserverschlüsse, Siphon, Trap, Topf mit Scheidewand.

Grundsatz: Jeder Wasserablauf oder Anschluß an die Entwässerungsleitung muß durch einen besonderen festen und gegen Einfrieren geschützten Wasserverschluß gesichert werden (ausgenommen nur Regenrohre, s. dort). Die Höhe des Wasserverschlusses soll mindestens 7 cm, bei Spülaborten 5 cm, bei Hofsinkkästen, Sand- und Fettfängen 10—15 cm betragen. Jeder Wasserverschluß muß eine Reinigungsöffnung (Putzschraube) haben. Leicht lösbare Verbindungen von Bleisiphon und Abfallrohr, für Reparaturen sehr bequem, von Schnutenhaus & Linnmann, Caternberg bei Essen.

Rohrweite der Geruchverschlüsse: für kleinere Ausgüsse, Waschbecken u. dgl. mindestens 40 mm, für Küchenausgüsse, Pißanlagen und Fußbodeneinläufe 50 mm, für Bäder 70 mm, für Spülaborte, Massenspülaborte und Hofeinläufe mindestens 100 mm.

Die Geruchverschlüsse sind durch glatte U- oder S-förmig gebogene Röhren oder feste Tauchplatten oder Knie, die einen einfachen Wasserabschluß gewährleisten, aus Messing, Blei, Kupfer, Gußeisen, Steinzeug oder gleich gutem Material herzustellen; Zink und Aluminium sind nicht geeignet.

Um das „Brechen" der Wasserverschlüsse zu verhindern, ist der Scheitel derselben durch ein besonderes Rohr zu entlüften (s. weiter unten). Diese sekundäre oder Siphonlüftung ist nötig, wenn:

1. die Beckengeruchverschlüsse weniger als 7 cm, die Abortgeruchverschlüsse weniger als 5 cm tief sind;

2. die Fallrohrquerschnitte nicht größer als die Siphonquerschnitte sind;

3. die Ablaufstellen oder Aborte mehr als 3 m vom Fallrohr entfernt liegen;

4. die Siphons an Fallröhren liegen, durch welche zeitweise größere Wassermengen (z. B. Regenwasser) entleert werden, sofern die Siphons nicht über 10 cm Durchmesser haben;

5. mehrere Becken durch eine Schrägleitung an ein Fallrohr angeschlossen sind; doch kann auch dann die Schrägleitung selbst entlüftet werden.

Ebenfalls gegen das Brechen der Wasserverschlüsse sind noch einige andere Einrichtungen empfohlen, z. B. unabsaugbare Geruchverschlüsse, bei denen durch besondere Einbauten oder Erweiterungen ein mehr oder weniger großer Widerstand bei Saug- und Druckwirkung erreicht werden kann; sie sind auch nachträglich noch anzubringen. Genannt seien der Focktrap D.R.P. 215087, der Kugeltrap, der Verschluß Kesselring D.R.P. 112645, eine Reihe verschiedener Konstruktionen der Firma Torrey, Berlin, usw. Besser wird es aber jedenfalls sein, wenn man die Siphonlüftung überhaupt entbehrlich macht, indem man zu den Fallröhren mindestens 70 mm weite und zu den Seitensträngen höchstens 50 mm weite Röhren nimmt.

Bei längerem Nichtgebrauch der Leitung (Reisen, Leerstehen der Wohnung) ist durch Eingießen von Öl oder Glycerin ein Verdunsten des Wasserverschlusses zu verhindern. Ein Wasserverschluß am Stammsiel des Hauses ist unnötig und teilweise sogar der Entlüftung direkt hinderlich.

Lüftung der Hausleitung. Sämtliche Fallrohre sind über Dach als Dunstrohre zu verlängern, und zwar in voller Weite und möglichst ohne Krümmung. Das Entlüftungsrohr der Wasserverschlüsse wird ebenfalls über Dach geführt oder mündet auf dem Dachboden in das Fallrohr. Dasselbe sollte wenigstens 5 cm Durchmesser haben und ebenso sollten die Siphonabzweigungen höchstens 1 cm enger als die Siphonquerschnitte sein. Eine Entlüftung der Siphons direkt in das Fallrohr ist nur bei Anschluß von höchstens 1—2 Becken an das Fallrohr zu erlauben. Zweckmäßig sind ferner alle Dunst- und Entlüftungsrohre, besonders natürlich die engeren, von 50 cm unter Dach an, nach oben etwas zu erweitern. Eine aufgesetzte Schutzhaube darf die Öffnung nicht verengen.

Besondere Einrichtungen der Hauskanalisation.

• Revisionskästen (Inspektionsgruben) sind am Ende des Hauskanales und bei Zusammenführung mehrerer Leitungen, bei sehr langen Leitungen im Abstand von 20—25 m empfehlenswert. Sicherungen gegen *Rückstau* sind oft bei tiefen Kanälen in Kellern und allen unter Straßenhöhe liegenden Einläufen nötig; selbsttätige Einrichtungen durch Klappen- und Kugelverschlüsse sind nicht immer zuverlässig; oft ist Hochlegen des Ausgusses möglich und genügend, sonst sind die gefährdeten Teile der Leitung durch Schieber oder Hähne abzuschließen, welche nur bei Gebrauch (Waschküchen) geöffnet oder bei Gefahr (Regen, Überschwemmung) geschlossen werden. In Ortsstatuten ist für die gefährdeten Leitungen ein selbsttätiger *und* ein von Hand zu bedienender Verschluß vorzuschreiben, der jedoch niemals die Hauptleitung des Hauses verschließen darf.

Prüfung der Abflußleitungen ist bei neuen Leitungen stets vor Ingebrauchnahme nötig und im ferneren Betriebe zeitweilig zu wiederholen (mindestens alle 10 Jahre); durch Ortsstatut vorzuschreiben.

Wasserdruckprobe. Füllen der Leitung nach Abschluß derselben am tiefsten Punkt bis zu 1—2 m Wasserdruck und Beobachten des Wasserniveaus; am besten vor Anschluß der Ausgußgefäße und nur bei eisernen Leitungen oder Grundleitungen.

Rauchprobe. Einleitung von Rauch in die Leitung durch Kohlenfeuerung und Gebläse nach vollständiger Vollendung der Leitung. Sie kann auch so angestellt werden, daß ein tragbarer Ofen unten an die Leitung angeschlossen wird; in dem Ofen ist Papier oder anderes rauchentwickelndes Material zu verbrennen oder zu verschwelen, der Rauch ist durch Handblasebalg in das Kanalnetz einzutreiben.

Geruchprobe. Einige Tropfen Pfefferminzöl mit heißem Wasser werden in den obersten Teil der Leitung eingegossen.

Kosten der Hauskanalisation betragen je nach dem Umfang des Gebäudes, der Ausstattung und Anordnung der Einläufe etwa 3 bis 10 M. für jedes Quadratmeter Stockwerksfläche.

Ortsentwässerung.   Schwemmkanalisation.

a) Fäkalien, Wirtschafts- und Regenwasser zusammen (Mischsystem) in einer Röhrenleitung, geeignet für größere Städte und wenn die Abführung und endgültige Beseitigung der Wässer keine besonderen Kosten oder Schwierigkeiten macht (freies Gefälle zum Vorfluter, Möglichkeit und Zulässigkeit von Notauslässen).

b) Fäkalien und Wirtschaftswasser allein (Trennsystem), geeignet für Städte oder für Teile derselben, wenn ein geordnetes Ableiten des Regenwassers in nahe Wasserläufe keine Schwierigkeiten macht. Oft werden auch Rückhaltebecken zum Aufspeichern plötzlich andrängender großer Regenmengen als Teiche oder gemauerte Becken vor der Kanalisation eingeschaltet, die von großem Nutzen sein können. Das doppelte Leitungsnetz der Trennkanalisation belastet den Straßenkörper und die anzuschließenden Grundstücke mehr als das des Mischsystems.

Vorteile gegenüber von a) sind: Billigere Rohrleitungen, wenn das Regenwasser teils oberirdisch in Straßenrinnen, teils durch kurze Stichkanäle zum Vorfluter gebracht werden kann; billigerer und gleichmäßigerer Betrieb, falls Pumpstationen nötig sind, unter Umständen Fortfall des Nachtbetriebes bei Einschaltung von Sammelbecken oder Brunnen; beim Trennsystem wird der Vorfluter mit „Schmutzwasser“ nicht belastet, während beim Mischsystem bei stärkeren Regenfällen mehr oder weniger verdünntes Schmutzwasser durch Notauslässe abfließt. Leichtere einwandfreie Beseitigung der Schmutzwässer.

c) Fäkalien und Wirtschaftswasser mit beschränkter Aufnahme von Regenwasser bei Ortsteilen, denen natürliche Ableitung zum Vorfluter fehlt (Übergangsform vom Trennsystem zum Mischsystem).

d) Wirtschaftswasser und Regenwasser allein, auch wohl als Spülkanalisation bezeichnet; angebracht wohl nur, wenn die betreffende Ortschaft eine gute und bewährte Einrichtung für Abfuhr der Fäkalien bereits besitzt und Verwertungsmöglichkeit für dieselben besteht. (Zu achten ist auf verbotene Anschlüsse). Zu beachten ist stets, daß Wirtschaftswasser mit und ohne Fäkalien hygienisch ziemlich gleich zu beurteilen ist, d. h. daß auch in letzterem Falle ein Einleiten in öffentliche Wasserläufe nur unter den später angeführten Bedingungen statthaft erscheint (vgl. S. 170 bzw. 225).

Vorarbeiten zur Aufstellung eines Kanalisationsprojektes umfassen:

1. Bodenverhältnisse, Nivellement, tiefster zu entwässernder Punkt, Vorfluter, geognostische Beschaffenheit des Bodens, höchster, niedrigster und mittlerer Grundwasserstand, Frostgrenze, Wasserstände im Vorfluter, Feststellung der Benutzung des Flußlaufs bis i. a. etwa 15 km unterhalb.

2. Regenwasser (s. S. 170); die Maximalmenge ist bei größeren Anlagen durch möglichst lange Beobachtungen an Regenmessern genauer zu ermitteln. Auskunft erteilen die Wetterwarten und die meteorologischen Institute.

3. Gesamte Menge der flüssigen Abfallstoffe (s. S. 197). Abwässer größerer Fabriken sind besonders zu berücksichtigen.

4. Bevölkerungsdichte und Anwachsen der Bevölkerung (s. S. 198). Bebauungsplan neuer Stadtteile.

5. Weiteres Schicksal der abgeleiteten Wässer (s. S. 202).

6. Erlaß von Vorschriften (Ortsstatuten) über Herstellung und Betrieb der Grundstücksentwässerungsanlagen.

Einen guten Anhaltspunkt zur Aufstellung solcher Vorschriften geben die vom Deutschen Normenausschuß herausgegebenen Normblätter Din 1986 und 1987 (Beuth-Verlag G. m. b. H., Berlin S 14) und die vom Staatskommissar für das Wohnungswesen beim Ministerium für Volkswohlfahrt aufgestellte „Musterpolizeiverordnung".

Allgemeines Schema der Anlage.

Verzweigtes Kanalnetz mit größeren Sammelkanälen oder Stammsielen. Letztere gehen entweder parallel einem Flußlauf, Abfangsystem, oder nach einem resp. mehreren tiefsten Punkten, Fächersystem, oder sie führen die Abwässer nach einzelnen Pumpstationen, Radialsystem. Häufig sind auch Kombinationen verschiedener Systeme nötig, Zonensystem. Soweit möglich ist das vorhandene Gefälle stets auszunutzen. Wenn kein Gefälle vorhanden ist, werden Pumpstationen nötig. Die Hebung der Abwässer kann durch Pumpen und was häufig von Vorteil sein kann, durch Luftdruck-Hebewerke geschehen.

Material der Straßenkanäle.

Steinzeug, glasiert, aus gut sinterndem, dicht brennendem Ton. Die Rohre sind zur Sicherung gegen Erddruck von 60 cm lichtem Durchmesser an mit Magerbeton zu umstampfen. Kreisförmiges Profil ist besser als eiförmiges, da letzteres oft ungleich ist und die Röhren teurer sind. Gute Röhren sind säurefest. Die Dichtung der Muffen wird hergestellt durch Teerstrick und ein heißes Gemisch von Teer und Asphalt; zum Einbringen der flüssi-

gen Masse sind Gießringe aus Gummi oder Juteschlauch mit Kork-
einlage nötig. Nach Erhärten der Asphaltmasse werden die Gießringe
entfernt. Asphaltdichtungen sind vollkommen undurchlässig für
Flüssigkeiten und elastisch, sie erweichen bei Temperaturen unter
etwa 50° C nicht und sind säurebeständig. Zement ist weniger zu
empfehlen, weil dabei häufiger Rohrbrüche vorkommen, wenn die
Röhren nicht sehr sorgfältig gelagert sind.

Anforderungen, welche an Tonrohre für die Kanalisation gestellt
werden müssen, sind: scharfer Brand, kreisrunde Form, gleichmäßige Wandstärke, gute Glasur, genügende Festigkeit (durch
Druckproben festzustellen), heller Klang beim Anschlagen; ein
Scherben, in Wasser gelegt, darf nicht mehr als 3% Wasser aufnehmen. (Din 1203—1206.)

Zementrohre, aus 1 Tl. Zement und 6—12 Tln. Sand (Kies),
die Sohle und evtl. der innere Verputz im Verhältnis von 1:1 gemischt. Die inneren Flächen der Rohre sollen glatt, hart und für
Flüssigkeiten undurchlässig sein; bei sauren oder sonst angreifenden
Wässern ist Bekleidung des Gerinnes mit Steinzeugplatten, Basalt-
platten oder ähnlich widerstandsfähigem Material bzw. Schutzanstrich
erforderlich. Bei saurem oder stärker salzhaltigem Grundwasser und
Boden dürfen Zementrohre nicht verwendet werden. Die Dichtung
der Fugen wird mit Zement hergestellt. (Din 1201.)

Ziegelsteine für begehbare Kanäle geeignet, aber nur beste
Klinker, in gutem Zementmörtel. Die Fugen sind mit Zement gut
zu glätten.

Hausteine, harte, aus Granit, Basalt, sind zu Sohlstücken sehr
geeignet, aber nicht billig.

Gußeisen, Schmiedeeisen und Stahlrohr ist zu empfehlen
für Fälle mit besonderen Anforderungen, z. B. Unterführungen von
Wasserläufen, Eisenbahnen, Nähe von Wassergewinnungsanlagen
(vgl. S. 138, 184) u. dgl., für Hauskanäle sowie für oberflächliche
und in schlechtem Boden liegende Leitungen. Sie sind gegen Rost
durch geeigneten Anstrich zu schützen.

Asphaltröhren sind nur noch wenig als Klosettfallröhren in
Gebrauch. Geringes Wärmeleitungsvermögen, daher Einfrieren weniger
leicht zu befürchten.

Monierröhren aus Zement mit Eiseneinlage und *Schleuderbetonrohre* sind in neuerer Zeit mehrfach angewendet. Schleuderbetonrohre
zeichnen sich durch große Festigkeit aus, die Innenhaut ist wegen des
dichten Gefüges besonders widerstandsfähig gegen chemische Einflüsse. In besonderen Fällen kann wie beim Zementrohr Plattenbelag
und Schutzanstrich in Frage kommen.

Drainage des Untergrundes durch Straßenabwasserkanäle. Eine
Senkung des Grundwasserspiegels durch die Kanalisation ist besonders
erwünscht bei hohem Grundwasserstand, sie kann herbeigeführt
werden durch:

a) Öffnungen in den Kanalschächten, was aber wegen gelegentlichen Rückstaues und Verunreinigung des Untergrundes dadurch nur anzuwenden ist, wenn die Kanäle so tief liegen, daß die Kanalhochwasserlinie tiefer als der Grundwasserspiegel ist;

b) hohle Sohlstücke der Kanäle aus Ton. Dieselben brechen leicht, können sich verstopfen und erschweren die Dichtung der Kanalfugen;

c) Ausfüllen der Baugrube mit porösem Material, wie Kies, Sand, ist in der Regel vorteilhaft anzuwenden;

d) Drainierung in gewöhnlicher Weise durch Drainröhren neben den Kanälen. Die Röhren können auch etwaiges Grundwasser aus niedrig gelegenen Kellern aufnehmen und diese dadurch trocken erhalten.

Das Grundwasser ist bis zu einer tieferen durchlässigen Schicht oder in einen Wasserlauf zu führen, kann in die Kanäle aufgenommen oder durch Pumpen in den nächsten Wasserlauf gefördert werden.

Tiefe der Kanäle. Die Kanäle sind frostfrei zu verlegen, wenigstens also je nach den örtlichen Temperaturverhältnissen mit ihrem Scheitelpunkt 0,80—1,50 m in Orten, wo die Temperatur im Winter bis —15° C sinkt, ferner möglichst so tief, daß alle angeschlossenen Keller entwässert werden können. Besonders ist dies nötig bei Keller*wohnungen* und hohem Grundwasserstand. Es ist aber nicht immer möglich in kleinen Städten, in flach gelegenen Städten und bei plötzlichen Niveauveränderungen der Erdoberfläche. Besonders tiefe Keller können zuweilen durch hochgelegte Ausgußbecken oder durch kleine automatische Abwasserhebeanlagen entwässert werden.

Gefälle der Kanäle.

				Mittelwerte	Grenzwerte
Hauskanäle von	100—	150 mm l. Weite		1:50	1:15 —1:100
Straßenkanäle bis		300 „ „ „		1:75	1:20 —1:300
„	von 400—	600 „ „ „		1:150	1:30 —1:400
Nebensammler	600—1000	„ „ „		1:200	1:30 —1:1000
Hauptsammler	1000—2000	„ „ „		1:1000	1:100—1:4000

Größte Abflußgeschwindigkeit in den Kanälen 2,0—3,0 m pro Sekunde; geringste Geschwindigkeit 0,60 m pro Sekunde, bei wenigstens 2 cm Wasserhöhe, bei Kanaldükern mindestens 1 m pro Sekunde.

Profil der Kanäle bis zu 50 cm Durchmesser rund, bei größeren Röhren meist eiförmig (Höhe zu Breite 3:2), bei ganz großen Kanälen häufig Seitenbankett empfehlenswert.

Für Regen-Notauslässe Eiprofile oder Halbkreisprofile mit ebener Sohle.

Auf je 25—70 ha Entwässerungsfläche ist ein *Notauslaß* vorzusehen; Verdünnung meist 5fach, bei dünnem Abwasser (Wasserverbrauch je Kopf mehr als 200 l) entsprechend geringer. Mündungsstellen der Notauslässe wie Kanalwassermündungen auszuwählen, d. h. abseits von Wasserentnahmeplätzen, Badeanstalten u. dgl. Für die Ablenkung von Schwimmstoffen Tauchbretter oder besser Tauch-

gitter vor den Überfallschwellen anordnen (Geigerscher Schwimmstoff-
ablenker).

Spezielle Einrichtungen der Straßenkanalisation.

Kanalverbindungen sind stets tangential, nicht im rechten
Winkel auszuführen. Anschlüsse von Hausleitungen durch besondere
Abzweige oder Einlaßstücke.

Revisions-(Einsteige-)Schächte gemauert bzw. über Rohr-
scheitel aus Betonringen, bei kleinen Kanälen direkt auf dieselben,
bei großen seitlich derselben an allen Vereinigungspunkten der Kanäle,
sowie in Abständen von 50—70 m. Zwischen zwei Einsteigeschächten
sind nur gerade Rohrstrecken und gleiches Gefälle zulässig, wenn die
Kanäle nicht begehbar sind. Kleinere Lampenrevisionsschächte zwischen den Einsteigeschächten sind nicht sehr empfehlenswert. Sohle
durchgehend ohne Schlammfang. Kleinster Durchmesser der Abdeckung 60 cm, um Hilfe bei Gefahr zu erleichtern. (Abdeckung genormt Din 1215—1224.)

Ventilation des Kanalnetzes ist nötig zur Beseitigung stinkender Gase und zum leichten Entweichen der Kanalluft bei plötzlicher
Füllung der Kanäle durch Regenwasser.

Lüftung durch die durchbrochenen Abdeckungen der Einsteig-
schächte, besondere Lufteinlaßöffnungen, Fallrohre der Hauskanalisation und Regenrohre; Gasbeseitigung aus Kanälen von Benzin,
Benzol und anderen explosiblen Leichtflüssigkeiten herrührend, durch
Kanal-Entgaser Siemens-Schuckert.

Reinigung der Kanäle.

a) Durch Spülung mittels Kanalwasser, Aufstau durch Klappen
oder Spültüren, je 100—200 m eine, Spülschieber oder Spülgalerien,
welche mit Fluß-, Regen- oder Leitungswasser spülen; in letzterem
Fall ist eine Abzweigung der Wasserleitung direkt bis in die Kanäle
praktisch. Automatisch wirkende Spüler (Selbstspüler) sind besonders
angebracht an den oberen Strecken von Kanälen mit schwachem Gefälle, sie brauchen im allgemeinen viel Wasser und öftere sorgfältige
Revisionen.

Kippspüler für kleinere Kanäle brauchbar, große Kippspüler
werden leicht schadhaft.

Heberspüler sind besser für größere Spülwassermengen; Konstruktionen von Geiger, Karlsruhe; Wurl, Berlin, u. a.

b) Durch Bürstenreinigung, ist neben der Spülung stets nötig.
Bei schlechtem Gefälle alle 2—6 Wochen, bei gutem alle 2—6 Monate
vorzunehmen mittels Bürsten, die an Seilen durchzuziehen sind, oder
in großen Kanälen durch Reinigungswagen, Schiffe oder Schilder
(Spülbürste „Iltis“, „Kanalratte“ usw.). Zur Beseitigung von Verstopfungen, namentlich in engeren (Haus-) Kanälen, werden die bieg-
samen Wellen von G. Pickhardt in Bonn oder besondere Reinigungs-
apparate verschiedener Art empfohlen.

Straßensinkkasten (Gullies) sind alle 30—50 m einzuschalten, aus Mauerwerk 50 cm Quadrat, Steinzeug oder Zementbeton, ca. 50 cm im Durchmesser, mit Einlaufschlitzen (40—70 cm lang, 8—15 cm hoch) oder Roste mit herausnehmbarem Eimer (40—60 l), zweckmäßig auf einem Wulst im Schacht aufgehängt, endlich mit Wasserverschluß, 10—20 cm hoch, 15 cm weit. Bei Trennsystem Trockensinkkasten mit Sohlenentwässerung, Geruchverschluß entbehrlich. (Abdeckungen genormt Din 593 und 1207.)

Sandfänge sind nötig bei plötzlicher Verringerung der Wassergeschwindigkeit in den Kanälen (Dükern, Pumpstationen), Verlangsamung der Durchflußgeschwindigkeit der maximalen Wassermenge auf 0,30 m pro Sekunde; danach sind die Dimensionen zu wählen.

IV. Das Abwasser und seine Reinigung.

1. Das städtische Abwasser.

Menge. Die Menge des anfallenden Abwassers (Trockenwetterabfluß) ist im allgemeinen unmittelbar abhängig vom Wasserverbrauch.

Durchschnittlicher Wasserbedarf in Deutschland (vor dem Weltkriege) auf Kopf und Tag für

Orte ohne Wasserleitung: etwa 30 l;

ländliche Orte sowie *kleinere Städte mit Wasserleitung:* 30—50—80 l (dazu der Bedarf für das Vieh: Großvieh etwa 30—50 l je Stück und Tag, Kleinvieh entsprechend weniger);

größere Städte, Kurorte bzw. bei besonders wohlhabenden Bewohnern (von Villenorten u. dgl.): 80—100—120 l, unter besonderen Verhältnissen, z. B. in Irrenanstalten (Bäderbehandlung!) unter Umständen erheblich höher;

Industrieorte sehr verschieden, unter Umständen sehr erhebliche Mengen; der Bedarf an Betriebswasser übersteigt den häuslichen Bedarf manchmal um das Mehrfache.

Der Wasserbedarf steigt am Tage des größten Wasserverbrauchs um rd. 50% und evtl. noch mehr.

Der Wasserverbrauch ist in den letzten Jahren bei uns stark gestiegen (fließendes warmes Wasser, Badeeinrichtungen u. dgl. „Komfort" auch in den kleinen Wohnungen); er liegt aber noch weit unter dem nordamerikanischen (U. S. A.), der in Großstädten durchschnittlich zwischen 400 und 600 l/Tag, teilweise (Chikago!) über 1000 l/Tag beträgt und naturgemäß die Konzentration des Abwassers stark beeinflußt.

Die *Menge* der täglich anfallenden *Gesamtabwässer*, die SCHMIDT-MANN, THUMM und REICHLE[42] 1911 noch auf 80—100 l je Kopf für mittlere und größere Städte annahmen, gibt LANGBEIN[14] 1929 für die rund 18 Millionen Menschen, die in Deutschland zur Zeit in *Groß*städten leben, nach ungefährer Schätzung auf etwa 3 000 000 cbm an. Danach entfiele auf jeden Einwohner dieser Städte täglich $1/_6$ cbm = 166 l Abwasser.

Auf die *Fläche des bebauten Ortsgebietes* übertragen berechnete Brix[5] 1913 den *größten* Brauchwasserabfluß je nach der *Bevölkerungsdichte* (*Besiedlungsziffer*) folgendermaßen:

Bebauung	Einwohnerzahl auf den ha	Größter Brauchwasserabfluß in der Sekunde
Sehr dicht	800	2,4 l
Dicht	400	1,2 l
Weitläufig	250	0,75 l
Landhausmäßig . .	100	0,3 l

Die *durchschnittliche* Abflußmenge beträgt etwa die Hälfte dieser Zahlen. Sind Wasserklosetts nicht vorhanden, so sind beträchtliche Mengen abzuziehen.

Imhoff[21a] (1928) gibt folgende Tabelle:

Klasse	Bebauungsart	Einwohner auf 1 ha	Trockenwetterabfluß	
			Brauchwasserabfluß l/sec/ha	Dazu Bachwasserabfluß l/sec/ha
I	sehr dicht	350	1,22	0,06
II	dicht	250	0,87	0,06
III	geschlossen	150	0,52	0,06
IV	weitläufig	100	0,35	0,06
V	unbebaut	0	0,00	0,06

Bevölkerungszunahme. Wichtig ist bei der Planung einer Anlage zur Beseitigung der Abfallstoffe, und zwar besonders für die Bemessung der Kanäle auch die voraussichtliche *Bevölkerungszunahme*. Für gewöhnlich richtet man eine *Neukanalisation* sogleich für den in den nächsten 40 Jahren zu erwartenden Bevölkerungszuwachs ein, in Bergbaugebieten — nach Imhoff[21a] (S. 2) — auf 10—25 Jahre. Die Zunahme ist zu schätzen nach den *besonderen* örtlichen Verhältnissen und Erfahrungen, unter Berücksichtigung der *allgemeinen* Erfahrungswerte, die allerdings in den außergewöhnlichen Zeiten der letzten 15 Jahre (Krieg, Nachkriegs-[Inflations-]Zeit) gegenüber der Zeit vor dem Kriege weniger konstant sind.

Jährliches Anwachsen der Bevölkerung in Deutschland

Durchschnitt von 1900—1905:

		Nach Imhoff[21a] (1928, S. 2)	
Großstädte	= 2,7 %	Großstadt	3 %
Mittelstädte	= 2,72 %	Kleinstadt	1 %
Kleinere Städte	= 2,17 %	Industriestadt bis	10 %
Kleine Orte	= 0,72 %		

Bei 100 l/Tag und Kopf Brauchwasserabfluß beträgt der *gemittelte Stundenabfluß* 4,16 l (bei Höchsttagesverbrauch 6,24 l), jedoch ist die *Verteilung* auf Tag (mehr) und Nacht (weniger) ungleich; die Menge schwankt auch für die einzelnen Tagesstunden (verschiedene „Wellen"); *größter Stunden*abfluß etwa gleich $^1/_{12}$—$^1/_{10}$ der 24stündigen

Menge, bei 100 l/Tag und Kopf Brauchwasserabfluß also etwa 8—10 l (10 l Stundenabfluß = 0,0028 l/sec).

Die möglichst genaue Kenntnis der *Gesamtabwassermenge* ist erforderlich für die richtige Auswahl, Einrichtung und Bemessung der Reinigungsanlagen; deshalb ist sie tunlichst fortlaufend täglich festzustellen, zweckmäßig durch selbstschreibende Meßeinrichtungen am Ende des Hauptsammlers bzw. in der Reinigungsanlage. Daraus erhält man durch Vergleich mit der Wassermenge der Zentralwasserversorgung zugleich Aufschluß über den Zustrom von Grundwasser zur Kanalisation und die den sonstigen Wasserbezugsstellen entstammenden Wassermengen.

Der Einfluß der *Niederschläge* auf die Menge des Gesamtwassers ergibt sich aus den Darlegungen auf S. 170—171.

Zusammensetzung des Trockenwetterabflusses. In der durchschnittlichen Tagesmenge eines Menschen an Kot (90 g) und Harn (1200 g) beträgt die Trockenmasse 23,7 + 56,6 = 80,3 g = rd. 80 g, aus den sonstigen Abwässern (Abfallstoffen) stammen nach

BAUMEISTER[3] je Kopf und Tag . . . . 100 g
zusammen feste Bestandteile (Trockenmasse): 180 g

Die Aufnahme der Fäkalien in die Kanalisation vermehrt demnach die Gesamtschmutzmenge des Abwassers um ca. 80 % (Trockenmasse), also sehr erheblich; dies wird in der Praxis manchmal in seiner Bedeutung unterschätzt. Allerdings vermehrt sich andererseits die Gesamtmenge des Abwassers bei Vorhandensein von Spülaborten durch die große Spülwassermenge. Nach DUNBAR[8] ist die Gesamtschmutzstoffmenge des häuslichen Abwassers (180 g) je Kopf und Tag im großen Durchschnitt recht konstant, bei hohem Wasserverbrauch allerdings etwas höher, wie DUNBAR glaubt infolge vermehrten Seifenverbrauchs.

Aus den vorstehend aufgeführten *180 g Gesamtschmutzstoffe* je Kopf und Tag ergibt sich bei einem durchschnittlichen

Abwasseranfall je Kopf und Tag   eine *Konzentration des Abwassers*
    von 100 l   von 1800 mg/l Gesamtschmutzstoffe
     „   50 l   „ 3600 „   „
     „ 200 l   „   900 „   „

Die *Konzentration* des städtischen Abwassers (Trockenwetterabfluß) hängt also hinsichtlich des häuslichen Abwassers unmittelbar vom *Wasserverbrauch* der Einwohner ab, daneben auch von der mehr oder weniger großen Menge des in die Kanäle aufgenommenen *Grundwassers*. Unter Umständen nicht unwesentlich beeinflußt wird die Konzentration des Abwassers durch die Zusammensetzung des betreffenden Leitungs- und Grundwassers, dessen Trockenrückstand ja recht bemerkenswert sein kann. Da außerdem Menge und Zusammensetzung der in das Grundwasser aufgenommenen *gewerblichen* Abwässer in den einzelnen Orten ganz verschieden sind, schwankt die *Zusammensetzung des städtischen Gesamtabwassers* der einzelnen Städte in weiten Grenzen. So wurde seinerzeit der Gehalt der Kanalwässer an suspendierten Bestandteilen (Schwebestoffe, Ungelöstes) angegeben für Paris auf 1500, Frankfurt a. M. 1300, Berlin 670, London 614, Danzig 600, Köln 240 mg/l.

Als *mittlere* Zusammensetzung der Spüljauche gab A. Müller folgende Zahlen an:

Stickstoff	100 mg/l	Magnesia. . .	15—20 mg/l
Kali	40 „	Kali carbonic. .	150 „
Phosphorsäure	30—40 „	Kochsalz .	200—250 „

und eine Fettmenge[1] von 20—35 g je Kopf und Tag, doch kommen solchen „Durchschnittszahlen" gegenüber ganz erhebliche Abweichungen nach oben und unten vor. Deshalb ist es besser, die Zahlen in Beziehung zu setzen zum Wasserverbrauch.

Bei 150 l Wasserverbrauch (Abwasseranfall?) je Kopf und Tag hat nach Imhoff[21a] (a, S. 38) gewöhnliches Abwasser einer Stadt in den Tagesstunden der stärksten Verschmutzung etwa folgenden Schmutzgehalt (in rohen Mittelwerten): mg/l

mg/l	mineralisch	organisch	gesamt	Sauerstoffbedarf
1. Gesamtschwebestoffe (Ungelöstes)	90	300	390	130
davon a) absetzbar . .	60	200	260	96
b) nicht absetzbar	30	100	130	34
2. Gelöste Stoffe	300	150	450	70
Zusammen:	390	450	840	200

Prüss[33], der nicht von 180 g Schmutzstoffen je Kopf und Tag ausgeht, sondern von 150 g (je 75 g ungelösten und gelösten), rechnet für normal verschmutztes städtisches Abwasser mit etwas höheren Werten, wie die nachfolgende Zahlentafel (in mg/l) zeigt:

	Menge je Tag und Kopf	Wasserverbrauch je Kopf und Tag					
		100 l			150 l		
		mineralisch	organisch	gesamt	mineralisch	organisch	gesam
1. Gesamtschwebestoffe (Ungelöstes)	75 g	225	525	750	150	350	500
davon a) absetzbar. . .	50 g	150	350	500	100	233	3
b) nicht absetzbar	25 g	75	175	250	50	117	1
2. Gelöste Stoffe . . .	75 g	500	250	750	333	167	500
Zusammen	150 g	725	775	1500	483	517	1000

[1] Schreiber, Karl fand im *Berliner* Abwasser einen Fettgehalt von 13,8% des Trockenrückstandes bzw. durchschnittlich 0,0178 g für 100 ccm oder rd. 170 g Fett für 1 cbm Abwasser. (Der — von der Lebenshaltung der Bevölkerung stark beeinflußte — Fettgehalt der Abwässer ging in der Kriegs- und Nachkriegszeit bei uns erheblich zurück).

Nach Thumm[44] haben häusliche Abwässer durchschnittlich etwa folgende Zusammensetzung: (mg/l)

Konzentration der Abwässer	Ungelöste Stoffe gesamt	Abdampfrückstand gesamt[1]	Chlor[1]	Ammoniakstickstoff[1]	Organischer Stickstoff[1]	Kaliumpermanganatverbrauch[1]
Dünne . .	bis 500	bis 500	bis 100	bis 30	bis 10	bis 200
Mittlere .	„ 1000	„ 1000	„ 150	„ 50	„ 30	„ 300
Konzentrierte .	über 1000	über 1000	über 150	über 50	über 30	über 300

Die Zahlen gelten auch für Abwässer, die nicht stärker durch gewerbliche Abwässer beeinflußt sind.

Niederschläge beeinflussen wie die Menge so auch die *Zusammensetzung* des Gesamtabwassers (bei Mischkanalisation, s. S. 192) je nach der jeweiligen Verschmutzung der abgeschwemmten Flächen (Höfe, Straßen, Plätze) mehr oder weniger stark. Besonders nach längerer Trockenheit gelangen dadurch oft große Schmutzstoffmengen in die Kanäle, und zwar vor allem viel Ungelöstes, z. T. anorganischer Natur. Namentlich zu Beginn des Regens kann dann der Abfluß recht konzentriert sein und bei Intätigkeittreten der Regen-Notauslässe eine weitgehende, hygienisch nicht zu unterschätzende Belastung der Vorfluter bewirken.

Städtisches Abwasser, Beschaffenheit. Die Fäkalstoffe sind beim Anfallen zunächst noch weniger zerteilt; beim Durchgang durch die Straßenkanäle werden sie nach und nach zerrieben, ihr Farbstoff wird mehr oder weniger ausgezogen und teilt sich dem Abwasser mit, das hinsichtlich Farbe und sonstiger Beschaffenheit für gewöhnlich unterwegs immer gleichmäßiger wird. Allmählich geht ein Teil der ungelösten Stoffe in kolloidalen (teilgelösten) Zustand über.

Frisches Abwasser: Als *frisch* wird Abwasser bezeichnet, so lange es noch nicht nennenswert durch Fäulnis zersetzt ist.

Geruch: Fade, nicht stinkend, obgleich meist schon etwas Schwefelwasserstoff darin vorhanden ist.

Farbe: Meist grau bis gelblichgrau.

Trübung: Mehr oder weniger stark, je nach der Konzentration; hauptsächlich durch *ungelöste abfiltrierbare* Stoffe bedingt.

Faules Abwasser: Besonders beim Zutritt in Zersetzung befindlichen, *fauligen* Abortgrubeninhaltes (aus Abortgruben mit Überlauf, von früher her mancherorts noch vorhanden), aber auch schon bei längerem Verweilen in den Kanälen (verzögerter Abfluß, z. B. durch geringes Gefälle u. dgl.) tritt im Abwasser *Fäulnis* der gelösten und ungelösten Schmutzstoffe mit Schwefelwasserstoffentwicklung auf: Seine *Farbe* wird grau-bräunlich und schließlich grau-schwärzlich infolge Bildung von Schwefeleisen durch Schwefelwasserstoffeinwirkung auf die stets vorhandenen Eisenverbindungen. Der *Geruch* wird

---

[1] Im filtrierten Abwasser.

jauchig nach Schwefelwasserstoff, da meist nicht aller H_2S durch das Eisen gebunden wird, also ein Teil frei bleibt.

Dabei wird der im frischen Abwasser im allgemeinen noch vorhandene — aus dem Wasser herrührende — Sauerstoff völlig verbraucht.

Trübung: Außer durch ungelöste auch durch teilgelöste „kolloide" Stoffe bedingt, im allgemeinen nicht durch Papierfilter zu entfernen.

Angefaultes Abwasser: Geringe Schwefelwasserstoffbildung tritt normalerweise fast stets im Abwasser auf, ein „Anfaulen", d. h. etwas deutlichere H_2S-Entwicklung unter Umständen schon beim Zurücklegen längerer Kanalstrecken, bei wärmerem Abwasser (wegen der Begünstigung der Vermehrung fäulniserregender Bakterien) im allgemeinen rascher als bei kühlerem. Das Anfaulen tritt besonders leicht ein, wenn die Kanalwände infolge unzureichender Durchspülung mit einer faulenden Schmutzschicht überzogen sind, was im allgemeinen beim Mischsystem (s. S. 192) mit der zeitweise sich einstellenden guten Spülwirkung bei stärkeren Regenfällen weniger häufig auftritt als beim Trennsystem, oder wenn streckenweise (z. B. bei geringem Kanalgefälle) Schlamm im Kanal liegen bleibt, in Fäulnis übergeht und das mit ihm in Berührung kommende Abwasser faulig infiziert.

Auf die *Frischerhaltung* des Abwassers in den Kanälen ist größtes Gewicht zu legen, weil dadurch manche Mißstände bei der Abwasserreinigung vermieden werden.

Reaktion. Temperatur. Die *Reaktion* städtischen Abwassers hält sich meist in den Grenzen von $5,5-8,0\ p_H$. Seine *Temperatur* liegt bei uns gewöhnlich zwischen $+10$ und $+20°$ C; beim Mischsystem tritt im Winter bei Schneeschmelze ein Absinken der Temperatur ein, unter Umständen bis herab auf etwa $+2$ bis $+3°$ C. Bei Aufnahme größerer Mengen warmer Zuflüsse, z. B. mancher gewerblicher Abwässer, besonders Kondenswässer, kann die Temperatur des Mischabwassers erheblich steigen. Dies ist nicht gleichgültig; zu warme Abwässer schädigen die Kanäle, verschlechtern die Sielluft, erschweren Reinigungsarbeiten in den Kanälen. Die Höchsttemperatur der eingeleiteten Wässer sollte $30°$ C in der Regel, $40°$ überhaupt nicht überschreiten. Am besten wird von Fall zu Fall besonders zu entscheiden sein. Um zu verhüten, daß zu heißes Wasser in die Kanäle kommt, kann man zwangsläufige Zumischung von kaltem Wasser bewirken durch Vereinigung der Abwässer und Zusatzleitung oder am besten auf dem betreffenden Fabrikgrundstück in besonderen Becken.

2. Die Reinigung städtischen Abwassers.

Überblick über die Verfahren.

Abgesehen von Sonderfällen ist das Ausmaß der anzuwendenden *Abwasserreinigung* von den örtlichen Verhältnissen, namentlich in und am Vorfluter, abhängig zu machen. Kann man sich hiernach damit begnügen, aus dem Abwasser nur einen mehr oder weniger großen Teil der *ungelösten* Schmutzstoffe zu entfernen, darf man also den davon befreiten Abfluß *fäulnisfähig* lassen, dann genügen die *mechanischen Reinigungsverfahren* (*Rechen*- oder *Sieb*- sowie *Absitz*anlagen). Muß man aber — über die mechanische Reinigung hinausgehend — das Abwasser *dauernd fäulnisunfähig* zum Abfluß bringen, dann muß es außer von den *ungelösten* auch von den sonstigen fäulnisfähigen Stoffen, also den *gelösten* und *teilgelösten* (kolloiden) organischen Schmutzstoffen befreit werden; hierzu ist die Anwendung der *biologischen Reinigungsverfahren* erforderlich. Ihnen ist zweckmäßig eine mechanische Reinigung vorauszuschicken; bei kleineren biologischen (z. B. Anstalts- und Haus-) Kläranlagen empfiehlt sich Vorreinigung durch *Ausfaulung*, ein Verfahren, das für größere Mengen städtischen Abwassers im allgemeinen ebensowenig in Betracht kommt wie die früher viel angewandte *chemische Klärung*. Allen diesen Abwasserreinigungsverfahren schickt man meist — wenigstens bei größeren Anlagen — aus Zweckmäßigkeitsgründen eine *Vorreinigung* durch *Grobreiniger (Grobrechen)* sowie durch *Sandfänge* zur Fernhaltung der Sperrstoffe bzw. der — mineralischen — ungelösten Stoffe von größerem spezifischen Gewichte von der eigentlichen Kläranlage voraus.

An sich bewirken alle diese Reinigungsverfahren zwar eine mehr oder weniger weitgehende Befreiung des Abwassers von den ihnen beigemischten Schmutzstoffen (bedeuten also eine Verbesserung in allgemeinhygienischer Hinsicht), sie erreichen aber keine durchgreifende Unschädlichmachung der in ihm enthaltenen *krankheitserregenden Bakterien*. In Fällen, wo es auf eine *Entseuchung* der Abwässer ankommt, muß man sie deshalb einer wirksamen *Desinfektion* unterziehen.

a) Vorreinigung.

Grobreiniger (Grobrechen, Gitter).

Zweck: Entfernung der Sperrstoffe (Holzstücke, Konservenbüchsen, Tierleichen, Putzlappen u. dgl.) vor Pumpenanlagen und Sandfängen zur Vermeidung von Schäden bzw. Störungen.

Durchflußöffnungen, im allgemeinen zwischen etwa 60 und 10 mm (nach BRIX[5] 30 und 10 mm); in Amerika auch *Feinsiebe* hierfür in Anwendung, aus hygienischen Gründen — viel ekelhaftes und unter Umständen mit frischen Krankheitserregern behaftetes Siebgut — nicht zu empfehlen.

Form: Meist feststehende Stabrechen aus Rund-, Flach- oder Profilstäben (diese auf der Zuflußseite enger, auf der Abflußseite weiter werdend, zur Verminderung des Festklemmens und Zusetzens).

Anordnung: Ebene oder gebogene Flächen, schräg oder auch horizontal gestellt, unter Umständen fast parallel zur Abflußrichtung (größere Absiebflächen!).

Beseitigung des Rechengutes: Beförderung in Behälter; weitere Behandlung s. bei mechanische Reinigungsverfahren (Frischschlamm-behandlung, S. 207.

Leistung: Ausscheidung nur der gröbsten Schwimmstoffe, nach Brix[5] auf 1 cbm Abwasser etwa 40—80 g (in wasserfreiem Zu-stande).

Sandfänge.

Zweck: Entfernung der bei der weiteren Abwasserreinigung stören-den, mineralischen (nicht zersetzlichen) ungelösten Stoffe: meist Sand, z. B. Scheuersand, bei Mischsystem erdige Beimengungen und Ab-rieb der Straßen.

Mittel: Nutzbarmachung ihrer durch das hohe spezifische Ge-wicht bedingten leichten Absetzbarkeit bei Verlangsamung der Fließ-geschwindigkeit herab auf etwa 30—25, geringstens 20 cm/sec. Noch weitere Strömungsverminderung ist nicht angebracht und zu ver-meiden; sie führt zum Absitzen auch der zersetzlichen bzw. fäulnis-fähigen (organischen), weniger schweren Sinkstoffe. Strömungs-verlangsamung wird erzielt durch Vertiefung und Verbreiterung des Durchflußgerinnes. Unterbrechung möglichst unvermittelt und steil zur Vermeidung von Ablagerungen organischer Stoffe (Fäulnis-herde!).

Anordnung: Um Betriebsstörungen bei der Ausräumung der Sink-stoffe zu umgehen, wird der Sandfang im allgemeinen in 2 oder 3 Gerinne aufgeteilt; bei Zweiteilung kann zwecks Anpassung an die jeweilige Durchflußmenge eine der beiden Rinnen durch Einbau so unterteilt werden, daß der Querschnitt nach Bedarf ganz oder teil-weise freigegeben werden kann (Kläranlage der Stadt Berlin in Waß-mannsdorf, 1926/27 erbaut). Um das Abwasser im Sandfang frisch-zuhalten — wichtig besonders bei angefault ankommendem Ab-wasser — bzw. um die Bildung von Fäulnisherden zu vermeiden, wird zuweilen in das Abwasser Luft eingeblasen: in Waßmannsdorf etwa 70 l Luft auf 1 cbm Abwasser, und zwar durch Filterplatten (s. bei Belebtschlamm, S. 220). Dadurch erfolgt gleichzeitig unter Verhütung des Absetzens Scheidung der spezifisch leichteren fäulnis-fähigen Sinkstoffe von den sich absetzenden Sandkörnern, außerdem unter Umständen etwas Fettabscheidung. Zwecks schneller Ent-wässerung der abgesetzten Sinkstoffe wird die Sohle des Sandfanges zuweilen als durchlässige (Filter-) Schicht ausgebildet, die mit einer erst nach Absperrung des Durchflusses durch das betreffende Gerinne zu öffnenden Drainage versehen wird. Der abgesetzte Sand wird — je nach Menge des Anfalls — von Hand oder mittels maschinell angetriebener Bagger u. dgl. beseitigt und manchmal durch Waschen von den ihm noch anhaftenden Schmutzstoffen befreit und ander-weitig verwandt.

Leistung: Verschieden, je nach Sandgehalt des Abwassers, im Mittel etwa 100—200 g Sand auf 1 cbm Abwasser (nach Brix[5]).

b) Mechanische Reinigungsverfahren.

Leistung: Entfernung eines Teiles der *ungelösten* Stoffe, die allein durch mechanisch wirkende Kräfte ausscheidbar sind, nicht der gelösten und teilgelösten. *Abfluß also noch fäulnisfähig!* Ihre Anwendung ist das Mindestmaß der Abwasserreinigung. Die Reinigungswirkung der Siebanlagen ist im allgemeinen geringer als die der Absetzanlagen, da Anwendung allzu geringer Sieböffnungen (etwa unter $^1/_2$ mm) praktisch nicht durchführbar ist: zu leichtes Verstopfen, Schwierigkeit der Reinigung! Bei angestrebter Entfernung noch kleinerer ungelöster Teilchen ist Absetzenlassen vorteilhafter.

Anwendung: 1. als *selbständige Reinigungsart* (wo Fäulnisunfähigkeit des Ablaufes nicht erforderlich ist),

2. als *Vorreinigung* vor weitergehenden Reinigungsmaßnahmen.

Absiebungsanlagen: Zurückgehalten werden nur die Abwasserteilchen, die größer sind als die Sieböffnungen.

a) *Grobreiniger* (Grobrechen, Gitter), als grobe Vorreinigung (s. S. 203).

b) *Feinreiniger* (Feinrechen, Siebscheiben, Siebbänder usw.).

Form: Stabeisen (nur für gröbere Öffnungen, etwa 10 mm oder mehr), Siebflächen (Siebbleche, Siebkörbe, Netzwerke), eben oder gebogen.

Anordnung: Schräg oder auch horizontal gestellt (Reinigung leichter), zuweilen — um größere Absiebflächen anwenden zu können — fast parallel zur Abflußrichtung.

Abstreifvorrichtungen: Kratzer, Kämme, Bürsten, (Gummi-) Schieber, von Hand (bei größeren Mengen teuer!) oder maschinell bedient; bei sehr kleinen bzw. empfindlichen Sieböffnungen Entfernung des Siebgutes durch Druckluft oder Abspritzen mit Wasser. Abstreichen unter Wasser bewirkt leicht Durchpressen der Kotteilchen durch die Schlitze statt Zurückhaltung: hygienisch unerwünscht! (bei grober Vorreinigung belanglos!).

Wirkung: Abhängig von der Größe der Sieböffnungen, beeinflußt aber auch durch die Strömungsgeschwindigkeit des Abwassers und die Art und Weise der Entfernung des Siebgutes (s. vorstehend).

Ausführungsart: Feststehend, zeitweilig bewegt oder *dauernd bewegt.*

Feststehende: Fast nur noch für Grobreiniger in Gebrauch.

Zeitweilig bewegte: Während der Tätigkeit steht die Siebfläche im Abwasser still; sind hinreichend Siebstoffe auf ihr angesammelt, wird sie aus dem Abwasser — ganz oder teilweise — herausbewegt (zwecks leichterer Entfernung bzw. Reinigung). Konstruktion: In Führungsschienen laufend (nach Reichle in Baden-Baden), Kipprechen (Allenstein), Flügelrechen von Schneppendahl.

Dauernd bewegte: Bei größerer Abwassermenge meist angewandt als Flügelrechen (z. B. in Frankfurt a. M.), Bandrechen, Siebscheiben (von Riensch-Wurl, bis etwa 7 m Durchmesser, schräg gestellt, etwa zur Hälfte eintauchend ins Abwasser, ziemlich viel angewandt, auch in Amerika), Siebtrommeln, Siebschaufelrad (in Straßburg von Geiger).

Im Gegensatz zu diesen das Siebgut in möglichst *trockenem* Zustande aus dem Abwasser herausbefördernden „*Trockensieben*" werden in Amerika neuerdings besonders viel *Spülsiebe* angewandt, teils nach H. Hurd, teils die der Dorr Co.: der größte Teil des Abwassers tritt durch die im allgemeinen etwa 1 mm weiten Schlitze in das Innere der rotierenden Siebtrommel und fließt gesiebt ab. Das Siebgut wird durch den nicht abgesiebten Abwasseranteil (etwa 25 bzw. 5 %) von dem Sieb fortgeschwemmt zu nahe bei bzw. unmittelbar *neben* den Trommeln gelegenen Absetzbecken, wo das mit den Siebstoffen angereicherte Abwasser — trotz kurzer Durchflußzeit — sich weitgehend klärt. Es fließt danach entweder zu der nachfolgenden weitergehenden Reinigungsbehandlung oder zum Siebe zurück.

Nach Imhoff[21a] hat „das Dorr-Sieb die alten Trockensiebe fast verdrängt. Es ist im Bau und Betriebe so einfach, daß es billiger ist und wirtschaftlicher arbeitet als die anderen (Trockensieb-) Verfahren". Seitdem hat Dr.-Ing. Geiger-Karlsruhe in Köln ein *Bandsieb* mit nur 0,5 % Spritzwasserverbrauch angegeben.

Leistung: Es werden von den Siebeinrichtungen im allgemeinen zwischen 10 und 25 % der ungelösten Stoffe entfernt, d. h. bis etwa 38 % der absetzbaren Schwebestoffe, da von den Gesamtschwebestoffen im allgemeinen 60—70 % absetzbar sind. Die Verbindung von *Spülsieben* mit *Absetzbecken* für einen *Teil* des Abwassers ermöglicht es, je nach Bedarf jede Zwischenstufe zwischen der Wirkung eines Siebes und eines Absetzbeckens zu erreichen. Nach Bach[2] vermögen „hochwertige, mechanisch sinnreich durchgearbeitete Siebvorrichtungen unter Umständen bis etwa 45 % der ungelösten Stoffe zurückzuhalten".

Beseitigung bisher meist durch Abfuhr, Unterbringung auf Land bzw. Verbrennung. Die endgültige Unterbringung der frischen, fäulnisfähigen Siebstoffe, denen übrigens etwaige Krankheitserreger in relativ *frischem*, also wohl noch recht angriffsfähigem (virulentem) Zustande beigemengt sind, macht große Schwierigkeiten; sie führt insbesondere oft zu erheblichen Geruchsbelästigungen. Deshalb ist es, nach Imhoff[21a] — auch hinsichtlich der Schlammverwertung — ratsam, sie (wie anderen Abwasserschlamm) unter Wasser ausfaulen zu lassen. Näheres s. S. 207.

Absetzanlagen.

Absetzbecken zur Entschlammung, d. h. Ausscheidung der ungelösten Schwebestoffe.

Nur der Teil ist absetzbar, der spezifisch schwerer ist als das Abwasser.

Leicht absetzbar ist ein meist kleiner Teil: die mineralischen Beimengungen von erheblichem spezifischen Gewicht, überwiegend Sand. Ausscheidung geschieht meist in Sandfängen (s. S. 204).

Schwerer absetzbar ist der Hauptteil der ungelösten Stoffe, im allgemeinen etwa 60% ziemlich rasch, der Rest in etwa insgesamt 2 Stunden (Prüfung in Absetzgläsern nach SPILLNER und IMHOFF).

Der *nicht absetzbare* Anteil (im allgemeinen 8—18% bzw. etwa 30—100 mg/l) setzt sich auch bei 2 Stunden überschreitender Sedimentierung nicht ab, also erst recht nicht in den meist rascher fließenden Vorflutern (davon also keine störende Schlammablagerung zu befürchten, insofern Ausscheidung häufig nicht erforderlich), zudem meist feinkörnig und deshalb im Vorfluter leichter biologisch abbaubar, zum Teil noch ausscheidbar durch „Kolloidfänger" (Anziehungsflächen: Stäbe, Gitter) sowie chemische Fällungsmittel.

Das Sedimentieren in den Absetzbecken ist hauptsächlich abhängig von der *Fließgeschwindigkeit* (wenige Millimeter bis höchstens 2 cm in der Sekunde) und Aufenthaltszeit: diese verschieden je nach Abwasserbeschaffenheit, meist $1^1/_2$—2 Stunden erforderlich; Aufenthalt nicht länger als nötig! Der Zulaufrinne zum Absetzbecken gibt man eine glatte (runde) Sohle und möglichst gutes Gefälle, um Absetzen (Faulen!) zu vermeiden; den geklärten (aber noch fäulnisfähigen) Abfluß leitet man möglichst rasch in den Vorfluter (sonst Bildung des schädlichen Schwefelwasserstoffes!).

Einfachste Absetzbecken: Langgestreckte Rechtecke, Material: meist Beton oder Mauerwerk, Sohle mit leichtem Gefälle zum Einlauf, dort häufig „Schlammsumpf". Das Abwasser, durch besondere Einrichtungen über die ganze Beckenbreite verteilt, bewegt sich langsam etwa horizontal, zwangsläufig geleitet durch Tauchbretter: am Ablauf stets vorhanden, außerdem zweckmäßig in der Mitte und — zur Vermischung — am Einlauf. Am Auslauf Überfallbrett oder Schwimmbalken zur Zurückhaltung von Schwimmschlamm.

Frischschlamm. Der sich absetzende *frische Sinkschlamm* fault bald; man beläßt ihn deshalb nicht zu lange in den Becken, in der warmen Jahreszeit gewöhnlich 3—5 Tage, in der kalten etwa doppelt so lange); sonst wird das Abwasser faulig infiziert. Er wird nach Ablassen des Abwassers bis auf die Schlammschicht mit Kratzern, Kette o. dgl. zum Schlammsumpf befördert; um den Betrieb nicht zu unterbrechen, sind also Reservebecken erforderlich.

Die Beckensohle kann in einzelne Trichter mit steilen Wänden aufgeteilt sein, so daß der Schlamm selbsttätig in deren Tiefe abrutscht.

Frischschlammbehandlung und Unterbringung. Die weitere Behandlung und Unterbringung des *frischen Klärschlammes* ist schwierig; er fällt in großen Mengen an (großes Volumen wegen des hohen Wassergehaltes, 95—98%) und fault leicht (Geruchsbelästigung, Fliegenplage!). Sein zum Teil kolloidal gebundenes, zum Teil in den (pflanzlichen) Zellen eingeschlossenes Wasser gibt er schwer ab (ist schwer drainierbar). Volumenverringerung früher in flach ausgehobenen oder eingedämmten Schlammteichen (Lagunen), wo er unter stinkender Fäulnis bei unter Umständen jahrelanger Lagerung nach und nach wasserärmer und schließlich „stichfest" wurde. Raschere (aber teuere!) Trocknung erfolgte in flachen Furchen, auch wurde er in Gräben „beerdigt". Nachteile: Viel Gelände erforderlich, Gestank. Als Düngemittel für die Landwirtschaft wohl verwandt, aber Schwierigkeit, ihn loszuwerden, da wegen des hohen Wassergehaltes (= wenig Trockensubstanz) im Verhältnis zum Dungwert hohe Transportkosten. Deshalb versucht: Mischung mit trockenen, viel Wasser aufsaugenden Massen, besonders aschereichem, gesiebtem Müll; längere Lagerung (Kompostieren) und Verwendung als Dünger; Verfahren jedoch wenig verbreitet. Mancherorts Verringerung des Wassergehaltes bewirkt durch *Abpressen* in *Filterpressen* (meist Zusätze z. B. von Kalk nötig) oder durch *Zentrifugieren* in *Schleudertrommeln:* unwirtschaftlich, hohe Anlage- und Betriebskosten.

Die Unterbringung des Siebgutes von Grobrechen und des Absatzes von Sandfängen sowie des Schwimmschlammes macht im allgemeinen weniger Schwierigkeiten: die Menge des Schwimmschlammes ist meist geringer, außer bei hohem Fettgehalt (Abwasser von großen Schlachthöfen und Wollwäschereien; davon wird aber zweckmäßig am Orte des Anfallens das Fett gewonnen), auch fault er schwerer als Sinkschlamm. Man kann ihn deshalb leichter nach Abschöpfen durch Vergraben beseitigen.

Sickerbecken: Ganz flache, für städtisches (häusliches) Abwasser höchstens 35—40 cm tiefe Erdbecken, meist mit undurchlässigen Seitenwänden. Sohle mit verschließbaren Sickersträngen, wie bei Schlammtrockenplätzen (s. S. 212), versehen, mit durchlässigem Material (Asche oder Sand) bestreut. Sandfang nicht vorgeschaltet, am Ablauf Überlaufsschwelle, bei Regen unter Umständen Anstauen möglich. Erforderlich für 1 cbm Abwasserzufluß in der Stunde 2 qm Grundfläche. Es sind mehrere, mindestens 2 Becken, erforderlich; hat sich genug Schlamm abgesetzt, wird Zufluß gesperrt, Abwasser in anderes Becken geleitet, Sickerstränge geöffnet: Wasser sickert zum Teil ab, zum Teil verdunstet es. Bei häuslichem Abwasser darf die Schlammschicht höchstens 35 cm hoch werden, denn der anfallende Schlamm hat die unangenehmen Frischschlammeigenschaften (s. S. 207), deshalb Nähe bewohnter Gegenden zu vermeiden! Nach Abtrocknen wird der Schlamm ausgeräumt, die Sohle wieder bestreut, und die Sickerstränge werden geschlossen.

Sickerbecken kommen meist nur als Notbehelfseinrichtungen für eine Übergangszeit in Betracht, besonders bei Abwasser mit viel Mineralstoffen (also weniger zur Fäulnis neigendem, leichter Wasser abgebendem Schlamm), wo reichlich Gelände billig zur Verfügung steht. Später sind sie unter Umständen als Schlammtrockenplätze verwendbar.

Faulschlamm. Zur Zeit erscheint am besten Behandlung des Frischschlammes durch *Ausfaulenlassen* (unter Wasser). Dabei wird das *Volumen* sehr stark verringert, zunächst infolge Eindickung des höchst wasserreichen Frischschlammes durch Wasserabgabe [10 cbm Frischschlamm von 98 % Wassergehalt bzw. 2 % Trockenmasse ergeben nach Ausfaulung z. B. 1 cbm ausgefaulten Schlamm mit 80 % Wassergehalt und 20 % Trockenmasse ($=$ Volumenverminderung auf $^1/_{10}$)], sodann infolge Verminderung der Trockensubstanz durch Vergasung bei der Zersetzung bzw. der Fäulnis. Ferner wird die Fäulnisfähigkeit beseitigt. Hinsichtlich der *Schlamm*behandlung bringt also das Ausfaulenlassen des Abwassers viele Vorteile, macht aber dabei — wenn nicht besondere Verfahren angewandt werden — das Abwasser auch faulig. Wegen der Giftigkeit des Schwefelwasserstoffs konnte es dann im allgemeinen nicht ohne weiteres in Vorfluter eingeleitet werden, vielmehr wurde eine nachfolgende weitere Reinigung meist erforderlich. Daher wird es für größere Abwassermengen kaum mehr angewandt, wohl aber für kleine, z. B. bei Hauskläranlagen, besonders vor Untergrundverrieselung (s. S. 224).

Getrennte Schlammfaulung. Den Nachteil der fauligen Infektion des Abwassers sucht man durch Konstruktionen zu vermeiden, bei denen die Schlammfaulung in besonderen Schlammzersetzungsräumen vor sich geht, die nicht in großer Ausdehnung bzw. gar nicht in unmittelbarem Zusammenhang mit dem Abwasser im Absitzbecken stehen.

Schlammfaulraum unter Absetzraum $=$ selbsttätige Schlammabscheidung.

Travisbecken: Hierbei ist der Querschnitt des Gesamtabsetzbeckens durch eingebaute Wände so unterteilt, daß unterhalb der abgeteilten Absetzräume ein Schlammzersetzungsraum vorhanden ist, der mit den eigentlichen Absetzräumen durch Schlitze so in Verbindung steht, daß der in ihnen sich absetzende Schlamm fortgesetzt in den Schlammzersetzungsraum abrutscht. Durch diesen wird gewöhnlich ein Teil (etwa $^1/_{10} - ^1/_5$) des frischen Abwassers durchgeleitet („durchflossener Faulraum"), um die Schlammzersetzung zu fördern und „saure Gärung" zu verhüten. Dieser Abwasseranteil wird faulig infiziert; darin liegt, da er späterhin dem geklärten frischen Ablauf zugeleitet wird, ein Nachteil (H_2S-Gehalt $=$ Geruch!).

Der auch in den USA. viel angewandte *Emscherbrunnen nach Imhoff* (Imhofftank) vermeidet den Durchfluß des frischen Abwassers durch den Faulraum. Bei ihm, der in seiner einfachsten Form ein — meist aus Eisenbeton gebauter — kreisrunder, insgesamt etwa 10—12 m tiefer Klärbrunnen ist, befindet sich der Schlammfaulraum ebenfalls unter dem abgeteilten Absetzraum (Anlage daher als „zweistöckig" bezeichnet), mit dem er durch einen Schlitz in Verbindung steht. Um das Hochsteigen von Schwimmschlamm und Gas in den Absetzraum und darauf beruhende Störungen des Absetzens zu vermeiden, ragt eine Wand über oder der Schlitz ist durch einen daruntergelagerten Keil verdeckt. *Ausführung:* entweder mit *senkrechter*

Abwasserbewegung: besser für *einzelne* Emscherbrunnen (Klärraum besser ausgenutzt), oder mit *wagerechter* Abwasserbewegung: geeigneter für Anlagen mit mehreren Brunnen (über zwei oder mehr Faulräumen liegen Absetzbecken von annähernd dreieckigem Querschnitt, Bau billiger, Betrieb einfacher).

Der ausgefaulte Schlamm wird nach Bedarf durch eine von der Sohle etwa 1 m unter Abwasserspiegel durch die Beckenwand führende Schlammleitung mittels Wasserüberdruck abgelassen. Man läßt aber stets genug alten Schlamm im Faulraum (zur Impfung); andererseits darf der Schlamm sich nicht zu sehr ansammeln: er darf nicht bis an die Schlitze reichen, sonst kommt es zum „Schlammspucken".

Absetzdauer bzw. *Aufenthalt* des Abwassers im Absetzbecken verschieden je nach Abwasserbeschaffenheit und angestrebtem Absetzerfolg, im allgemeinen etwa $1\frac{1}{2}$ Stunden.

Gesamtabsetzraumbemessung: Ausreichend für den größten Trockenwetterabfluß für die Absetzzeit (z. B. $1\frac{1}{2}$ Stunden) $+$ Teil des Regenwasserabflusses.

Faulraumgröße: Man bemißt sie bei uns mit etwa 30—35 l auf jeden an die Anlage angeschlossenen Einwohner; 30 l pro Kopf genügt — normale Verhältnisse vorausgesetzt — bei einer mittleren Jahrestemperatur im Faulraum von 15° C. Der Faulraumbedarf hängt — außer vom Schlammgehalt des Abwassers — vor allem von der Schlammausfaulungs*dauer* ab, diese vor allem von der Faulraum*temperatur*. Die Ausfaulung wird bewirkt durch *anaërobe Bakterien*, die dabei die für sie vergärbare Hauptmasse des Schlammes (ihres Nährsubstrates) vergären = Gas bilden. Ihre Entwicklung hört auf bei etwa $+6°$ C; bei $+10°$ C bewirken sie die Ausfaulung des Schlammes (unter Vergasung) in etwa 4 Monaten, bei $+15°$ in etwa 2 Monaten, bei $+20°$ in etwa 1 Monat. Bei $+25°$ liegt ihr *Optimum* hinsichtlich *Kürze* der Ausfaulung: *hierbei kann man also die Faulraumgröße am geringsten halten.*

Von anderweitigen Anlagen mit getrennter Schlammausfaulung sei hier — aus Raummangel ohne nähere Schilderung — nur ein Teil angeführt: der First-, Dywidag-, Stiag-, Claros-, Francke-, Oms-, Kremer-Brunnen, das System Radermacher, Dorfmüller, der Erfurter Trichter.

Mit *neben-* (bzw. *zwischen-*) *gelagertem Schlammfaulraum,* in den der sich ansammelnde Sinkschlamm durch eine Rinne in der Sohle rechtzeitig täglich oder jeden 2. bis 3. Tag befördert werden muß, ist das *Neustadter Becken* ausgestattet. Gegenüber den 2stöckigen Anlagen erfordert es mehr Bedienung und im allgemeinen bei kälterem Klima (der mittleren und nördlichen Länder) Schutz gegen Wärmeverlust, z. B. durch Erdanschüttung, Einbau des Faulraumes zwischen den Absetzbecken oder künstliche Wärmezufuhr durch Heizung. Es eignet sich in dieser Hinsicht besonders für südliche Länder mit höherer mittlerer Jahrestemperatur, andererseits für Gelände, wo *flache* Bauformen angezeigt sind. Seine Baukosten sind im allgemeinen geringer als die der 2stöckigen Anlagen.

Besonders wirtschaftlich ist häufig die gleichzeitige Anwendung von unter dem Absetzraum liegenden Faulräumen und eines getrennten Nachfaulraumes, der durch gewonnenes Faulschlammgas (s. unten) auf ca. $+25°$ C erwärmt wird. Hierbei kann der Gesamtfassungsraum der Faulräume am kleinsten bemessen werden.

Klärbrunnen, in denen die Zuleitung in der Mitte bewirkt wird und das Absinken der Schwebestoffe je nach Anordnung mit der oder gegen die vertikal gerichtete Abwasserbewegung erfolgt, werden zur Zeit vor Flachbecken im allgemeinen bevorzugt.

Vorzüge: Keine toten Ecken, da kreisrund, die Sohle (umgekehrter Kegel = Trichter) zweckmäßiger Schlammsammelraum: Entfernung leicht durch Wasserüberdruck oder Pumpen, Flächenbedarf gering; es kommt weniger leicht zur sauren Gärung (stinkenden Fäulnis), vielmehr zu der gewünschten Methangärung (Gasgewinnung möglich). Die auf dem Sinkschlamm ruhende hohe Wassersäule preßt das Gas in den Schlamm (er wird so gasreicher und dadurch leichter drainierbar und verwittert besser).

Nachteil: Baukosten höher.

In den über Gelände errichteten *Klärkesseln* oder *Klärtürmen* — vom Abwasser infolge Heberwirkung (Abfluß liegt tiefer als Zufluß) von unten nach oben durchflossen — bildet sich ein „Schwebefilter" aus, das auch schwer ausscheidbare Schwebestoffe gut zurückhält. Besonders für mechanisch schwerer zu reinigende *gewerbliche* Abwässer verwandt, weniger für städtische, schon wegen des relativ geringen Fassungsvermögens. Zuweilen werden aber von früheren chemischen Klär- (besonders Kohlebrei-) Verfahren her vorhandene Kessel dafür verwandt. Sie sind wegen des Freistehens mehr den Wirkungen der Außentemperatur ausgesetzt: Der Schlamm muß häufig entfernt werden, sonst Faulung! Systeme: Rothe, Mertens, Kremer (mit Fettfang, geringer Querschnitt oben).

Gasgewinnung. Neuerdings fängt man die bei der Ausfaulung des Schlammes sich bildenden *Gase*, die früher in die Luft entwichen, auf und *verwertet* sie für Heiz- bzw. Leuchtzwecke. Deshalb Vorgänge genauer studiert. Je stärker die Gasentwicklung, desto kürzer ist die Ausfaulungszeit des Schlammes, denn um so schneller sind die (für die Faulraumbakterien vergärbaren = fäulnisfähigen) Stoffe des Schlammes vergast und damit die Ausfaulung beendet.

An *Gasen* entstehen: Kohlensäure, Methan, Wasserstoff und Schwefelwasserstoff mit jeweils verschieden großem Anteil. Bei gut eingearbeiteten Faulräumen (Reaktion alkalisch) überwiegt das Methan: Anteil bis 80 % des Gasgemisches, Rest Kohlensäure und Stickstoff (beispielsweise in Waßmannsdorf[1] 16 bzw. 4 %). Schwefel-

---

[1] Siehe S. 204.

wasserstoff ist dann nur sehr wenig vorhanden oder gar nicht: bildet mit dem stets im Schlamm vorhandenen Eisen das schwarze Schwefeleisen (daher die schwarze Farbe ausgefaulten Schlammes). Heizwert des Faulraumgases verschieden je nach Methangehalt (in Waßmannsdorf[1] z. B. im Mittel 7000 WE), steigt bis etwa 8000 WE (also höher als Steinkohlen-Leuchtgas).

Zur Höchstgasausbeute hält man im Schlammraum möglichst das Temperaturoptimum von etwa $+ 25°$ C, einerseits durch Schutz gegen Wärmeverlust, andererseits durch künstliche Wärmezufuhr: z. B. Beheizung durch das gewonnene Gas. Etwaiger Gasüberschuß wird zum Betrieb der Maschinen u. dgl. verwandt bzw. bei günstiger Lage zu einem Gasrohrnetz dorthin abgegeben. (Vorher Reinigung in üblicher Weise und Zusatz eines Warnstoffes [Mercaptan] zur leichteren Erkennung bei etwaigem Entweichen.)

Gasausbeute: Je Kopf täglich 8 l = jährlich 3 cbm; auf 1 cbm Schlamm etwa 10—14 cbm. Wesentlich erhöht durch Einhalten des Temperaturoptimums (25° C) im Faulraum durch Wärmezufuhr, ferner durch Zugabe von „Überschußschlamm" aus Belebtschlammanlagen (s. S. 220).

Notwendig: Durchmischung des Faulrauminhaltes, um den frischen Schlamm mit dem alten in innige Berührung zu bringen. Bei 2stöckigen Anlagen geschieht dies von selbst, bei anderen (mit neben dem Absetzbecken gelagertem Schlammraum — s. S. 210) künstlich durch Umwälzung. Dies fördert die Zersetzung (die Gasbildung) auch bei 2stöckigen Anlagen, so daß die Ausfaulung rascher beendet ist und man mit weniger Faulraum auskommt (mit etwa 25 l auf den Kopf statt 30).

Bei Emscherbrunnen und ähnlich gebauten 2stöckigen Anlagen wird das aus den Schächten nach oben aufsteigende Gas in übergestülpten Hauben aufgefangen unter Abhaltung des Schwimmschlammes durch Holzgitter o. dgl. Bei nebengelagerten getrennten Faulräumen macht die Gasgewinnung ihre gasdichte Abdeckung erforderlich. Nötig Vorkehrungen gegen Entstehung explosiver Gas-Luft-Gemische: Anordnung der Decken unter dem Schlammwasserspiegel, Aufstauen von reinem Wasser, Aufbringen von Erde.

Faulschlammtrockenplätze. Der ausgefaulte Schlamm hat gegenüber dem Frischschlamm zwar einen erheblich geringeren Wassergehalt (etwa 80% gegenüber 95—98%), ist aber noch dünnflüssig. Man bringt ihn auf *Schlammtrockenplätze.* Deren — von niedrigen Dämmen umgebenen — Felder (Bedarf ca. 30 qcm pro Kopf) erhalten eine Sohle von grobem Material (Kies, Schlacke) und werden (durch Tonrohre) drainiert. Darüber feinkörniges Material (z. B. Sand aus Sandfängern). Den ausgefaulten Schlamm bringt man etwa 30 cm hoch auf. Er wird dann unter Abgabe von fast $^2/_3$ seines Wasser-

---

[1] Siehe S. 204.

gehaltes je nach dem Wetter in einigen Tagen bis Wochen „stichfest": Trockengehalt von ca. 20 auf 40 % erhöht, Wassergehalt rund 60 %, also Volumen auf etwa die Hälfte verringert. Er ähnelt Gartenerde und kann ohne Geruchsbelästigung verwandt und gelagert werden. Sein Dungwert ist recht beträchtlich: nach SIERP[28] eignet er sich für Dungzwecke meist besser als frischer Schlamm.

Niederschlagswässer. Absetzanlagen können gewöhnlich bei Regenwetter etwa das 2- bis 3fache des Trockenwetterabflusses noch aufnehmen, darüber hinausgehende Abwassermengen werden durch Umlauf zum Vorfluter abgeleitet. Ist dies z. B. wegen zu‑ großer Belastung des Vorfluters nicht statthaft, so werden besondere *Regenwasserbecken* erforderlich zur Aufspeicherung dieses Überschusses. Bei längerem Regenwetter wird das aufgespeicherte Abwasser meist nach Klärung dem Vorfluter zugeleitet, bei kürzerer Regendauer mit dem Schlamm nach und nach der Absetzanlage. Außer einfachen Bauarten gibt es komplizierte: z. B. Aufteilung der Sohle in mehrere kleinere Trichterbecken (Patent Mannes). Aus Notauslässen bei Regenwetter überfließendes Abwasser wird meist nur ganz grob durch Rechen gereinigt (vgl. S. 203), selten durch besondere Absetzbecken für kurze Klärzeit (etwa 20 Minuten und weniger).

c) Chemische Klärverfahren,

bei denen durch chemische Zuschläge: Kalk, schwefelsaure Tonerde, Eisenvitriol, und besonders Kohlebrei, die Absetzwirkung verstärkt wurde, früher viel angewandt, sind als *veraltet* anzusehen und werden heute in Deutschland für städtisches Abwasser zum mindesten in größerem Ausmaße nicht mehr angewandt.

Das gleiche gilt für das *Faulverfahren*, das dagegen seine Bedeutung für kleine (Haus- und Anstalts-) Kläranlagen behalten hat, und insbesondere eine gute Vorreinigung für Untergrundversickerung ist (s. S. 224). Hierbei wird das Abwasser durch 2 oder mehr hintereinander angeordnete Becken geschickt, in denen es sich einen Tag oder länger aufhält. Gesamtbeckengröße also mindestens so groß wie der Tagesanfall an Abwasser.

Reinigungserfolg: Weitgehende Absetzwirkung, dazu faulige Zersetzung der fäulnisfähigen ungelösten, teilgelösten (kolloiden) und gelösten Bestandteile. Etwaige krankheitserregende Bakterien des Abwassers werden nicht vernichtet, jedoch geschädigt — je länger um so mehr. Das Verfahren beruht auf *biologischen* Vorgängen der Bakterienflora, macht aber das Abwasser nicht fäulnisunfähig; es bleibt faulig (H_2S-Gehalt!).

d) Biologische Reinigungs-Oxydations-Verfahren.

Überblick über Aufgabe und Leistung. Sie machen das Abwasser bei richtiger Arbeit *fäulnisunfähig* durch Abbau der in ihnen enthaltenen ungelösten, teilgelösten und gelösten organischen fäulnisfähigen Stoffe bei möglichst reichlichem Zutritt von Luftsauerstoff. Biologisch gut gereinigtes Abwasser geht also — in Vorfluter eingeleitet — auch nach der dort erfolgten Verdünnung nicht mehr in Fäulnis über, wohl aber kann es darin Wachstum von Abwasserpilzen und durch Begünstigung der Wasserpflanzen „Verkrautung" herbeiführen. Bakterien — auch Krankheitserreger — werden zum Teil weitgehend vermindert, jedoch nicht sicher bzw. restlos abgetötet. Bei einigen der Verfahren kommt das gereinigte Abwasser im allgemeinen nicht zum Abfluß in oberirdische Wasserläufe, sondern versickert in das Erdreich (Spritzverfahren, Beregnung) oder in das Grundwasser (Untergrundversickerung, s. S. 224). Bei den meisten natürlichen Verfahren wird der Dungwert des Abwassers ausgenutzt: bei der Landbehandlung zur Düngung, bei der Wasserbehandlung (Fischteichverfahren) wird er in pflanzliches und tierisches Fischfutter und letzten Endes in Fischfleisch umgewandelt. Mit der intermittierenden Bodenfiltration und den künstlichen biologischen Verfahren (Füll-, Tropf-, Tauchkörper- und Belebtschlammverfahren) ist Ausnutzung des Dungwertes an sich nicht verbunden, aber zum Teil möglich und praktisch durchgeführt (z. B. bei dem Belebtschlammverfahren in Milwaukee, bei hinter Tropfkörperanlagen nachgeschalteten Fischteichen usw.).

Biologische Verfahren.

Übersicht.

Natürliche Verfahren:
Landbehandlung: Rieselfelder, wilde Berieselung, Spritzverfahren, Beregnung. Intermittierende Bodenfiltration (Staufilter) Untergrundverrieselung.
Wasserbehandlung; Fischteichverfahren.

Künstliche Verfahren:
Füllkörper (Kontakt- oder intermittierendes Verfahren),
Tropfkörper,
Tauchkörper,
Schlammbelebung.

Rieselfelder.

Der beste Boden für Rieselfelder ist mit etwas Lehm gemischter Sandboden, auch reiner Sandboden; nicht geeignet ist fetter Lehm-, Humus- und Moorboden. Grundwasser darf nicht zu hoch stehen, meist etwa 1,25—1,75 m unter Gelände bzw. mindestens 0,5 m unter den — meist erforderlichen — Drainageröhren.

Zu meiden: Nähe von Ortschaften, Straßen (Geruch!), belebten Gegenden, Brunnen. Nötig: geeignete Vorflut für die abfließenden Rieselwässer, hochwasserfreie Lage. Erwünscht: Erweiterungsmöglichkeit.

Größe des Rieselgeländes je nach der Bodenbeschaffenheit und Vorreinigung des Abwassers verschieden; im Durchschnitt sind zu rechnen 1 ha auf 250—300 Einwohner oder 1 ha auf 30—150 Tages-kubikmeter Wasser. Städte, welche das Meteorwasser nicht mit auf die Rieselfelder bringen, kommen u. U. mit wesentlich geringeren Flächen bis 1 ha auf 900 Einwohner, aus.

Vorbedingung für guten Erfolg der Berieselung ist nächst passendem Boden eine gute „Aptierung" (Einebnung) desselben und rationeller Betrieb der Rieselung. Der Boden wird oft vor der Aptierung gekalkt (etwa 4000—6000 kg Ätzkalk auf den Hektar). Die Kalkung ist erforderlichenfalls nach einigen Jahren zu wiederholen, da das Kochsalz der Spüljauche den Boden meist rasch entkalkt (VOGEL).

Verteilung des Rieselwassers geschieht durch geschlossene Rohrleitungen, unter Umständen mit Anschluß von beweglichen Schläuchen oder durch einfache offene Bewässerungsgräben. Beim Übergang aus dem geschlossenen Rohrsystem zum offenen Graben sind einfache Klärgruben einzuschalten zum Zurückhalten gröberer suspendierter Stoffe.

Einrichtung. Die Rieselfläche wird meist durch Erddämme, die als Wege und für die Führung der Abwassergräben benutzt werden, in einzelne Felder geteilt, je nach Geländegestaltung teils in ebene, meist etwa 25—40 a große Stücke (Horizontalanlagen), teils in Hanganlagen, meist 10—20 a groß.

Man unterscheidet:

Wiesenberieselung, bei welligem Gelände geneigte Flächen, welche im ganzen oder in 10—15 m breite Terrassen geteilt periodisch überrieselt werden.

Beetberieselung, für Gemüsekultur, besonders bei ebenem Gelände. Beete 1—2 m breit und 20—30 m lang, getrennt durch 20 bis 30 cm breite Gräben für das Schmutzwasser. Evtl. sind dieselben auch in Terrassenform anzulegen für gelegentliche vollständige Überrieselung.

Staubecken sind bei längerem Frost kaum zu entbehren: Ebene Flächen mit nicht zu durchlässigem Boden, 1—10 ha groß, durch etwa 1 m hohe Erdumwallung umschlossen. Überrieselung bei Frost bis 50 cm hoch. Im Frühjahr nach dem Versickern wird der Boden umgepflügt und für Korn oder Futterpflanzen gebraucht: Hafer, Runkelrüben, Rübsen.

Bei Geländeknappheit auch Ergänzung der Rieselfelder durch Staufilter (s. S. 217).

Drainage des Rieselterrains ist meist erforderlich, nur bei sehr durchlässigem Boden (reiner Sand) genügen offene Abzugsgräben in größeren Abständen. Abstände der etwa 5—8 cm weiten Drainröhren etwa 5—20 m, bei schwer durchlässigem Untergrunde 6 m, bei sandigem Lehmboden 8 m, 1—2 m tief u. G. Periodische chemische und bakteriologische Untersuchung des Drainwassers zur Kontrolle eines richtigen Betriebes ist sehr erwünscht.

Geeignete Pflanzen für Rieselfelder. Viehfutter, Rüben, Öl- und Halmfrüchte, besonders Gemüse und Gras (Raygras, Lolium italicum, Phleum pratense, oder Lolium italicum 3 Tle. und Thimotheegras 1 Tl. gemischt), Hafer, Obst, Weiden (Berlin). Das Gras hält sich nach dem Schneiden meist schlecht, es ist daher am besten als Grünfutter zu verwenden. Böschungen sind zweckmäßig mit Weiden zu bepflanzen.

Wirkung der Rieselung. Im Sommer besser als im Winter. Die suspendierten Stoffe werden bei sorgfältigem Betriebe vollständig entfernt, die Bakterien weitgehend (bis etwa 99 % und sogar darüber). Die gelösten organischen Stoffe werden bis 90 %, die gelösten anorganischen bis 60 % vom Boden zurückgehalten (Ad- bzw. Absorption). Nitrate, Ammoniak, phosphorsaure und Kalisalze werden von den Pflanzen nicht restlos aufgenommen, Abflüsse daher noch nährstoffreich; das führt oft zu Verkrautung der Rieselgräben und Wucherung von Abwasserpilzen, auch im Vorfluter. Nachreinigung durch Fischteiche öfters zweckmäßig, auch durch abermaliges Verrieseln.

Hauptgesichtspunkt: Am wichtigsten ausreichende Abwasserreinigung, landwirtschaftliche Rücksichten kommen erst in zweiter Linie. In dem Schlamm der Rieselfelder (Klärgruben) können sich Krankheitserreger (z. B. Tuberkelbacillen) mehrere Monate lang virulent erhalten. Gute Vorreinigung der Abwässer durch einfache Erdbecken oder die üblichen Absetzanlagen (s. S. 206) entlastet die Rieselfelder und hält sie länger aufnahmefähig, da sie Luftzutritt und damit die Regeneration erleichtert. Wichtig Entfernung von Fetten (Ölen), die die Poren verstopfen. Gefaulte Abwässer, in denen die teilgelösten — schleimigen — Stoffe dadurch verringert sind, versickern leichter (jedoch leicht Geruchsbelästigungen!).

Wilde Berieselung (Oberflächenberieselung), zuweilen als Notbehelf angewandt, wo die hohen Kosten der Aptierung und Drainierung gescheut werden oder auch wo keine geeigneten durchlässigen Bodenarten vorhanden sind. Brauchbar besonders für langgestreckte, mäßig geneigte, flache Hänge. Einebnung und Drainage entbehrlich. Aufnahmefähigkeit erheblich geringer: etwa 6 cbm/ha/Tag (s. Tabelle S. 221). Abfluß in Vorfluter zu vermeiden (da Reinigung nicht ausreichend). Anbau: besonders Gras.

Das Eduardsfelder Spritzverfahren und die Beregnung bringen noch weniger Abwasser unter (etwa 1,5 bzw. 3,0 cbm/ha/Tag, vgl. Tabelle S. 221), erfordern deshalb ebenfalls keine Drainage, auch keine Einebnung. Abwasser wird im Druckrohr zugeleitet, zum Teil — besonders für Weitstrahlregner u. dgl. —, hoher Betriebsdruck nötig, bei Regenanlagen auch gute mechanische Vorreinigung. Roh genossene Feldfrüchte sollten nicht besprengt werden, jedenfalls längere Zeit vor der Ernte nicht. Als alleinige Reinigungsverfahren wohl kaum größere Anwendungsbreite, jedoch zur Ergänzung anderer,

z. B. in den Randbezirken von Rieselfeldern, nahe an Absetzanlagen usw., auch zur Entlastung leistungsschwacher Vorfluter in trockener Jahreszeit.

Intermittierende Boden- (Stau-) Filter. Weit stärkere Belastung der Flächen als bei Rieselverfahren: etwa 300 bis zu 1000 cbm/ha/Tag. Keine landwirtschaftliche Ausnutzung der Abwässer.

Geeignete Bodenarten: Gut durchlässige (Sand- und Kies-) Böden von größerer Mächtigkeit.

Anlage: Meist quadratische, etwa 25—40 a große Felder; wie bei Rieselfeldern eingerichtet, jedoch Vorreinigung nur bei sehr konzentriertem, besonders bei fettreichem Abwasser nötig.

Beschickung: Zweckmäßig stoßweise — in Abständen von etwa $^1/_2$ Tag, je nach Durchlässigkeit — Überstauung der ganzen Oberfläche, etwa 20—30 cm hoch, im Winter höher (evtl. unter Eisdecke, Furchen ziehen!). Bei Rückgang der Durchlässigkeit: Abtrocknen lassen und Oberfläche aufharken oder Schlammdecke (dünn, trocken) abheben. Abflüsse sehr nährstoffreich, deshalb Mißstände im Vorfluter häufiger und stärker als durch Rieselfeldabflüsse. Anlage in Deutschland vereinzelt, in Amerika früher viel angewandt, jetzt kaum mehr.

Die Untergrundverrieselung kommt fast nur für Klein- (Haus- bzw. Anstalts-) Kläranlagen in Betracht, und ist deshalb dort beschrieben (s. S. 224).

Das Fischteichverfahren, früher nur zur Nachreinigung bereits biologisch gereinigter Abwässer zwecks Ausnutzung ihres Nährstoffgehaltes angewandt, jetzt (nach HOFER) auch als selbständige biologische Abwasserreinigung. Es verlegt die — sonst nach der Abwassereinleitung im Vorfluter sich abspielenden — natürlichen Selbstreinigungsvorgänge in den Abwasserteich, stellt also eine Wasserbehandlung des Abwassers dar. Es erfordert eine beträchtliche Verdünnung mit sauerstoffreichem Wasser: etwa 3 bis 5 Tle. reines Wasser auf 1 Tl. Abwasser. Abwasser muß frisch, d. h. schwefelwasserstofffrei sein bzw. — durch Belüftung — gemacht werden. Luftzufuhr zum Teich wichtig, daher Wassertiefe gering: 0,5—1 m.

Vorreinigung: Mechanisch = gute Entschlammung.

Leistung: 1 ha reinigt das Abwasser von etwa 1500—2000 E., im Winter weniger. Geländebedarf also erheblich geringer als bei Rieselfeldern (s. Tabelle S. 221).

Künstliche biologische Reinigungs- (Oxydations-) Verfahren.

Füllkörper (Kontakt- oder intermittierendes Verfahren).

Aufbau: In mehreren dichten Becken „Oxydationskörper" aufgeschichtet aus festem, dauerhaftem, rauhem, porösem, mäßig eisenhaltigem Material (besonders Steinkohlen-Kesselschlacke, Koks, Ziegelbrocken, Tuffstein) feinen bis mittleren Korns (ca. 3—30 mm). Höhe bei gröberem Korn (etwa 8—30 mm): ca. 1—1,5 m, bei feinerem (3—8 mm): bis 80 cm. Sohle leicht zum Ablauf geneigt.

Anordnung: Einstufig (Korn meist gröber, etwa 7 cbm für 1 cbm Abwasser).

Mehrstufig: Hinter einem Körper aus gröberem Korn (etwa 2,2 cbm für 1 cbm Abwasser) ein zweiter, tiefer gelegener, aus feinerem Korn nachgeschaltet.

Betrieb: Die Becken werden mit — gut vorgereinigtem — Abwasser gefüllt, das etwa 2 Stunden darin verweilt, dabei den Hauptteil seiner Schmutzstoffe an die Brocken abgibt und so gereinigt wird. Danach völliges Ablassen des Abwassers, dabei dringt Luft in den leeren Porenraum und „regeneriert‘‘ in der Zeit des Leerstehens den Körper, d. h. die zurückgebliebenen Schmutzstoffe werden — besonders durch Tätigkeit aërober Bakterien — abgebaut.

„Einarbeitung‘‘ allmählich: Ausbildung des „biologischen Rasens‘‘. Einstufige Körper werden nicht mehr als 2mal, mehrstufige nicht mehr als 3mal täglich mit Abwasser beschickt, sonst Regeneration ungenügend.

Reinigungswirkung: Der Ablauf ist im allgemeinen fäulnisunfähig, jedoch wenig sauerstoffhaltig, frei von (gröberen) ungelösten Stoffen, aber zuweilen etwas trübe, auch nicht stets nitrathaltig.

Allmählich verschlammt der Körper, feineres Material — da es mehr Schmutz zurückhält (also das Abwasser weitgehender reinigt) — schneller als grobes, im übrigen um so später, je besser die Vorreinigung wirkt: 1 cbm Material nimmt nur noch etwa 0,15—0,1 cbm Abwasser auf. Dann Reinigung nötig durch Herausnahme und Waschen der Brocken, die nach Wiedereinfüllen sich erst wieder einarbeiten müssen.

Füllkörper werden kaum mehr neu eingerichtet, sind aber noch vereinzelt von früher her in Anwendung.

Tropfkörper. *Material* und *Aufbau* wie bei Füllkörpern, aber im allgemeinen freistehend, ohne wasserdichte Wand.

Höhe größer: mindestens 2, besser 2,5—3 m, bei Klein- (Haus-) Kläranlagen (s. S. 224) erforderlichenfalls geringer.

Material gröber: 20—200 mm Korn, je niedriger der Körper, um so feiner. Oben zur besseren Verteilung meist ca. 25 cm starke Schicht feinerer Brocken.

Grundriß: Rund oder eckig, je nach Verteilungsart des Abwassers.

Materialbedarf: Etwa 2 cbm für 1 cbm gut vorgereinigtes (städtisches) Abwasser mittlerer Konzentration. Gute Vorreinigung (möglichst durch Absetzen, das gleichzeitig ausgleichend bei Anfall verschiedenartigen Abwassers wirkt) entlastet die Tropfkörper und erleichtert gleichmäßige Verteilung; wichtig für die Nutzbarmachung des gesamten Körpermaterials.

Verteilung: Ununterbrochen oder zeitweilig:
   durch *feststehende* Einrichtungen: Streudüsen, oder
   bewegliche: fortbewegt durch Schwerkraft (Kipprinnen u. Fiddian-
„Wander“-Sprenger mit Kreis- oder Vor- und Rückwärtsbewegung) oder
durch Rückstoß (wie bei Segnerschem Wasserrad): Drehsprenger.

Reinigungserfolg: Ablauf fäulnisunfähig, Nitrate und Nitrite enthaltend, jedoch auch ziemlich viel ungelöste Stoffe (Ausschwemmun-
gen). Ausscheidung durch — verhältnismäßig kleines — Nachklärbecken, da Ungelöstes gut absetzbar. Durch Winterkälte Erfolg verringert, Betrieb erschwert.

Nachteile: Oft beträchtliche Geruchsbelästigung und Fliegenplage;
gegen deren Verwehung: Umpflanzung der Anlage. Gegen über-
mäßiges Wuchern des biologischen Rasens Chlor.

Steigerung der Reinigungswirkung durch Einblasen von Luft —
schon früher wiederholt versucht —, neuerdings von STROGANOFF
empfohlen: Aërofilter, 3,5 m hoch, feste Wand, Material feinkörnig;
der von unten eingeblasenen Luft rieselt das Abwasser entgegen, dem
außerdem Belebtschlamm (s. S. 227) zugesetzt wird.

Aufenthaltszeit stark abgekürzt, Belastung gesteigert: Im Tag
15 cbm Abwasser für 1 qm Oberfläche. Reinigung gut, jedoch des
feinen Kornes wegen wohl rasche Verschlammung zu befürchten.

T a u c h k ö r p e r. (Holz-)Kästen (aufgehende Wände dicht) gefüllt
mit Koks, Reisig (nach MAHR und SIERP[28] wenig bewährt), senkrecht
gestellte Matten und besonderen wagerecht liegenden Latten. Sie
haben hinsichtlich des Betriebes mit Füllkörpern gemeinsam, daß
sie von Abwasser erfüllt sind, mit Tropfkörpern, daß sie vom Abwasser ständig durchflossen und dabei belüftet werden und deshalb
ununterbrochen arbeiten können.

Anordnung: Ruhende oder bewegliche biologische Körper, im
Abwasser arbeitend.

Bei den *ruhenden* erfolgt die Belüftung künstlich durch Preßluft,
entweder
   von der Sohle aus durch einen Rost von gelochten Rohren (Emscher-
filter der Emscher Genossenschaft) oder
   durch hin und her pendelndes Rohr (Ruhrverband).

Die stoßweise erfolgende Durchlüftung erspart Preßluft und ergibt gute Durchspülung des Materials.

Bei den *beweglichen* — z. B. um eine horizontale Achse drehbaren
Walzen — wird die Belüftung durch zeitweiliges Herausheben aus
dem Abwasser bei der Umdrehung bewirkt: geringer Kraftbedarf.

BACH[2] regte die Anordnung in Absetzbecken (Emscherbrunnen)
an; der herausbeförderte Schlamm rutscht dann selbsttätig in den
Zersetzungsraum.

Reinigungswirkung: Abbau von etwa 40% der kolloiden und
gelösten fäulnisfähigen Stoffe; Leistung: ca. $^2/_3$ eines Tropfkörpers
bei nur $^1/_{30}$ seiner Größe.

Eignung: Besonders für biologische Teil-Reinigung, d. h. für Fälle, wo mechanische Reinigung nicht ausreichend, volle biologische aber nicht erforderlich ist. Überlastung nicht nachteilig. Ein besonderer Vorzug ist ihre Anpassungsfähigkeit und mannigfaltige Kombinationsmöglichkeit. Da sie manche Vorzüge sowohl vor Füll- wie vor Tropfkörpern haben, erscheint ihre Anwendung aussichtsreich und wohl noch in mancher Hinsicht ausbaufähig. Sie sind auch zur Phenolbeseitigung aus gewerblichem Abwasser angewandt. Gegen gelegentliche „giftige" Abwasserwellen weniger empfindlich als die anderen biologischen Verfahren.

Kosten: Anlage etwa $^2/_3$ des Schlammbelebungsverfahrens, Betriebskosten etwa gleich (Mahr und Sierp[28]).

Das Schlammbelebungsverfahren, schon während des Weltkrieges in England und den USA. ausgebaut, ahmt die im lebhaft strömenden Vorfluter nach der Abwassereinleitung sich abspielenden natürlichen Selbstreinigungsvorgänge nach, aber in noch stärkerem Maße konzentriert als beim Fischteichverfahren. Die Sauerstoffzufuhr (Belüftung) muß dementsprechend vermehrt werden.

Vorreinigung: Mechanisch, möglichst durch Absetzen.

Verfahren: In „Lüftungsbecken" wird das langsam — in ca. 4 bis 6 Stunden — durchgeleitete frische Abwasser in innige Berührung mit Luftsauerstoff gebracht, dabei ständig in Bewegung gehalten, so daß der — besonders durch Ausflockung der Kolloide und biologische Vorgänge — sich bildende „Flockenschlamm" sich nicht absetzen kann. Auf diesem Flockenschlamm beruht insbesondere die Reinigungswirkung. Die „Einarbeitung" bis zum Entstehen befriedigenden Schlammes dauert Wochen bis Monate.

In einem Nachklärbecken — Aufenthalt etwa $1^1/_2$ Stunde — wird der Flockenschlamm zum Absetzen gebracht. Ein Teil von ihm, der „Rücknahmeschlamm", wird dem in das Lüftungsbecken einfließenden Abwasser zugesetzt (etwa 1 Tl. auf 5 Tle.). Die Hauptmasse, der „Überschußschlamm", muß beseitigt werden.

Wichtig: Ausreichende Zufuhr von Luftsauerstoff, dauerndes In-Bewegung-Halten und gleichmäßige Verteilung des Flockenschlammes im Abwasser.

Mittel, mechanische: Paddelräder nach Harworth.

Wurfkreisel nach Bolton.

Preßluft allein: einseitig zutretend (von der Sohle bzw. einer Seite her) durch Filterplatten.

Preßluft zusammen mit Umwälzung durch Rührwerk, die beiden Bewegungen einander entgegengesetzt (nach Imhoff).

Luftumwälzer der Kremer-Ges.

Schlammanfall: Sehr groß (ca. 2,5—3 l auf Kopf und Tag), erheblich mehr als bei rein mechanischen Absetzanlagen, da hier auch die kolloiden und gelösten Stoffe Schlamm liefern, und zwar — entsprechend dem hohen Wassergehalt von 98% — sehr voluminösen.

Beseitigung in Milwaukee: Verarbeitung zu trockenem künstlichen Dünger.

Wohl am aussichtsreichsten zur Zeit zwecks Volumverringerung und Fäulnisunfähigmachens (vgl. S. 207) Ausfaulung unter Wasser nach IMHOFFS Vorschlag im Schlammfaulraum der Vorkläranlage, dessen Fassungsraum dann erheblich zu vermehren ist: auf etwa 50 l/Kopf statt 30 l. Bei Faulraum-Gasgewinnung (s. S. 211) erhöht sich die Ausbeute dadurch beträchtlich.

Reinigungserfolg: Ablauf sehr rein, etwa wie der von guten Rieselfeldern. Drosselung der Reinigungswirkung ist nicht durchführbar: stets muß volle Reinigung bewirkt werden, sonst wird der Flockenschlamm verdorben.

Vorzüge: Keine Geruchsbelästigung, keine Fliegenplage.

Kosten: Besonders stark beeinflußt durch Aufenthalt des Abwassers im Lüftungsbecken (ca. 4—6 Stunden: Beckengröße!) und

Ungefähre Größenverhältnisse der verschiedenen biologischen Abwasserreinigungsverfahren (nach THUMM) [1].

Art des Reinigungsverfahrens	Auf 1 ha		Für 10 Einwohner erforderliche Landfläche in qm	Verhältniszahlen wenn Rieselverfahren = 1
	tägliche Abwassermenge in cbm	die Abwässer von Einwohnern		
Spritzverfahren	1,5	15	(6000)	0,05
Beregnung	3,0	30	(3000)	0,1
Wilde Berieselung	6,0	60	(1500)	0,2
Rieselverfahren[2]	30,0[3]	300	300	1,0
Fischteiche	150,0	1 500	60	5,0
Intermittierende Bodenfiltration	300,0	3 000	(30)	10,0
Tropfverfahren mit Vorbehandlung	3000,0	30 000	(3)	100,0

Schlammbelebungsverfahren: je nach Vorreinigung und Aufenthaltszeit des Abwassers und Tiefe der Lüftungsbecken [4]

Frischwasseranlagen mit Schlammbeseitigung . .	12 000,0	120 000	(1)	400,0

---

[1] Kleine Mitteilungen, herausgegeben von der Preuß. Landesanstalt für Wasser- usw. Hygiene Jg. 1, 1924, Nr. 2, S. 10.

Der Abwasseranfall ist mit etwa 100 l je Kopf und Tag angenommen. Verf.

[2] und Untergrundberieselung.

[3] In Berlin 1929 durchschnittlich 60 cbm. (LANGBEIN S. 281), hinter der Absitzanlage Waßmannsdorf 1928 sogar 70 cbm/ha/Tag (WEISE S. 255, Spezialheft „Abwasserreinigung" des Gesundheitsingenieur 1929, H. 16.

[4] Zusatz des Verf.

Kraftverbrauch für das ständige In-Bewegung-Halten des Flockenschlammes und die Luftzufuhr (etwa 6 cbm auf 1 cbm Abwasser mittlerer Konzentration), aber auch durch die Nachklärung des behandelten Abwassers und die Beseitigung der großen Schlammmengen.

Eignung: Wohl. nur für größere Anlagen, da sachverständige Leitung und Überwachung nötig.

e) Desinfektion von Abwasser.

Desinfektion grundsätzlich zu unterscheiden von den besprochenen Abwasser-*Reinigungs*verfahren: Diese erstreben Entfernung der Schmutzstoffe aus dem Abwasser oder Abbau derselben evtl. bis zur Fäulnisunfähigkeit des Abwassers; Desinfektion soll nicht das bewirken, .sondern die Krankheitserreger abtöten, dem Abwasser so seine Infektionsgefährlichkeit nehmen. Nur nebenbei ergibt sich eine — meist geringgradige — Einwirkung auf die toten Schmutzstoffe im Sinne einer chemischen Umwandlung, und zwar einer Oxydation bei der zur Zeit vor allem in Betracht kommenden *Chlor*desinfektion. Reinigung des Abwassers durch Oxydation der Schmutzstoffe bis zur dauernden Fäulnisunfähigkeit mittels Chlorbehandlung kommt praktisch nicht in Betracht wegen der Kosten und der Schädigung des biologischen Lebens im Vorfluter. Sie ist erforderlichenfalls durch die Verfahren der biologischen Abwasserreinigung besser und billiger zu erreichen.

Dagegen verhindert Chlorung — auch bei an sich fäulnisfähigem Abwasser — insofern *vorübergehend* das Eintreten oder Fortschreiten von Fäulnis, als das Chlor die Fäulniserreger ebenso wie die übrigen Bakterien abtötet oder in Entwicklung und Betätigung hemmt. Fällt diese Wirkung des Chlors weg, weil es aufgebraucht ist durch Bindung an die Schmutzstoffe des Abwassers oder chlorzehrende Stoffe des Vorfluters, so tritt i. a. alsbald Fäulnis der zersetzungsfähigen Bestandteile des Abwassers ein, entweder durch die nicht abgetöteten Fäulniserreger des Abwassers selbst oder durch hinzugetretene aus der Umwelt, besonders dem Vorfluter, es sei denn, daß anderweitige Momente, z. B. ausreichende Verdünnung, es verhindern.

Hieraus ergibt sich die *Anwendbarkeit der Desinfektion (mittels Chlor)* für die Praxis:

Hauptaufgabe und -wirkung: Unschädlichmachen infektiöser Keime des Abwassers. Auch bei guter Durchführung der Desinfektion der Abgänge am Krankenbett enthält städtisches Abwasser stets zahllose lebende Krankheitserreger (vgl. S. 172), z. B. Eiterkokken, Diphtherie-, Tuberkulose-, Typhus- u. dgl. Bakterien, herstammend von „gesunden" Bacillenträgern bzw. Dauerausscheidern (entdeckten wie nichtentdeckten), chronisch Kranken und noch unerkannten frischen Fällen. Alle diese Krankheitserreger sind gar nicht oder nicht ausreichend mit Desinfektionsmitteln behandelt. Ob deshalb eine Desinfektion des Gesamtabwassers — vorübergehend oder dauernd — nötig wird, ist nach Lage der örtlichen Verhältnisse durch hygienisch geschulte Ärzte zu entscheiden. Für die Beurteilung wichtig: Außer Verdünnung Benutzung des Vorfluterwassers für Trink-, Bade-, sonstige Hausgebrauchs- und Tränkzwecke u. dgl., vor allem Häufung infektiöser Fälle in dem Entwässerungsbezirk. Desinfektion notwendig i. a. besonders für die Abwässer von Krankenanstalten (besonders Infektionsabteilungen) und Sektionsräumen.

Desinfektionsmittel. Für Abwasser mit viel ungelösten Stoffen sowie für Schlamm, besonders Kalk, sonst fast ausschließlich aktives Chlor, für vorübergehende Anwendung als Chlorkalk, Caporit, Chloramin usw., für Dauerchlorung besonders Chlorgas: Apparatur der Chlorator-Ges. (Dr. Ornstein) oder der Bamag.

Die *Chlormenge* hängt von der Abwasserbeschaffenheit, besonders dem Gehalt an ungelösten Stoffen, praktisch gesprochen also meist von der mehr oder weniger weitgehenden Vorreinigung ab. Meist erforderlich für biologisch gut gereinigtes Abwasser etwa 10—15 g und für mangelhaft (nur durch Siebanlagen) gereinigtes ca. 20—30 g aktives Chlor auf 1 cbm. Anhalt gibt: Bestimmung des Chlorzehrungs- (-bindungs-) Vermögens sowie Feststellung, ob nach hinreichend langer Chloreinwirkung (etwa $1/_2$ Stunde) noch überschüssiges freies Chlor nachweisbar ist. Bakteriologische Prüfung des Desinfektionserfolges ist jedoch außerdem nötig; Verminderung von Gesamtkeim- und Colizahl als Maßstab. Sachverständige Leitung und Überwachung erforderlich.

Schlammdesinfektion wohl nur ausnahmsweise nötig, falls keine hinreichend lange Lagerung stattgefunden hat, zumal nicht bei völlig ausgefaultem Schlamm, wohl aber bei (milzbrandverdächtigem) Gerbereischlamm u. dergl.

Falls nur *Aufschub der Fäulnis des Abwassers* beim Lauf durch einen zu kleinen Vorfluter bis zur ausreichenden Verdünnung, *Entgeruchung* oder Bekämpfung mancher sonstiger Mißstände angestrebt wird, reichen meist geringere Chlorgaben aus.

Vorzüge: Schnell einzurichten, auch behelfsmäßig; keine „Einarbeitungszeit" der Anlage.

Eignung: Besonders für zeitweilige bzw. vorübergehende Anwendung.

Vorreinigung von den gröberen ungelösten Stoffen nötig, wenigstens durch Siebe möglichst bis herab auf 1 mm Korngröße.

Kosten: Für Bau und Apparatur gering; fast nur durch den Chlorpreis beeinflußt: zur Zeit etwa 1 kg = 0,48—0,50 RM.

Bei dauernder (ununterbrochener) Anwendung nach Imhoff fast ebenso teuer wie die biologische Reinigung.

Die **Kosten der Abwasserreinigung durch die verschiedenen Systeme** schwanken je nach den örtlichen Verhältnissen in weiten Grenzen. Allgemeingültige Zahlen lassen sich deshalb kaum geben, um so weniger, als die Geldverhältnisse noch nicht lange genug leidlich konsolidiert und obendrein seit der Inflationszeit bei uns noch nicht viel Anlagen der einzelnen Systeme ausgeführt sind.

V. Klein- (Haus-) Kläranlagen.

Sie sind nur ein Notbehelf zur Ermöglichung von Spülaborten für vereinzelt gelegene Anwesen, kein vollwertiger Ersatz für planmäßige Ortskanalisation. Schieben leicht deren Einführung (dann doppelte Kosten!) weiter hinaus als nötig, deshalb im allgemeinen wenig erwünscht. Bei Gruppen von zusammenliegenden Häusern stets *gemeinsame* Entwässerung und Reinigung ratsam. (Entwässerung so anlegen, daß sie später in den Rahmen einer planmäßigen Ortsentwässerung sich einpaßt.)

Systeme. Für Kleinkläranlagen sind nicht alle für große städtische Anlagen gebräuchlichen Verfahren bewährt.

1. **Faulanlagen.** Ablauf faulig (Geruch!), besonders geeignet vor nachfolgender Versickerung des Abwassers (versickert wegen des Abbaues der kolloiden Stoffe besser, s. S. 213). Typische Faulkammern mehr- (2 oder 3-) teilig, rechteckiger oder runder Grundriß.

Bemessung: Gesamtinhalt etwa gleich der dreifachen Tagesmenge.

Faulgruben (nur zur Entschlammung): Es kann schon der Raum für einfache Tagesmengen ausreichen.

2. **Anlagen mit Frischerhaltung des Abwassers** (der kleinen Abmessungen halber arbeiten sie nicht genau den großen städtischen Anlagen entsprechend). Keine Geruchsbelästigung, vielfach fabrikmäßig hergestellt, fertig zum Einbauen geliefert: billiger als Faulanlagen. Wo weitergehende Reinigung bis zur Fäulnisunfähigkeit erforderlich: Nachschaltung von Rieselanlagen, biologischen Tropfkörpern (ziemlich großer Gefällsverlust!), Belebtschlammanlagen oder Tauchkörper: für beide künstliche (maschinelle) Belüftung nötig! Daher noch nicht recht erprobt für solche Kleinkläranlagen.

3. **Versickerungsanlagen.** Untergrundverrieselung erfordert gut durchlässigen Untergrund und nicht zu hohen Grundwasserstand, möglichst Vorklärung durch Faulung (s. oben). Zu vermeiden Nachbarschaft von Wassergewinnungsanlagen, Wohngebäuden und — wegen Einwachsens der Wurzeln in die Drainröhren — Bäumen und Sträuchern.

Drainage nötig: 0,2—0,6 m tief u. G., Abstand der Stränge untereinander 1—5 m. In jüngster Zeit sind für Preußen (unter weitgehender Mitwirkung der Landesanstalt für Wasser-, Boden- und Lufthygiene in Berlin-Dahlem) „*Richtlinien für die Beurteilung und Zulassung von Hausklärgruben und Grundstückskläranlagen*" herausgegeben (abgedruckt in der „Volkswohlfahrt" 1930, Nr. 1), in denen auch die Rechtslage behandelt ist.

VI. Bei den gewerblichen Abwässern

(vgl. S. 171 und — hinsichtlich der hygienischen Bedeutung — S. 173) sind die Verhältnisse so mannigfaltig, daß ihre Reinigungsbehandlung sich hier wegen des knappen Raumes nicht befriedigend darstellen läßt. Es sei deshalb auf größere Werke verwiesen (PRITZKOW[32], ZAHN[52], dort auch Schrifttum).

VII. Endgültige Unterbringung der Abwässer.

Sie wird fast stets durch Einleitung in (ober- oder unterirdische) Wasserläufe, „Vorfluter", bewirkt. *Ob dies hygienisch zulässig ist* bzw. *welche Anforderungen hinsichtlich der Abwasserreinigung zu stellen sind*, ist *nie schematisch* zu beurteilen, sondern *nach den Besonderheiten des Einzelfalles*, insbesondere nach:

Menge und Beschaffenheit des einzuleitenden *Abwassers*,

Größe, Beschaffenheit und Verwendung des *Vorfluters*.

Seine Aufnahmefähigkeit für Abwasser hängt ab von seinem Selbstreinigungsvermögen; dies wird beeinflußt durch:

seine Wassermenge (Wasserführung), besonders bei Niederwasser, im Verhältnis zur Masse der aufzunehmenden Schmutzstoffe (Menge und Konzentration des Abwassers),

seine Beschaffenheit (Reinheitsgrad).

Wichtig ist, ob der mit Abwasser beladene Vorfluter bewohnte Gegenden berührt, wie sein Wasser benutzt wird: als Trink- und Hausgebrauchswasser, zum Baden, zum Viehtränken usw. (Hygienische Gefahren s. S. 172.)

Ziel. Das eingeleitete Abwasser soll im und am Vorfluter keine Mißstände verursachen. Hierfür stehen uns ausreichende

Reinigungsverfahren zu Gebote, so daß man dem Abwasser im allgemeinen den jeweilig erforderlichen Reinigungsgrad geben kann. *Das Abwasser ist vor der Einleitung zu befreien:*

stets: von groben Sperr- und ekelerregenden Stoffen: Grobreinigung (durch Rechen, Siebe, Tauchplatten [s. S. 203]);

meist: von den ungelösten Stoffen, entweder nur den absiebbaren (Siebanlagen s. S. 205) oder darüber hinaus auch

von den absetzbaren (durch Absetzanlagen, S. 206), so daß im Vorfluter keine größeren Schlammablagerungen stattfinden;

oft: außerdem auch von den gelösten und teilgelösten Schmutzstoffen durch biologische Reinigung (s. S. 213).

Auf die seuchenhygienische Forderung, daß die Abwassereinleitung *nicht zur Übertragung von Infektionserregern* führen darf (Abhilfe: Desinfektion), verzichtet man für gewöhnlich, überläßt also meist dem, der den Vorfluter benutzen will, seine entsprechende Reinigung. Häusliche (städtische) Abwässer sind in dieser Hinsicht fast stets viel bedenklicher als gewerbliche, von denen aber manche konzentrierten (z. B. von Zucker-, Stärke-, Zellstoffabriken) allgemeinhygienisch den Vorfluter stärker belasten als gleiche Mengen städtischen Abwassers.

Einleitung in die Vorfluter bedarf der Genehmigung durch die Behörden (in Preußen evtl. Zentralinstanz!). Diese entscheiden über die erforderliche Reinigungsbehandlung. Gesetzliche Grundlage besonders § 35 des Reichsseuchengesetzes.

Hygienische Gesichtspunkte für die Abwassereinleitung in öffentliche Wasserläufe:

In *fließende* Wässer, nicht oberhalb von Ortschaften, Wasserentnahmestellen, Bade- und Waschanstalten. Bei Ebbe und Flut oder sonstigem gelegentlichen Rückstau möglichst so weit abwärts, daß von der Einlaufstelle der Schmutzwässer bis zur nächsten Ortschaft die Flutwelle nicht hinaufgelangen kann. Die Einlaufmündung ist zwecks baldiger guter Durchmischung möglichst in den „Stromstrich" zu verlegen.

In *stehende* Wässer: Möglichste Zurückhaltung am Platze, im allgemeinen nur bei kleineren Schmutzwassermengen in große Gewässer (Seen), hinreichend weit vom Ufer, namentlich falls bewohnt.

In die *See* nicht in der Nähe von Ortschaften, Badeanstalten (Bäder), Muschel- oder Austernbänken; Schwierigkeiten bereiten der Salzgehalt (das Abwasser schwimmt darauf, schlechte Durchmischung!) sowie die Brandung.

In *Grundwasser:* Rücksicht auf die Möglichkeit bedenklicher Verunreinigung, besonders in der Nähe von Wassergewinnungsanlagen.

Gesetzliche Grundlagen in Deutschland:

Im *Deutschen Reiche* ist die Abwasserbeseitigung bzw. die Einleitung in die Vorfluter, soweit nicht § 35 des Reichsseuchengesetzes in Betracht kommt, bisher nicht reichsgesetzlich geregelt, vielmehr der *landes*gesetzlichen Regelung überlassen, z. B. ausdrücklich durch § 65 des Einführungsgesetzes zum BGB. vom 18. VIII. 1896.

In *Preußen* kamen früher die Kabinettsorder von 1816, das Fischereigesetz von 1874 sowie das Feld- und Forstpolizeigesetz von 1880 (1926 neu gefaßt) in Betracht sowie die allgemeine Verfügung betr. Reinhaltung der öffentlichen Gewässer vom 20. II. 1901. Jetzt regelt die Materie das *Wassergesetz* vom 7. IV. 1913.

Betreffend die übrigen deutschen Staaten s. Näheres bei Pritzkow[32] sowie auch bei Zahn[52].

VIII. Hygienische Überwachung.

Beseitigung, Reinigung und Unterbringung der Abwässer ist eine wichtige Aufgabe der Wohnungs- bzw. Ortshygiene, sowohl aus allgemein- wie seuchenhygienischen Gründen. Die gesundheitlichen Belange wahrt in Preußen der Kreisarzt als örtlicher Gesundheitsbeamter des Staates. Auf Grund seiner Dienstanweisung (§ 75) hat er der Beseitigung der Abfallstoffe sein Augenmerk zu widmen, Neuplanungen zu prüfen und zu begutachten, den Betrieb von Reinigungsanlagen sowie die Wirkung der Abwässer auf den Vorfluter usw. zu überwachen.

Die **Prüfung von Abwässer-Reinigungsanlagen** erfordert eingehende örtliche Besichtigung der Anlage und ihrer Umgebung, auch Kontrolle auf richtigen Betrieb sowie auf Verunreinigung von Untergrund, Vorfluter und Luft (Geruchsbelästigung!), möglichst zu verschiedenen Tages- und Jahreszeiten sowie Witterungsverhältnissen, besonders auch bei und nach Regenfällen usw. Entnahme von Abwasserproben vor und nach der Reinigung (Durchschnittsproben nicht leicht zu nehmen!).

Prüfung auf äußere Beschaffenheit (Klarheit, Farbe, Geruch) und chemische Zusammensetzung ähnlich wie bei Wasser.

Bakteriologische Untersuchung (meist auf die Keim- und Colizahl) ist tunlichst bald nach der Entnahme, möglichst an Ort und Stelle einzuleiten zwecks Erlangung einwandfreier Ergebnisse. Zur Feststellung der Fäulnisfähigkeit (Schwefelwasserstoffbildung) durch Geruch und chemische Probe Abwasser 2 bis 3 Tage bei Zimmertemperatur aufzubewahren; unter Umständen Einsetzen von Fischen (besonders Karpfen wenig empfindlich) in — biologisch gereinigtes — Abwasser und Beobachten etwaiger Schädigung. Ein Urteil über Fäulnisfähigkeit von Abwasser gestattet auch die *Methylenblauprobe* nach SPITTA und WELDERT sowie die nur von Geübten im Laboratorium anzustellende Untersuchung auf organischen Schwefel (Hamburger Fäulnistest).

Beratung in allen Fragen der Abwasserbeseitigung und -reinigung von Ortschaften, gewerblichen Anlagen usw. wie überhaupt der gesamten Wasser-, Boden- und Lufthygiene übernimmt die staatliche *Preußische Landesanstalt für Wasser-, Boden- und Lufthygiene, Berlin-Dahlem, Ehrenbergstr. 38/42.* Mancherlei Vorteile bietet die Zugehörigkeit zu dem in Verbindung mit dieser Landesanstalt stehenden *Verein für Wasser-, Boden- und Lufthygiene,* dem Gemeinden, Behörden, Verbände, Firmen und Einzelpersonen als Mitglied beitreten können; Anschrift wie vorher.

B. Die festen Abfallstoffe.

Beseitigung der festen Abfallstoffe.

I. Staub s. a. S. 12.

Begriff: Teilchen fester Körper, so klein, daß ihr Schwebevermögen besonders groß ist. Korngröße i. a. unter etwa 0,05 mm $\varnothing$; Staub in bewohnten Räumen (*Zimmerstaub*) von sehr verschiedener Zusammensetzung, aber meist reich an organischen, also fäulnisfähigen Bestandteilen. Infektiöse Keime sind besonders dann im Staub der Zimmer zu finden, wenn Kranke mit infektiösen Absonderungen, die nicht sorgfältig beseitigt werden, die Räume bewohnen.

15*

Staub kann durch mechanische oder chemische Reizung belästigend und gesundheitsschädigend wirken, ferner infektiöse Keime übertragen.

Zur Verhütung unnötiger Staubablagerung, namentlich in Krankenzimmern, Schulen u. dgl. Räumen, sind die Ecken der Zimmer abzurunden, unnötige Vorsprünge und Verzierungen an Wänden und Möbeln zu vermeiden und die Oberflächen derselben aus glatten harten Materialien zu wählen. (Keine unnötigen Vorhänge, Teppiche u. dgl.)

Eine wesentliche *Einschränkung des Zimmerstaubes* kann, namentlich in Schulen, öffentlichen Räumen usw. durch Reinigung der Fußböden mit feuchten oder besonders präparierten (das Stauben verhütenden) Sägespänen (z. B. Falalin) sowie durch Behandlung der Fußböden mit *staubbindenden Ölen* erzielt werden, von denen eine ganze Reihe im Handel ist, z. B. Dustlessöl, Staublos, Duralit, Sternolit. Eine Ölung des Fußbodens ist je nach dem Material desselben und der Benutzung des Raumes nach einigen Wochen bis Monaten zu wiederholen. Der Preis ist mäßig.

Entfernung des Zimmerstaubes (vor allem ist Aufwirbelung zu vermeiden!) ist durch Abwischen mit trockenen Tüchern nur mangelhaft möglich, besser durch feuchtes Aufwischen oder neuerdings rationeller durch *Staubsaugeapparate*, welche in sehr verschiedener Größe transportabel oder als ortsfeste Einrichtung (für größere Häuser bzw. Betriebe) zu haben sind.

Der Staub wird dabei durch Saug- oder Preßluft (näheres s. bei Weldert) mittels geeigneter beweglicher Schläuche und besonderer Ansatzstücke beseitigt. Kraft: verschieden, für transportable Apparate vor allem elektrischer Strom. Der Kraftverbrauch ist gering, Betriebskosten daher nicht groß. Für hinreichend große Neubauten empfiehlt es sich, Leitungen für die verschiedenen Räume oder Stockwerke gleich mit einzubauen. Die transportablen im Zimmer angewandten Staubsauger haben meist gegenüber ortsfest, z. B. mit besonderen Vakuumraum eingebauten den Nachteil, daß ein Teil des Staubes durch die Wand der Auffangvorrichtung (Stoffbeutel o. dgl.) hindurchtritt und so wieder ins Zimmer gelangt.

Gewerblicher Staub, der oft in sehr großer Menge anfällt, ist nötigenfalls durch besondere Vorkehrungen (z. B. Befeuchtung, Absaugen am Ort des Entstehens) zu bekämpfen. In manchen Fällen, z. B. für staubige Fabrikbetriebe u. dgl., empfiehlt sich auch ein Niederschlagen des Luftstaubes durch Nebelbildung, der in kurzer Zeit ohne Belästigung den Staub aus der Luft entfernt.

Straßenstaub kann namentlich bei nicht fester Straßendecke und lebhaftem Verkehr (Saugwirkung der schnell fahrenden Kraftwagen usw.) sehr lästig werden. Mittel zur Staubverringerung:

Häufige *Besprengung mit Wasser*, nach Erdmann noch immer am gebräuchlichsten; Hauptstraßen etwa 3—4mal, Nebenstraßen etwa 2—3mal am Tage. Nachteile: Wirkung hält nicht lange vor, namentlich nicht bei Trockenheit (Hitze, Wind). Vermehrte Besprengung sehr teuer, dazu oft nicht durchführbar wegen Wasserknappheit in der trockenen Zeit.

Behandlung mit staubbindenden bzw. staubverhütenden Stoffen:
Hygroskopischen

    a) mineralischen (Chlormagnesium und Chlorkalzium) oder

    b) organische Stoffe (Zellstoff) enthaltenden sulfidhaltigen Teer- und Erdölprodukten.

Nach ERDMANN[10] ist die Wirkung der hygroskopischen Endlaugen im Sommer bei trockener Luft nicht gut, wohl aber in den Übergangsjahreszeiten: Straßen bleiben da lange feucht. Weil der Gefrierpunkt der Endlaugen unter 0° liegt, sind sie auch im Winter anwendbar, wo der Staub oft besonders störend ist. — Mit den zellstoffhaltigen Mitteln (durch Klebefähigkeit wirkend) sind neuerdings recht beachtliche Erfolge erzielt. **Teer- und Erdölprodukte** schonen zugleich den Straßenkörper, verringern die Reibung und dadurch den Staub. Sehr gute Erfolge bei den — auch in großen Städten meist noch viel vorhandenen — Schotterstraßen mit ihrer besonders großen Staubplage. Teer wird entweder erhitzt in dünner Schicht auf der Oberfläche der Schotterstraßen ausgebreitet („Oberflächenteerung") oder es werden Teeremulsionen aufgesprengt (ist auch öfters zu wiederholen!). Nach LIESEGANG[26a] gehören manche früher angepriesenen Mittel der Vergangenheit an; heute werden verwandt: Dusterit, Antistaubit, Stauberit, Vialit, Stradol, Rollkoch, Immertreu, Kalzinid und Impregnol sowie Chlormagnesiumlauge. **Die hygroskopischen Endlaugen der Kaliindustrie** (Chlormagnesium) oder der Ammoniaksodafabriken (Chlorkalzium) eignen sich gut für Steinpflaster: der Staub wird in den Fugen (soweit sie nicht ausgegossen sind) lange feucht gehalten.

Viel angewandt wird auch die Kaltasphaltbauweise. Wenig Staub ergeben glatte Straßen (gute Steinpflaster, Zementbeton, Asphalt), die sich zudem durch Kehrmaschinen sowie durch „Waschen" oder „Spülen" gut reinigen lassen.

II. Müll (Kehricht).

1. Straßenkehricht (Straßenmüll). Menge: Auf den Kopf jährlich etwa 80 kg, nach BRIX[5] unter gewöhnlichen Verhältnissen in Städten etwa 0,16—0,2 cbm, ohne Wasser, jedoch sehr wechselnd je nach der Straßendecke (z. B. in London Menge des Kehrichts auf Macadam, Granit und Asphalt wie 35:15:5 sich verhaltend). Bei Bau, Unterhaltung und Reinigung der Verkehrsstraßen ist die Hygiene gebührend zu berücksichtigen. Glatte (besonders Asphalt-) Straßen wurden wegen ihrer hygienischen Vorzüge früher bevorzugt; neuerdings betont man ihre Schattenseiten, daß sie wegen Schlüpfrigwerdens bei Nässe Kraftfahrzeuge gefährden (diese „schleudern", unmittelbare Lebensgefährdung) und will rauhe Straßen bauen. Ausgleich der entgegenstehenden Interessen von Verkehr und Hygiene ist erforderlich.

Straßenreinigung soll den Verkehr möglichst wenig stören, dabei die Hygiene fördern. Straßen in kleineren Gemeinden bis ca. 2000 Einwohner sind am zweckmäßigsten von seiten der Hausbewohner zu reinigen.

Bei größeren Gemeinwesen ist Reinigung von seiten der Gemeinde weitaus empfehlenswerter.

Bisher:

Kehricht von Hand oder mit Besenwalze zusammengefegt, mit Handkarren zusammengefahren zu Haufen, die mehr oder weniger lange auf der Straße lagen, bis der Abfuhrwagen — von Hand beladen — sie wegschaffte.

Verbesserungen:

Mancherorts Handkarren mit auswechselbarem Kasten, nach Füllung zum Abholen auf Bürgersteig gestellt (dort oft kein Platz, zudem wenig schöner Anblick, zumal bei alten Kästen!) und ausgetauscht gegen leeren.

In anderen Orten Kleinkraftfahrzeuge (meist Elektrokarren) eingeführt:

sie sammeln den Kehricht und fahren ihn zu „Umschlagstellen", dort erfolgt Umladen auf Abfuhrwagen.

Besonders bei starkem Straßenverkehr:

unterirdische Kehrichtbehälter, in die durch einen Schlitz in der Bordschwelle der Straßenkehrer den Kehricht hineinschiebt, Entleerung nachts (mittels Kranwagen), in Berlin seit Jahren eingeführt.

In neuerer Zeit sind die Reinigungsverfahren und -geräte erheblich verbessert; Fortschritte besonders durch weitere Mechanisierung der Reinigungsarbeit, um Reinigungsleistung, Hygiene und .Betriebssicherheit der Arbeiter zu erhöhen, dabei billiger! Einführung von Kraftwagenbetrieb:

Spritzmaschinen (Reinigungswasser unter höherem Druck verwendend),

selbstaufnehmende Kehrmaschinen nehmen den Kehricht sofort mit (keine Beeinträchtigung des Straßenbildes mehr durch Kehrichthaufen),

Gullybaggersaugwagen mit Kraftbetrieb: Spritzwasser unter Druck rührt den zähen Schlamm auf und saugt ihn in den Kessel-Ersatz für die bisherige hygienisch und technisch unvollkommene Gullyreinigung: bei Einsetzeimern diese hochgewunden, ihren Schlamminhalt in Schlammwagen entleert, Schacht von Hand gereinigt; bei gemauerten Schächten: Schöpfen des Schlammes mit langgestielten Kellen in Karren, die an Sammelstellen auf die Straße gekippt und von dort mit Schaufeln in Abfuhrwagen geladen wurden.

2. Hausmüll (Hauskehricht). Menge: Auf den Kopf und Tag etwa 0,4—0,5 kg = 0,7 bis 0,8 l. Im Jahr etwa 125—180 kg = 0,25 bis 0,30 cbm. Doch ist die Menge je nach den Gewohnheiten und der Lebenshaltung der Bevölkerung verschieden und auch nicht gleichmäßig über das ganze Jahr verteilt, vielmehr wird im Winter der Durchschnitt wegen der vermehrten Asche etwas überschritten, im Sommer nicht ganz erreicht.

Zusammensetzung. Hausmüll besteht in der Regel aus:

a) Asche und Staub, im Winter größere Menge als im Sommer, meist nicht faulend, Staub aber meist der Infektion verdächtig, wenn auch die Gefahr gering sein mag.

b) Küchenabfälle verschiedener Art, meist mehr oder weniger feucht und leicht in Fäulnis übergehend, daher bald aus der Wohnung zu entfernen, oft noch gut als Tierfutter weiter verwendbar.

c) Sperrstoffe in sehr wechselnder Menge und Art, wie Metalle (Blechbüchsen), Glas, Papier, Lumpen, Leder, Gummi, Knochen usw. Die Stoffe haben meist noch soviel Wert, daß eine weitere Verwendung sich lohnt (s. unten).

Entsprechende Drei- oder Zweiteilung sogleich im Haushalt, mancherorts durchgeführt.

Wert des unsortierten Kehrichts sehr wechselnd. 100 kg enthalten ca. 3—4 kg Phosphorsäure, 2—4 kg Stickstoff, 1—4 kg Kali, meist in nicht leicht löslicher Form. Dungwert entsprechend.

Müllbeseitigung: An sich Sache des Grundstückseigentümers, aber zweckmäßig bzw. notwendig besonders unter städtischen Verhältnissen organisierte, geregelte Beseitigung, am besten unter Mitwirkung der Kommunalverwaltungen. Deshalb werden in den Gemeinden immer mehr kommunale Müllbeseitigungsbetriebe mit polizeilichem Benutzungszwang durchgeführt. Dabei sind in letzter Zeit mancherlei Fortschritte gemacht. Aufgaben des Betriebes sind: Sammlung, Abholung und Unterbringung des Mülls.

Private Müllbeseitigung:

Sammlung im Haushalt in Müllbehälter von etwa 20 l Inhalt (nicht zu groß, damit sie häufig entleert werden!),

im Hofe entleert in *Gruben,* wasserdicht wie Abortgruben (s. dort) oder als *Zementkasten,* evtl. in Rabitz- oder Monierkonstruktion. Schutz gegen Regenwasser, große, gut schließende Deckel und seitliche Entleerungstür (bequeme Entleerung) sind nötig. Evtl. ist auch eine Trennung der Grube für Feinmüll (Asche, Kehricht, Küchenabfälle) und Sperrstoffe (Glas, Papier, Lumpen, Blech) zweckmäßig. Besondere Behälter zum getrennten Sammeln der Stoffe.

Entleerung mindestens vierteljährlich, dabei $^1/_{12}$—$^1/_{10}$ cbm pro Kopf rechnen.

oder in *Kästen* oder *Tonnen*, 75—100 l fassend, feuersicher (glühende Asche), aus Eisen oder Holz mit Eisenblech ausgeschlagen.

Unterbringung bei geringen Mengen, namentlich unter ländlichen Verhältnissen auf Land entweder unmittelbar oder nach Kompostierung mit Dung, Fäkalien und Erde für einige Monate; evtl. auch möglich Vermischung mit Torfstreuklosettinhalt.

Organisierte Müllbeseitigung: Bei uns heute in den meisten größeren Gemeinden durchgeführt.

Sammlung: Sammelbehälter (nicht zu groß, Entleerung in kurzen Abständen) entweder als

Hausstandgefäße (weniger verbreitet).

Vorzüge:

Zwang zur hygienisch einwandfreien Aufbewahrung des Mülls bereits im Haushalt.

Mängel:

üblich, sie zur Abholung auf die Straße zu stellen; dort werden sie von Tieren, besonders Hunden, durchstöbert, oft umgeworfen und ihr Inhalt auf die Straße verstreut, so diese verunzierend, dabei den Verkehr verhindernd; staubfreie Entleerung bei der Abholung kaum möglich.

Hofstandgefäße (bei uns meist in Gebrauch). Gewöhnlich je eines für mehrere Haushaltungen, je nach Lebenshaltung (Größe der Wohnung) und Zahl der Familienangehörigen für 6—10 nach Erdmann[10] etwa 200 l Gefäßraum in der Woche. Entleerung etwa 2—3mal wöchentlich.

In manchen — mehrstöckigen — Häusern Beförderung des Mülls zu dem im Kellergeschoß aufgestellten Sammelbehälter durch

Müllfallschächte oder -röhren (sog. „Müllschlucker"). Die einzelnen Stockwerke bzw. Wohnungen sind durch Zweigrohre von etwas geringerer Weite mit glattem (emailliertem), gut verschließbarem Einfalltrichter anzuschließen. Luftdichter Verschluß zwischen Fallrohr und Sammelbehälter ist nötig. Schächte sind zur Lüftung über Dach zu verlängern. Ansichten über Bewährung geteilt; Mängel: Verstopfungen! schwer reinzuhalten! Geruchsbelästigungen! Anderseits sind in den Häusern der modernst gebauten Stuttgarter Siedlung Müllschlucker eingebaut.

Abholung, nach Erdmann hauptsächlich 3 Systeme üblich: Sack-, Wechselkasten- und Sammelwagensystem.

Beim Sacksystem wird ein Sack aus dichtem Gewebe über den Müll gestülpt, dieses in den Sack entleert — Säcke nach Verschnürung auf geräumigen Kasten- oder Plattenwagen verstaut. Verfahren hat wirtschaftliche Vorteile (keine schweren Kästen, deshalb weniger Müllwagen nötig), aber gewisse hygienische Bedenken.

Beim Wechselkastensystem

werden die gefüllten Müllbehälter durch leere ersetzt. Abfuhr erfolgt, ohne daß Umladen auf der Straße nötig ist, zum Ablade- oder Umschlagplatz (bei gut schließenden Deckeln kein Staub!); dort Entleerung, evtl. Reinigung. Wirtschaftlicher Nachteil: viel totes Gewicht durch zweifachen Transport der Kästen.

Sammelwagensystem: Das Müll wird auf der Straße entleert in einen Wagen (früher offener Kastenwagen), später allseitig geschlossen mit Klapp- oder Schiebedeckeln, noch später mit gegen Stauben schützenden Einschüttvorrichtungen versehen (nur für Hofstandgefäße einheitlicher Größe und Konstruktion anwendbar). Bei diesem System keine tote Last, Verfahren deshalb wirtschaftlich: die geräumigen Wagen nehmen viel Müll auf (bis zu 15 cbm). Zur besseren Ausnützung des Laderaumes neuerdings mechanische Belade- bzw. Verteilungseinrichtungen eingebaut, Wagenkästen dreh- oder kippbar; Antrieb hierfür motorisch, möglich also nur bei Kraftwagenbetrieb, dessen Einführung Vorbedingung für diese Entwicklung war. Solche Wagen sind jetzt in vielen Stadt- und Landgemeinden bei uns in Gebrauch, neuerdings auch im Ausland. Auf dem Gebiete der Müllsammlung und -abfuhr ist Deutschland jetzt führend.

Umladung des Mülls in Eisenbahnwagen erfolgt in Berlin in eigens hierfür erbauten staubdicht abgeschlossenen Müllverladehallen; Krankenstand auf den Abladeplätzen. Nach ERDMANN angeblich geringer als in den anderen städtischen Arbeitsbetrieben.

Unterbringung bzw. Verwertung des Mülls auf Land zwecks Düngung: wohl das älteste Verfahren, später für größere Müllbeseitigungsbetriebe zeitweise zurückgedrängt, neuerdings jedoch stellenweise wieder aufgenommen, so in Berlin, wo nach ERDMANN[10] seit Jahren etwa $1/_6$ des anfallenden Mülls (täglich ca. 20 Eisenbahnwagen zu je 20000 kg Müll) auf 4 Güter von zusammen 13500 Morgen verbracht wird. Nach Herauslesen der groben Sperrstoffe wird das Müll etwa 4 cm hoch auf die Äcker aufgebracht und auf 30 cm untergepflügt. Müllneudüngung etwa alle 4 Jahre; so wird die Hälfte der früheren Kunstdüngermenge erspart. Anbau der üblichen Getreidearten und Hackfrüchte, besonders Zucker- und Futterrüben (keine Kartoffeln!). Aufnahmefähigkeit der 4 Güter etwa 30 Waggons auf den Tag. Angeblich keine hygienischen Mißstände.

Anschüttung auf geringwertigem, brachliegenden Gelände (Bruch, Sumpf, ehemaligem Ziegeleigelände u. dgl.). Müll wird hier 8—10 m hoch, bei größeren Vertiefungen bis 20 m hoch angeschüttet, sofort mit Erde bedeckt und danach als Ackerland in Bewirtschaftung genommen. Ertrag annehmbar.

Lagerplätze, mindestens 500 m von der Stadt und nicht in der vorherrschenden Windrichtung, 100 m von Verkehrsstraßen. Ferner beachten, daß keine Brunnen in der Nachbarschaft und ein etwaiger Über- oder Regenablauf nicht ungereinigt in öffentliches Gewässer mündet. Ratten- und Fliegenplage! Guter Zufuhrweg, wenn möglich bei größeren Plätzen, Nähe von Eisenbahn oder schiffbarem Gewässer.

Verbrennung in besonderen Öfen. In England (und Amerika) schon frühzeitig eingeführt, in Deutschland 1896 (Hamburg), weiter in Barmen, Frankfurt a. M., Beuthen, Fürth, Altona, Aachen, Kiel, Berlin-Schöneberg (1921) und Köln (1928), zusammen also in 10 deutschen Städten. Einige Anlagen nur kurz in Betrieb genommen, dann stillgelegt. Bis vor kurzem wurden nur 5 von diesen Anlagen in städtischer Verwaltung betrieben, dazu kam 1928 die Anlage in Köln, nach dem Musag-Verfahren arbeitend: Absiebung des Feinmülls (50—60 Gewichtsprozent) und aller Gegenstände, die — wie Konservenbüchsen, Metalle, Lumpen, Papier u. dgl. — einen Handelswert haben oder den Verbrennungsvorgang erschweren. Nur der Rest, das „Grobmüll", wird verbrannt. Wärme für elektrischen Strom, die Schlacke als Wegebaumaterial oder als Baustoff für Hochbauten ausgenutzt. Verwendung des abgesiebten Feinmülls schwierig: in Kiel in Kupolöfen mit Koks niedergeschmolzen und dann in Formen gegossen zu Bürgersteigplatten, Bordschwellen, Kanalisationsröhren u. dgl. Nachteile: Oft viel Bruch! Absatz schwierig! In der neuen Kölner Anstalt deshalb für das Feinmüll Drehrohröfen mit Kohlenstaubfeuerung, sehr hohe Wärme erzeugend; man·kann darin nach Wahl das Feinmüll schmelzen oder sintern. Sinterung ergibt ein Material ähnlich dem aus der Grobmüllverbrennung. Erfahrungen noch nicht ausreichend. Belästigung der Umgebung der Anstalt sind durch richtige Anlage und Betrieb (Rauchverbrennung) zu vermeiden. In der Schöneberger Anlage ist der Verbrennungsbetrieb noch nicht wieder aufgenommen (Erdmann 1929); sie wird nur als Versuchsanstalt für Müllverwertung und -verbrennung ausgenutzt. In sie wurde vor längerer Zeit eine moderne Siebanlage eingebaut, die Feinmüll und Sperrstoffe absiebt. Das Feinmüll wird hier versuchsweise für Düngezwecke verwandt, die ausgelesenen Sperrstoffe werden verkauft. Solche Sortierung und weitere wirtschaftliche Verwertung von Teilen des Kehrichts ist unter gewissen Vorsichtsmaßregeln hygienisch duldbar und rationell. Die Anlagen müssen in Einrichtung und Betrieb bestimmte Forderungen (Arbeiterbäder und Anzüge, Absaugen und Verbrennen des Staubes, tägliche gründliche Reinigung usw.) erfüllen. Zuweilen wird die Sortierung bereits im Hause (s. vorher) eingeleitet.

Zusammenfassende Beurteilung: Die Müllverbrennung und industrielle Verwertung der Erzeugnisse ist ein technisch schwieriges, noch keineswegs genügend geklärtes Problem; ein „wirtschaftlich annehmbares" Ergebnis ist hierbei zur Zeit nur dann zu erzielen, wenn — wie meist in England — das Müll hohen Brennwert hat oder besonders günstige örtliche Verhältnisse gegeben sind. Die Müllverbrennung dürfte hiernach, solange nicht besondere technische Fortschritte gemacht werden, die zugleich die Wirtschaftlichkeit günstig beeinflussen, auf die Gemeinden beschränkt bleiben, die keine befriedigende Möglichkeit zur Anschüttung oder landwirtschaftlichen Verwertung haben. Von diesen beiden Verfahren wird mancherorts, z. B. in Berlin, die Anschüttung bevorzugt wegen der Möglichkeit, aus dem — auf Jahrzehnte hinaus vorhandenen — Ödland Ackerland zu gewinnen.

III. Tierkadaver und Schlachthausabfälle. („Wasen".)

In Betracht kommendes Material. Kadaver verendeter Tiere, zum Teil ohne Haut und Klauen (wo keine Tierseuchenvorschriften entgegenstehen), kranke Organe, konfisziertes, verdorbenes Fleisch, Wild, Fische usw., gelegentlich waggonweise und (ausländisches Fleisch!) selbst in Schiffsladungen anfallend, Schlachtabgänge von gesunden und kranken Tieren (Eingeweideteile und Blut, soweit nicht unmittelbar gesammelt und verarbeitet). Jahresanfall an Kadavern für das Deutsche Reich nach Brix[5] (S. 147) ca. 80000 Pferde, je 400000 Rindvieh und Schafe, Schweine: 600000 ältere, 3 Millionen unter $^1/_2$ Jahr, 300000 Ziegen, 10 Millionen Federvieh, außerdem viel Hunde, Katzen usw. Menge geschätzt auf ca. 5 Millionen Zentner, dazu rund 1 Million Schlachthauskonfiskate, abgesehen von verdorbenen Fleischwaren, Wild, Fischen usw.

Hygienische Bedeutung. Seuchenhygienisch größtenteils äußerst gefährliches Material; Übertragung infektiöser Keime durch verbotswidriges In-Verkehr-Bringen, auch durch Gerätschaften sowie Insekten, bei Notschlachtungen und manchen Abdeckereien (besonders Häute, Haare), außerdem allgemeinhygienisch: Geruchsbelästigung bei Verarbeitung.

Verarbeitungsstätten:

Abdeckereien (Wasenmeistereien) und *Fleischvernichtungsanstalten*.

Beseitigung bzw. Unschädlichmachen.

1. Ohne Ausnutzung des Materials nach Brix[5] „bei größeren Kadavermengen weder hygienisch noch wirtschaftlich haltbar".

a) Vergraben an „*Wasenplätzen*": Nach Spitta[30] Grundwasserstand wenigstens 2 m u. G., Überdeckung mit einer mindestens 1 m dicken Erdschicht; nach Flügge[11] in mindestens 3 m Tiefe. Vorher zur Desinfektion Behandlung mit Kresollösungen oder Ätzkalk (auch den etwa verschmutzten oberflächlichen Schichten reichlich zusetzen!); Beweidung verboten.

b) Verbrennen in stationären oder fahrbaren Verbrennungsöfen, z. B. von Kori-Berlin. Fahrbare, besonders für das platte Land zur schnellen und wenig kostspieligen Beseitigung verseuchter Kadaver;

in Kesselfeuerungen anderer (z. B. Schlachthofs-) Anlagen, auch auf Scheiterhaufen oder in Gruben.

2. Mit Gewinnung verwertbarer Stoffe (in Fleischverwertungsanstalten).

a) **Trockene Destillation**, Gewinnung von Blutlaugensalz und Tierkohle.

b) **Auflösen in Schwefelsäure** (auch für bakteriologische Institute für kleinere Versuchstiere geeignet!). Gewinnung von Fett und Dungstoffen.

c) **Thermisch** (vollkommenstes Verfahren) unter Anwendung von heißen Flüssigkeiten unter Druck oder gespanntem Dampf meist 3—5 at Überdruck zur Sterilisation und Aufschließung der Körperbestandteile in Hochdruckdämpfern (Digestoren) verschiedener Systeme (Podewils, Growe, Rud. Hartmann, Rietschel & Henneberg u. a.). Strenge Scheidung in „unreine“ und „reine“ Seite. Gewinnung von Fett (8—15%) für Schmiermittel, Seifen. Tierkörpermehl, 17—24%, mit ca. 40—60% Protein und 12—20% Fett (als Futter- oder Düngemittel). Wegen Geruchsbelästigung Trocknung der Rückstände nicht mehr an der Luft, sondern im Digestor: freiwerdende Dämpfe kondensiert, unkondensierbare Gase unter Kesselfeuerung verbrannt. Falls (sehr leicht fäulnisfähige!) Spül- und Blutwässer frei werden: geeignete Reinigungsbehandlung erforderlich!

Apparatur teuer und empfindlich, jedoch Wert der Produktion ziemlich hoch. Nach Brix[5] ist Einrichtung nur in Erwägung zu ziehen bei Jahresanfall von mindestens 300 Stück Großvieh und doppelter Menge Kleinviehkadaver, dazu genügend Konfiskate. Außerdem muß geregelte Wasserversorgung und Abwasserbeseitigung gesichert sein.

Anlage solcher Anstalten zwecks Transportverbilligung bzw. Vermeidung an der Stelle größten Materialanfalls (evtl. in abgetrennten Teilen des Schlachthofes). Falls Geruchsbelästigungen (Abdeckereien!): abseits von bewohnten Gegenden (auch nicht in der herrschenden Windrichtung oberhalb), jedoch mit ausreichender Anfuhrmöglichkeit!

Für *Transporte:* Gegen Durchsickern *durchaus dichte*, im allgemeinen völlig geschlossene Wagen (evtl. Auto oder Anhänger), möglichst Einhüllen in Tücher, angefeuchtet mit Desinfektionslösung.

Rechtsgrundlage: Reichsgesetz, betr. die Beseitigung von Tierkadavern vom 17. VI. 1911 und Anlage C zu den Ausführungsvorschriften des Bundesrats zum Reichsviehseuchengesetz vom 7. XII. 1911.

Beaufsichtigung der Abdeckereien durch Amtstierarzt.

Arbeitergefährdung: Schnitt- und Rißverletzungen, Bisse u. dgl. durch kranke Tiere, Giftgase zum Vergiften zu tötender Tiere.

Schutz: Besondere Arbeitskleidung, reichlich Waschgelegenheit, abgetrennte Eßräume.

C. Einige Adressen von Firmen, welche Einrichtungen zur Abfallstoffbeseitigung im großen herstellen bzw. liefern*.

Eisenteile, Sinkkasten, Rohre, Sanitäre Einrichtungsgegenstände.

Buderussche Eisenwerke Abt. Carlshütte, Staffel a. Lahn.
Budde & Goehde G. m. b. H., Berlin, Luisen-Ufer 24.
Borchers & Jürges Nachf., Berlin NO 55, Greifswalderstr. 220.
„Erfo“ G. m. b. H., Dresden-A. 16, Gerokstr. 62—64.
Eisenhüttenwerk Thale a. Harz.
Eisenhütten- u. Emaillierwerk Tangerhütte.
Halbergerhütte G. m. b. H., Brebach a. Saar.
Herzogl. Eisen- u. Emaillierwerke A.-G. Henriettenhütte.
Krausewerk G. m. b. H., Neusalz a. O.
Passavant-Werke G. m. b. H. Michelbacherhütte i. Nassau.
Essener Eisenwerke Schnutenhaus & Linnmann, Katernberg
　　　b. Essen.
Linke-Hofmann-Lauchhammer A.-G., Berlin W 15.

Zementrohre, Steinzeugrohre und Sinkkasten.

Dyckerhoff & Widmann A.-G., Biebrich a. Rhein.
Deutsche Hume Röhren A.-G., Berlin.
Verkaufsgesellschaft Deutscher Steinzeugwerke m. b. H., Berlin-
　　　Charlottenburg.

Kanalreinigung (Schieber, Spültürme, autom. Spüler).

Geigersche Fabrik G. m. b. H., Karlsruhe.
C. & G. Panse, Wetzlar.
W. Wurl, Berlin-Weißensee, Roelkestr. 70—73.

Reinigungsgeräte.

Geigersche Fabrik, Karlsruhe.
Haase & Co., Inh. Berlet, Gotha.
Hanseatische Apparatebau Ges., Kiel.
E. Petzold jr., Chemnitz.
Hans Pickhard, Beuel a. Rhein.
Otto Rennert, Bremen.

Rechen- und Siebanlagen.

Geigersche Fabrik G. m. b. H., Karlsruhe i. Baden.
R. Mensing, Dipl.-Ing., Neustadt a. Haardt.
Wilh. Wurl, Berlin-Weißensee, Roelkestr. 70—73.

---

* Weitere Adressen siehe Reichle & Kisker, Deutsche Wasser- und Abwasserfirmen 1. Beiheft der „Kleinen Mitteilungen“ für die Mitglieder des Vereins für Wasserversorgung und Abwässerbeseitigung, E. V. 128 S., Berlin-Dahlem 1925, Ehrenbergstr. 38/42.

Absitzanlagen, Biologische Tropfkörper, Tauchkörper, Belebtschlamm-Verfahren.

Breitung, Dr.-Ing., Wiesbaden, Querfeldstr. 3.

Deutsche Abwasser-Reinigungs-Ges. m. b. H., Wiesbaden, Adolfsallee 27.

„Dera", Städtehygiene u. Wasserbauges. m. b. H., Wiesbaden, Sonnenbergstr. 14.

Dorr Gesellschaft m. b. H., Berlin W 62, Kielgaustr. 1.

Dyckerhoff & Widmann A.-G., Biebrich a. Rhein.

Francke Werke, Kom.-Ges. a. Akt., Bremen, Am Seefelde 20.

Kremer Klärgesellschaft m. b. H., Berlin-Lichterfelde, Knesebeckstr. 2.

Heinrich Scheven, Düsseldorf, Oststr. 128—132.

Windschild & Langelott A.-G., Berlin-Schöneberg, Hauptstr. 11.

Wasser- u. Abwasserreinigung G. m. b. H., Neustadt a. Haardt.

Rieselfelder, Fischteiche, Untergrundverrieselung.

Börner & Herzberg, Berlin SW 11, Bernburger Str. 14.

Breitung, Dr.-Ing., Wiesbaden, Querfeldstr. 3.

Kremer Klärgesellschaft m. b. H., Berlin-Lichterfelde.

Schimrigk, Dr.-Ing., Weimar i. Thür., Wörthstr. 7.

Schweder & Cie., Berlin-Lichterfelde, Ringstr. 106.

Straßenreinigungsgerät.

M. Heinemann & Co., Düsseldorf, Friedenstr. 49.

Herm. J. Hellmers, Hamburg, Horner Landstr. 178—188.

Henschel & Sohn A.-G., Kassel.

Muchow & Co. G. m. b. H., Berlin NW 87, Waldstr. 33.

Pahlsche Gummi- u. Asbest-Ges. m. b. H., Düsseldorf-Rath.

Müllsammelgefäße.

Hermann Franken A.-G., Gelsenkirchen.

Lauterbacher Blechwarenfabrik u. Verzinkungs-Anstalt G. m. b. H., Lauterbach i. Hessen.

Schmidt & Melmer, Weidenau, Sieg.

Müllabfuhrfahrzeuge.

Peter Bauer, Köln-Ehrenfeld, Gutenbergstr. 91/105.

Nationale Automobil Ges. A.-G., Berlin-Oberschöneweide.

Heinrich Scheele, Köln-Bickendorf.

Vogtländische Maschinenfabrik A.-G., Plauen i. V.

Weygandt & Klein A.-G., Feuerbach-Stuttgart.

Müllverbrennung.

H. Kori, G. m. b. H., Berlin W 57, Dennewitzstr. 35.

Lurgi Gesellschaft für Wärmetechnik m. b. H., Frankfurt a. M.

Musag, Ges. f. den Bau von Müll- u. Schlackenverwertungsanlagen
A.-G., Köln-Kalk.

Stettiner Chamotte-Fabrik A.-G. vorm. Didier, Berlin-Wilmers-
dorf, Westfälischestr. 90.

Schrifttum.

1. ABEL, RUDOLF: Handbuch der praktischen Hygiene 1. Jena: Gustav
Fischer 1913.
2. BACH, HERRMAN: a) Das „Emscher Filter", eine neue Form des biologischen Körpers für Abwasserreinigung. Wasser u. Gas 16, Nr 9 (1926).
— b) Die Abwasserreinigung; Einführung zum Verständnis der Kläranlagen für städtische und gewerbliche Abwässer (mit kritischer Litera-
turbeleuchtung!). München u. Berlin: R. Oldenbourg 1927.
3. BAUMEISTER, REINHARDT: a) Städtisches Straßenwesen und Städtereinigung. (Aus dem Handbuch für Baukunde.) Berlin 1890.
— b) Vergleich von Flußverunreinigungen. Vjschr. öff. Gesundheitspfl.
1892, 467.
4. BENINDE, MAX: Verfahren zur Reinigung städtischen Abwassers. Die
med. Welt 1929, Nr 12.
5. BRIX, J.: Beseitigung der Abfallstoffe 2, 241—355 (im Handbuch der
praktischen Hygiene von ABEL). Jena: G. Fischer 1913.
6. BRUNS, HAYO, u. F. SIERP: Einfluß der Schlammbelebung des Abwassers auf pathogene Keime. Z. Hyg. 107, H. 3/4 (1927).
7. Deutsche Normen. Normen bei der Abwasserbeseitigung, Blatt 1980,
1986, 1987. Deutscher Normenausschuß. Berlin NW 7, Dorotheenstr. 47.
8. DUNBAR: Leitfaden für die Abwasserreinigungsfrage, 2. Aufl. München
u. Berlin: R. Oldenbourg 1912.
9. EHNERT, G.: Die Entsandung städtischer Abwässer unter Berücksichtigung der Geschiebebewegung in Abwasserkanälen. München u.
Berlin: R. Oldenbourg 1927.
10. ERDMANN, G.: Gegenwartsfragen bei der Straßenreinigung und Müllbeseitigung. Kleine Mitteilungen (Berliner Heft) 1930, 154—171.
11. FLÜGGE, CARL: Grundriß der Hygiene. Neu bearbeitet von BRUNO
HEYMANN. Berlin: Julius Springer 1927.
12. FRUBÖSE, ALBRECHT: Die Bedeutung der verunreinigten Luft für die
menschliche Gesundheit mit besonderer Berücksichtigung der Großstädte und der Industriebezirke. Veröff. Med.Verw. 24, H. 10 (1927).
13. FULLER, GEORGE, W.: Der gegenwärtige Stand der Abwasserreinigung
in England. Bericht in Wasser u. Abwasser 18 (1923).
14. Gesundheits-Ingenieur. Spezialheft Abwasserreinigung 1929, H. 16.
15. GOLTZ, JOH.: Abdeckereiwesen, 2. Abtlg. in WEYL, Handbuch der
Hygiene s. dort.
16. Grüne Woche. Berlin 1930 (Rassehundausstellung). Katalog.
17. HAEFCKE, H.: Handbuch des Abdeckereiwesens (P. PAREY). Berlin 1906.
18. HOFFMANN, MAX: Abfuhrsysteme und Verwertung der Latrine in nicht-
kanalisierten Städten, 4. Abtlg. in WEYL, Handbuch der Hygiene s. dort.
19. HÖBER, RUDOLF: Lehrbuch der Physiologie des Menschen, 4. Aufl.
Berlin: Julius Springer 1928.
20. IDZERDA, J.: Über die kultivierbare Bakterienmenge menschlicher
Fäzes. Fol. microbiol. 3, H. 3, 227—236 (1915). Ref. Zbl. Bakter. 65 I,
427 (1917).

21. Imhoff, K.: a) Taschenbuch der Stadtentwässerung, 5. Aufl. 1928. — b) Fortschritte der Abwasserreinigung, 2. Aufl. Berlin: Carl Heymann 1926 (ausführliche Literatur!).
22. Kleine Mitteilungen für die Mitglieder des Vereins für Wasser-, Boden- und Lufthygiene. Herausgegeben von der Pr. Landesanstalt für Wasser-, Boden- und Lufthygiene in Berlin-Dahlem.
23. Klut, Hartwig: Untersuchung des Wassers an Ort und Stelle. Berlin: Julius Springer 1927.
24. Kolkwitz, R.: Methoden zum Nachweis der Wasser- und Abwasserorganismen. Handbuch der pathogenen Mikroorganismen, 3. Aufl., 10, 37. Lieferung (Kolle, Kraus, Uhlenhuth): Jena, Berlin u. Wien: G. Fischer und Urban & Schwarzenberg 1929.
25. Kutscher: Die von städtischen Abwässern zu besorgenden Infektionsgefahren und die Maßregeln zu ihrer Bekämpfung. Vjschr. gerichtl. Med. 1910, 388—427.
26. Ley, Heinrich: Merkbuch über die Hausentwässerung. Herausgegeben von den Kanalisationswerken (Tiefbauamt II) der Stadt Düsseldorf.
26a. Liesegang: Straßenstaubbindemittel. Ges. Ing. 51, 229—242 (1928).
27. Lueger, Otto: Lexikon der gesamten Technik und ihrer Hilfswissenschaften, 2. Aufl., 3. Stuttgart u. Leipzig: Deutsche Verlagsanstalt.
28. Mahr u. F. Sierp: Erfahrungen beim Bau und Betriebe von Tauchkörpern. Techn. Gemeindebl. 31, Nr 10 u. 11 (1928).
29. Metzger, Heinrich: Ortsentwässerung (Kanalisation). Weyl, Handbuch der Hygiene, 2. Aufl., 2. Abt. V. Leipzig: Joh. Ambrosius Barth 1919.
30. Ohlmüller u. Spitta: Die Untersuchung und Beurteilung des Wassers und Abwassers, 4. Aufl. Berlin: Julius Springer 1921.
31. Otto, E.: Warum Rassehunde? Wild u. Hund 36, Nr 6, 114—115 (1930).
32. Pritzkow, A.: a) Die gewerblichen Abwässer. Weyl, Handbuch der Hygiene 2 III, 503—528 (1914). — b) Verunreinigung und Selbstreinigung der Gewässer (in chemischer Beziehung). Weyl, Handbuch der Hygiene 2 III, 371—502 (1914). c) Die gewerblichen Abwässer und ihre Reinigung. Chem. Technologie der organischen Verbindungen. Heidelberg 1927.
33. Prüss, Max: a) Die wirtschaftliche Bedeutung der Faulgasverwertung bei der Schlammzersetzung. Gesdh.ing. 1928, H. 27. — b) Über die Entwicklung der neueren Abwasserreinigungsverfahren. Jb. dtsch. Ges. Bauingenieurwesen 1928 (VDI-Verlag, Berlin). — c) Fortschritte in der Ausfaulung von Abwasserschlamm. Eine ausführliche Anleitung zur Berechnung der technischen und wirtschaftlichen Leistungsfähigkeit der Faulbehälter bei Verwertung der Faulgase. Gesdh.ing. 1929, Beiheft.
34. Richter, Leopold: Benzolabscheider. Gesdh.ing. Beiheft 5, Reihe 11 (1927).
35. Richtlinien für die Beurteilung und Zulassung von Hausklärgruben und Grundstückskläranlagen (Ministerialerlaß). Volkswohlf. 1930, Nr 1.
36. Rubner, Max: a) Z. Biol. 15 (1879). — b) Arch. f. Hyg. 46, H. 1 (1903).
37. Sieveking: Beseitigung der festen Abfälle. Handbücherei für Staatsmedizin (Solbrig, Bundt, Boehm) 9. Berlin: Carl Heymann 1928.
38. Scalla, Julian: Magistratsbaurat, Straßenhygiene, ausschließlich Beseitigung des Hauswesens, 4. Abtlg. in Weyl, Handbuch der Hygiene s. dort.

39. SCHACHNER, R.: Gesundheitstechnik im Hausbau. München u. Berlin: R. Oldenbourg 1926.
40. SCHILLING, A.: Das Abdeckereiwesen vom technischen Standpunkt aus gesehen. Berliner Heft der Kleinen Mitteilungen **1930**, 172—206.
41. SCHMIDT, A., u. J. STRASSBURGER: Die Fäzes des Menschen im normalen und krankhaften Zustande, 2. Aufl. Berlin: Aug. Hirschwald 1905.
42. SCHMIDTMANN, A., K. THUMM u. C. REICHLE: Beseitigung der Abwässer und ihres Schlammes. Leipzig: S. Hirzel 1911.
43. STRELL, MARTIN: Die Abwasserfrage in ihrer geschichtlichen Entwicklung von den ältesten Zeiten bis zur Gegenwart. Leipzig: Verlag Leineweber.
44. THUMM: a) Abwasserbeseitigung bei Einzel- und Gruppensiedlungen. Dtsch. Z. öff. Gesdh.pfl. **46**, H. 1 (1914).
— b) s. SCHMIDTMANN, THUMM u. REICHLE. c) Menge und Zusammensetzung der menschlichen Abgänge. „Kleine Mitteilungen" **6**, Nr 7/10, 251 (1930).
45. v. TIEDEMANN in OTTO LUEGER: Lexikon (s. dort).
46. Umrechnungstabellen für Niederschlag und Abfluß. Mitt. des Dtsch. Wasserwirtschafts- und Wasserkraftverbandes, H. 12 (Berlin-Halensee). Ref. Das Gas- und Wasserfach **69**, 141 (1926).
47. Wasser und Abwasser: Sammelblatt für Wasserversorgung, Abwasser- und Müllbeseitigung, Boden- und Lufthygiene. In Verbindung mit der Landesanstalt für Wasser-, Boden- und Lufthygiene herausgegeben.
48. WELDERT, R.: Übersicht über das in den Jahren 1911 bis Anfang 1924 erschienene Schrifttum auf dem Gebiet der Lufthygiene dargestellt vom chemischen, technischen und medizinischen Standpunkt aus. Beiheft zum Gesdh.ing., H. 2, Reihe 2. München u. Berlin 1926.
49. WEYL, TH.: a) Überblick über die historische Entwicklung der Städtereinigung bis zur Mitte des 19. Jahrhunderts, 1. Abtlg.
— b) Menge und Art der städtischen Abfallstoffe, 2. Abtlg.
50. WEYL: Handbuch der Hygiene, 2. Aufl., **2** (Städtereinigung), Abtlg. 1—5. Leipzig: Johann Ambrosius Barth.
51. WILHELMI, J.: Die biologische Selbstreinigung der Flüsse. WEYL, Handbuch der Hygiene **2** III, 503—528 (1914).
52. ZAHN, C.: a) Die Reinigung städtischer Abwässer. WEYL, Handbuch der Hygiene **2** III, 285—528 (1914).
— Abwässerbeseitigung in „Ortshygiene" der Handbücherei für Staatsmedizin **9** (SOLBRIG, BUNDT, BOEHM). Berlin: Carl Heymann 1928.

Krankenhäuser.

Von

A. Korff-Petersen † -Kiel.

Auswahl des Bauplatzes.

Möglichst freie Lage, am besten etwas erhöht. Trockener Baugrund, nicht zu hohes Grundwasser, leichte Erreichbarkeit von Vorflut (stehende oder schwach fließende Gewässer oft wenig geeignet). Keine Nachbarschaft von lärmenden oder die Luft verunreinigenden Betrieben. In großen Städten sind häufig zweckmäßig die Krankenhäuser nach außen zu verlegen. Dann ist aber für gute Verbindung dorthin zu sorgen; außerdem für nichttransportable Kranke kleine Spitäler in der Stadt. Für ländliche Bezirke meist ein größeres Krankenhaus in der Kreisstadt, bei weiter Ausdehnung des Bezirks und schlechten Verkehrsmöglichkeiten zuweilen aber mehrere kleinere Anstalten zweckmäßig. — Zur Entlastung der eigentlichen Krankenhäuser wären Rekonvaleszentenhäuser mit einfacheren Einrichtungen und einfacherem Betriebe zweckmäßig.

Auswahl des Bausystems.

A. Korridorsystem. Die Krankenzimmer liegen nebeneinander an einem gemeinsamen Korridor, oft mehrere Stockwerke übereinander.

Vorzüge: Kleinerer Bauplatz, leichtere und billigere Erwärmung, weniger Personal nötig.

Geeignet für kleinere Krankenhäuser mit wechselndem Krankenbestand, ebenso für besondere Krankenkategorien, wie z. B. rheumatische oder Augenkranke. Für Epidemien oder sonstigen stärkeren Krankenzufluß daneben meist eine Isolierbaracke nötig.

B. Pavillonsystem. Die Krankensäle liegen voneinander getrennt in isolierten Gebäuden oder sind nur durch längere meist offene Gänge miteinander verbunden. Ein- und zweistöckige Bauten.

Vorzüge: Bessere Licht- und Luftzuführung zu den Krankensälen; teilweise auch verminderte Gefahr der Weiterverbreitung infektiöser Krankheiten. Bei zweckentsprechender Prophylaxe (Beaufsichtigung des Verkehrs der Leichtkranken, Ärzte, Wärter, Vermeidung der

Verschleppung durch Gebrauchsgegenstände) aber auch beim Korridorsystem Übertragungsgefahr sehr gering.

Nachteile: Teuer in der Unterhaltung und im Betrieb.

Geeignet für größere Krankenhausanlagen.

Vielfach werden auch, namentlich für Krankenhäuser mittlerer Größe, gemischte Systeme besonders vorteilhaft sein.

C. Barackensystem. Wie das vorige, nur Bauten einstöckig und leichter in der Konstruktion; dieselben Vorzüge wie das Pavillonsystem, häufig auch transportabel eingerichtet. Geeignet für Feldzüge, Epidemien, Notbauten nach größeren Unglücksfällen und als Reserve zur schnellen Erweiterung bestehender Anlagen.

Als die zur Zeit empfehlenswerteste transportable Baracke dürfte die Doeckersche zu bezeichnen sein. Sie wird in mehreren Größen und Konstruktionen hergestellt und ist in den gebräuchlicheren Mustern meist vorrätig, also sofort zu haben bei Christoph & Unmack, Niesky (O.-L.) oder L. Strohmeyer & Co., Konstanz.

Die Baracken sind mit präparierter doppelter Barackenpappe umkleidet oder mit Barackenleinwand bzw. mit Holz auf präparierter Barackenpappe. Sie haben Holzfußboden und Fenster, werden verpackt versandt und sind an Ort und Stelle in wenigen Stunden aufzustellen. Zu unterscheiden sind solche leichterer Konstruktion von geringem Gewicht und besonders schnell aufzustellen, und solche schwererer Konstruktion für dauernden Gebrauch bestimmt als Ersatz für Fachwerkbauten und leichtere Massivbauten. Die letzten haben Wände mit jalousieartiger Holzbekleidung an der Außenseite über einer Lage Isolierpappe.

Die „Normalbaracke" von Christoph & Unmack hat die Abmessungen 15 × 5 m und wird ohne innere Abteilungen als Normal-Krankenbaracke und mit inneren Abteilungen als Normal-Kranken- und Wirtschaftsbaracke geliefert.

Auch andere Firmen, z. B. die Deutsche Barackenbau-Gesellschaft in Köln, stellen zweckmäßige Baracken her. Eisenskelethäuser baut die Firma E. de la Sauce & Kloß, Berlin-Lichtenberg.

Anzahl der Kranken, Größe des Baugeländes, Größe und Lage der Krankenräume.

Bedarf an Krankenbetten in der Stadt jetzt durchschnittlich 4—5 $^0/_{00}$ der Einwohner.

Bedarf der Krankenbetten auf dem Lande jetzt durchschnittlich 3 $^0/_{00}$ der Kreisbewohner.

In der Regel sind $^3/_5$ der Betten für innere, $^2/_5$ der Betten für äußere Kranke vorzusehen; $^1/_4$—$^1/_3$ der inneren Kranken sowie $^1/_6$ bis $^1/_5$ der äußeren Kranken werden durchschnittlich für die Abteilung für Infektiöse zu rechnen sein.

Der preußische Ministerialerlaß vom 3. III. 1920 unterscheidet kleine Krankenanstalten mit höchstens 50, mittlere mit 50—150 und große mit mehr als 150 Betten.

Für das Bett sind mindestens 75 qm, besser aber mehr Bauterrain und möglichst 10 qm Garten zu rechnen. Abstand der Gebäude von der Grenze mindestens 10 m. Die Fenster der zum dauernden Aufenthalt von Kranken bestimmten Räume müssen von anderen Gebäuden mindestens 14 m, die übrigen mindestens 9 m entfernt sein. Die Anlage von Höfen, die rings von Gebäuden umgeben sind, ist meistens unzulässig.

Für den einzelnen Kranken sind in mehrbettigen Zimmern ein Luftraum von mindestens 25 cbm auf 7,5 qm Bodenfläche und in einbettigen Zimmern ein Luftraum von wenigstens 35 cbm auf 10 qm Bodenfläche zu rechnen. Für Kinder unter 14 Jahren genügt in mehrbettigen Zimmern ein Luftraum von 15 cbm auf 5 qm Bodenfläche für jedes Bett. In Zimmern für mehrere Wöchnerinnen sind für je eine Wöchnerin mit ihrem Kind wenigstens 30 cbm und in Zimmern für eine Wöchnerin mit Kind wenigstens 40 cbm in Rechnung zu setzen. Maximalzahl der Betten in einem Krankensaal 30. Besser aber sind kleinere Säle zu 8—10—12 Betten, evtl. auch Teilung eines großen Saales durch 2—2$^1/_2$ m hohe Zwischenwände. Für jede Abteilung bzw. jedes Geschoß ist mindestens ein Tageraum mit $^1/_4$—$^1/_5$ Größe der Krankensäle vorzusehen. Im Minimum 2 qm pro Bett. Falls sie nur an einer Seite Fenster haben, dürfen diese nicht nach Norden liegen. Die Räume müssen heizbar sein. Für Sanatorien sind sie größer zu bemessen. Die Orientierung der Krankenzimmer nach der Himmelsrichtung wird vielfach von lokalen Verhältnissen abhängig sein, keinesfalls dürfen sie bei Korridorbauten nach Norden oder Westen, am besten nach Süden oder Südosten liegen.

Pavillonsäle mit zweiseitiger Luftzuführung sind meist besser in der Längsachse von Ost nach West zu legen, so daß eine Seite der Fenster nach Süden liegt. In rauherem Klima sind gedeckte einseitig oder ganz geschlossene Verbindungsgänge zwischen den Pavillons nötig oder erwünscht.

Krankenräume müssen gegen Eindringen von Bodenfeuchtigkeit geschützt sein, sie müssen mindestens 30 cm über der anschließenden Erdoberfläche liegen.

Für infektiöse Kranke sind Absonderungsräume nebst Abort und Baderaum vorzusehen. Bei großen Krankenhäusern sind sie in einem besonderen Gebäude unterzubringen, während sie in kleinen und mittleren Anstalten in einer gesonderten Abteilung, die mit besonderem Eingang versehen sein muß, untergebracht werden können. Zweckmäßig sind Infektionsbaracken mit mehreren vollkommen voneinander trennbaren Abteilungen. Zimmer für 1—3 und Säle für höchstens 10 Kranke.

Das nichtbebaute Gelände ist, soweit irgend möglich, als Gartenanlage für die Kranken einzurichten.

Einzelne Teile der Krankenräume.

Fenster. Für alle Räume unmittelbar ins Freie führend. Minimum der Fensterfläche $1/_6 - 1/_7$ der Bodenfläche, im Einzelzimmer 2 qm. Obere Fensterflügel sind zur Sommerventilation nach innen aufklappbar zu konstruieren (s. Schulhygiene). Fenstersturz ist möglichst nahe an die Decke hinaufzulegen. Das unmittelbare Himmelslicht soll am Fußboden bis zur hinteren Zimmerwand reichen. Nicht zu kleine Scheiben in den Fenstern. Doppelfenster sind stets praktisch, ferner nötig verstellbare Jalousien und geeignete Vorhänge, die zwecks öfteren Waschens leicht abnehmbar sein müssen.

Fußboden. Muß mindestens 30 cm über dem anstoßenden Erdboden liegen. Der Zwischenraum ist öfters auf Reinheit zu untersuchen, besser ist Unterkellerung.

Fußbodenkonstruktion (s. auch Bauhygiene): guter Riemenboden in Asphalt verlegt. Sehr gut ist Linoleum im ganzen oder als Läufer zwischen den Betten, besonders auf massivem Fußboden, Steinfußboden für Spülräume, Operationszimmer geeignet. Mettlacher Fliesen oder Terrazzo, Terralith.

Türen ebenso wie Fenster glatt, leicht zu reinigen, nach außen aufschlagend, 1,15 — 1,25 breit.

Wände. Sockel (2 m hoch) oder besser ganze Wand mit Ölfarbenanstrich (gelblich-rötlicher Farbton), aber nur nach völliger Austrocknung des Gebäudes. Ecken abgerundet. Für Operationssäle auch Porzellanemaillefarbe oder Fliesenbelag.

Heizung. Für ganz kleine Krankenhausanlagen kann Einzelheizung von Vorteil sein.

Für größere Anlagen ist Zentralheizung bei weitem besser. Warmwasserheizung, auch als Fernheizung. Niederdruckdampfheizung, zuweilen auch sehr gut angelegte Luftheizung (s. S. 97), in Betracht zu ziehen. Hochdruckheizung besonders bei sehr weit ausgedehnten Anlagen und wo der Dampf auch zu anderen Zwecken (Waschen, Kochen, Desinfektion, elektrische Beleuchtung) gebraucht wird. Unmittelbare Heizung mit Hochdruckdampf ist aber nicht zulässig, sondern der Dampf als Wärmequelle für eine Warmwasserheizanlage zu verwenden.

Fußbodenheizung ist in einzelnen Fällen (Kindersäle) zweckmäßig, aber nur als Zusatzheizung neben anderer Raumerwärmung.

Ventilation. Bei einstöckigen Bauten im Sommer Dachfirstlüftung, in allen Fällen aber ständige Zuführung genügender Mengen, im Winter vorgewärmter frischer Luft nötig, wozu kurze unter den Heizkörpern endende Kanäle mit verstellbaren Klappen zweckmäßig sind. Sonst kommt für die Lüftung in erster Linie die Fensterlüftung in Frage, die durch über Dach führende Luftschächte unterstützt werden kann. Künstliche durch besonderen Motor betriebene Lüftung ist zur Zeit unbeliebt wegen der hohen Anlagekosten und der Schwierigkeit, den Betrieb richtig zu leiten; sie ist aber im Prinzip doch das beste

System. Für die Aborte und Räume, in denen besonders viele üble Gerüche entstehen (Zimmer für Krebskranke u. ä.) über Dach geführte Lüftungsrohre, die am besten an einem warmen Schornstein entlang führen oder durch besondere Lockflamme erwärmt werden, zweckmäßig, evtl. mit besonderen Zuluftkanälen.

Beleuchtung. Am zweckmäßigsten elektrische, daneben aber Gas oder eine andere Beleuchtungsart als Notbeleuchtung vorzusehen. Die Kranken sind gegen Blendung zu schützen (s. Beleuchtung).

Sonstige Räume.

Flure und Gänge sollen mindestens *1,8 m* breit sein, bei Korridorbauten liegen sie am besten seitlich, jedoch können an der den Krankenräumen gegenüberliegenden Seite bis zur Hälfte der Länge des Ganges Nebenräume (Anrichtküchen, Aborte, Zimmer für Pflegepersonal u. ä.) angebracht werden. Sie müssen gut heiz- und lüftbar sowie gut belichtet und mit möglichst geräuschlosem Fußboden (Linoleumbelag) versehen sein.

Treppen sollen mindestens *1,3 m*, besser aber 1,70 m breit sein, der Auftritt soll 28 cm breit, die Steigung höchstens 14 cm hoch sein. Feuersicherheit und Beleuchtung durch unmittelbares Tageslicht ist zu beachten. Jedes Stockwerk mit mehr als 40 Betten muß 2 Treppen mit Ausgängen ins Freie haben.

Nebenräume des Krankensaales sind bei Bauten an den beiden Stirnenden zu verteilen, bei Korridorbauten oft besser zwischen die Säle zu legen.

Es ist erforderlich:

Wärterraum, Teeküche mit Einrichtung für warmes Wasser, nicht zu klein.

Abortraum, soll hell, gut gelüftet und im Winter geheizt sein. Er zerfällt am besten in den Klosettraum mit evtl. Pissoir und einem mit Fenster versehenen Vorraum für Spülbecken (Ausguß), Reinigungsutensilien, Kasten für schmutzige Wäsche. (Wäsche durch Fallrohre ins Souterrain zu befördern, ist nicht immer zu empfehlen, jedenfalls müssen die Fallrohre 60 cm Durchmesser im Lichten und ein Lüftungsrohr über Dach haben.) — Für je 15 Männer- und je 10 Frauenbetten ist etwa ein Abortsitz zu rechnen. Für das Pflegepersonal besondere Aborte.

Baderaum. In mittleren und großen Anstalten soll auf jeder Abteilung mindestens ein Raum für Vollbäder und eine fahrbare Wanne vorhanden sein. Ferner ist mindestens je ein Baderaum für das Pflegepersonal und einer für ansteckende Kranke vorzusehen, falls hierfür nicht in anderen Teilen der Anstalt hinreichend gesorgt ist. Auch in kleinen Anstalten müssen Räume zur Verabfolgung von Vollbädern vorhanden sein. — Große Krankenhäuser brauchen meist ein besonderes Badehaus, in denen dann Räume für Röntgenbehandlung und Heilgymnastik sowie ein größerer Ruheraum untergebracht werden können.

Operationssaal darf nicht fehlen, meist besser zwei, davon einer für septische Kranke, stets hell, im Erdgeschoß mit Lichterker. Wände aus Kacheln oder Emailfarbe, keine Ecken, massiver Fußboden mit Abfluß. Heizung besonders reichlich vorsehen, ebenso Reinigung mit Wasserschlauch. Sterilisationsapparate in besonderem Raum. Operationsbeleuchtung mit leicht einstellbaren Reflektoren liefert Siemens & Halske, Berlin; Carl Zeiss, Jena.

Isolierzimmer ist meist sehr erwünscht, bei größeren Krankenhäusern nötig, ebenso Isolierzimmer für Irre mit dicken Glasfenstern usw.

Beobachtungsabteilung mit besonderem Eingang von außen muß in jedem mittleren und großen Krankenhaus für die Aufnahme von Kranken vorhanden sein. Ferner ist in jedem Krankenhause je ein Raum vorzusehen für ärztliche Untersuchung, ein Raum für Gewährung der „ersten Hilfe", der zugleich als Behandlungszimmer dienen kann, sowie Einzelzimmer für nichtinfektiöse Kranke, deren Absonderung erforderlich ist.

Magazin für Unterbringung der Privat- und Anstaltskleidung der Kranken ist nicht zu vergessen, bei kleinen Anstalten zentral, sonst besser gesondert für die einzelnen Pavillons.

Bei mehrgeschossigen Anlagen sind Aufzüge und schiefe Ebenen zum Transport bettlägeriger Kranker und solcher in Rollstühlen usw. vorzusehen.

Sonstige hygienisch wichtige Nebenanlagen des Krankenhauses.

Eine *einwandfreie Wasserversorgung* (wenigstens 150 l pro Bett und Tag) ist unbedingtes Erfordernis.

Gesamtwirtschaftsräume nicht zu klein anlegen, auf etwaige spätere Vergrößerung des Krankenhauses stets Bedacht nehmen.

Kochküche. Nur bei ganz kleinen Krankenhäusern, sorgfältiger Ableitung der Küchendünste und hohem Kellergeschoß in diesem unterzubringen, besser in besonderem Gebäude, gegebenenfalls mit der Waschküche zusammen oder im Verwaltungsgebäude.

Der Fußboden muß massiv sein, möglichst mit Wasserablauf, jedoch mit nur mäßigem Gefälle; Wände in Zementputz, Öl- oder Emaillefarbe oder am besten mit Kachelbelag. Die Höhe sollte selbst bei Kellerküchen 3—4 m betragen. Die Decke muß, wenn sie zugleich Dach vorstellt, gut gegen Abkühlung (Schwitzwasser) isoliert werden. Deckenanstrich am besten oft erneuerte Kalkfarbe, nicht Ölfarbe, da dann leicht Schwitzwasser herabtropft. Möglichst zahlreiche Fenster. Eiserne Fenstersprossen sind gut in Anstrich zu halten. Ventilation durch einen in der Mitte befindlichen Luftschacht, der durch Heizschlangen erwärmt wird und gleichzeitig den Wrasen entfernt. Größere Anlagen brauchen außer der Kochküche noch besonderen Spülraum, Gemüseputzraum, evtl. auch Speiseausgaben; Ausstattung dieser Räume wie die Küche selbst.

Kochmaschinen bzw. Kochkessel am besten freistehend, Heizung durch direktes Feuer nur bei kleinerem Betrieb, besser stets Dampf, evtl. auch Abdampf, namentlich bei größeren Anlagen. Der Dampf wird entweder direkt in die Kessel eingeleitet (nur für Kartoffeln oder Gemüse) oder umspült die Kessel (dann mit Temperaturreglern zu versehen) oder heizt ein die Kessel umgebendes Wasserbad. Letztes Verfahren vielfach bevorzugt, da Anbrennen unmöglich, Speisen schmackhaft und lange warm zu halten sind, Bedienung sehr einfach ist und Brennmaterial gut ausgenutzt wird.

Größe der Kessel: Für Gemüsekessel sind pro Kopf 1,2 l zu rechnen, für Fleischkessel 0,6 l, für Wasserkessel 0,4 l, für Milch und Kaffee 0,5 l. Es empfiehlt sich meist, eine größere Zahl kleinerer Kessel als umgekehrt wenige große Kessel zu nehmen; bequeme Entleerung durch Kippkessel.

Material der Kessel: Kupfer, rein oder verzinnt ist wenig zu empfehlen (Verzinnung pflegt bald zu leiden), am besten Reinnickel, aber sehr teuer, ferner Schmiedeeisen verzinnt oder Gußeisen. Kartoffelkessel müssen siebartigen Einsatz oder Hahn zum Ablassen des Wassers haben. Alle Kessel sind nach außen gegen Wärmeausstrahlung zu isolieren.

Außer den Kochkesseln sind noch nötig: gewöhnlicher großer Kochherd, *Brat- und Backofen*, Wärmespinde, Warmwasserapparat, Anrichtetische, evtl. Kaffeekocher, welche nicht mit Dampf, sondern mit direktem Feuer oder Gas erwärmt werden müssen.

Geschirrspül- und Desinfektionsapparate s. bei Desinfektion.

Waschküche für jedes Krankenhaus vorgeschrieben, liegt am besten in einem besonderen Bau, evtl. mit der Kochküche vereinigt, aber dann mit vollkommener Trennung des Betriebes, keine Verbindungstüren, getrennte Eingänge. Die einzelnen Räume der Waschküche müssen so nacheinander angeordnet sein, daß die Wäsche sie alle nur einmal passiert. Annahme-, Sortier- und eigentlicher Waschraum sollen abwaschbare Wände und wasserdichte Fußböden haben.

Ventilation, Dimensionen und Isolierung des Waschraums ähnlich wie die der Kochküche.

Für infizierte Wäsche besonderer Raum, falls dieselbe nicht sofort in eine Desinfektionsanstalt kommt. Für ununterbrochenen Betrieb ist Dampfkraft erwünscht oder nötig, und zwar werden für 100 kg Wäsche ca. 1—1,3 PS, für 1000 kg ca. 10 PS nötig. Der Abdampf kann zum Trocknen der Wäsche, zur Heizung, Ventilation und Warmwasserbereitung verwendet werden.

Wäschemenge pro Kopf und Tag:

in Krankenhäusern . . . . ca.	0,5—0,6 kg
in Seminaren, Waisenhäusern . . .	0,3—0,4 „
in Gasthäusern	0,2—0,3 „
in Kasernen	0,1—0,15 „

Wasserbedarf 3—5 cbm pro 100 kg Wäsche, in Krankenhäusern auch noch etwas mehr.

Waschmaschinen in verschiedener Konstruktion, als Hammer-, Walk- oder Trommelmaschinen, bei kleineren oft zugleich zum Spülen der Wäsche zu gebrauchen.

Trocknen durch Zentrifugen bis auf 25% des Trockengewichtes der Wäsche; darauf in Trockenböden, denen im Winter erwärmte Luft zuzuführen ist, oder in Trockenkammern, welche für permanenten oder zeitweiligen Betrieb verschieden einzurichten sind (Kettentrocken- oder Kulissentrockenapparate).

Desinfektionsapparat darf nicht fehlen (s. bei Desinfektion), zu verbinden damit ist ein Ofen zum Verbrennen des verbrauchten Verbandmaterials; meist genügt dafür ein einfacher eiserner Schüttofen.

Besonderer Leichenraum ist in jeder Krankenanstalt einzurichten. Er darf nur diesem Zwecke dienen und soll dem Anblick der Kranken möglichst entzogen sein. Für große Anstalten ist ein besonderes Leichenhaus mit einem Raum für die Vornahme von Leichenöffnungen erforderlich.

Laboratorien sind der Größe der Anstalt entsprechend vorzusehen.

Waschküche, Leichenhaus und Desinfektionshaus dürfen unter einem Dach angeordnet werden, wenn diese Anlagen durch massive Wände vollständig voneinander getrennt werden. Nur die reine Seite der Desinfektionseinrichtung darf mit der Waschküche in Verbindung stehen.

In Preußen sind die Vorschriften über Anlage, Bau und Einrichtung von Krankenanstalten im Ministerialerlaß vom 30. III. 1920 enthalten[1].

Das Inventar der Krankensäle (Betten, Tische, Stühle usw.) muß leicht zu reinigen sein; es wird am besten aus Gasrohr hergestellt und weiß lackiert, Tischplatten aus Glas, Stühle mit geschweiftem Holzsitz und Holzlehne.

---

[1] Zusammenstellung der Vorschriften: Handbücherei für Staatsmedizin, Bd. 10. Berlin: Carl Heymann.

Weitere Literatur über Krankenhäuser:

Handbuch der sozialen Hygiene u. Gesundheitsfürsorge Bd. 6. Berlin: Julius Springer 1927.

ALTER, W.: Das deutsche Krankenhaus. Berlin: Julius Springer 1927.

PÜTTER: Errichtung, Verwaltung und Betrieb der Krankenhäuser. Leipzig: J. A. Barth 1926.

Handbücherei für das gesamte Krankenhauswesen. In 7 Bänden. Berlin: Julius Springer 1930.

Richtlinien für den Bau und Betrieb von Krankenanstalten. Berlin: Julius Springer 1929.

Zeitschrift für das gesamte Krankenhauswesen. Berlin: Julius Springer.

Auskunft in Krankenhausfragen gibt die Auskunftstelle f. d. Krankenhauswesen, Berlin NW 40, Alsenstr. 7.

Schulhygiene.

Von

Franz Schütz-Berlin.

Technische Schulhygiene.

I. Schulgrundstück.

Möglichst in der Mitte des Schulbezirks (besonders bei ländlichen
Schulen). Im Interesse des Unterrichts in ruhiger Lage, abseits von
Straßen mit starkem Verkehr und von lärmenden bzw. staubigen,
übelriechenden oder sonstwie störenden Betrieben. Daher in Städten
oftmals periphere Lage notwendig. Möglichst günstige Verkehrslage,
Schulwege nicht zu weit (nicht über 3—4 km), gute und gefahrlose
Zuwege nötig.

Anzustreben 5 qm pro Kind, für die einklassige Schule mindestens
400 qm. In Preußen bisher vorgeschrieben für ländliche Volksschulen
3 qm, in engen Ortschaften 1,5 qm, 300 qm Hof. Schattenspendende
Bäume an den Grenzen des Schulhofs, für den Unterricht im Freien
sorgen durch Rasenflächen, bewegliche Sitzplätze, Turngeräte, Sprung-
grube usw. Gute Trinkgelegenheit auf dem Hofe oder den Fluren
des Schulhauses.

Auf dem Schulgrundstück sollen Platz finden: Schulhaus, Schulhof, abgesonderter Wirtschaftshof, Schulgarten, Turnhalle, Haus für
Aborte, das durch gedeckten Gang vom Schulhaus zu erreichen ist.

Baugrund rein und trocken, Schulhof eben.

II. Schulhaus.

A. Art des Baues.

Vorbildlich in Größe und Baustil, der Landschaft angepaßt.

Bei Entwurf und Ausführung von Schulbauten Zusammenwirken
von Schularzt und Lehrervertretung mit Architekt unbedingt erforderlich.

Schulhaus soll allen Anforderungen des Unterrichts, evtl. auch
Fortbildungsunterrichts für männliche und weibliche Jugend genügen
und Räumlichkeiten für Jugendpflege und Volksbildung enthalten.
Im einzelnen sind vorzusehen, je nach Größe der Schule, Räumlichkeiten für: Unterricht (Klassenzimmer), Flure (evtl. Aborte in einem

Anbau), Kleiderablagen, Zeichen-, Gesang-, Physik-, Chemie, Handfertigkeitsunterricht jeder Art, Schulküche, Aula mit Projektions-
apparat, Bibliothek, Amtszimmer des Direktors, Konferenzen, Sammlungen für Lehrmittel, Brausebäder, Kinderhorte, schulärztlichen
Betrieb, Wohnungen für Lehrer, Pförtner usw., Warteräume für
Schulkinder (bei Landschulen), Speiseräume, Unterstellräume für
Fahrräder, Schlitten, Schneeschuhe.

Auf dem Lande und in kleinen Städten *einstöckige Bauten*, in
größeren Städten möglichst nur 2 Stockwerke, evtl. flaches Dach mit
Einrichtungen zu gymnastischen Übungen.

Am günstigsten *Pavillonsystem* mit Einzelgebäuden zu 2—4 Klassen. Vorteile: schnelleres Erreichen des Schulhofes, gutes Licht, gute
Ventilation, geringere Möglichkeit einer Übertragung infektiöser
Krankheiten. Hierfür aber größere Grundfläche erforderlich, daher
teurer, Beheizung schwieriger, Unterhaltungskosten größer.

Nicht empfehlenswert *Hallenschulen*, bei denen alle Räumlich-
keiten um eine gedeckte Halle angeordnet sind. Nachteile: Ungünstige
Orientierung der Klassen; keine Querlüftung möglich, da Klagen über
Zug; Besuch des Schulhofs vernachlässigt.

Bei *Internaten* außer den Räumen für den eigentlichen Unterricht
sowie den oben bezeichneten Nebenräumen noch Wohnungen (Häuser)
für die Schüler. Am zweckmäßigsten Annäherung an Familienleben,
deshalb Gruppen von Schülern, von Hausvater beaufsichtigt, in
Räumen (Häusern) untergebracht, die mit denen des Hausvaters vereinigt sind. Nicht mehr als 4 Kinder in einem Schlafzimmer.

Bauten nach dem *Korridorsystem*, die in den meisten Fällen bereits
vorhanden sind oder heute aufgeführt werden, sollten den Korridor
an der einen Längsseite des Gebäudes haben, während die Klassen
nach der anderen Seite liegen, da die Versorgung mit Luft und Licht
sich auf diese Weise sehr günstig gestalten läßt.

B. Hauslage.

Hauptforderung: Gutes Licht während des Unterrichts auf allen
Schülerplätzen. Deshalb muß Haus genügend weit (s. unter Beleuchtung) von gegenüberliegenden Häusern entfernt sein; Vorsorge treffen,
daß nicht nachträglich durch spätere Bauten Tageslicht beeinträchtigt
wird. Bäume müssen 20 m entfernt sein.

Die Orientierung des Schulhauses nach den Himmelsrichtungen
ist wohl meistens durch die Straßenrichtung bedingt. Wenn der Platz
es jedoch erlaubt, sollte die für den Unterricht günstigste Orientierung
des Hauses gewählt werden; hierbei sind folgende Überlegungen grund-
legend:

Die Ostlage der Klassenzimmer ist ungünstig, da das Sonnenlicht
zur Zeit der Schulstunden weit in das Zimmer hineinfällt und teilweise
blendet; Südzimmer sind günstiger wegen des hohen Standes der
Sonne. Nach Westen oder Nordwesten gerichtete Zimmer sind für den

Unterricht gut geeignet, wenn dieser nicht am Nachmittag stattfindet. Die Nordlage ist nötig bei Zeichensälen, das Gebäude muß aber nach dieser Richtung frei liegen, außerdem müssen gute Heizvorrichtungen vorhanden sein.

C. Einzelheiten des Baues.

1. Baumaterial. Wegen Feuersgefahr am besten Massivbau. Am besten Ziegel, nach außen hartgebrannte mit kleinen Poren, die wenig Wasser hindurchlassen (Verblendbau). Sonst Putzschicht nötig, die auch Sonnenstrahlen zurückhält. Isolierung nach der Wetterseite.

Bei Holzbau nur gutes, evtl. imprägniertes Holz verwenden und auf größte Trockenheit im Gebäude achten, da sonst Gefahr der Ausbreitung des Hausschwammes.

2. Fundamente. Sie werden aus Stampfbeton, der das Wasser kaum durchläßt, oder aus Bruchsteinen, evtl. harten Ziegeln hergestellt. Als Mörtel kann Zementmörtel mit Zusatz von Traß benutzt werden. Das Eindringen der Bodenfeuchtigkeit in das Mauerwerk des Kellers und Erdgeschosses wird durch horizontale und vertikale Isolierung der in der Erde liegenden Mauern verhindert (Zeresit-, Asphalt-, Korkplatten).

3. Keller sollten nur da vorgesehen werden, wo sie auch wirklich gebraucht werden, z. B. für Kohlen oder Vorräte. Falls sie zu Unterrichtszwecken ausgestaltet werden müssen, legt man am besten schmale Gräben vor dem Hause an. Voraussetzung für den Bau derartiger Keller ist eine genügende Tagesbeleuchtung und nur geringe Tiefe im Erdboden. In Städten baut man auch aus Gründen größeren Lärmschutzes vorteilhafter höhere Sockelgeschosse, die die Unterrichtsräume für Handfertigkeitsunterricht, Brausebäder, Kinderhorte, Schulküche, für Vorräte und Kohlen aufnehmen. In diesem Falle müssen die Räume für Zentralheizung und Lüftung jedoch tiefer liegen.

Die Kellersohle soll mindestens 0,5 m über dem höchsten Grundwasserstand liegen und muß gegebenenfalls gegen das Grundwasser abgedichtet werden.

Die Unterkellerung eines Hauses wirkt nicht als absoluter Schutz gegen zu starke Abkühlung oder gegen das Aufsteigen von Bodenfeuchtigkeit. Liegt der Fußboden des untersten Stockwerkes vielmehr direkt über dem Erdreich, allerdings unter Verwendung isolierender Schichten, und ist die Möglichkeit einer Luftzirkulation in dem unter dem Fußboden befindlichen Raum gegeben, so sind diese Räume im Sommer kühler, im Winter wärmer als bei Unterkellerung.

4. Wände. Für Innenmauern Hohlziegel oder Lochsteine wegen ihrer hohen wärmeisolierenden Eigenschaften. Aus Gründen der Schallsicherheit dürfen die Wände nicht zu dünn sein: z. B. zwei nebeneinander im Abstand von 5 cm aufgeführte, $^1/_2$ Stein starke Wände aus porösen Ziegeln oder Schwemmsteinen von je $^1/_2$ Stein Stärke. Hohlraum evtl. mit porösem Material (Kieselgur, Sand) ausfüllen.

Sonst Verwendung von schalldichtem Material: z. B. Aphonon (Vereinigte Dachpappen-Fabriken A.-G. Berlin W 35, Lützowstr. 33/36).

5. Zwischendecken aus Holz mit Füllmaterial sind schallsicher, jedoch feuergefährlich und stets Verunreinigungen. (Ungeziefer) ausgesetzt. Daher besser massive Decken, die jedoch mit Rücksicht auf Schallsicherheit besonders zu isolieren sind. Die Fußböden dürfen der Decke, die Eisenträger dem Mauerwerk nicht direkt aufliegen. Wichtig besonders, wenn sich Turnhallen in oberen Stockwerken befinden.

6. Dächer sollen Niederschläge schnell ableiten und geringe Wärmeleitung besitzen. Spitze Dächer in beiden Beziehungen besser als flache, die für Großstadtschulbauten empfohlen wurden, um die ebenen Flächen als Turn- und Gymnastikplätze ausnutzen zu können. Bodenräume wegen Feuersgefahr durch eisenbeschlagene Tür, die stets geschlossen zu halten ist, von der Treppe trennen. Sie sollen wärmeschützend wirken, sind daher auch unter flachen Dächern auszubauen. Der so gewonnene Raum kann als Reserveraum für Sammlungen usw. ausgenutzt werden.

7. Eingänge mit Treppen, gesondert für die Schule selbst und für evtl. vorhandene Wohnungen. Sehr wünschenswert ebensolche Eingänge für die Aula, die Brausebäder, falls diese Räume auch anderen als nur Schulzwecken dienen. Bei Doppelschulen sind gesonderte Eingänge für Knaben und Mädchen vorzusehen. Erforderlich gedeckte Vorplätze mit zu reinigenden Fußabstreichern und Matten, um Sauberkeit in der Schule zu erhöhen. Als Eingangstüren sind Flügeltüren, mindestens 2 m breit, deren Flügel nach außen aufschlagen, zu nehmen.

8. Treppen und Flure sollen hell und luftig, bequem erreichbar und begehbar sein. Das durch die Fenster einfallende Licht soll nicht blenden, da sonst leicht Unfälle herbeigeführt werden, namentlich beim Gehen von oben nach unten. Fensteröffnungen, die durch die ganzen Stockwerke gehen, sind daher zu vermeiden. Evtl. vorhandene Außentreppe möglichst niedrig. Wendeltreppen sind ungünstig. Nach unten Treppenhaus anschließend an den Vorplatz, der möglichst zugfrei sein soll. Die Kellerräume müssen wegen Feuersgefahr von der Treppe rauchsicher abgeschlossen sein; ebenso Bodenräume. Aus demselben Grunde sollen die Treppen aus feuersicherem Material hergestellt (Stein, Beton) und oben besondere Lüftungseinrichtungen vorhanden sein. Die Stufen werden am besten mit Linoleum, Stein- oder Holzplatten belegt. Die Handläufer sollen Knöpfe tragen, um das Hinunterrutschen der Kinder zu verhindern.

Bei mehr als 300 Schülern 2 Treppenhäuser, am besten an den Enden des Hauses, so daß die Klassen dazwischen liegen. Laufbreite 1,40—2,00 m. Nach etwa 12 Stufen ein Treppenabsatz. Stufenhöhe möglichst nicht mehr als 15 cm, da hierdurch das Herz weniger angestrengt wird als bei größerer Stufenhöhe. In den oberen Stockwerken kann die Stufenhöhe für Schüler der höheren Klassen bis auf

17 cm heraufgesetzt werden. Für die Maße der Treppe gilt auch die Formel: $2\,h + b = s$, wobei die Schrittlänge (s) für Kinder auf 58 cm beziffert wird. Vor den Stockwerken breiter Vorplatz.

9. Korridore und Türen. Die Korridore sollen mindestens 3 m, bei doppelbündigen Schulen ca. 4 m breit sein und bei schlechtem Wetter als Aufenthaltsraum in den Pausen dienen. Sie müssen daher gut lüft- und heizbar und gut beleuchtet sein. An den Wänden Haken für die Kleider, falls nicht besondere Kleiderablagen bestehen. Der untere Teil der Wand soll bis über die Kleiderhaken mit Ölanstrich, Holztäfelung oder Fliesenbelag versehen sein.

Die Klassentüren, mindestens 1 m breit, sollen nach dem Gang zu aufschlagen, dabei aber nicht allzusehr in den Korridor hineinragen; sie werden daher zweckmäßig in Nischen oder bündig mit der inneren Schulzimmerwand angelegt und die Leibungen nach außen abgeschrägt.

D. Klassenzimmer.

1. Maximalmaße. *Länge* nicht über 9 m. Grenze des deutlichen Sehens der Schriftzeichen an der Tafel.

Tiefe 6—6,50 m, richtet sich nach den bestehenden Lichtverhältnissen.

Höhe 4—4,50 m im Lichten. Bei geringerer Höhe ist der Einfallswinkel des Lichtes ungünstig. Größere Höhen sind wegen schlechter Beheizung der Klassen und der hohen Treppen nicht erwünscht, außerdem zeigen sich häufig zu starke Resonanzerscheinungen.

Danach ergibt sich ein maximaler Luftraum von 250—300 cbm und eine maximale Grundfläche von 50—60 qm. Für jedes Kind ist mindestens eine Grundfläche von 1—1,2 qm und ein Luftraum von 4—5 cbm erforderlich. Die höchste Zahl von Schülern, die in einem Schulzimmer untergebracht werden können, beträgt daher 50, eine Zahl, die auch aus Gründen des Unterrichts und der Beaufsichtigung der Kinder nicht überschritten werden sollte.

2. Inventar. Bei Aufstellung von 3 Reihen zweisitziger Bänke ergibt sich an der Wand, die den Fenstern gegenüberliegt, ein genügend breiter Gang, so daß die Wand durch Anbringung von gut beleuchteten Wandtafeln und Vorrichtungen zum Aufhängen von Bildern und Karten für den Unterricht nutzbar gemacht werden kann.

Die *Wandtafeln* sollen eine matte schwarze Farbe haben, auf der mit weißer, mit Papier fest umklebter Kreide geschrieben wird. Am besten bestehen sie aus Schiefer oder Schieferimitation bzw. Holz und sind an der den Schülern gegenüberliegenden Wand angebracht. Für gute Beleuchtung der Tafeln, evtl. oben leichtes Vornüberneigen ist zu sorgen. Reinigung der Tafel mit nassem Schwamm.

Klassenschränke zweckmäßig als Wandschränke eingebaut, 1 bis 1,50 m breit, 2 m hoch.

Podium für den nach der Schülerseite hin zu verkleidenden Lehrer-
sitz, etwas seitlich von der Mitte angebracht, um Sicht nach der Tafel
frei zu lassen, einstufig, 2—3 m lang, 1—1,50 m breit.

Spucknapf, 1 m hoch an der Wand befestigt, bzw. mit Deckel, der
durch Fußhebel geöffnet wird, ist mit desinfizierender Flüssigkeit
zu füllen, täglich zu reinigen.

Waschvorrichtung in jeder Klasse, am besten mit fließendem
Wasser, mit Seife und Handtuch.

Papierkorb zur Aufnahme von Frühstückspapier.

Kleiderhaken nicht im Schulzimmer, sondern auf dem Korridor
oder in besonderen Räumen.

Fenstervorhänge sind nötig in allen Räumen, die direktes Sonnenlicht erhalten, bei Nordzimmern nur, wenn die gegenüber befindlichen
Mauern blenden. Sie sollen nach der Seite zurückgezogen werden
können und so angebracht sein, daß sie dann den Lichteinfall nicht
beeinträchtigen. Auch der Querbehang soll kein Licht fortnehmen.
Am besten wird leichter Schirting und leicht cremefarbiger, dünn-
fädiger Köper verwendet. Der Lichtverlust beträgt im günstigsten
Falle 50 %, sonst mehr.

3. Schulbank. Entweder *festes Gestühl* oder *bewegliches*, das besonders nach den neuzeitlichen Unterrichtsmethoden verlangt wird. In
beiden Fällen ist es unerläßlich, daß die folgenden hygienischen Anforderungen beobachtet werden.

a) Richtiges, möglichst wenig anstrengendes, schiefe Körperhaltung ausschließendes Sitzen sowohl beim Schreiben wie beim Lesen
und Zuhören, ermöglicht durch eine richtige Abmessung der Tische
und der Bänke, die der verschiedenen Größe der Kinder angepaßt sind.

b) Bequemes Aufstehen in den Bänken, auf oder neben dem
Sitzplatz.

c) Solide Konstruktion.

d) Möglichst leichte Reinigung aller Teile sowie des Fußbodens.

e) Setzen der Schüler nicht nach ihren Leistungen, sondern nach
ihrer Größe bzw. ihren Gebrechen (Kurzsichtigkeit, Schwerhörigkeit).

Platzbreite ca. 60 cm.

Sitz: Höhe (über dem Fußboden oder, wenn vorhanden, Fußbrett)
= 28 % der Körpergröße, d. i. Länge des Unterschenkels bei voll auf-
gesetztem Fuß. Tiefe = 20 % der Körperlänge = $^2/_3$ Oberschenkel-
länge, vorn ca. 3 cm höher als hinten, um Vorrutschen bei gerader
Sitzlage zu verhindern.

Lehne soll Stütze sowohl in Ruhe als auch beim Schreibsitz bieten
und bis zum unteren Teil des Schulterblattes reichen. Beim Schreiben
ist der Oberkörper leicht nach vorne übergeneigt, das Gesäß soll sich
in die Gesäßwölbung fest einstemmen, der Körper mit der Lenden-
wirbelsäule an dem aus der Gesäßwölbung leicht vorspringenden Teil
der Lehne eine Stütze finden. Im Ruhesitz fällt die Schwerlinie

hinter die Sitzhöcker; um ein Vorrutschen zu vermeiden, muß die Lehne im oberen Teil mindestens 15° nach hinten geneigt sein.

Lehnenabstand = Abstand des Lehnenvorsprungs von dem von der inneren Pultkante gefällten Lot. Er soll so groß sein, daß beim Schreiben der Körper noch eine Stütze an der Lehne findet, der Bauch jedoch nicht fest an die Pultkante angepreßt wird, und entspricht ungefähr 16,5 % der Körperlänge. Für den Ruhesitz soll der Lehnenabstand vergrößert werden können am besten durch verschiebbare Tischplatte. *Lehnenabstand wichtiger als*

Distanz, d. h. Entfernung des von der inneren Pultkante gefällten Lotes von dem vorderen Sitzrand. Plusdistanz ist vorhanden, wenn zwischen Lot und Sitzrand freier Raum besteht, Minusdistanz, wenn Lot auf Sitz trifft, Nulldistanz, wenn Lot den Sitzrand schneidet.

Durch Beweglichkeit des Sitzes kann nur Distanz verändert werden, nicht aber Lehnenabstand; besser daher Verschiebung der Tischplatte, die beides bewirkt. Am besten 3 Abmessungen:

Minusdistanz von 4—6 cm für Schreibsitz,

Nulldistanz oder 2 cm Plusdistanz für Lesen und Ruhe,

Plusdistanz von 5 cm zum Stehen (evtl. für Freiübungen).

Pultplatte: Breite 30—40—50 cm, Neigung von 15°, wobei beim Schreiben die Blickebene senkrecht zum Heft zu stehen kommt.

Differenz, d. h. senkrechte Entfernung der inneren Pultkante vom Sitzbrett. Bei zu großer oder zu kleiner Differenz entstehen schiefe Sitzhaltungen beim Schreiben. Differenz bestimmt durch 16 % der Körperlänge oder Abstand des Ellenbogens bei senkrecht herabhängendem Oberarm von der Bank +4 cm, um welche der Arm auf die Pultplatte gehoben werden muß.

Fußbrett mit Öffnungen, um Schmutz, Feuchtigkeit und tauendes Schneewasser von den Schuhen auf den Boden abtropfen zu lassen, daher in Gegenden mit viel Schnee und auf dem Lande erwünscht. Es soll nicht höher als 5 cm über dem Boden sein, da sonst die Bänke höhergerückt werden und der Lichteinfall darunter leidet.

Folgende Bankmaße in Zentimetern, die den verschiedenen Körpergrößen entsprechen, kommen den 8 verschiedenen handelsüblichen Banknummern zu:

Körpergröße	unter 116 cm	116 bis 124 cm	124 bis 132 cm	132 bis 141 cm	141 bis 150 cm	150 bis 160 cm	160 bis 170 cm	über 170 cm
Sitzhöhe . . .	30,2	32,3	34,7	37,1	39,8	42,6	45,6	48,6
Differenz . . .	19,5	20,6	21,9	23,2	24,6	26,0	27,6	29,2
Lehnenabstand	22,0	23,5	25,0	26,6	28,3	30,0	31,8	33,6

Hiervon befinden sich zweckmäßig in jeder Klasse 3 verschiedene Banknummern, die bei zweisitzigen Bänken in 3 Reihen hintereinander stehen, so daß in jeder Entfernung von vorn 3 verschiedene Nummern vorhanden sind. Kurzsichtige und Schwerhörige mit verschiedener

Körpergröße lassen sich auf diese Weise alle in den vorderen Bänken unterbringen.

4. Verschiedene Arten von Schulbänken. *Feste Subsellien,* in ihren Teilen unbeweglich bis auf die Tischplatte, die zurückzuschieben ist, oder die Pendelsitze. Sie sollen nur als zweisitzige gebaut werden, da sonst ein Aufstehen oder Heraustreten aus der Bank unmöglich wird.

Ihre Vorteile bestehen in der soliden Konstruktion, die wenig Reparaturen nötig macht, und in der billigeren Herstellung. Bei Zweisitzern ergeben sich außerdem zwischen den Reihen Gänge zu 40—60 cm, so daß der Luftkubus größer wird.

Nachteile sind: mehr oder weniger unbequemes Ein- und Austreten, so daß die Ecken an Tischen und Bänken abgerundet werden müssen. Meist auch weniger bequemes Reinigen des Fußbodens.

Bewegliche Subsellien: Entweder Tisch und Stuhl, beide oder nur Stuhl beweglich wie bei dem Breslauer Gestühl, das vom 7. Schuljahr an, nachdem sich die Kinder in den ersten 6 Schuljahren in den festen Zweisitzern eine passende Sitzhaltung angewöhnt haben, besonders in den Mädchenschulen Breslaus seit 20 Jahren bewährt ist. Die Tische sind alle von gleicher Höhe und Form. Von den Stühlen, die eine Sessellehne und Armstütze besitzen, gibt es 3 Größen mit 2 cm Unterschied der Sitzplattenhöhe. Jeder Platz, 65 cm breit, ist am Tisch durch Zwischenfüße vom Nachbarplatz getrennt, jeder hat sein besonderes Fußbrett, dessen Höhe durch Auflegen von losen Brettern, die mit einem Stift zu befestigen sind, nach Bedarf der verschiedenen Größe der Kinder angepaßt werden kann. Die Seitengänge fallen fort, dafür bilden sich Gänge hinter den Stühlen, da der Tiefenraum größer als beim Zweisitzer ist.

Vorteile sind: guter Schreib- und Lesesitz und zugleich Möglichkeit eines leichten und bequemen Aufstehens in der Bank und Heraustretens aus ihr.

Nachteile sind, aber nur bei schlechter Konstruktion und durchaus vermeidbar: Geräusche, Verletzungen der Kinder durch die beweglichen Teile. Meist höherer Anschaffungspreis und größere Reparaturkosten.

Aufstellung der Subsellien, und zwar der festen wie der beweglichen, hat stets so zu erfolgen, daß das Licht von links einfällt. Zwischen Fenstergang und Subsellien ist ein Gang auszusparen von 50—60 cm Breite, bei Zweisitzern außerdem Gänge zwischen den einzelnen Reihen von 40—50 cm Breite. Bei dem Breslauer System werden die Tische aneinandergerückt, so daß die vom Fenster entferntesten Plätze besseres Licht erhalten. Zu vermeiden ist die Aufstellung in der Nähe des Ofens (Ofenschirm), der Fenster sowie der Öffnungen der Ventilationszu- und -abluftkanäle.

Der Fußboden muß sich zum Zwecke der *Reinigung* sowohl bei dem festen wie dem beweglichen Gestühl leicht erreichen lassen. Zu diesem Zweck wird bei den festen Zweisitzern die ganze Bank entweder seitlich umgelegt oder auf Rollschienen zur Seite geschoben; bei dem Breslauer System wird der Tisch nach vornüber gelegt und die Stühle auf die Tischplatte gestellt.

Hauspulte sind zu empfehlen, da die Kinder auch bei der Anfertigung der Hausarbeiten ein für ihre Größe passendes Gestühl besitzen sollen. Es ist darauf zu achten, daß die Verstellungen der einzelnen Teile der Hauspulte nach Sitzhöhe, Differenz und Lehnenabstand je nach Bedarf erfolgen können.

E. Ventilation (s. besonderes Kapitel).

F. Heizung (s. auch besonderes Kapitel).

1. Alle Teile des Zimmers sollen gleichmäßig erwärmt werden, ohne daß die Heizkörper überanstrengt werden. Temperatur zu Beginn der Schule nicht über 16°. Vermeidung jeder Überwärmung.

2. Strahlende Wärme während der Unterrichtsstunden soll vermieden werden.

3. Die Heizkörper sollen leicht, möglichst von zentraler Stelle aus, oder automatisch regulierbar sein.

4. Die Entwicklung von Staub und das Entweichen von Rauchgasen in das Schulzimmer durch Betrieb und Bedienung müssen ausgeschlossen sein.

G. Beleuchtung (s. auch besonderes Kapitel).

Fenster stets nur an der linken Seite der Schüler. Sonst Oberlicht. Fenstergröße mindestens gleich $^1/_5$ der Bodenfläche, besser $^1/_3$. Nach oben sollen die Fenster möglichst weit hinauf, nach unten nicht zu weit hinabreichen, damit die horizontalen Strahlen, die nur blendend wirken, abgehalten werden.

Brüstung im allgemeinen 1,20 m hoch.

Innere Leibungen der Fensternischen abgeschrägt. Möglichst schmale Pfeiler (höchstens 1—1,20 m breit). Schmale Fensterkreuze, ganz besonders bei Doppelfenstern, die in den Städten auch zur Abdämpfung von Straßengeräuschen nötig sind, allerdings aber etwa 8% mehr Licht als Einzelfenster absorbieren. Die oberen Fensterflügel entweder im ganzen oder geteilt als Kippflügel mit seitlichen Backen ausgebildet mit *haltbarer* Stellvorrichtung.

An Stelle des gewöhnlichen Glases evtl. Verglasung mit ultraviolettdurchlässigem Fensterglas, besonders in den Städten. (In unseren Breiten sind jedoch nur im Sommer ultraviolette Strahlen im Tageslicht vorhanden!) Preis ungefähr doppelt so hoch. Nur diejenigen Glassorten verwenden, die auf die Dauer ultraviolettdurchlässig bleiben, z. B. von der Firma Ultraviolett-Glas-Vertriebs-Gesellschaft m. b. H., Berlin NW 7, Friedrichstraße 100.

Jeder Arbeitsplatz soll direktes Himmelslicht erhalten.

	Wünschenswerte Beleuchtungsstärke	Geringste erforderliche Beleuchtungsstärke
Für Schreiben und Lesen . .	50— 60 Lux	25—30 Lux
Für Zeichnen und Sticken . .	70—100 „	50 Lux

H. Räume zu besonderen Zwecken.

1. Kleiderablagen. Die Kleider (Mäntel, Hüte) sollen nicht in der Klasse selbst abgelegt werden, weil dadurch namentlich bei feuchtem Wetter die Luft wesentlich verschlechtert wird. Deshalb werden die Korridore vielfach zu diesem Zwecke herangezogen (s. oben). Es besteht aber die Gefahr des Bestohlenwerdens. Besser sind verschließ- und heizbare Garderoberäume, die den einzelnen Klassen angegliedert werden, z. B. in der Weise, daß der Garderoberaum die Klasse von der nächsten trennt und nur von der Klasse aus zu betreten ist. Auf diese Weise wird auch eine gute Schallisolierung der Klassen erreicht.

2. Schulbrausebäder sollten in allen Schulen eingerichtet werden. Geeignet sind die Räumlichkeiten im Keller neben der Heizung. An Raum wird gebraucht ein Baderaum für 18 Kinder, über dem sich die Brausen befinden. Der Fußboden unter den Brausen, mit Ablauf und Gully versehen, wird am besten mit gerillten Platten belegt und mit einer 40 cm breiten und ebenso tiefen Rinne umgeben, die zum Waschen der Füße dient. Neben dem Baderaum liegen die Aus- und Ankleideräume; hier können evtl. Zellen, die durch Bretterwände voneinander getrennt und nach vorn offen sind, damit sie von dem beaufsichtigenden Lehrer gut übersehen werden können, angebracht werden; Brausen $2—2^1/_2$ m hoch, die Strahlen sollen nicht zu dick sein und unter einem Winkel von $45°$ auf die Köpfe treffen. Die Bedienung geschieht durch den Lehrer von einer Stelle aus, zuerst 1—2 Minuten lang Wassertemperatur von $30°$, allmählich herabgehend innerhalb $1—1^1/_2$ Minuten auf $24°$. Guter Fensterschluß gegen Zug, besondere Erwärmung des Kleider- und Baderaumes, z. B. durch Fußbodenheizung oder Zentralheizung, an die die Warmwasserversorgung angeschlossen ist. Ist dies nicht der Fall, so muß ein eigener Kessel für die Brausebadanlage aufgestellt werden. Den Kindern zu liefern ist etwas Seife (flüssige), den mittellosen evtl. ein Handtuch. Die Beteiligung der Kinder soll freiwillig sein. Auf Reinlichkeit der Anlage und Ordnung bei der Benutzung ist streng zu achten.

Soll die Anlage auch als Volksbrausebad benutzt werden, so wird zweckmäßig ein besonderer Ein- und Zugang angelegt, evtl. auch besondere An- und Auskleidezellen, damit Infektionskrankheiten nicht übertragen werden.

3. Wohnungen sollen von den eigentlichen Schulräumen getrennt sein, damit die Übertragung von Infektionskrankheiten vermieden wird. Am besten in einem gesonderten Gebäude, sonst wenigstens mit eigenem Treppenhaus und Eingang versehen. An Größe und Zahl der Zimmer ist vorgesehen:

17*

	In den Richtlinien des Preuß. Minist. für Wissenschaft, Kunst und Volksbildung 2. VII. 1928	Nach den Abänderungsvorschlägen des Preuß. Lehrervereins
1. Für verheiratete Lehrer: Reine Wohnfläche ohne Küche und Nebenräume	100—110 qm	120 qm
Dieser Raum aufgeteilt in Wohnzimmer Elternschlafzimmer Arbeitszimmer 2 Kinderschlafzimmer	je 20—25 qm 15 qm 12—15 qm (oder 1 teilbares Zimmer zu 25 qm) eine kleine Mädchenkammer	3 Räume zu 20, 25 und 30 qm 15 qm je 15 qm oder ein teilbares Zimmer zu 25 qm Mädchenkammer
Dazu Küche	15—20 qm Speisekammer Abort Bad Waschküche Alle Wohn- und Schlafzimmer heizbar	15—20 qm Speisekammer Abort Bad Waschküche Alle Wohn- und Schlafzimmer heizbar erforderlichenfalls Doppelfenster u. Fensterläden
2. Für verheiratete jüngere Lehrer	Dieselben Räume ohne das eine Kinderschlafzimmer u. Mädchenkammer	
3. Für unverheiratete Lehrer oder Lehrerin	1 Raum zu 20—25 qm 1 Schlafraum zu 15—18 qm 1 kl. Raum zum Kochen 1 kl. Raum als Bad u. Abort bei eigener Wirtschaftsführung 1 heizb. Kammer	2 Räume zu je 25 qm 1 Arbeitsraum zu 15 qm Nebenräume
Allgemeines	schmale kleinere Räume mindestens 4,20—4,50 m tief gut belichteter Vorflur	schmale kleinere Räume mindestens 4,20—4,50 m tief, gut belichteter Vorflur mindestens Wohnzimmer, Arbeitszimmer, 1 gr. u. 1 kl. Schlafzimmer und Küche in demselben Stockwerk

4. Aborte (s. auch Kapitel: Beseitigung der Abfallstoffe) entweder in einem besonderen Gebäude untergebracht, das durch einen gedeckten Gang vom Schulhause zu erreichen ist, oder am Ende der Korridore; dann durch gelüftete Vorräume von diesen getrennt.

Waschvorrichtung mit Seife und Handtuch in jedem Abortraum oder -vorraum. Handtücher entweder endlos, dann aber jeden Tag gewechselt, oder kleinere, die vom Schuldiener ausgegeben werden.

Knabenaborte, von denen der Mädchen getrennt, gesonderte Eingänge.

1 Sitz für 40 Knaben oder 25 Mädchen.

1 Pissoirstand für 20 Knaben.

1 Abort für jeden Lehrer, der in der Schule wohnt, ebenfalls besondere verschlossene Aborte für Lehrer und Lehrerinnen, die nicht im Hause wohnen.

Abortzellen oben offen, voneinander durch Wände aus Holz oder Stein getrennt, die 20 cm über dem Boden aufhören. Ölfarbenanstrich.

Am besten Wasserspülung, automatisch, auch für die Pissoire. Ist keine Kanalisation vorhanden, nach Möglichkeit Wasserspülung und Anlage großer Abortgruben. Sonst Verwendung von Torfmull, feinverteilter Erde, Sägespänen, die Feuchtigkeit aufnehmen und Geruch verhindern.

Gute Ventilation und Belichtung.

5. Turnhallen haben heute bei dem Werte, der der körperlichen Ertüchtigung der Schuljugend und Erwachsenen zukommt, erhöhte Bedeutung. Deshalb sollten sie *so groß wie möglich* eingerichtet werden, auch bei Schulen mit weniger als 5 Klassen, wenn genügende Ausnützungsmöglichkeiten gegeben sind.

Kleinere Hallen (Unterbringung entweder im Erdgeschoß der Schule oder besser in einem besonderen Bau für 5—7 klassige Volksschulen bestimmt) besitzen eine Grundfläche von 200—270 qm, einen Geräteraum von etwa 30 qm, einen Ankleideraum von 40 qm mit Waschgelegenheit sowie den nötigen Flurraum.

Größere Hallen (die auch der schulentlassenen Jugend oder den Turnvereinen zugänglich gemacht werden sollen) sind $12\frac{1}{2} \times 25$ m groß unter angemessener Vergrößerung der Nebenräume.

Die Höhe soll mindestens 5—6 m betragen, Durchlüftung durch Anbringung von Fenstern an beiden Längsseiten, Fernhaltung von Staub und Schmutz, Ausziehen der Oberkleider und Schuhe in besonderen Räumen. Fußboden aus Gummi oder hartem Holz, ohne Fugen und Ritzen, oder stärkstem Linoleum, das auf eine Korkschicht aufgeklebt ist, die auf einer festen Betonunterlage ruht.

Gute Heiz- und Ventilationseinrichtungen. Um eine Staubentwicklung in den Turnhallen möglichst einzuschränken, sind der Fußboden täglich, die Turngeräte 2—3 mal wöchentlich naß aufzuwischen. Der Turnraum darf nur mit besonderen Turnschuhen betreten werden. Die Sprungmatratzen (die zweckmäßigsten, aber teuersten aus Rinds-

leder) müssen öfter, solche aus Kokosfaser täglich im Freien aus-
geklopft und evtl. naß gereinigt werden. Staubbindende Öle machen
den Boden zu glatt und beschmutzen die Kleider bei Übungen im
Knien oder Liegen.

J. Reinigung.

Vorbedingung ist ein genügend zahlreiches Personal. Kinder
dürfen nicht zur Reinigung herangezogen werden. Reinmachefrauen
vom Schuldiener beaufsichtigt, nicht angestellt. Die Beseitigung
des Staubes ist unbedingt notwendig, da der Staub der Schulzimmer
die Schleimhäute reizt, bis in die feinsten Lungenalveolen dringt,
sich dort niederschlägt und stets infektionsverdächtig ist.

Trockenes Auskehren beseitigt nur einen kleinen Teil des Staubes,
der größere Rest wird aufgewirbelt. Besser ist es, die Fußböden mit
einem staubbindenden wasserunlöslichen Mineralöl wie Dustless,
Staubfrei, Sternolit zu imprägnieren. Dadurch wird der Staub fixiert,
zu größeren Massen geballt und kann durch trockenes Abkehren beseitigt werden. Empfehlenswert sind auch abwaschbare Fußböden,
die täglich unter gelinder Anfeuchtung (mit feuchten Sägespänen)
gereinigt und wöchentlich gründlich abgewaschen werden. Die beste
Wirkung hat die Vakuumabsaugung gezeigt.

Die Kinder sollen nur mit gut gereinigtem Schuhwerk die Zimmer
betreten. Deshalb müssen genügend Abtreter und Matten vorgesehen
sein, die sich gut säubern lassen. Sehr wichtig Reinigung des Fußbodens unter den Bänken.

Folgende Mindestforderungen sind in bezug auf die Reinigung zu
stellen:

1. Korridore, Treppen, Aborte, Lehrer- und Klassenzimmer (auch
unter den Bänken) sind täglich mit nassen Tüchern oder Kehren mit
angefeuchteten Sägespänen zu reinigen. $1/_2$ Stunde nach der Reinigung in den Klassenzimmern und $1/_2$ Stunde vor dem Unterricht
werden die Oberflächen der Bänke und Heizkörper mit feuchten
Tüchern abgewischt. Korridore, Treppen und Aborte sind täglich
naß aufzunehmen und die Abortsitze dabei gründlich zu reinigen.

2. Zweimal wöchentlich Scheuern der unter 1. genannten Räume
mit Seife, Soda und warmem Wasser unter Wegrücken und Auf-
klappen der Bänke, die dabei in allen Teilen mit feuchten Tüchern
zu reinigen sind. Bei mit Stauböl behandelten Klassen nur Kehren.

3. Mindestens einmal im Monat gründliche Reinigung der Türen,
Decken, Wände, Schränke.

4. Die Fenster sind alle 14 Tage zu putzen.

5. Viermal im Jahr Generalreinigung sämtlicher Räume mit
heißem Wasser, Seife und Soda, auch der mit Stauböl behandelten
Klassen. Das Stauböl wird danach erneuert, Linoleum gewachst
(letzteres alle 14 Tage).

Fußboden soll möglichst wenig Staub entstehen lassen, möglichst fugenlos und leicht zu reinigen sein. Deshalb empfiehlt sich Linoleum oder ein harter Holzfußboden aus schmalen Brettern in Asphalt verlegt. Ist der Fußboden zu kalt, so wird zwischen Linoleum und Estrich zweckmäßig eine Schicht von Korkplatten oder Pappe gelegt. Holzfußboden ist an und für sich schlechter wärmeleitend, daher wärmer.

Wände sollen glatt sein und werden am besten mit Gips, Zement oder Traßmörtel bekleidet. Bei sehr kalten Wänden (Fachwerkaußenwand) und wenn die Kinder sehr nahe der Wand sitzen müssen, Holzpanelierung oder anderweitige Isolierung durch Korkplatten usw., sonst Sockelanstrich von 1,50—2 m Höhe mit dunkler Ölfarbe. Darüber heller Anstrich mit Kalk-, besser Leimfarbe; weiß absorbiert weniger Licht als gelbliche oder blaue Anstriche. Decken ebenso.

Als desinfizierende Anstrichfarben wirken Ölfarben und Zusatz von Leinöl oder Vitralin (Rosenzweig & Baumann, Kassel), Zoncafarbe (Zonca & Cie., Kitzingen; Lackwerke Japonika, Köln-Braunsfeld.

Individuelle Schulhygiene.

I. Die normale Entwicklung des Schulkindes.

Die geistige Leistungsfähigkeit des Kindes hängt wesentlich von seinem gesundheitlichen ·Wohlbefinden ab, das daher dauernd kontrolliert werden muß. Anhaltspunkte dazu geben folgende Daten:

Die Entwicklung des *Knochensystems* kann erkannt werden an dem Zustand des Gebisses. Normalerweise ist das Milchgebiß mit Ablauf des 2. Jahres fertig und hat die Formel $\dfrac{2\ \ 1\ \ 4\ \ 1\ \ 2}{2\ \ 1\ \ 4\ \ 1\ \ 2} = 20$.

Die zweite Zahnung beginnt im 6. bis 7. Lebensjahr. Es erscheint

der	1. Mahlzahn	im	7. Jahr
„	1. Schneidezahn	„	8. „
„	2. Schneidezahn	„	9. „
„	1. Backenzahn	„	10. „
„	Eckzahn	„	11. bis 13. „
„	2. Backenzahn	„	11. „ 15. „
„	2. Mahlzahn	„	13. „ 16. „
„	3. Mahlzahn	„	15. „ 30. „

so daß die Formel für das fertige Gebiß lautet:

$$\frac{3\ \ 2\ \ 1\ \ 4\ \ 1\ \ 2\ \ 3}{3\ \ 2\ \ 1\ \ 4\ \ 1\ \ 2\ \ 3} = 32.$$

Das Knochensystem beeinflußt die Größe des Körpers in wesentlicher Weise. Hierüber erfolgt weiter unten eine genauere Zusammenstellung.

| Alter | Größe in cm | | | | | | | | | |
| | Volksschulen | | | | | | Fortbildungs- und Mittelschulen | Niedere Schulen (Durchschnitt) | Höhere Schulen | Alle Schulen |
	Groß-Berlin	Küstengebiet	Leipzig	Westdeutschland	Bayern	Südwestdeutschland				
6 — 6$^1/_2$	—	112,0	110,8	112,7	111,8	113,9	—	111,6	—	111,6
6$^1/_2$— 7	114,8	114,3	113,7	113,5	113,9	115,3	—	114,3	—	114,3
7 —7$^1/_2$	117,3	116,4	116,7	115,9	116,4	117,9	—	116,9	—	116,9
7$^1/_2$— 8	119,5	119,2	119,2	118,5	120,0	119,9	—	119,4	—	119,4
8 — 8$^1/_2$	123,0	121,4	121,8	120,6	121,8	122,3	—	121,9	—	121,9
8$^1/_2$— 9	125,1	123,8	123,9	123,9	125,1	124,0	—	124,1	—	124,1
9 — 9$^1/_2$	127,3	126,3	126,5	125,9	126,8	126,7	—	126,6	130,6	126,8
9$^1/_2$—10	129,2	128,8	128,3	127,8	129,3	128,7	—	128,6	132,7	129,1
10 —10$^1/_2$	131,4	130,6	130,0	129,9	130,0	130,6	—	130,4	134,6	131,4
10$^1/_2$—11	133,3	132,8	131,9	132,2	133,2	132,7	—	132,6	136,9	133,7
11 —11$^1/_2$	135,2	134,7	134,1	133,6	136,2	134,6	—	134,6	138,5	135,6
11$^1/_2$—12	137,1	137,3	135,9	136,2	137,8	136,8	—	136,7	140,5	137,7
12 —12$^1/_2$	138,9	139,7	138,3	137,8	140,4	138,6	—	138,8	143,2	139,9
12$^1/_2$—13	141,7	142,0	140,3	140,0	142,0	140,8	—	141,0	145,2	142,1
13 —13$^1/_2$	144,0	144,3	142,9	142,6	144,0	143,5	—	143,5	148,3	144,7
13$^1/_2$—14	145,9	146,6	144,5	144,3	146,5	145,7	146,7	145,6	151,0	147,0
14 —14$^1/_2$	—	148,5	—	—	—	147,5	150,0	148,8	154,8	150,3
14$^1/_2$—15	—	—	—	—	—	151,4	152,7	152,4	157,7	153,7
15 —15$^1/_2$	—	—	—	—	—	—	154,3	154,3	161,6	156,1
15$^1/_2$—16	—	—	—	—	—	—	156,7	156,7	163,7	158,5
16 —16$^1/_2$	—	—	—	—	—	—	160,1	160,1	165,6	161,5
16$^1/_2$—17	—	—	—	—	—	—	162,3	162,3	168,0	163,7

Gesamtdurchschnitt:

Alter	Groß-Berlin	Küstengebiet	Leipzig	Westdeutschland	Bayern	Südwestdeutschland	Fortbildungs- und Mittelschulen	Niedere Schulen (Durchschnitt)	Höhere Schulen	Alle Schulen
6 — 6$^1/_2$	—	111,4	110,2	111,2	113,0	113,5	—	111,1	—	111,1
6$^1/_2$— 7	114,4	113,3	112,9	112,8	113,8	114,0	—	113,4	—	113,4
7 — 7$^1/_2$	116,6	115,3	115,9	114,9	116,8	116,3	—	116,0	—	116,0
7$^1/_2$— 8	118,9	117,9	118,2	117,3	119,0	119,5	—	118,5	—	118,5
8 — 8$^1/_2$	121,5	120,1	121,1	120,2	121,0	121,5	—	121,0	—	121,0
8$^1/_2$— 9	123,7	123,0	123,0	122,2	123,4	124,5	—	123,4	—	123,4
9 — 9$^1/_2$	126,0	125,8	125,2	125,0	126,4	126,4	—	125,8	130,4	126,0
9$^1/_2$—10	127,3	128,0	127,4	127,3	128,6	127,8	—	127,7	132,6	128,2
10 —10$^1/_2$	130,5	130,0	129,6	129,6	131,1	130,2	—	130,0	134,9	131,0
10$^1/_2$—11	132,7	132,3	132,1	132,1	132,8	132,4	—	132,3	137,3	133,3
11 —11$^1/_2$	135,1	134,6	134,7	133,7	135,7	134,5	—	134,7	140,1	135,8
11$^1/_2$—12	137,1	137,6	136,9	136,9	138,9	137,0	—	137,2	142,2	138,2
12 —12$^1/_2$	140,4	140,6	139,9	139,4	141,5	140,5	—	140,3	144,7	141,2
12$^1/_2$—13	142,9	143,5	142,6	141,9	144,3	143,5	—	143,1	147,7	144,0
13 —13$^1/_2$	144,8	146,8	145,9	144,8	147,2	145,4	—	145,9	150,5	146,8
13$^1/_2$—14	147,9	149,1	148,0	149,0	149,5	148,7	150,2	148,6	152,8	149,4
14 —14$^1/_2$	—	150,7	—	—	—	150,7	151,2	150,9	154,7	151,7
14$^1/_2$—15	—	—	—	—	—	152,7	152,3	152,4	156,2	153,2
15 —15$^1/_2$	—	—	—	—	—	—	153,3	153,5	157,2	154,2
15$^1/_2$—16	—	—	—	—	—	—	154,3	154,3	158,3	155,1
16 —16$^1/_2$	—	—	—	—	—	—	155,1	155,1	159,2	155,9
16$^1/_2$—17	—	—	—	—	—	—	155,8	155,8	160,3	156,7

a) Knaben.

	Gewicht in kg								
	Volksschulen						Fortbildungs- und Mittelschulen	Niedere Schulen (Durchschnitt)	Höhere Schulen	Alle Schulen
Groß-Berlin	Küstengebiet	Leipzig	Westdeutschland	Bayern	Südwestdeutschland				
—	19,1	19,3	19,0	19,2	20,2	—	19,3	—	19,3
20,2	20,0	20,1	20,6	20,0	20,7	—	20,3	—	20,3
20,8	21,2	21,2	21,0	20,8	21,5	—	21,2	—	21,2
21,8	22,1	22,2	22,0	22,3	22,5	—	22,2	—	22,2
23,4	23,2	23,1	23,6	23,3	23,7	—	23,3	—	23,3
24,4	24,1	24,1	24,2	24,4	24,9	—	24,4	—	24,4
25,4	25,0	25,2	25,2	25,4	25,8	—	25,4	27,4	25,5
26,4	26,1	26,2	26,6	26,2	26,4	—	26,3	28,5	26,6
27,4	27,1	27,0	28,1	27,5	27,4	—	27,3	29,3	27,8
28,4	28,2	28,1	28,5	28,6	28,5	—	28,3	30,3	28,8
29,8	29,4	29,1	29,4	29,7	29,3	—	29,4	31,4	29,9
30,5	30,5	30,2	30,7	31,6	30,5	—	30,5	32,7	31,0
31,8	32,0	31,4	32,2	32,5	31,9	—	31,8	34,6	32,5
33,6	33,3	32,8	33,9	33,8	33,3	—	33,3	35,8	33,9
34,9	34,8	34,4	34,9	36,1	34,8	—	34,8	37,9	35,6
36,6	36,4	35,4	36,3	37,1	36,9	38,4	36,4	40,3	37,4
—	38,1	—	—	—	38,7	39,9	39,0	43,2	40,0
—	—	—	—	—	40,9	42,1	41,8	45,4	42,7
—	—	—	—	—	—	44,2	44,2	48,7	45,3
—	—	—	—	—	—	46,6	46,6	50,8	47,7
—	—	—	—	—	—	50,0	50,0	52,4	50,6
—	—	—	—	—	—	51,9	51,9	56,3	53,0

b) Mädchen.

Groß-Berlin	Küstengebiet	Leipzig	Westdeutschland	Bayern	Südwestdeutschland	Fortbildungs- und Mittelschulen	Niedere Schulen (Durchschnitt)	Höhere Schulen	Alle Schulen
—	18,6	18,8	19,2	19,0	19,9	—	18,9	—	18,9
20,0	19,2	19,6	19,9	19,3	19,9	—	19,6	—	19,6
20,4	20,3	20,6	20,8	20,4	20,7	—	20,6	—	20,6
21,3	21,2	21,5	21,5	21,2	21,7	—	21,5	—	21,5
22,3	22,3	22,6	22,7	22,7	23,0	—	22,6	—	22,6
23,6	23,4	23,5	23,8	23,7	24,2	—	23,7	—	23,7
24,9	24,8	24,6	24,9	25,0	25,2	—	24,9	27,2	25,0
25,9	25,7	25,6	25,9	26,3	25,9	—	25,8	28,2	26,0
26,9	26,6	26,8	26,8	27,7	27,3	—	27,0	29,3	27,5
28,0	28,2	28,0	28,3	29,9	28,1	—	28,2	30,8	28,7
29,6	29,7	29,5	29,7	30,4	29,3	—	29,6	32,6	30,2
30,9	31,0	30,8	31,2	31,4	30,7	—	30,9	34,2	31,6
32,4	32,9	32,6	32,5	33,8	32,8	—	32,8	36,3	33,5
34,5	34,7	34,7	34,3	34,6	36,0	—	34,9	38,6	35,6
36,6	37,0	37,0	36,7	37,0	37,1	—	37,0	40,6	37,7
39,1	38,5	38,8	38,3	39,9	39,4	41,1	39,1	42,8	39,8
—	40,7	—	—	—	40,6	42,2	41,3	45,3	42,1
—	—	—	—	—	44,2	43,7	43,8	47,1	44,5
—	—	—	—	—	—	45,4	45,4	48,6	46,0
—	—	—	—	—	—	46,9	46,9	50,5	47,6
—	—	—	—	—	—	48,3	48,3	52,5	49,1
—	—	—	—	—	—	49,7	49,7	53,2	50,4

Die Entwicklung der *Muskulatur* und ihre Tätigkeit, die auch von den geistigen Funktionen abhängig ist, zeigt folgende Daten, die allerdings in der Hauptsache das vorschulpflichtige Alter betreffen, jedoch in der Regel bei den Schulrekruten noch anamnestisch festzustellen sind. Ein Nichtinnehalten dieser Werte in der ersten Kindheit zeigt oft mangelhafte Entwicklung in der Schulzeit an. Die ersten Bewegungen des Neugeborenen sind noch ungewollt, erst am Ende des 2. Lebensmonats fangen mit der Tätigkeit des Auges und dem Heben des Kopfes die ersten dem Willen unterworfenen Muskelbewegungen an. Es folgen dann

im	4. Monat	Aufrechthalten des Kopfes, Greifversuche
„	5. „	Sitzen
„ 6. bis 7.	„	Stehen
„	9. „	Selbstaufrichten
„	2. Jahr	freies Gehen.

Das Wachstum des *Herzens* zeichnet sich während der Schulzeit im Gegensatz zum übrigen Körper durch außerordentlich geringe Werte aus, was bei körperlichen Übungen sehr zu berücksichtigen ist.

Von dem Wohlbefinden des Körpers sucht man sich durch *Messungen der Größe und Wägungen* zu überzeugen. Hierzu ist jedoch zu bemerken, daß Rassenunterschiede, auch innerhalb Deutschlands, sich sehr störend bemerkbar machen. Weiter erfolgen die Zunahmen nicht gleichmäßig, sondern in Schüben, so daß man verschiedene Perioden der Fülle, in denen hauptsächlich ein Zuwachs an Gewicht, und der Streckung, in denen der Körper sich vorzugsweise in die Länge streckt, unterscheidet.

Erste Fülle	1. bis 4. Lebensjahr
Erste Streckung	5. „ 7. „
Zweite Fülle	8. bis 10. bis 11. „
Zweite Streckung	11. „ 15. „
Dritte Fülle } Reifung	15. „ 20. „

Gerade in den Perioden der Streckung sind die Kinder durch die Veränderungen ihres Körpers stark in Anspruch genommen und oft geistig nicht auf der Höhe.

Die Schübe erfolgen außerdem nicht in allen Jahreszeiten gleichmäßig, sondern man findet in der Regel vom Februar bis Juni keine Gewichtszunahme, vom Juli bis Januar dagegen wohl eine solche mit den größten Werten im September. Bei der Längenzunahme sind die Monate Juli und August durch besonders hohe Werte bemerkenswert, während die Herbst- und Wintermonate, September bis Januar, in der Regel keine Zunahme der Länge aufweisen.

Die vorstehende Zusammenstellung für Länge und Gewicht zeigt außerdem die verschiedenen Verhältnisse bei Knaben und Mädchen (die Werte sind im allgemeinen bei den Knaben höher als bei den

Mädchen bis auf das Lebensalter von $10^1/_2$ Jahren bis $14^1/_2$ Jahren, wo es umgekehrt ist) und die Tatsache, daß die Werte in den höheren Schulen höher als in den niederen sind.

Die mitgeteilten Zahlen sind nur unter Beachtung obenstehender Überlegungen zu verwerten. Bei der Vornahme der Messungen soll peinlichst auf ein gleichmäßiges Verfahren gesehen werden, daher Messungen am unbekleideten bzw. nur mit dem Hemd bekleideten Körper:

gleiche Haltung des Kopfes bei Größenfeststellungen,

öfteres Eichen der Waage,

stets dieselbe Jahreszeit, zur selben Tagesstunde,

Zusammenstellung der Werte nach halben Lebensjahren; als siebenjährig gelten dann alle Kinder von 6 Jahren 6 Monaten bis 7 Jahre 6 Monate.

Man hat versucht, Längenwachstum und Gewichtszunahme in Formeln zu bringen und aus den erhaltenen Werten Rückschlüsse auf den Gesundheits- und Ernährungszustand der Kinder zu machen. Diese sog. *Indices* ändern sich jedoch nicht parallel mit dem Alter und berücksichtigen die oben angedeuteten Schwankungen nicht genügend, sind daher nur mit Vorsicht zu verwerten. Die gebräuchlichsten sind:

$$\text{das Zentimetergewicht von Qu\'etelet} = \frac{\text{Gewicht}}{\text{Länge}}.$$

$$\text{Index von Livi} = \frac{100 \sqrt[3]{\text{Gewicht}}}{\text{Länge}}.$$

$$\text{Index von Rohrer} = \frac{\text{Gewicht} \cdot 100}{\text{Länge}}.$$

Mindestens ebenso wichtig wie die Zahlenwerte ist für die Begutachtung des Gesundheitszustandes der Kinder der äußere Eindruck, den der Arzt bei der Untersuchung und Beobachtung des Kindes erhält. Gesunde Kinder haben eine kräftige Muskulatur, ein mäßiges Fettpolster, sind lebhaft, meist guter Stimmung, ihre Haut ist glatt, gut durchblutet und durchfeuchtet, es besteht keine Neigung zu Furunkeln, Ausschlägen, Entzündungen. Der Schlaf ist gut. Hierbei sei übrigens bemerkt, daß

für Kinder von 6— 9 Jahren mindestens 11 Stunden,

„ „ „ 12—13 „ „ 10 Stunden,

„ „ „ 14—18 Jahren „ 9 Stunden Schlaf

erforderlich sind.

Kranke Kinder sehen teils schlaff, teils gedunsen aus, ihre Gesichtsfarbe ist blaß, sie neigen zu allerlei Hautausschlägen, Ekzemen, die Stimmung ist sehr wechselnd, leicht erregbar, es besteht eine Disposition zu nervösen Erkrankungen, evtl. Krämpfen und besonders zu ansteckenden Krankheiten.

II. Krankheiten der Schulkinder.

(Gesetzliche Vorschriften s. die Zusammenstellung in Tabellenform im nächsten Kapitel.)

A. Akute ansteckende Krankheiten.

1. Masern kommen am häufigsten vor. Oft entsteht eine Epidemie durch Einschleppung der Masern in die Schule von außen, hierbei werden die noch nicht durchmaserten Kinder befallen, die ihrerseits den Ansteckungsstoff in die Familien auf die noch nicht schulpflichtigen Kinder übertragen. Beim Eintritt in die Schule sind daher in den Volksschulen bereits 40 % der Kinder durchmasert, in den höheren Schulen ist der Prozentsatz geringer, da die Kinder besser behütet werden und die Kinderzahl kleiner ist. Inkubationszeit ca. 14 Tage, darauf Vorstadium der Krankheit mit leichtem Fieber und katarrhalischen Erscheinungen der Nase, der Augen und der oberen Luftwege. Schon in der Inkubationszeit und im Vorstadium besteht Ansteckungsfähigkeit. Darauf folgt das eigentliche Krankheitsstadium mit einer Dauer von ca. 3 Wochen. Die Sterblichkeit an Masern ist in den älteren Jahresklassen, die die Schule besuchen, gering, sehr groß aber besonders im 2. Lebensjahr. Ungünstig wirken überbelegte Wohnungen. Komplikationen sind: Entwicklung von Tuberkulose, Erkrankungen der Ohren, der Augen, die nicht selten zu Schwerhörigkeit oder Schwachsichtigkeit führen. Hierdurch tritt längere Schulunfähigkeit ein bzw. die Notwendigkeit, die Betreffenden in Schwerhörigen- oder Schwachsichtigenanstalten unterzubringen.

2. Scharlach, nächst den Masern die häufigste Kinderkrankheit. Die Kinder sind hierfür jedoch viel weniger empfänglich als für Masern, befinden sich aber meistens im Schulalter. Inkubationszeit 3—5 Tage. Die Krankheit bricht plötzlich aus und dauert in der Regel 6 Wochen. Die Ansteckung kann schon in der Inkubationszeit erfolgen. Die Sterblichkeit, die in den letzten Zeiten sehr zurückgegangen ist, war größer als bei den Masern, spielt aber deswegen eine geringere Rolle, weil die Krankheit viel seltener auftritt. Zwei Punkte sind für die Schule noch von Wichtigkeit: 1. das gelegentlich so außerordentlich milde Auftreten der Krankheit, so daß die Befallenen die Schule besuchen und den Ansteckungsstoff weiterverbreiten können; 2. die gelegentlich beobachtete außerordentliche Resistenz des Ansteckungsstoffes auf toten Objekten, durch die immer wieder Scharlach verbreitet werden kann. An Nachkrankheiten sind solche des Herzens, der Drüsen, Ohren, Blutarmut und besonders Nierenentzündung gefürchtet, die bisweilen die Kinder noch lange schulunfähig machen bzw. zu ihrer Schonung Veranlassung geben.

3. Diphtherie, mehr im Kleinkindesalter verbreitet, kommt aber auch im Schulalter nicht selten vor. Schwere des Auftretens und des Verlaufs außerordentlich schwankend, Dauer der eigentlichen Krankheit ca. 7—10 Tage. Gefürchtet sind die plötzlichen Todesfälle an Herzlähmung durch Giftwirkung, auch im späteren Stadium der Krankheit. Charakteristisch nach Diphtherie und in ca. 10% aller Fälle vorkommend sind die Lähmungen des Zäpfchens, der Augenmuskeln, evtl. der Extremitäten und des Zwerchfells. Der Erreger der Krankheit ist bekannt, findet sich im Rachen und in der Nase und kann dort durch eine bakteriologische Untersuchung nachgewiesen werden, so daß auch die für die Weiterverbreitung der Krankheit so wichtigen Bacillenträger, d. h. solche Personen, die nicht krank sind, jedoch die Erreger mit sich herumtragen, verhältmäßig leicht ermittelt werden können. Darauf zielende systematische Untersuchungen sind daher von großer Bedeutung für den Schulbetrieb. Von der außerordentlich verschiedenen Empfänglichkeit für Diphtherie bei den Kindern, die für die Zahl der möglichen Erkrankungen entscheidend ist, kann man sich durch die Schicksche Probe (Impfung eines Hautritzes mit einer sehr kleinen Menge Diphtheriegift) eine Vorstellung machen. Behandlung der Krankheit durch passive Immunisierung, Prophylaxe durch kombinierte (aktiv-passive) Immunisierung mit Toxin-Antitoxin-Gemisch insonderheit bei den Kindern, die durch die Schicksche Probe als gefährdet festgestellt wurden.

4. Akute Mandelentzündung, gelegentlich bei Diphtherie und bei Scharlach vorkommend, aber auch als Krankheit sui generis. Häufig hohes Fieber, bisweilen Mandelabsceß, als Nachkrankheiten evtl. Rheumatismus und Nierenentzündungen; ca. 8—14 Tage Schulunfähigkeit.

5. Aphthenkrankheit, Mundfäule, Ursache bisweilen Genuß roher Milch von kranken Kühen, kleine, hanfkorngroße, schmerzhafte Geschwüre auf den Schleimhäuten des Mundes. 8 Tage Schulunfähigkeit und ebensolange Schonung bei den Kindern, die wegen der Krankheit nicht haben essen können.

6. Keuchhusten, besonders in den unteren Schulklassen vorkommend, mehr noch in der vorschulpflichtigen Zeit. Vorstadium von der Dauer von 2—3 Wochen, gewöhnlicher Katarrh, aber ansteckend. Dann erst infolge der krampfartigen Anfälle Schulunfähigkeit. Wie bei Masern Gefahr des Aufflackerns einer ruhenden Tuberkulose.

7. Ziegenpeter, Mumps, tritt auch epidemisch auf. Schulbesuch ca. 8 Tage unmöglich. Inkubationszeit 2—3 Wochen, während der Ansteckungsfähigkeit besteht.

8. Windpocken, sehr ansteckend, meist mildes, epidemisches Auftreten. Inkubation 14—16 Tage.

9. Röteln, von den Masern verschieden, aber ihnen im Verlauf außerordentlich ähnlich. Kaum Nachkrankheiten, Verlauf kurz.

10. Influenza, gelegentlich epidemisch außerordentlich weitverbreitet. Charakteristisch die langsame Rekonvaleszenz. Sterblichkeit nicht gering. Gefürchtete Nachkrankheiten: Aufflackern von Tuberkulose, Mittelohrentzündungen, daher nicht selten lange Schulunfähigkeit und allgemeine körperliche Schwäche. Infolge des stark gehäuften Auftretens gelegentlich Schulschließungen.

11. Epidemische Genickstarre. Erreger bekannt, findet sich in den Rachenorganen, auch von Gesunden, besonders in Epidemiezeiten und in der Umgebung Kranker, ebenfalls in der Rückenmarksflüssigkeit der Erkrankten. Etwa jeder 20. dieser Träger wird genickstarrkrank, ca. die Hälfte dieser Fälle endet mit tödlichem Ausgang auch noch nach bisweilen monatelangem Siechtum. Örtliche Epidemien bisweilen dadurch gekennzeichnet, daß nur Jugendliche befallen sind, besonders wenn sie in Internaten, Kasernen, Schulen dichter gehäuft leben.

12. Kinderlähmung, im Vorstadium heftige Krankheitserscheinungen im Magendarmkanal. Erreger unbekannt, aber auf Affen übertragbar. Vorkommen in einzelnen Fällen, gelegentlich auch epidemisch. Nach kurzem Fieber meist an den Extremitäten plötzliche Lähmungen, die später nur unvollkommen zurückgehen und Krüppelhaftigkeit verursachen. Oft auch ungünstige Beeinflussung des Intellekts.

13. Trachom (Granulose, Körnerkrankheit) in manchen Bezirken Ost- und Westpreußens verbreitet. Erreger unbekannt. An der Umschlagstelle der Konjunktiven körnerartige Gebilde. Starke Augenbindehautentzündung evtl. mit Eiterabsonderung. Übertragungen durch gemeinsame Handtücher, Waschgeräte, Fliegen; siehe auch Schulseuchenerlaß unten.

Von den durch *Parasiten* hervorgerufenen Krankheiten seien erwähnt:

14. Die **Bandwurmkrankheit** mit unbestimmten Erscheinungen, hervorgerufen durch den Genuß von rohem Schweine- oder Rindfleisch.

15. Die **Madenwurmkrankheit** (Oxyuriasis) verursacht namentlich nachts starken Juckreiz am After und stört den Schlaf. Bei unsauberen Kindern sind unter den Nägeln die Eier dieser Würmer zu finden, so daß infolgedessen eine dauernde Neuinfektion möglich ist.

16. Krätze, durch eine Milbe erzeugt, Prädilektionssitz Haut zwischen den Fingern, am Unterarm, Gesäß, an den Knien, Achselhöhlen. Quälender Juckreiz, Schlafstörungen. Oft Komplikation mit Furunkeln und Hautausschlägen.

17. Filz-, Kopf-, Kleiderläuse. Starker Juckreiz, Ausschläge. Die Kleiderläuse sind gefährlich, weil sie den Erreger des Fleckfiebers übertragen können. Schwer zu beseitigen sind die Nissen (Eier). Bei Filzläusen Quecksilbersalben, dadurch Gefahr der Quecksilberausschläge und -vergiftungen. Bei Kleiderläusen Bad, reine Wäsche, Kleiderdesinfektion durch Hitze. Bei Kopfläusen planmäßige Behandlung nötig, um Neuinfektion aus der Familie zu vermeiden.

B. Chronische ansteckende Krankheiten.

1. Gonorrhöe. Erreger bekannt und leicht im Sekret der erkrankten Schleimhaut, meist der Harnröhre, nachzuweisen. Der spezifische Scheidenkatarrh kleiner Mädchen ist besonders gefürchtet und hartnäckig. Verbreitung durch Geschlechtsverkehr, auch durch enges

Beieinanderwohnen. Beobachtet Verbreitung durch Schulbäder und Ferienkolonien. Deshalb erscheint systematische Durchuntersuchung bei der Verschickung nach Ferienkolonien und Heilstätten wünschenswert. Die Augenblennorrhöe, verursacht durch die Infektion während der Geburt, wird durch Einträufeln von Höllensteinlösung in die Augen vermieden. Früher war sie die Ursache zahlreicher Erblindungen.

2. Syphilis. Erreger bekannt, Übertragung durch Geschlechtsverkehr, aber auch durch Küsse, gemeinsame Eß- und Trinkgeschirre, Pfeifen, Rasierzeuge (Syphilis der Unschuldigen). Die Krankheit ist auch erblich übertragbar. Die spezifische Behandlung muß möglichst früh einsetzen und liefert auch bei der Erbsyphilis günstige Resultate. In einem Bruchteil der Fälle tritt jedoch bei letzterer Verblödung ein, so daß Überführung in Idioten- und Epileptikeranstalten nötig wird.

3. Tuberkulose. Erreger der Tuberkelbacillus. Infektion am häufigsten durch direkte Übertragung vom Kranken oder durch Einatmen von Hustentröpfchen der Kranken, seltener getrockneten Auswurfes, auch durch Einverleibung mit der Nahrung in den Verdauungskanal (Milch kranker Rinder) oder durch Beschmutzen mit tuberkelbacillenhaltigem Material. Die Durchseuchung der Bevölkerung geschieht in den ersten Lebensjahren in zunehmendem Maße. Wie die Pirquetsche Reaktion zeigt (Hautimpfung mit Tuberkulin), sind im Säuglingsalter nur wenige Hundertstel, im Kleinkinderalter etwa ein Drittel, im Schulkindalter mit den Jahren steigend über 50 %, im Alter von 20 Jahren fast 100 % der Menschen infiziert, ohne daß selbstverständlich immer gleich eine Krankheit zu bestehen braucht. In sozial ungünstigem Milieu ist die Zahl der Infizierten größer als in besser gestellten Kreisen. Die kindliche Tuberkulose zeigt alle möglichen Formen der Erkrankung: Knochen-, Gelenk-, Drüsentuberkulose; diese letztere auch unter dem Namen der Skrofulose bekannt. Die Lungentuberkulose ist in diesem Alter selten, dagegen beherrscht sie das Bild im späteren Lebensalter. Nach der heutigen Anschauung tritt infolge der Infektion im Kindesalter eine allmähliche Immunisierung ein; eine Krankheit, insbesondere die Lungentuberkulose des späteren Lebensalters, offenbart sich erst entweder bei erneuter massiver Infektion mit Tuberkelbacillen oder bei Schwächung der Konstitution infolge interkurrenter Krankheiten: Masern, Influenza, Keuchhusten oder Unterernährung. Die tuberkulöse Infektion im Schulkindalter ist meist gutartig und in der Regel von geringer Ausbreitungstendenz; sie ist weiter durch einfache Behandlungsmethoden meist leicht heilbar, unter denen klimatische Kuren an der See und im Gebirge besonders zu erwähnen sind. Nicht jeder Fall von Tuberkulose ist ansteckend, sondern nur dann, wenn Absonderungen (Eiter, Sekrete, Auswurf) bestehen, die Tuberkelbacillen enthalten.

C. Nicht ansteckende Krankheiten im Schulalter.

1. Rachitis, englische Krankheit. Sie kommt besonders im späten Säuglings- und im Kleinkinderalter vor und beruht auf einer mangelhaften Verkalkung der Knochen, so daß Verbiegungen des Skeletsystems, Zwergwuchs, Buckelbildung entstehen und Behandlung in einem Krüppelheim erforderlich wird. Die Krankheit tritt besonders in den engen Straßen der Großstädte auf und ist nach der heutigen Auffassung durch Mangel an Vitamin D bedingt. Deshalb wird viel Aufenthalt, Turnen und Spiel im Freien empfohlen sowie die Ausrüstung der Fenster mit Glassorten, die für die ultravioletten Strahlen durchgängig sind. Hierbei ist jedoch zu bedenken, daß in unsern Breiten nur während 3 Sommermonaten ein in Betracht kommender Gehalt des Lichts an ultravioletten Strahlen vorhanden ist und sich daher eine andersartige Vitaminzufuhr als durch das Glas mehr empfiehlt (vgl. „Ernährung").

2. Kropfbildung, eine in manchen Gegenden Deutschlands und der Schweiz sehr häufig auftretende Schilddrüsenanschwellung mit Geschwulstbildung, die zuweilen als Teil einer Allgemeinkrankheit, mit Zwergwuchs und Verblödung, mit Kretinismus verknüpft sein kann. Da sie auf das Fehlen von Jod im Wasser zurückgeführt wird, sucht man sie durch Verabreichung von Kochsalz, das geringe Spuren von Jod enthält, oder durch kleine Mengen von Jodsalzen in Tablettenform zu bekämpfen. Die Verabreichung geschieht zweckmäßig in der Schule. Bei der therapeutischen oder prophylaktischen Jodtherapie ist äußerste Vorsicht am Platze und sollte nur unter ärztlicher Kontrolle geschehen, da zuviel verabreichtes Jod recht unangenehme Folgeerscheinungen haben kann.

3. Blutarmut, früher namentlich beim weiblichen Geschlecht sehr häufig. Als Ursache wird eine enge, zusammenschnürende Kleidung angesehen. Auch heute noch kommt die Krankheit besonders in den unteren Klassen nicht selten vor, wo sie als Reaktion des Körpers auf die veränderte Lebensweise im Sitzen in geschlossenen Räumen und die geringere Bewegungsfreiheit anzusehen ist. Oft auch, namentlich bei etwas nervös veranlagten Kindern, tritt sie auf infolge ungenügender Ernährung am Morgen und Vormittag des Schultages. Daher erreicht sie auch größere Ausdehnung bei schlecht ernährten und gekleideten Bevölkerungsschichten, zumal in ungünstigen häuslichen Verhältnissen.

4. Wirbelsäulenverkrümmung. Man unterscheidet Verkrümmungen nach hinten oder vorn (runder und flacher Rücken) und solche nach der Seite (Skoliosen). Ursachen sind zu suchen in einer Schwäche der Rückenmuskulatur, die bei 40% aller Schulrekruten bereits vorhanden ist, in konstitutioneller Schwäche und besonders bei schwereren Fällen von Rachitis und Tuberkulose. Begünstigend wirkt schlechtes Sitzen, z. B. beim Schreiben, und schlechtes Gehen, z. B. beim einseitigen Ranzentragen. Bei geringen Graden der Verkrümmung wirkt günstig orthopädisches Turnen, das besonders eine allgemeine Kräftigung und eine solche der Rückenmuskulatur bezweckt; in der Pubertät verwachsen sich viele Verkrümmungen geringer Grade von selbst.

5. Rachenwucherungen werden hervorgerufen durch Wucherungen der Rachenmandeln, die so stark werden können, daß die Luftwege verlegt werden. Die Kinder sitzen dann mit offenem Munde da, können manche Konsonanten schlecht aussprechen, schlafen schlecht, schnarchen, sind unaufmerksam, leicht ablenkbar und lernen schlecht. Sie neigen zu Erkältungen, Mittelohrkatarrhen und Schwerhörigkeit. Eine Beseitigung der Wucherungen schafft meistens schnell Besserung.

6. Myopie, Kurzsichtigkeit. Die Anlage dazu wird vererbt, begünstigend wirkt unzweckmäßige Naharbeit, schlechte Beleuchtung und schlechter Sitz. Notwendig daher eine dem jeweiligen Brechungsvermögen des Auges angepaßte Brille. Wichtig ist ferner gute Beleuchtung, einwandfreies Gestühl, allgemeine Kräftigung, Sport, Wandern, Vermeiden der Naharbeit soweit angängig, guter Druck, Überwachen der Privatlektüre, Sitzen in den vordersten Bänken.

Die Überwachung dieser Krankheit sowie anderer des Auges, die hier nicht besprochen werden können, durch den Schularzt ist dringend nötig.

7. Krankheiten des Herzens, namentlich Herzmuskelvergrößerungen, kommen durch zu starke Beanspruchungen des Herzens beim Sport, Schwimmen, Radfahren zustande, wobei zu berücksichtigen ist, daß das Herz beim Jugendlichen nur verhältnismäßig langsam wächst. Überanstrengungen auf diesen Gebieten müssen also auf alle Fälle vermieden werden, ärztliche Überwachung ist unbedingt anzuraten.

8. Kopfschmerzen entweder als Migräne oder als Begleitsymptom anderer Krankheiten ausgebildet, daher vom Schularzt ätiologisch zu klären.

9. Epilepsie. Anlage dazu vererbt, in ausgesprochenen Formen mit ernsten geistigen Störungen verbunden, so daß die Kinder den Irrenanstalten zugewiesen werden müssen. Bei milderen Formen ist kein geistiger Defekt, keine Störung der Bildungsfähigkeit vorhanden. Schulbesuch nur möglich, wenn die Krampfanfälle nur selten auftreten. Bei eingetretenem Krampf muß das Kind unter Aufsicht gelagert, die Kleidung gelockert werden. Vorkommen der Fälle von larvierter Epilepsie: Schwindelanfälle, Bewußtseinsstörungen, sinnlose Handlungen, Nachtwandeln, Wandertrieb. Charakteristisch: darauffolgende Erinnerungslosigkeit. Der Lehrer ist oft der erste, der das Übel bemerkt.

10. Veitstanz, Chorea, meist Spätfolge vorangegangener infektiöser Erkrankungen von Herz oder Gehirn: Zuckungen der Muskeln beim Ausführen einer Bewegung, Grimassenschneiden. Fernhalten der Erkrankten von der Schule zu empfehlen, um Genesung zu beschleunigen und um Gefahr der Nachahmung des Leidens seitens der gesunden Kinder zu vermeiden.

11. Onanie, entweder Teilerscheinung und Krankheitsfolge nervenkranker oder nervenschwacher Schulkinder oder ohne diesen Zusammenhang. Begünstigt durch langes Sitzen an sich, durch Reize, die Blutandrang nach den Geschlechtsorganen hervorrufen, wie reichliche Abendmahlzeiten, zu warmes Schlafen, durch zu frühes Erwecken der Sinnlichkeit, aufreizende Schaustellungen, Bilder, sinnliche Erzählungen und gefördert durch Verführung. Der Hang zu diesem Leiden ist vorsichtig zu bekämpfen, Vorbeugung das wirksamste Mittel. Die Entfernung des an erster Stelle schuldig gewordenen Schülers von der Schule oder des durch den ärztlichen Sachverständigen als nervenkrank erwiesenen Knaben, der die Gesunden anzustecken droht, wird gelegentlich nötig sein.

Soziale Schulhygiene.

I. Gesetzliche Vorschriften und Verwaltungsmaßnahmen.

Im Reichsimpfgesetz (8. April 1874) ist die Wiederimpfung in der Weise vorgeschrieben, daß jeder Zögling einer öffentlichen Lehranstalt oder einer Privatschule innerhalb des Jahres, in welchem er das 12. Jahr zurücklegt, sofern er nicht nach ärztlichem Zeugnis in den letzten 5 Jahren die natürlichen Blattern überstanden hat oder mit Erfolg geimpft ist, der Impfung mit Schutzpocken unterzogen werden soll. Die Impfung darf nur unterbleiben, wenn Gefahren für Leben und Gesundheit durch sie bedingt sind; sind diese jedoch beseitigt, so ist sie binnen Jahresfrist nachzuholen. Bei erfolgloser Impfung muß eine Wiederholung spätestens im nächsten oder, falls dann weiter erforderlich, im 3. Jahr stattfinden. Zwischen dem 6. und 8. Tag nach der Impfung hat eine Nachschau durch den Impfarzt stattzufinden.

Am 11. Februar 1930 sind vom Reichsgesundheitsamt Änderungen zu den Ausführungsbestimmungen des Impfgesetzes beschlossen worden, unter denen folgende hier von Interesse sind:

Sind bei der Wiederimpfung Familienangehörige nicht anwesend, so sind die Wiederimpflinge selbst zu befragen. Bei Wiederimpflingen, die unter der Aufsicht des Schularztes stehen, sind etwaige Bedenken gegen die Impfung durch diesen dem impfenden Arzte mitzuteilen.

Impfpflichtige, die an akuten oder chronischen, die Ernährung beeinträchtigenden oder die Säfte verändernden Krankheiten leiden, sollen für die Dauer dieses Zustandes von der Impfung zurückgestellt werden. Dies gilt besonders für Kinder, die mit Ekzem, Psoriasis, Impetigo contagiosa, Wundsein, Lidrandentzündung, Hornhautentzündung, Ohrenfluß, eitrigen Entzündungen der Haut oder des Unterhautzellgewebes behaftet sind oder bei denen Neigung zu Krämpfen oder zu Blutungen besteht. Ebenso sind impfpflichtige Kinder zurückzustellen, wenn und so lange in der Wohnungsgemeinschaft nichtgeimpfte Kinder mit Ekzem oder überhaupt Personen mit eitrigen oder roseaartigen Entzündungen vorhanden sind.

Impfpflichtige, die an akuten, infektiös entzündlichen Krankheiten des Zentralnervensystems gelitten haben oder noch Resterscheinungen einer solchen Erkrankung zeigen oder deren Familienangehörige an derartigen Krankheiten gelitten haben oder noch leiden, sind von der Impfung mindestens auf 1 Jahr zurückzustellen. Wird eine mehr als zweimalige oder im Einzelfalle eine mehr als zweijährige Zurückstellung beantragt, so ist die Entscheidung des öffentlichen Impfarztes einzuholen. Dieser hat in zweifelhaften sowie in solchen Fällen, in denen nach Ablauf der Zurückstellungsfrist das Einverständnis der Eltern oder der Erziehungsberechtigten des Impfpflichtigen mit der Vornahme der Impfung nicht zu erlangen ist, vor seiner Entscheidung einen Ausschuß zu hören, dem ein Verwaltungsbeamter als Vorsitzender sowie ein Medizinalbeamter und ein praktischer Arzt, gegebenenfalls ein Facharzt, angehören sollen. Die näheren Bestimmungen über Einrichtung und Zusammensetzung dieses Ausschusses erläßt die oberste Landesbehörde. Die Eltern oder die sonstigen Erziehungsberechtigten des Impfpflichtigen sind zu der Sitzung des Ausschusses einzuladen unter Hinweis darauf, daß im Falle des Nichterscheinens ohne sie verhandelt werden kann.

Zurückstellungen können von dem impfenden Arzt auf die Dauer eines Jahres auch dann ausgesprochen werden, wenn eine solche physische oder psychische Veranlagung in der Familie des Impfpflichtigen vorliegt, die einen von der Regel wesentlich abweichenden Verlauf der Impfung oder eine sonstige Schädigung des Impfpflichtigen oder seiner Eltern befürchten läßt. Wird eine längere oder eine wiederholte Zurückstellung beantragt, so ist die Entscheidung des öffentlichen Impfarztes einzuholen, der in zweifelhaften, insbesondere auch in allen denjenigen Fällen, in denen nach Ablauf der Zurückstellungsfrist das Einverständnis der Eltern oder der sonstigen Erziehungsberechtigten des Impfpflichtigen mit der Vornahme der Impfung nicht zu erlangen ist, den in dem vorstehenden Absatz bezeichneten Ausschuß zu hören hat.

Falls die oberste Landesbehörde das Vorhandensein einer Pockengefahr erklärt, treten die besonderen landesrechtlichen Bestimmungen über die Durchführung von außerordentlichen Notimpfungen in Kraft.

Die Vorsteher derjenigen Schulen, deren Zöglinge dem Impfzwang unterliegen, haben bei der Aufnahme den Schein über die Erstimpfung einzufordern, später für die Wiederimpfung Sorge zu tragen und auf die Nachholung der Impfung zu dringen, wenn sie ohne gesetzlichen Grund unterblieben ist.

Die Vorschriften des Reichsseuchengesetzes (30. Juni 1900), des preußischen Gesetzes zur Bekämpfung übertragbarer Krankheiten (28. August 1905), der ministeriellen Anweisung vom 9. Juli 1907 über Verhütung der Verbreitung übertragbarer Krankheiten, alle, soweit sie für den Schulbetrieb von Wichtigkeit sind, finden sich in der folgenden Zusammenstellung aus dem preußischen Schulseuchenerlaß vom 22. September 1927, die durch Reinheimer, Frankfurt a. M., bearbeitet ist, vereinigt.

Zusammenstellung

| Nr. | Krankheit | Schulverbot für Lehrer u. Schüler sowie Schulhilfspers. (Schulh.-Verwalt. usw.) | | | | Wiederzulassung der vom Unterricht ferngehaltenen und erkrankt gewesenen [bei erkrankt gewesenen, grundsätzlich nur nach Reinigung (Bad) des Körpers, der Wäsche, und Desinfektion der persönlichen Gebrauchsgegenstände] | | | |
		a) im Falle der Erkrankung	b) bei Krankheitsverdacht	c) gesunde Keimträger oder Dauerausscheider	d) falls Erkrankungen in ihrer Behausung[1],[2]	Früheste Zulassung, falls nach ärztl. Bescheinigung Weiterverbreitung nicht mehr zu befürchten od. die für den Verlauf der Krankheit erfahrungsgemäß als Regel geltende Zeit abgelaufen ist, bei:	geforderte *Sonderuntersuchung* oder Sondergutachten (vgl. auch Spalte Dauerausscheider)	Nach *Desinfektion* d. Behausung nebst Inhalt, in der der ansteckend erkrankt gewesene geheilt od. gestorb. ist od. aus dem der Kranke in ein Krankenhaus usw. überführt wurde *und* nach Sonderuntersuchung der vom Schulbesuch ferngehaltenen Personen	Dauerausscheider werden wieder zugelassen:
1	Aussatz (Lepra)	+	+	0	+	0	0	+	0
2	Cholera (asiatische)	+	+	+	+	0	nach 3 negativen, in Zwischenräumen von 8 Tagen vorgen. bakt. Stuhluntersuchungen	+ außerdem negative 3 malige bakt. Stuhluntersuchung (mit 8 tägig. Zwischenräumen)	nur auf Grund eines Gutachtens des zuständ. beamteten Arztes
3	Diphtherie (Rachenbräune)	+	+	+	+	4 Wochen	nach 3 mal. negativer Rachenabstrichuntersuchung (mit 2 tägig. Zwischenräumen)	+ außerdem 3 mal. negat. Rachenabstrichuntersuchung (mit 2 täg. Zwischenräumen)	8 Wochen nach „klinischer Genesung"
4	Fleckfieber (Flecktyphus)	+	+	0	+	0	0	+	0
5	Epidem. Gehirnentzündung (Encephalitis epidemica)	+	+	0	+	4 Wochen	0	+	0
6	Gelbfieber	+	+	0	+	0	0	+	0
7	Genickstarre (übertragbare)	+	+	+	+	4 Wochen	nach 3 mal. negat. Rachenabstrich-Untersuchung (mit 2 tägig. Zwischenräumen)	+ außerdem 3 mal. negat. Stuhluntersuchung (mit je 8 tägig. Zwischenräumen)	nur auf Grund eines Gutachtens des zuständ. beamteten Arztes
8	Keuchhusten (Stickhusten)	+	—	0	+	0	0	+	0

Fußnoten siehe am

„Preußischer Schulseuchenerlaß".

Schulschließung			Wiedereröffnung der Schule	Dringend angeratene od. gebotene Vorbeugungsmaßnahmen zur Verhütung oder Unschädlichmachung von Ansteckungen bei Personen, die mit dem Erkrankten in Berührung gekommen sind
(oder Schließung von Klassen) nach Anhörung des Kreisarztes durch den Schulleiter (Schuldeputation, Schulvorstand)[3]				
Schließung ist *nötig* bei Erkrankung einzelner im Schulgebäude selbst wohnender Personen, falls sie weder genügend abgesondert, noch in ein Krankenhaus oder andere geeignete Unterkunftsräume überführt werden können		Schließung *möglich bei epidemischem Auftreten in Ortschaften*		
bei Erkrankung	bei Verdacht			
+	+	0		0
+	+	+		0
+	−	+	Wiedereröffnung geschlossener Schulen, Kindergärten usw. *nur* auf Grund Gutachtens des Kreisarztes. Vorher gründliche Reinigung und Desinfektion der Schule usw. in dem vom Kreisarzt für notwendig gehaltenen Umfang	— Dringender Rat an alle mit dem Erkrankten in Berührung gekommenen Personen, sich durch Heilserum-Einspritzung immunisieren zu lassen. Außerdem Nasen- und Rachenspülungen
+	+	+		0
+	+	+		Nasen- und Rachenspülung mit einem desinfizierenden Mundwasser täglich für einige Tage
+	+	+		0
+	+	+		Tägliche Nasen- und Rachenspülung mit einem desinfizierenden Mundwasser für einige Tage
+	−	+		0

Schlusse der Tabelle.

Zusammenstellung „Preußischer

Nr.	Krankheit	Schulverbot für Lehrer u. Schüler sowie Schulhilfspers. (Schulh.-Verwalt. usw.)				Wiederzulassung der vom Unterricht ferngehaltenen und erkrankt gewesenen [bei erkrankt gewesenen, grundsätzlich nur nach Reinigung (Bad) des Körpers, der Wäsche, und Desinfektion der persönlichen Gebrauchsgegenstände]			
		a) im Falle der Erkrankung	b) bei Krankheitsverdacht	c) gesunde Keimträger oder Dauerausscheider	d) falls Erkrankungen in ihrer Behausung[1, 2]	Früheste Zulassung, falls nach ärztl. Bescheinigung Weiterverbreitung nicht mehr zu befürchten od. die für den Verlauf der Krankheit erfahrungsgemäß als Regel geltende Zeit abgelaufen ist, bei:	geforderte *Sonder*untersuchung oder Sondergutachten (vgl. auch Spalte Dauerausscheider)	Nach *Desinfektion* d. Behausung nebst Inhalt, in der der ansteckend erkrankt gewesene geheilt od. gestorb. ist od. aus dem der Kranke in ein Krankenhaus usw. überführt wurde *und* nach Sonderuntersuchung der vom Schulbesuch ferngehaltenen Personen	Dauerausscheider werden wieder zugelassen:
9	Epidem. Kinderlähmung	+	+	0	+	8 Wochen	0	+	0
10	Masern	+	—	0	+	2 Wochen, falls kein Husten mehr besteht	0	+	0
11	Pest, orient. Beulenpest	+	+	0	+	0	0	+	0
12	Pocken (Blattern)	+	+	0	+	6 Wochen	0	+	0
13	Rotz	+	+	0	+	0	0	+	0
14	Rückfallfieber (Febris recurr.)	+	+	0	+	0	0	+	0
15	Ruhr (übertragb. Dysenterie)	+	—	+	+	0	nach 3 mal. negat. bakt. Stuhluntersuch. (mit 8 tägigen Zwischenräumen)	+ außerdem 3 mal. negat. Stuhluntersuchungen (mit je 8 tägig. Zwischenräumen)	nur auf Grund eines Gutachtens des zuständ. beamteten Arztes
16	Scharlach (Scharlach-Fieber)	+	—	0	+	6 Wochen	0	+[4]	0
17	Typhus	+	+	+	+	6 Wochen	nach 3 mal. negat. bakt. Stuhl- *und* Urinuntersuchung (mit 8 tägig. Zwischenräumen)	+ außerdem 3 mal. negat. Stuhl- *und* Urinuntersuchung (mit je 8 tägigen Zwischenräumen)	nur auf Grund eines Gutachtens des zuständ. beamteten Arztes
18	Paratyphus	+	+	+	+	6 Wochen	wie vor	wie vor	wie vor

Schulseuchenerlaß" (Fortsetzung).

Schulschließung			Wieder-eröffnung der Schule	Dringend angeratene od. gebotene Vorbeugungsmaßnahmen zur Verhütung oder Unschädlichmachung von Ansteckungen bei Personen, die mit dem Erkrankten in Berührung gekommen sind
(oder Schließung von Klassen) nach Anhörung des Kreisarztes durch den Schulleiter (Schuldeputation, Schulvorstand)[a]				
Schließung ist *nötig* bei Erkrankung einzelner im Schulgebäude selbst wohnender Personen, falls sie weder genügend abgesondert, noch in ein Krankenhaus oder andere geeignete Unterkunftsräume überführt werden können		Schließung *möglich bei epidemischem Auftreten in Ortschaften*		
bei Erkrankung	bei Verdacht			
+	+	+		Tägl. Nasen- u. Rachenspülung mit einem desinfizierenden Mundwasser für einige Tage
+	—	+		0
+	+	+		0
+	+	+	Wiedereröffnung geschlossener Schulen, Kindergärten usw. *nur* auf Grund Gutachtens des Kreisarztes. Vorher gründliche Reinigung und Desinfektion der Schule usw. in dem vom Kreisarzt für notwendig gehaltenen Umfang	Pockenschutzimpfung dring. angeraten für die mit dem Erkrankten in Berührung gekommenen Personen, sofern sie nicht Pocken überstanden haben oder in den letzten 5 Jahren schutzgeimpft sind
+	Bei Verdacht	+		0
+	—	+		0
—	—	+		0
+	—	+		Täglich während einiger Tage Nasen- und Rachenspülung mit einem desinfizierenden Mundwasser
+	+	+		0
+	+	+		0

Zusammenstellung „Preußischer

Nr.	Krankheit	Schulverbot für Lehrer u. Schüler sowie Schulhilfspers. (Schulh.-Verwalt. usw.)				Wiederzulassung der vom Unterricht ferngehaltenen und erkrankt gewesenen [bei erkrankt gewesenen, grundsätzlich nur nach Reinigung (Bad) des Körpers, der Wäsche, und Desinfektion der persönlichen Gebrauchsgegenstände]			
		a) im Falle der Erkrankung	b) bei Krankheitsverdacht	c) gesunde Keimträger oder Dauerausscheider	d) falls Erkrankungen in ihrer Behausung[1,2]	Früheste Zulassung, falls nach ärztl. Bescheinigung Weiterverbreitung nicht mehr zu befürchten od. die für den Verlauf der Krankheit erfahrungsgemäß als Regel geltende Zeit abgelaufen ist, bei:	geforderte *Sonder*untersuchung oder Sondergutachten (vgl. auch Spalte Dauerausscheider)	Nach *Desinfektion* d. Behausung nebst Inhalt, in der der ansteckend erkrankt gewesen geheilt od. gestorb. ist od. aus dem der Kranke in ein Krankenhaus usw. überführt wurde *und* nach Sonderuntersuchung der vom Schulbesuch ferngehaltenen Personen	Dauerausscheider werden wieder zugelassen:
19	Favus (Erbgrind)	+	—	0	—	0	0	0	0
20	Geschlechtskrankheiten a) Syphilis, b) Tripper, c) Schanker	+	—	0	—	0	0	0	0
21	Grippe (Influenza)	+	—	0	—	2 Wochen	0	0	0
22	Impetigo contagiosa)	+	—	0	—	0	0	0	0
23	Körnerkrankheit (Granulose, Trachom mit deutlicher Eiterabsonderung)	+	—	0	—	Zulassung, falls keine deutl. Eiterabsonderung mehr besteht. Schüler müssen abgesond. Plätze in der Klasse erhalt. u. haben Berührung mit gesund. Schülern tunlichst zu vermeiden	0	0	0
24	Krätze	+	—	0	—	0	0	0	0
25	Ansteckende Lungen- und Kehlkopftuberkulose	+	—	0	—	0	Zeugnis des Schul-, Fürsorge- oder Kreisarztes üb. fehlende Anstekkungsfähigkeit	0	0
26	Mikrosporie	+	—	0	—	0	0	0	0

"Schulseuchenerlaß" (Fortsetzung).

Schulschließung				
(oder Schließung von Klassen) nach Anhörung des Kreisarztes durch den Schulleiter (Schuldeputation, Schulvorstand)[3]				
Schließung ist *nötig* bei Erkrankung einzelner im Schulgebäude selbst wohnender Personen, falls sie weder genügend abgesondert, noch in ein Krankenhaus oder andere geeignete Unterkunftsräume überführt werden können		Schließung *möglich bei epidemischem Auftreten in Ortschaften*	Wiedereröffnung der Schule	Dringend angeratene od. gebotene Vorbeugungsmaßnahmen zur Verhütung oder Unschädlichmachung von Ansteckungen bei Personen, die mit dem Erkrankten in Berührung gekommen sind
bei Erkrankung	bei Verdacht			
0	0	0		0
0	0	0		0
0	0	+		Täglich während einiger Tage Nasen- und Rachenspülung mit einem desinfizierenden Mundwasser
0	0	0	Wiedereröffnung geschlossener Schulen, Kindergärten usw. *nur* auf Grund Gutachtens des Kreisarztes. Vorher gründliche Reinigung und Desinfektion der Schule usw. in dem vom Kreisarzt für notwendig gehaltenen Umfang	0
0	0	0		0
0	0	0		0
0	0	0		Spucken auf den Boden im Bereich der Schule ist verboten (und „nötigenfalls zu bestrafen"). Lehrer, Schüler u. Schulpersonal sollen sich ärztlich untersuchen lassen bei Verdacht auf Lungen- und Kehlkopftuberkulose
0	0	0		0

Zusammenstellung „Preußischer

Nr.	Krankheit	Schulverbot für Lehrer u. Schüler sowie Schulhilfspers. (Schulh.-Verwalt. usw.)				Wiederzulassung der vom Unterricht ferngehaltenen und erkrankt gewesenen [bei erkrankt gewesenen, grundsätzlich nur nach Reinigung (Bad) des Körpers, der Wäsche, und Desinfektion der persönlichen Gebrauchsgegenstände]			
		a) im Falle der Erkrankung	b) bei Krankheitsverdacht	c) gesunde Keimträger oder Dauerausscheider	d) falls Erkrankungen in ihrer Behausung[1],[2]	Früheste Zulassung, falls nach ärztl. Bescheinigung Weiterverbreitung nicht mehr zu befürchten od. die für den Verlauf der Krankheit erfahrungsgemäß als Regel geltende Zeit abgelaufen ist, bei:	geforderte *Sonder*untersuchung oder Sondergutachten (vgl. auch Spalte Dauerausscheider)	Nach *Desinfektion* d. Behausung nebst Inhalt, in der der ansteckend erkrankt gewesene geheilt od. gestorb. ist od. aus dem der Kranke in ein Krankenhaus usw. überführt wurde *und* nach Sonderuntersuchung der vom Schulbesuch ferngehaltenen Personen	Dauerausscheider werden wieder zugelassen:
27	Milzbrand	+	—	0	—	0	0	0	0
28	Mumps (übertr. Ohrspeicheldrüsenentzünd., Ziegenpeter)	+	—	0	—	0	0	0	0
29	Röteln	+`	—	0	—	2 Wochen	0	0	0
30	Tollwut (Lyssa, Wasserscheu)	+	—	0	—	0	0	0	0
31	Verlausung (Kleiderläuse, Kopfläuse)	+	—	0	—	0	0	0	0
32	Windpocken	+	—	0	—	0	0.	0	0

Zeichenerklärung:

+ Im Erlaß vorgeschriebene (bindende) Maßnahmen (d. h. Schulverbote und Schulschließungen).

— Maßnahmen (Schulverbot, Schulschließung) nicht nötig.

0 Keine Richtlinien im Erlaß, d. h. Maßnahmen nach dem freien Ermessen des zuständigen Kreisarztes im Rahmen der allgemeinen Seuchengesetzgebung.

Anmerkungen:

[1] Nach Rapmund (Med. Beamt. Kalender **25** S. 165) bedeutet „Behausung" im Gegensatz zu Wohnung etwas Weiteres; also „Wohnung einschließlich Arbeitsstelle usw., ist aber nicht identisch mit Haus".

[2] Nach § 5 hat die Schule „darauf hinzuwirken, daß der Verkehr der vom Unterricht ferngehaltenen Schüler mit anderen Kindern, insbesondere auf öffentlichen Straßen und Plätzen, möglichst eingeschränkt wird". „Lehrer und Schüler oder Schuldiener, Turndiener und anderes Hilfspersonal sind davor zu warnen, Behausungen zu betreten, in denen Per-

„Schulseuchenerlaß" (Fortsetzung).

Schulschließung				
(oder Schließung von Klassen) nach Anhörung des Kreisarztes durch den Schulleiter (Schuldeputation, Schulvorstand)[3]				
Schließung ist *nötig* bei Erkrankung einzelner im Schulgebäude selbst wohnender Personen, falls sie weder genügend abgesondert, noch in ein Krankenhaus oder andere geeignete Unterkunftsräume überführt werden können		Schließung *möglich bei epidemischem Auftreten in Ortschaften*	Wiedereröffnung der Schule	Dringend angeratene od. gebotene Vorbeugungsmaßnahmen zur Verhütung oder Unschädlichmachung von Ansteckungen bei Personen, die mit dem Erkrankten in Berührung gekommen sind
bei Erkrankung	bei Verdacht			
0	0	0		0
+	0	+	Wiedereröffnung geschlossener Schulen, Kindergärten usw. *nur* auf Grund Gutachtens des Kreisarztes. Vorher gründliche Reinigung und Desinfektion der Schule usw. in dem vom Kreisarzt für notwendig gehaltenen Umfang	0
+	0	+		0
0	0	0		0
0	0	0		0
0	0	0		0

sonen an den Nr. 1 bis 18 bezeichneten Krankheiten erkrankt oder verstorben sind. Die Begleitung dieser Leichen durch Schulkinder und das Singen der Schulkinder am offenen Grabe ist zu verbieten."

[3] Bricht eine der unter Nr. 1 bis 18 angeführten Krankheiten in Pensionaten, Konvikten, Alumnaten, Internaten u. dgl. aus, so sind die Erkrankten mit besonderer Sorgfalt abzusondern und erforderlichenfalls unverzüglich in ein geeignetes Krankenhaus oder in einen anderen geeigneten Unterkunftsraum zu überführen. Derartige Anstalten dürfen nur im äußersten Notfall geschlossen werden, weil sonst die Gefahr einer Verbreitung der Krankheit besteht. Während der Dauer und unmittelbar nach dem Erlöschen der Krankheit empfiehlt es sich, daß der Anstaltsvorstand nur solche Zöglinge aus der Anstalt vorübergehend oder dauernd entläßt, die nach ärztlichem Gutachten gesund *und* in deren Absonderung die Erreger der Krankheit bei der bakteriologischen Untersuchung nicht nachgewiesen sind.

[4] Vor Wiederbesuch der Schule wird ein vom Schularzt auszuführender Rachenabstrich auf hämolytische Streptokokken empfohlen (Erlaß des Wohlfahrtsmin. v. 18. 6. 28 I M III. 275 II).

Nach dem preußischen Gesetz über die öffentliche Krüppelfürsorge
(6. Mai 1920) erstreckt sich im Gegensatz zu den Vorschriften bei
den ansteckenden Krankheiten die Meldepflicht auch auf Lehrer und
Lehrerinnen von öffentlichen und privaten Schulen, falls sie bei ihren
Pflegebefohlenen Verkrüppelungen beobachten. Die Meldung hat beim
zuständigen Jugendamt zu erfolgen; falls ein Schularzt vorhanden ist,
empfiehlt sich vorherige Rücksprache mit ihm.

II. Hygiene des Unterrichts.

A. Allgemeines.

Die Hygiene des Unterrichts ist ein Grenzgebiet, da hier die
speziellen einzelnen Fragen des Unterrichts mit den Fragen der
Gesundheit der Schüler gleichzeitig berücksichtigt werden müssen.
Für den Arzt ist es sehr schwer, wenn nicht überhaupt unmöglich,
die Fragen des Unterrichts beurteilen zu können, da er nicht Sachverständiger ist. Wenn irgendwo, so wird sich daher gerade auf
diesem Gebiet nur aus einem Zusammenarbeiten von Lehrer und
Arzt Ersprießliches für die Schüler erwarten lassen. An dieser Stelle
soll daher nur auf einige wenige Punkte eingegangen werden, um so
mehr, als auch viele Fragen noch nicht entschieden sind. Hierher
gehören z. B. die psychotechnischen Untersuchungen und die Be-
gabungsprüfungen.

Nimmt man die Frage der *Überbürdung der Schüler* heraus, so
läßt sich an ihr zeigen, daß eine einheitliche Antwort wohl nie wird
gegeben werden können, da die Individualitäten der Schüler zu verschieden sind. Für die einzelnen Klassen kann man nur vom Durchschnitt der Schüler ausgehen, um die Frage der Überbürdung zu
prüfen. Je größer die Klassen, um so mehr Abweichungen vom Durchschnitt, und zwar sowohl nach der Seite der Begabungen, des schnellen
Auffassens und Lernens wie nach der der fehlenden Begabung, eines
langsamen Begreifens und Lernens, werden vorhanden sein. Es bleibt
für den Lehrer aber nichts anderes übrig, als sich nach dem Durchschnitt in seinen Anforderungen zu richten. Diese bedeuten dann für
den einen Schüler eine zu starke, für den anderen eine zu geringe
Beanspruchung; beides birgt Gefahren in sich, die letzten Endes
auch auf gesundheitlichem Gebiet liegen. Eine Änderung dieses Zustandes kann nur dadurch erreicht werden, daß die Anforderungen
möglichst individualisiert werden. Die Individualisierung hat aber
in der Gemeinschaftsschule, die auf jeden Fall aus vielen anderen
Gründen, die hier nicht erörtert werden können, erhalten bleiben
muß, ihre Grenzen. Immerhin muß der Arzt dafür eintreten, daß
diese Individualisierung soweit als möglich anzustreben ist, d. h. mit
anderen Worten, daß die Klassen nicht zu groß werden. Mehr als
30 Schüler in den höheren, mehr als 40 in den niederen Schulen sollten
nicht vorhanden sein. Diese Grenzzahl, die um ein beträchtliches

unter den heute zu findenden Klassenfrequenzen liegt, empfiehlt sich auch aus anderen hygienischen und pädagogischen Gründen, ja man kann sogar sagen, ein großer Teil des heute noch vorhandenen Schulelends würde verschwinden, wenn die Klassen kleiner wären.

Als *Schulbeginn* gilt heute bei uns das vollendete 6. Lebensjahr. Aus den Erfahrungen bei den Schulrekruten wissen wir aber, wie viele Anbrüchige in dieser Zeit vorhanden sind und wie viele der Kinder von vornherein überwacht werden müssen. Daher sollte der Beginn der Schulpflicht auf das 7. Jahr verlegt werden unter der Ermöglichung, daß gesunde, kräftige Kinder, $^1/_2$ Jahr früher in die Schule eintreten, und daß das Pensum der Grundschule zur selben Zeit wie heute erreicht wird.

Der *Unterrichtsbeginn* am Morgen sollte erst dann erfolgen, wenn die Kinder gut ausgeschlafen, sich nach sorgfältiger Körper-, Haar- und Zahnpflege angezogen und in Ruhe unter Aufsicht ein kräftiges Morgenfrühstück eingenommen haben. In den unteren Klassen, namentlich wenn die Kinder, wie auf dem Lande, einen größeren Schulweg zurücklegen müssen, sollte der Schulbeginn daher nicht vor 9 Uhr sein.

Die *Dauer einer Unterrichtsstunde* betrage nicht mehr als 40 Minuten, wobei besonders darauf zu achten ist, daß pünktlich geschlossen wird. Die Pausen zwischen den Stunden sollten mindestens 10 Minuten lang sein, eine der Pausen, bei ungeteiltem Unterricht deren zwei, sind auf 20 Minuten auszudehnen. In den Pausen sollen die Klassen ausgiebig gelüftet werden und die Kinder Gelegenheit zu freiester Bewegung finden.

Für die *Ferienzeit* empfiehlt sich sehr die Ausführung des Vorschlages, einmal im Sommer 3 Monate die Schule zu schließen und dann nur noch einmal in der Weihnachtszeit eine kürzere Pause zu machen. In den 3 Monaten soll Gelegenheit zu einer Reise für die Kinder sein, die sie entweder mit der Familie oder als von der Schule Verschickte unter der Aufsicht der Lehrer machen sowie Gelegenheit zu Wanderungen und ausgiebig Sport zu treiben, evtl. für irgendeine Höchstleistung zu trainieren. Doch soll hier vor Übertreibungen im Interesse der Gesundheit der Kinder besonders gewarnt sein! Während der eigentlichen Schulzeit brauchten dann nur 2 Wanderungen im Sommer zu erfolgen, sonst aber wäre zum Ausgleich der Schulschäden außer der täglichen Turnstunde für Spielen und entsprechende Übungen auf leicht zu erreichenden Spielplätzen viel mehr als bisher zu sorgen.

In der Familie soll auf ein möglichst regelmäßiges Leben der Kinder gesehen werden, regelmäßiges, pünktliches Einnehmen der Mahlzeiten, früh zu Bett, ausgiebig Schlaf wie oben angegeben, für jedes Kind ein eigenes Bett. Dauernde Kontrolle der Haltung beim Schreiben und Lesen, Überwachung der Privatlektüre! Ranzentragen, wenigstens in den unteren Klassen, nur auf dem Rücken, das

Gewicht des Ranzens ist zu kontrollieren, es soll nicht mehr als ein Achtel des Körpergewichts betragen. Wenn dies nicht zu erreichen ist, ist mit der Schulverwaltung und dem Schularzt Fühlung zu nehmen, damit der Mißstand abgestellt wird.

B. Spezielles.

1. Dispensationen von einzelnen Unterrichtsfächern entweder durch Veranlassung des Hausarztes oder des Schularztes, zweckmäßig durch Hand-in-Hand-Arbeiten beider.

Turnen. Dispensationen sind nach Ministerialerlaß nur möglich auf Grund eigener Wahrnehmungen des Arztes, nicht nach den bloßen Aussagen der Beteiligten. Turnfähigkeit besonders individualisieren, angeben ob Befreiung von einzelnen Übungsarten erforderlich ist, von Ordnungsübungen, Freiübungen, Geräteübungen, Spielen sowie für welche Zeit. Völlige Befreiung vom Turnunterricht scheint geboten bei schweren Herz- und Nierenleiden, bei schweren chronischen Gelenkaffektionen, bei Gibbus und schwerer Skoliose, bei Lähmungen, häufig sich wiederholenden Krämpfen, bei Hernien, die durch ein Bruchband nicht genügend zurückgehalten werden, bei hochgradiger, fortschreitender Myopie, evtl. auch bei asthmatischen Anfällen und bei Auftreten wiederholter Blutungen, in allen Fällen, in denen orthopädischer Turnunterricht verordnet ist.

Reines Gesundheitsturnen für alle Kinder, die einer besonderen Schonung bedürfen.

Zeichnen, Handarbeiten, evtl. auch Schreiben und Lesen. Befreiungen bei akuten und chronischen Erkrankungen der Bindehäute und der Hornhaut besonders in den dunklen Wintermonaten.

Gesangunterricht. Befreiung zur Zeit des Stimmwechsels erforderlich, sonst nur in dem Stimmumfang singen lassen, der dem Alter des Kindes und dem Bau des Kehlkopfes angemessen ist.

2. Nachhilfeunterricht ist für solche Kinder bestimmt, die wegen einer vorübergehend wirkenden Ursache, längere Versäumnis durch Krankheit, häusliche Verwahrlosung, ungünstige frühere Schulverhältnisse usw. in der Klasse nicht mitkommen. Evtl. Befreiung von anderen Unterrichtsstunden, wenn Belastung durch Nachhilfeunterricht zu groß ist. Kontrolle durch den Schularzt erwünscht.

3. Förderklassen für körperlich oder geistig Debile. Die Einwilligung der Eltern ist erforderlich. Beschränkung der Klassenfrequenz (daher individuellere Behandlung des einzelnen Kindes möglich), der Unterrichtsstunden auf wöchentlich 20, der Dauer der Lektionen. Auswahl der Kinder unter Mitwirkung des Klassenlehrers und nach Anhörung des Schularztes, der diese Klassen besonders häufig besuchen muß. Unterbringung dieser Klassen in der Normalschule. In vielen Fällen ist die Erreichung des Klassenzieles der Normalschule nach dem Besuch der Förderklassen wieder möglich.

4. Hilfsschulen für Imbezille. Die Überführung in die Hilfsschule kann erfolgen nach halbjährigem Besuch der untersten Klasse, nach einjährigem Besuch der nächstfolgenden Klasse oder nach einjährigem Besuch des Schulkindergartens. Schulleiter, Klassenlehrer und Schularzt — dieser letzte nach besonderer, eingehenden Untersuchung der Psyche und Intelligenz des Kindes — haben entsprechende Anträge bei der Schuldeputation zu stellen. Die Einwilligung der Eltern ist erforderlich. Auch in den Hilfsschulen, die 6 Klassen haben, findet Beschränkung des Lehrstoffes, der Stundenzahl und der Schülerzahl statt, zwischen den einzelnen Stunden sind große Pausen, der Unterricht ist möglichst individuell und wird durch besonders vorgebildete Lehrer gegeben. Die Hilfsschulärzte sind speziell psychiatrisch vorgebildet.

Die schwer schwachsinnigen Kinder, die nach zweijährigem Verweilen in der Hilfsschule keinen Unterrichtserfolg aufweisen, werden auf Antrag dieser Schule und nach eingeholtem psychiatrischen Gutachten einer Sammelklasse überwiesen, die eine einklassige Schule darstellt. Die Eltern sind verpflichtet, das hier aufgenommene Kind in den der Sammelklasse angeschlossenen Hort zu schicken, so daß die Sammelklasse dadurch den Charakter einer Tagesanstalt erhält.

Idiotische Kinder müssen besonderen Anstalten überwiesen werden, wünschenswert ist ferner die Unterbringung psychisch abnormer Kinder mit normaler Intelligenz in speziellen Anstalten.

5. Klassen für Schwerhörige kommen in Frage, wenn Flüstersprache nicht mehr in 1 m Entfernung gehört wird, sonst ist die Anweisung eines günstig gelegenen Platzes in der Normalklasse notwendig. Die Überweisung in die Klassen oder Schulen für Schwerhörige, die durch eine besondere Prüfungskommission entschieden wird, kommt nur dann in Betracht, wenn nach dem Urteil des Lehrers die Kinder dem ordentlichen Unterricht nicht mehr folgen können. Der Lehrplan ist gegenüber dem der Normalschule nur unwesentlich gekürzt, nicht etwa der der Hilfsschule, die Klassen sind klein, der Unterricht wird durch besonders vorgebildete Lehrkräfte gegeben.

Empfehlenswert sind auch Kurse für Schwerhörige, in denen bei geringer Teilnehmerzahl durch besonders vorgebildete Lehrer Absehunterricht erteilt wird.

6. Klasse für Schwachsichtige, d. h. solche Kinder, die weniger als ein Fünftel der normalen Sehschärfe besitzen und nicht in die Blindenanstalten oder die Normalschule hineingehören. Besondere Hilfsklassen, helle Räume, vergrößerte Lehrgegenstände.

7. Sprachheilkurse an den schulfreien Nachmittagen oder in den Ferien. Wiederholter Besuch erwünscht. Trennung der Stotterer von den Stammlern. Unterricht durch besonders befähigte Lehrer.

8. Orthopädische Schulturnkurse für alle Rückenschwächlinge und Skoliosen ersten Grades, d. h. die besserungsfähigen Fälle, nicht die durch Rachitis oder Tuberkulose veranlaßten. Unterricht mittels

Freiübungen, Geräteübungen und besonderer Massage von speziell vorgebildeten Lehrkräften, evtl. unter Leitung oder Aufsicht eines Orthopäden. Die Auswahl der Kinder für diese Kurse geschieht durch den Schularzt. Schwere Fälle müssen spezialärztlicher Behandlung überwiesen werden.

9. Schwimmunterricht sollte überall obligatorisch gemacht werden, da Schwimmen eine ausgezeichnete körperliche Übung ist. Auszuschließen sind Blutarme, schlaffe und muskelschwache Kinder, solche, die an chronischen Ohrenleiden gelitten haben, weiter solche, die herz- oder lungenleidend sind, endlich solche mit Eingeweidebrüchen oder starker Kurzsichtigkeit.

III. Schulärztliche Tätigkeit.

A. Schularzt.

Nicht nur die niederen, sondern auch die höheren Schulen von Stadt und Land, die Knaben wie die Mädchen, weiter die Fortbildungsschulen, Kindergärten und Hilfsschulen sollten einer dauernden ärztlichen Aufsicht unterstellt sein, so daß die Möglichkeit besteht, jedes Kind von der Säuglingsfürsorgestelle über die Kleinkinderfürsorge bis zu dem Moment, in dem es erwachsen ist, ärztlich zu überwachen und zu betreuen.

Bei der Anstellung von Schulärzten, die durch Städte, Gemeinden oder Kreise erfolgt, haben sich folgende Systeme bewährt:

1. Nach dem Vorgang von Wiesbaden (1897) die Anstellung von nebenamtlich beschäftigten Schulärzten.

2. Nach dem Vorgang von Mannheim (1903) die Anstellung von hauptamtlich beschäftigten Schulärzten.

Beide Systeme sind imstande, Ersprießliches zu leisten, je nach den äußeren Umständen (Größe des Gemeinwesens, Organisation des ärztlichen Dienstes, der ärztlichen Fürsorgeeinrichtungen usw.). Voraussetzung ist nur ein genaues Vertrautsein der Ärzte mit der speziellen Materie, evtl. nach besonderer sozialhygienischer Vorbildung, die von den Städten bei der Anstellung in der Regel verlangt wird, und Dienstbarmachung aller Fürsorgeeinrichtungen einer Stadt im Interesse der Gesundheit des heranwachsenden Geschlechts.

Die Gefahren des Wiesbadener Systems betreffen: a) zu starke Inanspruchnahme der Ärzte durch ihre Praxis und infolgedessen ungenügende Versorgung der Schulkinder; b) mangelnde spezielle Vorbildung der Ärzte auf dem Gebiet der Schulhygiene und ungenügende spezielle Kenntnis der Fürsorgeangelegenheiten; c) nicht reine Beratung, sondern auch Behandlung in der schulärztlichen Tätigkeit; d) nicht einheitliche Organisation des Schularztwesens.

Die Gefahren des Mannheimer Systems werden in einer Bürokratisierung der Angelegenheiten erblickt. Außerdem liegt die Gefahr bei dem hauptamtlich angestellten Schularzte nahe, daß er zu

viele Kinder beaufsichtigen muß. Für 1200—2000 Kinder ist eine
ärztliche Kraft als notwendig zu erachten; bei 10000—12000 Kindern
dürfte die Fürsorge für das einzelne Schulkind leiden, wenn sie nur
von einem einzigen Arzt ausgeübt wird.

Mit gutem Erfolg ist daher das gemischte System eingeführt
worden, bei dem ein hauptamtlicher Schularzt die grundlegenden
Aufgaben in einem größeren Bezirk vertritt, während unter ihm
nebenamtliche Schulärzte an den einzelnen Schulen die Untersuchungen vornehmen. Oder der hauptamtlich angestellte Schularzt ist
der Stadtarzt, der für das gesamte Fürsorgewesen verantwortlich ist.
In diesem Falle stehen ihm für die Schulen ärztliche Helfer — wieder
je nach den örtlichen Verhältnissen — in Gestalt jüngerer Assistenten
oder der nebenamtlich angestellten Schulärzte zur Verfügung.

Auch der staatlich beamtete Arzt kommt als Schularzt in Frage,
wenn der Umfang seiner sonstigen Dienstaufgaben dies zuläßt.

Nach einer Dienstanweisung, die von zentraler Stelle eines größeren
Bezirks aus in den einzelnen Punkten einheitlich festzusetzen ist,
sind die Obliegenheiten des Schularztes folgende:

1. Beaufsichtigung der Schulräume auf ihre hygienischen Einrichtungen. Bei Neubauten Begutachtung der Baupläne und der
inneren Ausstattung. Bei in Betrieb befindlichen Schulen 1—2mal
jährlich eingehende Musterung aller baulichen und Betriebseinrich-
tungen. Prüfung der Benutzung und Belegung der Räume, der
Reinlichkeit und der Gesundheitspflege, der Ventilation, Heizung,
Beleuchtung, Wasserversorgung, Abwasserbeseitigung. Stellung von
Anträgen an die Schulverwaltung und Kontrolle der Beseitigung ge-
rügter Mißstände. Die Schulärzte haben besonders darüber zu wachen,
daß auch in älteren Schulgebäuden die heute erhobenen hygienischen
Forderungen berücksichtigt werden.

2. Beobachtung der Hygiene des Unterrichts in enger Fühlung-
nahme mit den Lehrern. Betonung der speziell medizinischen und
hygienischen Gesichtspunkte auf diesem Gebiet unter Vermeidung
der rein pädagogischen Angelegenheiten auf Lehrerkonventen, Elternabenden, in der Schuldeputation.

3. Beobachtung der Hygiene der Schüler.

a) Reihenuntersuchungen ganzer Klassen und Jahrgänge.

α) Bei den Schulrekruten, möglichst in Gegenwart der Eltern und
Lehrer. Vorsichtige und taktvolle Erhebung der Anamnese nach
individuellen und sozialen Gesichtspunkten (Heimarbeit, berufliche
Beschäftigung der Eltern, evtl. auch der Kinder). Feststellung derjenigen, die noch nicht reif für den Schulbesuch sind und zurückgestellt werden, Feststellung der „Überwachungsschüler", die wegen
bestehender Leiden oder Schwächen einer besonderen gesundheitlichen Kontrolle bedürfen, Anlegung von Gesundheitsbogen, die alles
für den Gesundheitszustand des Schülers Wichtige vom Schulbeginn
bis zum Verlassen der Schule enthalten sollen.

β) Beim Verlassen der Schule. Aufzeichnen des Gesundheitszustandes im Gesundheitsbogen, evtl. ärztliche Berufsberatung.

γ) Möglichst in jedem Jahr in jeder Schulklasse einmal. Verfahren wie unter α).

Über Organisation der Reihenuntersuchungen siehe weiter unten.

b) Einzeluntersuchungen.

α) Vervollständigung der Anamnese (siehe unter 3 a α).

β) Genaue Diagnosenstellung bei den in den Reihenuntersuchungen als Anbrüchige ermittelten Schülern.

γ) Fortlaufende Untersuchung der Überwachungsschüler bzw. Schulinvaliden.

δ) Feststellung des Gesundheitszustandes derjenigen Schüler, die die Schule vorzeitig verlassen oder verschickt werden bzw. der Schulspeisung zugeführt werden sollen usw.

ε) Untersuchung in besonderen Fällen, sei es, daß die Schüler von selbst in die Sprechstunde kommen, weil sie sich nicht wohlfühlen oder vom Lehrer bzw. den Eltern geschickt werden. Hierher gehören auch die Untersuchungen angeblich erkrankter Kinder in ihrer Wohnung auf Antrag des Schulleiters, wenn kein ärztliches Zeugnis über die Erkrankung beigebracht wird. Schul- und Turnbefreiungen. Bekämpfung der akuten Infektionskrankheiten.

c) Klassenbesuche, mindestens einmal im Halbjahr im planmäßigen Wechsel in sämtlichen Klassen.

α) Beobachtung der Schüler während des Unterrichts, evtl. nach Rücksprache mit dem Lehrer (Haltung der Klasse, Sitzordnung, Reinlichkeit).

β) Kontrolle der Überwachungsschüler mit besonderer Berücksichtigung der Seh-, Hör- und anderen Schäden.

γ) Erste Begutachtung solcher Schüler, die vom Lehrer als kränklich bezeichnet werden.

δ) Durchsicht der Liste über das Fehlen der Kinder. Ermittlung von ansteckenden Krankheiten, anderen Leiden. Gelegentlich der Klassenbesuche finden auch die unter 1. genannten Inspektionen statt.

4. Eintreten in Wort und Schrift für die Verbreitung hygienischer Kenntnisse auf Lehrerversammlungen, Elternabenden und auch sonst in der Öffentlichkeit, evtl. Erteilung von Unterricht auf dem Gebiete der Hygiene.

5. Verarbeitung der Einzelbeobachtungen in statistischen Jahresberichten. Zu wünschen ist die Aufstellung von einheitlichen Gesichtspunkten für das ganze Reich, damit die zu verschiedenen Zeiten und an verschiedenen Orten erhobenen Befunde vergleichbar werden. Nur dann wird man ein Bild über den Gesundheitszustand der Schuljugend, von dem Vorkommen von Krankheitshäufungen und Krankheitsanlagen nach Alter, Geschlecht, verschiedenen Gegenden, verschiedenen Zeitabschnitten erhalten.

Die Reihenuntersuchungen werden zweckmäßig in geeigneten Räumen der Schule vorgenommen (wenn angängig in den Amtsräumen des Schularztes); erforderlich sind dazu:

eine Schreibhilfe, die auf Bitten des Arztes evtl. der Klassenlehrer selber übernimmt,

eine Schulschwester zur Unterstützung des Arztes bei der Vornahme der Wägungen und Messungen sowie bei der Berücksichtigung speziell sozialhygienischer Fragen,

Hilfsärzte, falls die Zahl der zu untersuchenden Kinder zu groß ist.

An Instrumenten sind nötig:

Personenwage (am besten Hebelwage mit Laufgewicht, Federwagen müssen öfters geeicht werden), Bandmaße, Tasterzirkel, Meßlatte (evtl. Anthropometer), Augenuntersuchungsapparate, Sehprobentafel, Stimmgabeln.

Die Einzeluntersuchungen werden zweckmäßig in den Sprechräumen des Schularztes, die sich entweder in der Schule selbst oder einem städtischen Gebäude, z. B. dem Rathaus, befinden, vorgenommen. An Räumen sind nötig:

ein Untersuchungsraum, evtl. mit klinischem Laboratorium,
ein Warteraum,
ein Dienstzimmer für die Schulschwester für Akten usw.,
Nebenräume (Aborte, evtl. Bad).

Sehr zweckmäßig ist es, wenn Gelegenheit vorhanden ist, einen Röntgenapparat entweder in den Diensträumen selbst oder in deren Nähe zu benutzen. Der Schularzt wird sich in diesem Falle sofort selbst vom Röntgenbefund überzeugen können. Sonst wird es nötig, die betreffenden Kinder an Spezialinstitute oder Spezialärzte zu überweisen und die Befunde zurückzuerbitten. Außer Röntgenfachärzten kommen noch in Betracht besonders solche für Hals-, Nasen- und Ohrenkrankheiten, für Augenkrankheiten, für Hautkrankheiten und Zahnärzte. Über diese letzteren s. weiter unten.

Der Schularzt ist ein Fürsorgearzt, er soll infolgedessen nicht behandeln, sondern nur beraten. Wenn an diesem fundamentalen Grundsatz festgehalten wird, wird auch stets dafür Gewähr geleistet sein, daß sich seine Tätigkeit reibungslos neben der der praktischen Ärzte vollzieht. Trotzdem wird der Schularzt behandelnd eingreifen, allerdings nur auf sozialhygienischem Gebiet. In Frage kommen besonders: Verordnungen für Milchfrühstück, Mittagsspeisung, Verschickung der Kinder nach vorgenommener Untersuchung in die Ferienkolonien, Erholungsheime, Solbäder, Walderholungsstätten, Waldschulen usw. In vielen Fällen ist der Schularzt diejenige Instanz, die eine derartige Befürsorgung überhaupt erst ermöglicht durch Regelung der Kostenfrage, nachdem er sich mit den Eltern, den Kassen, dem Jugendamt usw. deswegen ins Benehmen gesetzt hat. Eine der wichtigsten Grundlagen für sein Handeln ist dabei die Ermittlung der sozialen

Lage des Kindes und die Kontrolle der Wirkung etwa bereits vorgenommener therapeutischer oder sozialer Maßnahmen. Hierbei wird er in der wirksamsten Weise durch die Schulschwester unterstützt.

B. Schulschwester.

Ihre Aufgabe ist es, die beratende Tätigkeit des Schularztes in unmittelbare Arbeit umzusetzen.

Es sind geprüfte Krankenpflegerinnen, die dem Schularzt, nicht der Schulleitung unterstellt sind. Sie helfen bei den regelmäßigen Untersuchungen und schriftlichen Aufzeichnungen, übermitteln die Ratschläge des Schularztes an die Eltern, führen die Kinder zum Arzt, wenn die Eltern verhindert sind, sorgen für die Ausführung der Verordnungen und verschaffen sich durch Hausbesuche einen Einblick in die sozialen Bedingungen der Umwelt der Kinder. Die Bekämpfung der Läuseplage in Schule und Haus ist in manchen Fällen ein besonderer Zweig ihrer praktischen Tätigkeit.

In ganz großen Städten sind außerdem besondere Seuchenschwestern angestellt, die den Gang der Erkrankungen von der Schule aus in das Haus verfolgen und evtl. dort neue Ansteckungsherde ermitteln. Sie entnehmen Untersuchungsmaterial und versenden es an die bakteriologischen Untersuchungsstellen.

Jetzt werden häufig Wohlfahrtspflegerinnen eingestellt, die eine erweiterte sozialhygienische und wirtschaftliche Ausbildung erfahren haben. Sie unterhalten die Beziehungen zur Tuberkulosefürsorgestelle, zum Wohlfahrtsamt, zu den Ferienkolonien und anderen Zweigen der sozialen Fürsorge.

IV. Fürsorge- und Wohlfahrtseinrichtungen für die Schuljugend.

1. Schulspeisungen für unterernährte Kinder bzw. solche, bei denen ungünstige häusliche Verhältnisse vorliegen. Die Auswahl der Kinder geschieht durch den Schularzt, den Klassenlehrer, die Schulschwester oder -pflegerin unter Berücksichtigung der häuslichen Verhältnisse. Gegeben wird entweder ein Schulfrühstück, bestehend aus einem warmen Getränk (Milch, Kakao) und einem Brötchen, oder ein Mittagessen, das 25—33 % des Gesamtbedarfs der täglichen Wärmeeinheiten in einer zweckmäßigen Verteilung auf Eiweiß, Fett und Kohlehydrate enthalten soll.

Während das Frühstück durch den Schuldiener hergestellt werden kann, muß das Mittagessen aus besonderen Küchen herangeschafft werden, da der Besuch von öffentlichen Speiseanstalten auch schon wegen des zurückzulegenden Weges sich nicht empfiehlt. Für Warmhaltung der Speisen während des Transportes ist Sorge zu tragen. Speisezettel und Güte der Herstellung sind dauernd zu überwachen. Auch die Kinder selbst bedürfen ständiger Überwachung, sie sind anzuhalten zur Bedienung, zum sauberen Umgang mit den Geräten, zum sorgfältigen Kauen und zum Reinhalten von Händen, Mund und Zähnen.

Die Kosten werden von zahlungsfähigen Eltern ganz oder zum Teil eingezogen, der Rest von den Gemeinden oder Stiftungen getragen.

2. Schulkindergärten, in Schulbaracken oder besonderen Räumen einer Schule untergebracht, sind für schulpflichtige, aber für die Schule noch nicht reife Kinder bestimmt, die vom Schularzt zurückgestellt sind etwa aus folgenden Gründen: allgemeine Unterernährung, Schwächlichkeit infolge von Krankheiten in den ersten Lebensjahren, erbliche Belastung mit mangelhaftem Sprach- und Denkvermögen. Nicht in Betracht kommen: aussichtslose Fälle, Idioten. Auf Antrag der Eltern können auch $5^1/_2$ jährige Kinder aufgenommen werden. Die Frequenz soll nicht mehr als 30 betragen. Die Heilerziehung ist zunächst auf $^1/_2$ Jahr berechnet und kann auf 1 Jahr oder noch mehr verlängert werden. Sind die Kinder dann noch nicht für den regulären Schulunterricht reif, so kommen sie für die Hilfsschule, den Einzelunterricht oder eine Heilanstalt in Frage. Die Leitung liegt in den Händen geprüfter Jugendleiterinnen oder Kindergärtnerinnen, die hauptsächlich Werkunterricht geben. Aufnahme und Überwachung der Kinder geschieht durch den Schularzt. Falls es nötig ist, können die Kinder im Kindergarten auch verpflegt werden.

3. Schulhorte sind Einrichtungen für die freie Zeit der Schuljugend, namentlich der jüngeren, der aus irgendwelchen Gründen weder Ort noch Aufsicht für Schularbeiten und Beschäftigungen in der freien Zeit zur Verfügung steht. Die Horte stehen in enger Verbindung mit der Schule, sind bisweilen in den Schulräumen selbst untergebracht und werden von Lehrkräften geleitet bzw. der Schulpflegerin, die gleichzeitig auch die Schulspeisung besorgt, so daß 3 Aufgaben, die der Schulpflege, der Schulspeisung und des Hortes in einer Hand vereinigt sind. Man rechnet für 40 Kinder eine Aufsicht, die Kinder werden mit Schularbeiten und Spielen im Freien, auch gärtnerischen Arbeiten beschäftigt, wenn Hortgärten vorhanden sind. Es bestehen Einrichtungen zum Ausruhen, auch können Speisungen veranstaltet werden. Werden diese Speisungen auf mehrere Mahlzeiten ausgedehnt, so entwickelt sich der Hort zum Tageshort oder Tageskinderheim. Die Kosten werden durch Vereine, private Mittel, evtl. durch Verteilung auf die beteiligten Eltern aufgebracht. Beaufsichtigung der Einrichtungen und Zöglinge durch den Schularzt erforderlich.

4. Ferienkolonien (zuerst 1877 in Zürich), die älteste aller gesundheitlichen Einrichtungen der Schule. Auswahl der Kinder durch den Schularzt und den Lehrer nach ihrer körperlichen Beschaffenheit. Gründe sind zu sehen in: Blutarmut, ungenügender Entwicklung, Drüsenschwellungen, Genesungszuständen nach überstandenen Krankheiten. Kinder mit ansteckenden Krankheiten, schweren Gebrechen

oder solche, die noch besonderer Bedienung bedürfen, sind ausgeschlossen. Verschickung in geschlossenen Kolonien unter Führung
eines Lehrers oder einer Lehrerin entweder aufs Land, seltener in
Familienfürsorge, häufiger in besondere durch Vertrag gesicherte gemeinsame Räume. Manche Städte haben eigene Heime, die aus
Stiftungsmitteln errichtet sind. Die Kinder erhalten eine kräftige
Kost, führen ein regelmäßiges Leben mit reichlichem Aufenthalt im
Freien und, wenn angängig, Gelegenheit zum Baden. Kein Unterricht, Dauer des Aufenthalts 4 Wochen, evtl. auch während der
Schulzeit. Erfolge günstig. Die Kosten werden getragen durch be-
sondere Wohlfahrtsvereine unter Beitragsbeteiligung der Gemeinden
und evtl. teilweiser oder vollständiger Heranziehung der Eltern.

5. Landaufenthalt für Stadtkinder, sog. Erholungsfürsorge, Zentrale in Berlin, die Organisation umfaßt Deutschland und das Ausland.
Die Kosten werden vom Reich, den Bundesstaaten und dem Heimats-
ort der Kinder aufgebracht. Unterbringung entweder in Familien
oder, wie auf dem Heuberg, auf früheren Truppenübungsplätzen. Auswahl der Kinder durch den Schularzt und den Lehrer. In Frage
kommen Kinder mit zurückgebliebenem Wachstum und ungenügender
Ernährung, ferner Kinder mit ungünstigen häuslichen Verhältnissen,
bei denen die Erholung durch viel Aufenthalt im Freien oder durch
eine Abwechslung oder Befreiung von ungünstigen häuslichen Umständen bzw. von seelischem Druck gewährleistet ist. Kinder mit
schwereren Krankheitszuständen oder solche, die der Wartung bedürfen, sind ausgeschlossen. Dauer des Aufenthalts meist 6 Wochen.
Aufsicht durch Lehrer, wenn Unterbringung in größeren Quartieren,
sonst nur gelegentliche Besuche durch die Aufsichtsperson. Erfahrungen bisher noch nicht geklärt.

6. Walderholungsstätten waren ursprünglich gedacht als Mittel
zur Bekämpfung der Tuberkulose, sind jetzt überhaupt bestimmt
für bewegungsfähige, erkrankte oder in der Genesung befindliche
Kinder. Tagessanatorien im Walde, Heilbehandlung durch Schwestern
unter ärztlicher Aufsicht mit Luft, Liegekuren, milden Bädern, Er-
nährungspflege. Baracken im Walde für Aufenthalt der Kinder,
Küche, offene Liegehallen, Aborte, Bade-, Waschräume. Gegeben wird
Frühstück, Mittag, Vesper, Abendbrot. Nachteile: Weg hin und
zurück mit all seinen Schädlichkeiten, Aufenthalt nachts zu Hause,
evtl. unter ungünstigen Bedingungen. Sie sind also nur ein Notbehelf, weisen aber trotzdem unter gewissen Bedingungen gute Erfolge auf.

7. Waldschulen, zuerst 1904 in Charlottenburg. Eingerichtet und
betrieben ähnlich wie 6., nur unter Hinzuziehung von Schulunterricht,
der allerdings kürzer ist als sonst. Unterricht vom Frühjahr bis zum
Spätherbst, evtl. Winter. In den Ferien dienen die Räume als Tages-
ferienkolonien. Erfahrungen gut, besonders mit den Mittelklassen,
trotz derselben Nachteile, die unter 6. erwähnt wurden. Deshalb be-

finden sich in manchen Walderholungsstätten und Waldschulen Schlafbaracken. Die Erfolge sind dann wesentlich besser.

8. Kinderheilanstalten, Seehospize, Solbäder nur für kranke Kinder, die intensiverer Behandlung bedürfen. Ursprünglich nur Mittel im Kampf gegen die Tuberkulose des Kindesalters, jetzt auch nach Unfällen und Verletzungen sowie bei allen möglichen Organerkrankungen. Heilfaktoren: hauptsächlich Besonnung, klimatische Einwirkung der See, Einwirkungen der Sole. Auswahl der Kinder nach Untersuchung durch den Schularzt, der auch die Regelung der Kostenfrage herbeiführt.

9. Schulzahnpflege. Beinahe 100 % aller Kinder leiden an Zahncaries. Ursachen: Rachitis, zu enge Zahnstellung, mangelnde Reinlichkeit, schlechtes Kauen, Naschen von Süßigkeiten. Bei rechtzeitiger Behandlung kann das Gebiß vor Ausdehnung der Erkrankung geschützt werden. In der Schule daher Belehrung im Anschluß an Klassenuntersuchungen, auf Elternabenden usw. Außerdem Untersuchung durch Schularzt bzw. Schulzahnarzt und Benachrichtigung der Eltern. In manchen Städten auch Behandlung der erkrankten Kinder entweder bei Zahnärzten, die durch besonderen Vertrag mit der Stadt derartige Behandlungen übernommen haben, oder in einer Schulzahnklinik, die mit allen Einrichtungen der Zahnbehandlung ausgestattet ist und unter Leitung eines hauptamtlich angestellten Schulzahnarztes mit Hilfszahnärzten steht. In manchen Kreiswohlfahrtsämtern sind fahrbare Schulzahnkliniken vorhanden; bei Familienbehandlung von Krankenversicherten werden auch die Zahnkliniken der Ortskrankenkassen herangezogen. Zu jeder Behandlung ist vorherige Genehmigung der Eltern erforderlich, die aber meist gern erteilt wird. Die Kosten werden entweder durch die Jugendfürsorge, die Gemeinde, Krankenkasse, Versicherung oder die Eltern bestritten bzw. die Behandlung ist vollkommen frei. Nur planmäßig durchgeführte Untersuchungen können eine allmähliche Sanierung des Zahnzustandes in allen sozialen Klassen herbeiführen. Auch hier hat sich die Schulschwester von der Ausführung der erteilten Ratschläge zu überzeugen, in den Schulzahnkliniken ist systematisch über jedes Kind und die gesamte Tätigkeit genau Buch zu führen und das Material statistisch auszuwerten.

Gewerbehygiene.

Von

A. KORFF-PETERSEN † -Kiel.

Die Gewerbehygiene hat die Aufgabe, den Einfluß der beruflichen Tätigkeit selbst und etwaiger während dieser Beschäftigung auf den Arbeiter einwirkenden Schädlichkeiten zu untersuchen und die Maßnahmen zur Beseitigung dieser Schädlichkeiten anzugeben. Nach der Berufszählung vom 16. Juni 1925 waren in Deutschland beschäftigt in:

Land- und Forstwirtschaft, Fischerei . . . . . 9 762 426 Personen
Industrie und Handwerk . . . . 13 239 223 „
Handel und Verkehr . . . . 5 273 502 „
Häusliche Dienste . . . . 1 642 982 „

Von den der Gewerbeaufsicht unterstellten Arbeitern waren:

männlich:		weiblich:	
4 560 890	über 16 Jahre	727 265	über 21 Jahre
290 277	16—14 „	462 976	16—21 „
6 169	unter 14 Jahren	156 263	16—14 „
		5 375	unter 14 Jahren
4 857 346 insgesamt		1 351 880 insgesamt	

Über den Grad der in den einzelnen Berufen bestehenden Schädlichkeiten gibt die **Mortalitäts-** und **Morbiditätsstatistik** Anhaltspunkte.

Quellen der Statistik: Englische Statistik, 7. internat. Kongreß für Hygiene, London 1881, Bd. 10; Französische Statistik, Bertillon, ebenda; Deutsche Krankenkassenstatistik (Leipziger Ortskrankenkasse); Österreichische Statistik.

Ein Vergleich solcher Statistiken untereinander ist sehr schwierig, da die Zahlen zum Teil auf sehr verschiedenen Unterlagen aufgebaut sind. Auch die verschiedenen Zeitperioden des hygienischen und technischen Wissens spielen eine große Rolle. In den verschiedenen Industriestaaten sind die Lebensbedingungen und der Altersaufbau verschieden. Auch in den einzelnen Berufen ist der Altersaufbau sehr verschieden, was beim Vergleich der Statistik der betreffenden Berufe berücksichtigt werden muß.

Zum Vergleich der *Mortalität* (Mortalität oder Sterblichkeit = Todesfälle auf 1000 Arbeiter jährlich) verschiedener Berufsklassen untereinander bedient man sich meistens der *Standardberechnung*, „d. h. es wird berechnet, wie hoch in jedem Berufe die Sterblichkeit wäre, wenn die Altersbesetzung der Berufsgruppen derjenigen der männlichen oder weiblichen Gesamtbevölkerung entsprechen würde, wobei die Sterblichkeit der letzteren gleich 100 gesetzt werden kann" (KOELSCH).

Morbidität.

Morbidität ist die Zahl der jährlichen Erkrankungsfälle auf 1000 Arbeiter. Ihre statistische Erfassung ist sehr schwierig. Der Begriff der Krankheit ist oft unbestimmt, zuweilen werden nur die schweren mit Arbeitseinstellung verbundenen gezählt, zuweilen alle. Die statistischen Angaben werden bezogen auf 100 „Vollarbeiter" oder 100 Mitglieder einer Kasse. Ein Vollarbeiter = Zahl der Arbeitstage sämtlicher Arbeiter dividiert durch 300 bzw. in Betrieben mit Sonntags- und Nachtschicht durch 720. Bei Betrieben mit häufig wechselnden Arbeitern verteilen sich dabei die beobachteten Krankheiten auf eine zu hohe Zahl.

Als „Krankenziffer" wird verstanden die Zahl der Krankmeldungen, an die sich eine Vergütung für Krankheitstage anschloß, berechnet auf 100 Vollarbeiter.

Die *Erkrankungshäufigkeit* ist die Zahl der auf je 100 Vollarbeiter entfallenden Krankheitsfälle.

Der Quotient aus Erkrankungshäufigkeit und Krankenziffer ist der *Wiedererkrankungskoeffizient*.

Als *Durchschnittsdauer* der Krankheit gilt in Deutschland die durchschnittliche Zahl der Tage, für die das gesetzliche Krankengeld gezahlt wird. Hierbei gehen der Statistik alle leichten Erkrankungsfälle von weniger als 3 Tagen und alle schweren von über 26 Wochen sowie alle nach mehr als 26 Wochen eintretenden Todesfälle verloren, da nur bei mehr als dreitägiger Arbeitsunterbrechung bis zu 26 Wochen Krankengeld gezahlt wird.

Die Häufigkeit der Krankmeldungen und die Krankheitsdauer werden mitbeeinflußt durch die Höhe des Krankengeldes und die Häufigkeit der Kontrolle durch Krankenbesucher. Hohes Krankengeld erleichtert die Krankmeldung und führt zu späterem Gesundmelden, ebenso schlechte Konjunktur. Im Kleinbetrieb ist die Abkömmlichkeit schwerer als im Großbetrieb.

Krankheitswahrscheinlichkeit = Zahl der auf 100 Arbeiter entfallenden Krankheitstage = Produkt aus Erkrankungszahl und Krankheitsdauer.

Weitere die Mortalitäts- und Morbiditätsstatistik beeinträchtigende Momente: Schwierigkeit der Umgrenzung einer Gewerbsgruppe und Bestimmung der Stellung in der Berufsgruppe (selbständig oder unselbständig, Art der Arbeit innerhalb des Berufs), öfterer Wechsel der Arbeiter zwischen verschiedenen Berufen, Berufsauslese. Einzelne Berufe verlangen große Körperkraft (Schlosser, Brauer, Schmiede, Bergarbeiter, Lastträger u. ä.). Die Kränklichen müssen aus solchen Berufen abwandern, wodurch deren Statistik leicht zu günstig erscheint. Umgekehrt kann die Statistik solcher Berufe, die auch von schwächlichen Menschen ausgeübt werden können, durch Zuwanderung von Kranken zu ungünstig werden (Hausierer, Schneider, Textilarbeiter, Krämer, Schreiber usw.). Für einige Berufe ist ärztliche Untersuchung vorgeschrieben, wodurch Kränkliche ferngehalten werden (Bleiarbeiter, Bergarbeiter), Berufsauslese ist weniger für die Krankheitshäufigkeit als für die Mortalität von Einfluß; die leichte Arbeit kann vielfach auch vom kranken Arbeiter noch geleistet werden, ohne zur Krankmeldung zu führen, wogegen Schwächlinge in einzelnen Berufen die Todeszahl der ersten Jahresgruppen erhöhen.

Als Durchschnittswerte aus rund 20000 deutschen Krankenkassen wurden berechnet (1910—1912) auf 100 Mitglieder:

Erkrankungshäufigkeit . . . . 40—43 Fälle
Krankheitsdauer . . . . 20 Tage
Krankheitswahrscheinlichkeit. . . . . 850 „

Unfälle

sind „*zeitlich bestimmbare, in einen verhältnismäßig kurzen Zeitraum eingeschlossene Ereignisse*". 1906 entfielen von den Verletzungen ungefähr ein Viertel auf Maschinen; fast der ganze Rest auf Zusammenbruch und Sturz von Gerüsten, Fall von Leitern, Auf- und Abladen, Tragen von Lasten. 3,7 % sind Verbrennungen, ein ganz geringer Bruchteil Verletzungen durch Sprengstoffe und Vergiftungen durch Fabrikgase. 1927 kamen 8436 tödliche Unfälle zur Anzeige, d. h. auf 1000 Versicherte 0,32. Völlig erwerbsunfähig wurden 1935 gleich 0,07 auf 1000, teilweise erwerbsunfähig 125026 = 4,75 auf 1000. Die Zahl der Unfallentschädigungen steigt jährlich absolut und relativ, wohl infolge gesteigerter Rentenansprüche. Die schweren Unfälle nehmen ab (Folge verbesserter Arbeitsverhältnisse). Die meisten Unfälle ereignen sich bei Männern am Montag (Folge von Exzessen am Sonntag), dann sinkt die Zahl bis Freitag. Am Sonnabend fast gleiche Zahl wie am Montag (Ermüdung?). Bei Frauen Zahl der Unfälle sehr viel geringer als bei Männern. Akkordarbeit soll Unfälle vermehren, dies jedoch nicht nachgewiesen.

Von besonderem Einfluß auf die Arbeiterkrankheiten ist die *soziale Lage*. Bei unzureichendem Einkommen wird die Sorge für gesunde Wohnung, reinliche Kleidung und ausreichende Nahrung vernachlässigt, dagegen der Alkoholismus gefördert. Durch ungünstige soziale Lage werden gefördert: Tuberkulose, besonders der Lungen, Krankheiten der Atmungsorgane, in höherem Alter Selbstmord und gelegentlich Kindbettfieber. Nicht beeinflußt werden Herz- und Gefäßkrankheiten, Nervenkrankheiten, Krankheiten der Verdauungsorgane, Geschlechtskrankheiten. Einfluß ist nicht erkennbar bei Typhus, Krebs und bei Unglücksfällen. Der Beruf ist von größerer Bedeutung als die soziale Lage bei Lungenkrankheiten, Herz- und Gefäßkrankheiten, Nervenkrankheiten, mittelbar auch bei Verdauungskrankheiten und Geschlechtskrankheiten, besonders aber bei den Unglücksfällen.

Gesetzliche Bestimmungen zum Schutze der Arbeiter.

Reichsgewerbeordnung, mit Abänderungen von 1891, 1900, 1908, 1911. *Kinderschutzgesetz* vom 3. III. 1903, *Hausarbeitergesetz* vom 20. XI. 1911, *Krankenversicherungsgesetz* von 1882 bzw. 1911, *Unfallversicherungsgesetz* vom 6. VII. 1884 mit seinen Novellen, außerdem eine große Reihe von *Sondervorschriften für einzelne Betriebe*. (Zusammenstellung s. LEYMANN, Die Arbeiterschutzvorschriften im Deutschen Reich. Berlin: Reimar Hobbing 1927.)

Die hygienisch wichtigen Bestimmungen beziehen sich 1. auf die Arbeitsräume (s. Abschnitt Fabrikgebäude), 2. auf die Arbeitszeit. Die Gewerbeordnung schreibt keinen gesetzlichen maximalen Arbeitstag vor, jedoch ist in Deutschland seit 1918 (Verordnung vom 23. XI. 1918) der Achtstundentag (ausschließlich Pausen bei geteilter, einschließlich einer $^1/_2$stündigen Pause bei durchgehender Arbeitszeit) für gewerbliche Arbeiten eingeführt. Ausnahmen zulässig. Für gesundheitsgefährdende Industrien können gemäß § 120 e und f Vorschriften für die tägliche Arbeitszeit und die Pausen vorgeschrieben werden. Zu Arbeiten an Sonn- und Festtagen können die Arbeiter nicht verpflichtet werden. Die den Arbeitern zu gewährende Ruhe hat für jeden Sonn- und Festtag mindestens 24, für zwei aufeinanderfolgende Festtage 36, für das Weihnachts-, Oster- und Pfingstfest 44 Stunden zu dauern. In Bergwerken, Salinen, Aufbereitungsanstalten, Brüchen, Gruben, Hüttenwerken, Fabriken, Werkstätten, Zimmerplätzen, Werften, Ziegeleien, Bauten dürfen Arbeiter an Sonn- und Festtagen nicht beschäftigt werden. Es sind jedoch Ausnahmen zulässig, in Notfällen, im öffentlichen Interesse, bei gesetzlich vorgeschriebener Inventur, zur Bewachung, Reinigung und Instandhaltung von Betriebsanlagen, zur Verhütung des Verderbens von Rohstoffen usw.

3. Schutz der minderjährigen und weiblichen Arbeit. Die Kinder und Jugendlichen bedürfen eines besonderen Schutzes, da auf den noch nicht völlig ausgebildeten Körper die Berufsschädigungen erheblich stärker einwirken als bei Erwachsenen. Die Morbidität der Jugendlichen ist in allen Berufen erheblich größer als die der Erwachsenen. Kinder im Sinne des Gesetzes sind Knaben und Mädchen unter 13 Jahren sowie solche über 13 Jahren, die noch zum Besuch der Volksschule verpflichtet sind. Kinder unter 13 Jahren dürfen nicht in fabrikmäßigen Betrieben, d. h. Anlagen, die 10 Personen

und mehr beschäftigen, ferner in Hüttenwerken, Bauten u. ä. Anlagen, in der Tabakindustrie, Kleider- und Wäschefabrikation, Bergwerken u. ä. Anlagen, Werkstätten der Glas-, Stein- und Metallverarbeitung beschäftigt werden. Fremde Kinder unter 12 Jahren dürfen überhaupt nicht beschäftigt werden. Nachstehende Tabelle aus A. BENDER, „Arbeiterschutzgesetzgebung", enthält eine Übersicht über die Beschränkungen der Kinderarbeit.

Art der Beschäftigung	Fremde Kinder	Eigene Kinder
In Werkstätten, im Handelsgewerbe und Verkehrsgewerbe.	*Verboten ist die Beschäftigung:* 1. von Kindern unter 12 Jahren; 2. länger als 3 Stunden (in Ferien 4 Stunden); 3. zwischen 8 Uhr abends und 8 Uhr morgens; 4. vor dem Vormittagsunterricht; 5. an Sonn- und Festtagen. *Geboten ist:* 6. Mittagspause von 2 Stunden; 7. Nachmittags 1 Stunde Pause nach dem Unterricht.	*Verboten ist die Beschäftigung:* 1. von Kindern unter 10 Jahren in jedem Fall; 2. von Kindern unter 12 Jahren, sofern sie für dritte arbeiten; 3. zwischen 8 Uhr abends und 8 Uhr morgens; 4. vor dem Vormittagsunterricht; 5. an Sonn- und Festtagen. 6. Mittagspause von 2 Stunden; 7. Nachmittags 1 Stunde Pause nach dem Unterricht.
Austragen von Waren, Botengänge	*Verboten ist die Beschäftigung:* 1. von Kindern unter 12 Jahren; 2. länger als 3 Stunden (in Ferien 4 Stunden); 3. zwischen 8 Uhr abends und 8 Uhr morgens; 4. vor dem Vormittagsunterricht. *Geboten ist:* 5. Mittagspause von 2 Stunden; 6. nachmittags 1 Stunde Pause nach dem Unterricht; 7. An Sonn- und Festtagen die Beschränkung der Beschäftigung auf 2 Stunden in der Zeit von 8—1 Uhr. Während des Hauptgottesdienstes sowie 1 Stunde vorher ist sie verboten.	*Verboten ist die Beschäftigung:* 1. Kinder *unter 1—12 Jahren* dürfen *nicht für Dritte* arbeiten; 2. für Kinder *über 12 Jahre, die für Dritte arbeiten, gelten nebenstehende Vorschriften 2 bis 7;* 3. im übrigen bei Beschäftigung für die *Eltern in deren eigenem und selbständigen Gewerbebetriebe* keine Beschränkung.

Art der Beschäftigung	Fremde Kinder	Eigene Kinder
In Gast- und Schankwirtschaften(einschließlich Abfüllen von Getränken, Bedienen der Gäste, Lampen putzen, Reinigungsarbeiten, Kegelaufsetzen usw.)	*Verboten ist die Beschäftigung:* 1. von Kindern unter 12 Jahren; 2. zwischen 8 Uhr abends und 8 Uhr morgens; 3. vor dem Vormittagsunterricht; 4. von Mädchen zum Bedienen der Gäste; 5. länger als 3 Stunden (in Ferien 4 Stunden); 6. an Sonn- und Festtagen. *Geboten ist:* 7. Mittagspause von 2 Stunden; 8. nachmittags 1 Stunde Pause nach dem Unterricht.	1. von Kindern unter 12 Jahren; 2. zwischen 8 Uhr abends und 8 Uhr morgens; 3. vor dem Vormittagsunterricht; 4. von Mädchen zum Bedienen der Gäste. 5. Mittagspause von 2 Stunden; 6. Nachmittags 1 Stunde Pause nach dem Unterricht.
Bei öffentlichen theatralischen Vorstellungen.	*Verboten ist die Beschäftigung:* sofern nicht ein höheres Interesse der Kunst und Wissenschaft obwaltet. In jedem Fall Genehmigung des Landrates bzw. der Polizeibehörde erforderlich.	

Für Kinder unter 13 Jahren ist die Arbeit zwischen 8 Uhr abends und 8 Uhr morgens, vor dem Vormittagsunterricht und an Sonn- und Feiertagen verboten. Es muß eine Mittagspause von 2 Stunden und nach dem Unterricht eine Pause von 1 Stunde gewährt werden. Kinder von 13—14 Jahren dürfen nicht länger als 6 Stunden täglich beschäftigt werden.

Jugendliche Arbeiter von 14—16 Jahren dürfen in Fabriken nicht länger als 10 Stunden beschäftigt werden, die Arbeitsstunden dürfen nicht vor 5 Uhr morgens beginnen und nicht über $8\frac{1}{2}$ Uhr dauern. Jugendlichen Arbeitern, welche nur 6 Stunden täglich arbeiten, muß $\frac{1}{2}$ Stunde Pause, bei 8stündiger Arbeitszeit eine 1stündige Pause, bei längerer Arbeitszeit außerdem vor- und nachmittags je $\frac{1}{2}$stündige Pause gewährt werden, während der in der Regel die Arbeitsräume verlassen werden müssen. Nach der Arbeitszeit ist eine ununterbrochene Ruhe von 11 Stunden zu gewähren. Sonn- und Feiertags ist die Arbeit verboten. Jugendliche Arbeiter sind in einigen Betrieben, wo sie in Berührung mit Blei, Alkalichromat, Staub verschiedener Art, sehr hohen Temperaturen und starken mechanischen Gefahren in Berührung kommen, ausgeschlossen. Lehrlinge müssen zum Besuch der Fortbildungs- und Fachschulen angehalten werden und dürfen zu häuslichen Arbeiten nicht herangezogen werden, falls sie nicht im Hause des Lehrherrn Kost und Wohnung erhalten. Die Beschäftigung von Lehrlingen sowie von jungen Leuten unter 18 Jahren ist in einer Reihe von gefährlichen Betrieben verboten.

Weibliche Arbeiter. Zu den bei Männern auftretenden Krankheiten tritt bei den weiblichen Arbeitern besonders bei Arbeit in geschlossenen Räumen Bleichsucht hinzu. Die jüngeren Frauen erkranken in 15—30% mehr als die Männer gleichen Alters, im Alter ist es umgekehrt (Sexualleben). Inwieweit die Schwangerschaft durch die Arbeit ungünstig beeinflußt wird, ist schwer festzustellen. Frauen leiden erheblich häufiger an Krankheiten der Verdauungsorgane als die Männer.

Weibliche Arbeiter dürfen in Fabriken (s. oben) sowie in Konfektionswerkstätten, Motorbetrieben, Ziegeleien, Bergwerken u. ä. Anlagen sowie in Tabakfabriken, auch wenn weniger als 10 Arbeiter beschäftigt werden, nicht in der Zeit von 8 Uhr abends bis 6 Uhr morgens, am Sonnabend und an Vortagen vor Festtagen nicht nach 5 Uhr nachmittags beschäftigt werden. Die Arbeitszeit darf 10 Stunden täglich, an Vortagen von Sonn- und Festtagen 8 Stunden nicht überschreiten. Es muß mindestens eine 1stündige Mittagspause gewährt werden. Arbeiterinnen mit Hauswesen sind auf ihren Antrag $^1/_2$ Stunde vor der Mittagspause zu entlassen, falls diese nicht mindestens $1^1/_2$ Stunden beträgt. Nach der Arbeit ist eine ununterbrochene Ruhe von mindestens 11 Stunden zu gewähren. Arbeiterinnen dürfen vor und nach ihrer Niederkunft im ganzen 8 Wochen nicht beschäftigt werden. Ihr Wiedereintritt ist an den Nachweis geknüpft, daß seit ihrer Niederkunft wenigstens 6 Wochen verflossen sind. In einer Reihe von Betrieben mit Gift-, Staub-, Hitze- und sonstigen Gefahren ist die Arbeit von Frauen verboten (Akkumulatoren-, Alkalichromat-, Bleifarbenfabriken, Blei-, Zink-, Glashütten, Steinbrüchen, Steinhauereien, Thomasschlackenmühlen, Ziegeleien, Zucker- und Zichorienfabriken, ebenso in Kokereien und beim Transport von Materialien für Bauten).

Für eine Reihe von Betrieben, bei denen ein Verderben von Rohstoffen oder der Erzeugnisse zu befürchten ist, sind Ausnahmen zulässig, jedoch darf auch hier die wöchentliche Arbeitszeit für Kinder 36 Stunden, für Jugendliche 60, für Arbeiterinnen 58 Stunden nicht überschreiten. Jede Schicht muß durch eine oder mehrere Pausen von zusammen mindestens 1 Stunde unterbrochen sein. Tag- und Nachtschichten müssen wöchentlich wechseln.

Das *Heimarbeitsgesetz* vom 20. XII. 1911 enthält allgemeine Vorschriften über die Arbeit der Hausarbeiter. Gewerbetreibende, die Heimarbeit anfertigen lassen, müssen eine Liste der Heimarbeiter führen, die der Ortspolizei und den Gewerbeaufsichtsbeamten zugängig ist. Die Zuweisung von Hausarbeit an gewerblich tätige Jugendliche oder weibliche Arbeiter darf nur insoweit geschehen, als dadurch das Höchstmaß der gesetzlich erlaubten Tätigkeit nicht über-

schritten wird. Lohntarife müssen öffentlich aushängen. Für die
Einrichtung von Werkstätten der Heimarbeiter, zur Verhütung von
Gefahren für Leben, Gesundheit und Sittlichkeit können Polizei-
vorschriften erlassen werden.

Ärztliche Überwachung der Arbeiter ist vorgeschrieben:

1. für alle Arbeiter vor der Aufnahme der Arbeit in Bleifarben-,
Akkumulatorenfabriken, Bleihütten, Alkalichromatfabriken, Queck-
silberbeleganstalten, Thomasschlackenmühlen u. ä.;

2. für jugendliche Arbeiter in Steinkohlen-, Zink-, Bleierzberg-
werken, Walz- und Hammerwerken, Zink- und Glashütten u. ä.

Neben der ärztlichen Untersuchung beim Arbeitsbeginn ist *periodische ärztliche Untersuchung* vorgeschrieben in Bleibetrieben, Alkalichromatfabriken, Zink- und Bleihütten, Vulkanisieranstalten, Thomasschlackenmühlen u. ä. Das Ergebnis der Untersuchung ist in Kontroll-
büchern zu vermerken.

Der *Arbeitslohn* darf nicht in Waren u. ä. gezahlt werden (Trick-
System); für Lebensmittel, Wohnung, Heizung, Beleuchtung usw.
dürfen die Gewerbetreibenden nur den Selbstkostenpreis bzw. nach
vorheriger Vereinbarung höchstens die ortsüblichen Preise verlangen.

Staatliche Aufsicht: Die Durchführung der Vorschriften überwachen
die ordentlichen Polizeibehörden und die Gewerbeaufsichtsbeamten.
Diese haben zunächst bei Verstößen auf gütlichem Wege Abhilfe zu
versuchen; bei Erfolglosigkeit erfolgt polizeiliches Einschreiten. In
beschränktem Maße wird die Mitwirkung der beamteten Ärzte in
Anspruch genommen. Neuerdings sind eine Anzahl Gewerbeärzte
angestellt. Auch weibliche Gewerbeaufsichtsbeamte sind mit Erfolg
tätig.

Versicherungsgesetze.

Krankenversicherungsgesetz von 1892 und 1911. Versicherungspflichtig sind gegen Entgelt Beschäftigte: 1. Arbeiter, Gesellen, Ge-
hilfen, Dienstboten; 2. Betriebsbeamte, Werkmeister u. a.; 3. Hand-
lungsgehilfen und Lehrlinge; 4. Bühnen- und Orchestermitglieder;
5. Lehrer und Erzieher; 6. Hausgewerbetreibende; 7. Schiffsbesatzung
deutscher Fahrzeuge. Nr. 2—5 und 7 sind nur versicherungspflichtig
bis zu einem Gesamteinkommen von 3600 M., jedoch freiwillige Weiter-
versicherung gestattet; versicherungsberechtigt sind Kleingewerbe-
treibende und im Betriebe des Arbeitgebers tätige Familienangehörige
bis zu einem Einkommen von 300 M. Versicherungsträger sind die
Krankenkassen (Allgemeine Orts- oder Landkrankenkassen. Daneben
Ortskrankenkassen für bestimmte Berufe, Betriebskrankenkassen für
größere Betriebe, Innungskrankenkassen, Knappschaftskrankenkas-
sen, Ersatzkassen). Beitrag wird zu $^2/_3$ vom Arbeitgeber, $^1/_3$ vom
Arbeitnehmer aufgebracht. Pflichtmäßige Leistungen der Krankenkassen: Krankenhilfe (freie ärztliche Behandlung, Arzneien, Heilmittel), Krankengeld (vom 4. Krankheitstage im Falle von Arbeits-

unfähigkeit bis zu 26 Wochen mindestens die Hälfte des Lohnes),
Wochengeld (in Höhe des Krankengeldes für 8 Wochen), Sterbegeld
(von 40facher Höhe des Krankengeldes). Die Kassen können über
die Pflichtleistungen hinausgehen.

Unfallversicherungsgesetz vom 6. VII. 1884 nebst Novellen. Versicherungspflichtig: alle Arbeiter und Betriebsbeamte in den Gewerben, Binnenschiffahrt, Landwirtschaft, Seeschiffahrt, im Betriebe
der Post, Telegraphen, Eisenbahn, Heeres- und Marineverwaltung.
Über den Begriff Unfall s. S. 298.

Der Begriff und die Anwendung des Gesetzes ist durch die Verordnung vom 12. V. 1925 und das zweite und dritte Gesetz vom
17. VII. 1925 und 20. XII. 1928 erheblich erweitert worden, z. B. auch
auf gewerbliche Vergiftungen und Infektionen in Laboratorien. Träger
der Unfallversicherung sind die Berufsgenossenschaften. Die Verwaltung und Aufbringung der gesamten Kosten liegt den Arbeitgebern
ob. Entschädigungspflicht tritt ein nach Ablauf der 13. Woche nach
dem Unfall, jedoch kann auf Wunsch sofort die Fürsorge für den Verletzten übernommen werden. Leistungen: 1. Freie ärztliche Behandlung, Arzneimittel und Heilmittel; 2. Gewährung einer Rente. Voll-
rente = $^2/_3$ des Jahresverdienstes wird gewährt bei Verringerung der
Erwerbsfähigkeit um mehr als $66^1/_3\%$, bei Hilflosigkeit muß der
volle Jahresverdienst gezahlt werden. Bei geringeren Graden der
Erwerbsfähigkeit Teilrente; 3. Sterbegeld in Höhe des 15. Teiles des
Jahresverdienstes; 4. Hinterbliebenenrente an die Witwe bis zum
Tode bzw. Wiederverheiratung, für jedes Kind bis zum 15. Lebensjahre je 20%, zusammen jedoch nicht mehr als 60% des Jahresverdienstes. Vom Verletzten versorgte Eltern und Großeltern erhalten bis 20% des Jahresverdienstes als Rente. Bei wesentlicher
Änderung des Zustandes des Verletzten Änderung der Rente. Gegen
die Festsetzung bzw. Änderung Anrufung des Schiedsgerichts und
des Reichsversicherungsamtes möglich. In beiden Instanzen Arbeitgeber und Arbeitnehmer vertreten. Zum Zweck der Unfallverhütung
können die Berufsgenossenschaften Schutzmaßnahmen in den einzelnen Betrieben vorschreiben und durch technische Aufsichtsbeamte
überwachen lassen.

Invalititäts- und Altersversichernng. Gesetz vom 22. VI. 1889
mit Ergänzungen. Jeder Versicherte, der nicht imstande ist, den
3. Teil dessen zu erwerben, was körperlich und geistig gesunde Personen mit ähnlicher Ausbildung in derselben Gegend verdienen, hat
Anspruch auf Rente, ebenso Versicherte, die das 65. Lebensjahr überschritten haben ohne Rücksicht auf das Maß der Erwerbsfähigkeit.
Kosten zu gleichen Teilen von Arbeitgebern und Arbeitnehmern aufzubringen. Versicherungspflichtig: alle Arbeiter ohne Rücksicht auf
die Höhe des Einkommens (mit Ausnahme der Hausgewerbetreiben-
den) nach Vollendung des 16. Lebensjahres. Freiwillige Weiterver-
sicherung und Selbstversicherung für Personen unter 40 Jahren zu-

lässig. Recht auf Invalidenrente wird erworben nach Zahlung von mindestens 200 Beitragswochen, Altersrente nach mindestens 1200 Beitragswochen und Vollendung des 65. Lebensjahres. Daneben werden Ansprüche erworben auf Witwen- bzw. Witwerrente, Witwengeld, Witwenkrankenrente, Waisenrente und Waisenaussteuer. Festsetzung der Renten durch die Versicherungsanstalten, hiergegen Einspruch bei dem Oberversicherungsamt und Reichsversicherungsamt möglich.

Angestelltenversicherung, Gesetz von 1911. Versicherungspflichtig alle Angestellten mit weniger als 8400 M. Jahreseinkommen. Beitrag zur Hälfte vom Arbeitgeber, zur Hälfte vom Arbeitnehmer aufzubringen. Freiwillige Fortsetzung der Pflichtversicherung nach $^1/_2$ jähriger Versicherung gestattet, freiwilliger Beitritt ausgeschlossen. Leistungen: Ruhegeld nach Vollendung des 65. Lebensjahres, Rente im Falle der dauernden Berufsunfähigkeit, Witwenrente auch für die erwerbsfähige Ehefrau, für den Ehemann, wenn er erwerbsunfähig und bedürftig ist. Waisenrente bis zum vollendeten 18. Jahre. Träger der Versicherung Reichsversicherung für Angestellte, Festsetzung der Renten durch Rentenausschüsse, Berufung an Schiedsgericht bzw. Oberschiedsgericht. In allen Instanzen Vertreter von Arbeitgebern und Arbeitnehmern beteiligt.

Fabrikanlagen.

Neuanlagen und Erweiterungen von Fabriken, welche die Nachbarschaft belästigen können, sind genehmigungspflichtig. Können die Behörden mangels ausreichender Erfahrung eine Sicherheit nicht sofort gewinnen, daß die zunächst vorgeschriebenen Bedingungen zum Schutze bestehender Interessen ausreichen, so können auch nach der Genehmigung erschwerende Bedingungen vorbehalten werden.

Der **Fabrikbauplatz** soll genügend geräumig und so gelegen sein, daß die Abgase möglichst wenig stören; am besten wegen der vorherrschenden Westwinde im Osten der Ortschaften.

Baumaterial am besten Ziegel oder Eisenbeton.

Einstöckige Gebäude mit Oberlicht (Shed-Duches-System) sind sehr zweckmäßig, vor allem bei Fabriken für schwere Waren, mit starkem Lärm, Erschütterung, Geruchsbelästigung, Feuer und Explosionsgefahr. Mehrstöckige Anlagen notwendig bei engem Baugrund oder wo das Fabrikat von einer Maschine zur anderen übergehen muß (Webereien, Spinnereien, Mühlen, Malzfabriken).

Fußböden möglichst schwer abnutzbar, nicht stauberzeugend, feuersicher, schlecht wärmeleitend, nicht angreifbar für Flüssigkeiten, leicht zu reinigen, aber nicht glatt, um Ausgleiten zu vermeiden. Geeignet sind für Kleinbetriebe harte Holzböden, Holzpflaster aus Kiefernholz. Bei Betonkonstruktionen Zementfußböden, die jedoch von Säuren und Ölen angegriffen, bei Feuchtigkeit leicht glatt werden und keine starke mechanische Beanspruchung vertragen. Fliesen,

Platten und Klinker am besten geriefelt empfehlenswert für Schlächtereien, Molkereien, Gerbereien, Waschanstalten, Papierfabriken. In Dynamitfabriken Bleifußböden (keine Funkengefahr). Über fugenlose Fußböden s. S. 48.

Zur Schalldämpfung Fehlböden mit Sand oder Torfmull füllen, Wände mit Kork, Filz oder Bleiplatten bekleiden. Maschinen, die schwere Erschütterungen hervorrufen, werden auf Betonblöcken montiert, die auf einer Kautschukplatte, umgeben von einem Luftschlitz, in betonierten grubenartigen Vertiefungen des Fundaments stehen.

Zwischen den einzelnen Maschinen mindestens 1 m breite ungehinderte Verkehrswege.

Wände meist mit Zement verputzt und weiß getüncht; für Industrien mit weißen giftigen Staubsorten gegebenenfalls Wandanstriche mit Kontrastfarben; zuweilen abwaschbare Wände zweckmäßig (s. S. 49). Notwendig ist Trockenhalten der Wände; hierüber s. S. 55.

Kellerräume nur ausnahmsweise als Arbeitsräume zuzulassen; ist Ausnutzung der Kellertemperatur angezeigt, sind die Räume mit Isoliergräben zu umgeben; s. S. 35, 55. Die Decken der Räume meist weiß verputzt. Feuersichere und wasserbeständige Decken liefert ein Gemisch von Portlandzement mit Asbestfasern (Eternit).

Dachkonstruktion für einstöckige Gebäude Shed-Dach; s. untenstehende Abbildung. Am besten Orientierung der Glasseite nach Norden. Zuweilen auch doppelseitig verglaste Giebel. Südseite ist mit Kalkmilch oder einem blauen Anstrich (Akalorin, Koch & Grün, Offenbach) zu streichen. Dachräume der Temperatureinflüsse wegen als Arbeitsräume nicht geeignet.

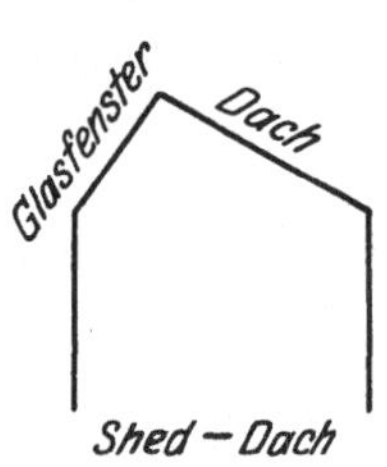

Feuersicherheit: Türen müssen nach außen schlagen, Notausgänge müssen vorhanden sein. Bei mehrstöckigen Gebäuden Stockwerke feuersicher trennen, Trennung der einzelnen Räume durch feuersichere Türen (Türen aus hartem Holz mit Blech benagelt oder Metalltüren mit Asbest). Glaseinsätze in Türen aus Draht- oder Elektroglas. Neben Innentreppen auch Außentreppen mit Geländer vorgeschrieben.

Die wichtigsten Vorkehrungen gegen Feuersgefahr ergeben sich aus nachstehender Merktafel (nach LEHMANN):

Türen selbsttätig schließen.

Stiegenhäuser frei von Brennbarem.

Fußböden täglich feucht wischen.

Hauptgänge 1—2 m breit.

Gänge zwischen Tischen und Regalen frei halten.

Wassereimer an jeder Arbeitsstelle und an Türen.

Dampfleitungen, nichtisolierte, 5 cm vom Holz entfernt.

Heizkörper, Rohre und Öfen durch engmaschige Gitter absperren, von Staub freihalten.

Beleuchtung: elektrisches Glühlicht; offene Flammen verboten. Glühbirnen mit Überglocke und Drahtschutz.

Gasglühlampen [1 m von der Arbeitsstelle entfernt], 1 m unterhalb, 30 cm seitlich von Holzwerk entfernt, Glimmerzylinder.

Gasarme, bewegliche, mit Hemmungsvorrichtung.

Lampen, Schirme nicht an Schnur hängen.

Für Celluloidlager und Räume mit explosiven Stoffen (Areton usw.) Beleuchtung von außen.

Rauchen und Streichhölzeranzünden verboten.

Gasflammen mit Glühpillenanzündern anbrennen.

Lötlampen, bei Benutzung Wassereimer bereitstellen.

Öllampen in separatem Raum putzen, füllen, anzünden.

Flüssigkeiten, feuergefährliche, in geeigneten Räumen lagern.

Schlacke, Asche ablöschen, feuerfeste Grube.

Trockenregal, -kammer, 60 cm über Heizvorrichtung Siebe anbringen.

Dachböden frei von brennbaren Stoffen.

Putzlumpen usw. in Blecheimern verbrennen.

Packmaterial nur Tagesbedarf im Packraum.

Celluloidabfälle in Blechkästen täglich leeren.

Holzabfälle täglich entfernen.

[Celluloidlager 2000 bzw. 20 000 kg nicht überschreiten.

Celluloidabfälle 1500 kg Höchstgewicht für ein Gebäude.

Im Keller darf Celluloid, Celluloidabfälle, fertige und halbfertige Ware aus Celluloid 500 kg zusammen nicht überschreiten.

In einem Lagerraum fertige und halbfertige Waren nicht über 500 kg.

Celluloidbearbeitung, mechanische, mit Wassertropfung.]

(Die eingeklammerten Anweisungen nur für Celluloidfabriken.)

Revision der Räume nach Schluß der Arbeit.

Sehr wichtig: Bereitstellung zweckmäßiger Löschvorrichtungen, nicht zu komplizierte Handfeuerlöschapparate mit nicht unter 15 l und nicht über 30 l Wasserfüllung. Am besten ist Betätigung durch einfaches Öffnen eines Hahnes. In feuergefährlichen Betrieben sind an besonders exponierten Stellen bei größerer Hitze von selbst in Tätigkeit tretende Löschapparate anzubringen (Duschen über den Türen).

Beleuchtung.

Sowohl die natürliche wie die künstliche Beleuchtung muß *ausreichend* sein. Nach Angaben der Deutschen Beleuchtungstechnischen Gesellschaft haben sich nachstehende Beleuchtungsstärken als erwünscht bzw. notwendig erwiesen.

Die Beleuchtung soll betragen:	Mittlere	Kleinste
	Beleuchtungsstärke	
	erwünscht:	mindestens verlangt:
Als Verkehrsbeleuchtung:		
auf Fahrwegen, Durchfahrten, Höfen, soweit sie dem Verkehr dienen	0,5—2	0,2
in Nebengängen, Nebenräumen, Lagerräumen	2—5	0,6
an Ein- und Ausgängen, in Hauptgängen, auf Treppen, in Werkstätten	5—15	2
Als Arbeitsbeleuchtung:		
für grobe Arbeit, z. B. Walzwerk, Schmiede, Grobmontage usw.	15—30	10
für mittlere Arbeit, z. B. Schlosserei, Dreherei, Montage, Kernmacherei, Tischlerei, Klempnerei, Spinnerei (weißes Garn) usw. . . .	40—60	20
für feine Arbeit, z. B. Feinmechanik, Weberei (helle Stoffe), Büroarbeiten usw.	60—90	30
für feinste Arbeit, z. B. Uhrmacherei und Graveurarbeiten, Setzerei, Weißnähen, Zeichnen usw.	90—250	50
Gemessen bei Verkehrsbeleuchtung auf der Horizontalebene, 1 m über Fußboden, bei Arbeitsbeleuchtung ebenso oder auf der Arbeitsfläche		

Schlechte Beleuchtung setzt die Arbeitsleistung herab und erhöht die Unfallhäufigkeit. Die Arbeiter sind vor *Blendung* auch durch reflektiertes Licht von den Maschinen und vom Arbeitsmaterial zu schützen. Die Beleuchtung soll *keine störenden Schlagschatten* geben und weder örtlich noch zeitlich lästige *Ungleichmäßigkeiten* zeigen. Für gute Lichtverteilung und richtigen Lichteinfall ist zu sorgen.

Beleuchtung von Räumen, in denen Sprengstoffe oder feuergefährliche Körper verarbeitet werden, möglichst von außen.

Luftkubus und Größe der Arbeitsräume.

Die Gewerbeordnung bestimmt, daß die Arbeitsräume in bezug auf Flächeninhalt, Lage, Heizung, Beleuchtung, Ventilation und Beseitigung des beim Betriebe entstehenden Staubes, der Gase und Abfälle den Regeln der Gesundheitspflege entsprechen sollen. Als Luftkubus für einen Arbeiter werden 10 cbm bei einer Bodenfläche von 2 qm und einer Höhe von 3 m als Minimum verlangt, jedoch muß dies schon als sehr gering angesehen werden. Dabei 3 maliger Luftwechsel vorausgesetzt. Da dieser nicht immer erreicht wird, sind meist größere Abmessungen erforderlich. Bei starker Produktion von Atmungs- und Beleuchtungsabgasen ist kräftige Ventilation notwendig. Übelriechende Gase und Dämpfe ebenso Staub sind möglichst am Entstehungsort, bevor sie in Kopfhöhe gelangen, abzusaugen. Fabriklüftung muß unabhängig sein von den meteorologischen Faktoren und der Willkür des einzelnen Arbeiters. In kleineren Betrieben Dachreiter und Klappfenster ausreichend, in größeren künstliche Ventilatoren (meist elektrisch betrieben) notwendig. Luftzufuhr meist in halber Höhe des Raumes, Abfuhr im Sommer an der Decke, im Winter am Boden des Raumes. Sorgfältig ist auf Vermeidung von Zug zu achten. (Verteilung der Luftzufuhr auf viele Orte, Schreiderventilation.)

Heizung.

Räume, in denen Arbeiten mit starker Muskelarbeit ausgeführt werden, brauchen nicht geheizt zu werden, dagegen sind Räume, in denen sitzend oder stehend mit geringer Muskeltätigkeit gearbeitet wird, sorgfältig zu heizen. Als Heizung für Fabriken meist Dampfheizung (Abdampf) zweckmäßig.

Luftbefeuchtung und Entnebelung.

In manchen Betrieben (Woll- und Seidenspinnereien u. ä.) ist Befeuchtung der Luft notwendig. Dies geschieht meist durch Einblasen von Luft, die durch Wasserschleier gegangen ist, oder durch Einblasen vom Dampf. — Zu feuchte Luft entsteht leicht in Räumen, in denen größere Flüssigkeitsmengen abdampfen oder viel warmes Wasser benutzt wird (Färbereien, Wäschereien, Wäschetrocknungsanlagen). Zum Schutz der Arbeiter können bei Trocknungsanlagen mechanische Transporteinrichtungen verwendet werden, die das Betreten der Räume unnötig machen. Sonst sind die Bottiche usw. möglichst zu verschließen und der Dampf unter dem Deckel abzusaugen. In stark feuchten Räumen besteht die Gefahr der Nebelbildung; diese kann durch Zufuhr großer Mengen warmer trockener Luft bekämpft werden.

Nebenräume.

In Anlagen, deren Betrieb es mit sich bringt, daß die Arbeiter sich umkleiden und nach der Arbeit sich reinigen müssen, sollen ausreichende, nach Geschlechtern getrennte *Ankleide-* und *Waschräume* vorhanden sein. Lüftbare Schränke zum Aufbewahren der Kleider vorsehen. In größeren Betrieben, vor allem bei viel Staub und giftigem Arbeitsmaterial, *Fabrikbäder* (Brausebäder und einige Wannenbäder). Bei größerer Entfernung der Fabrik von den Wohnungen der Arbeiter sind geräumige und heizbare *Speiseräume* mit Einrichtung zum Erwärmen der mitgebrachten Speisen einzurichten. Für einwandfreies und kühles *Trinkwasser* ist zu sorgen. In großen Werken sind *Verbandräume* mit den notwendigsten Einrichtungen für erste Hilfe vorzusehen.

Bedürfnisanstalten müssen so eingerichtet sein, daß sie für die Zahl der Arbeiter ausreichen (für je 15—20 Arbeiter ein Sitz), den Anforderungen der Gesundheitspflege entsprechen, und daß ihre Benutzung ohne Verletzung von Sitte und Anstand erfolgen kann (§ 120 b, RGO.). Sie müssen leicht, möglichst ohne ins Freie zu gehen, erreichbar und nach Geschlechtern getrennt sein. Am besten Spülklosetts mit einfachster Einrichtung.

Schutz gegen Unfall und Verletzungen durch Maschinen.

Die Gewerbeordnung verpflichtet die Unternehmer, die Arbeitsräume, Betriebsvorrichtungen, Maschinen und Gerätschaften so einzurichten und zu unterhalten, daß die Arbeiter gegen Gefahren für Leben und Gesundheit soweit geschützt sind, wie es die Natur des Betriebes gestattet. Gegen gefährliche Berührung mit Maschinenteilen ist der Arbeiter zu schützen.

Treppenöffnungen und Falltüren sind zu umfriedigen.

Bewegte Maschinen und Transmissionen sind mit Schutzgittern zu umgeben, eckige rotierende Teile möglichst durch runde zu ersetzen.

Alle Maschinen sind mit leicht erreichbaren gegen Selbsteinrücken geschützten Ausrückvorrichtungen zu versehen.

Transmissionsstränge sollen einzeln abstellbar sein.

Inbetriebsetzen der Kraftmaschinen ist allen Arbeitern durch deutliches Signal bekanntzugeben.

Schwungräder einfriedigen, nicht mit der Hand andrehen.

Riementransmissionen mit Riemenaufleger und Ausrückvorrichtungen bedienen.

Arbeitsanzüge sollen eng anliegen.

Einrückvorrichtungen der Stanzen und Pressen so einrichten, daß beide Hände aus dem Gefahrbereich entfernt werden müssen.

Kreissägen mit Schutzhauben versehen, die gegen Berührung und Fortschleudern des Holzes sichern.

Hobel- und Abrichtemaschinen mit *runder* Messerwelle versehen.

Schleifsteine mit Hauben umgeben, die Wegschleudern zersprungener Steine verhindern.

Zentrifugen mit Einrichtungen versehen, die Öffnen nur in Ruhestellung gestatten.

Besonders auch bei landwirtschaftlichen Maschinen alle rotierenden Teile (Zahnräder, Messer) soweit als möglich umkleiden.

Alle Schutzvorrichtungen müssen so angebracht sein, daß sie von den Arbeitern nicht entfernt werden können. Sie dürfen die Geschwindigkeit des Arbeitens nicht wesentlich herabsetzen.

Schutz der Umgebung gegen Belästigungen.

Belästigung durch *Geräusche* (Hammerwerke, Kesselschmieden u.ä.) kann nicht immer vermieden werden, da oft Verbot nur zulässig, wenn öffentliche Gebäude in der Nähe. Einschränken durch sachgemäßes Aufstellen der Maschinen. Unbedingt zu fordern, daß Betrieb nachts still liegt.

Verunreinigung durch *Rauch* und *Ruß*, einschränken durch Bedienung der Feuerungsanlagen durch geschulte Arbeiter, mechanische Beschickung der Feuer oft zweckmäßig, verschiedentlich Vernebelung der Rauchgase durch seitliche Öffnungen versucht.

Belästigung durch *Staub* ist durch Absetzenlassen des Staubes in Staubkammern zu vermeiden.

Hüttenrauch, der viel schweflige Säure enthält, kann auf Schwefelsäure verarbeitet werden. Viel schweflige Säure liefern auch Ultramarinfabriken, Alaunfabriken, Hopfendarren.

Üble Gerüche von Knochenverarbeitungsfabriken, Leimsiedereien, Darmsaitenfabriken u. ä. sind nicht ganz zu vermeiden, daher solche Anlagen nicht in der Nähe von Wohnungen anzulegen. Eine Einschränkung der Geruchsbelästigung ist zu versuchen durch möglichst festschließende Lagerungseinrichtungen für die Rohprodukte; auch Kautschukfabriken, Wachstuch- und Dachpappefabriken möglichst aus der Nähe von Wohnungen verlegen.

Besondere Sorgfalt ist darauf zu verwenden, daß durch die *Fabrikabwässer* Vorfluter und Grundwasser nicht verunreinigt werden. Vielfach ist hier biologische Wasserreinigung notwendig (s. S. 214).

Gefährdung des Arbeiters durch die Arbeit selbst.

Längere körperliche oder geistige Arbeit ruft das Gefühl der Ermüdung hervor, besonders auch die mit keiner äußeren Leistung verbundene statische Arbeit (Stehen besonders in unbequemer Stellung, Halten eines Gewichtes u. ä.), vielleicht durch Druck auf die belasteten Körperteile, Zerrung der Sehnen und Bänder u. ä. (Ermüdungsschmerz). Bei dynamischer Arbeit (Bewegung von Lasten) ist der Energieverbrauch erheblich mehr gesteigert als bei der statischen. Trotzdem das subjektive Ermüdungsgefühl oft geringer. Objektive Ermüdung zeigt sich in Herabsetzung der Leistung (auch qualitativ). Zur Hervorbringung der gleichen Arbeit wie vorher muß der Willensimpuls verstärkt werden. Sinnliche Eindrücke sind herabgesetzt, daher Außerachtlassen von Schutzmaßnahmen, Steigerung der Unfälle, Auftreten von Mitbewegung an der Arbeit nicht beteiligter Muskelgruppen. Bei schon bestehender Ermüdung wirkt gleiche Arbeit stärker ermüdend als vorher. Überanstrengung und Erschöpfung kann schwere Schädigung des Körpers verursachen (Herz- und Gefäßsystem). Ermüdung, zusammengesetzt aus Muskelermüdung und Ermüdung der Nervenzentren, ihr Wesen bzw. biologische Ursache noch nicht völlig klar erkannt (Ermüdungsgifte? Verbrauch energiespendender Reservestoffe). Ermüdungsmessungen noch unvollkommen (Dynamometer, Ergograph, Ästhesiometer, Plethysmograph, Messen der Reaktionszeit). — Körperliche Leistungsfähigkeit abhängig von der Rasse und in starkem Maße vom Ernährungs- und Ausbildungs-

zustand des Menschen bzw. der arbeitleistenden Organe, ferner ganz
besonders von der Entwicklungsstufe. Jugendliche erheblich weniger
leistungsfähig als Erwachsene. Größte Leistungsfähigkeit mit etwa
25 Jahren. Das weibliche Geschlecht hat etwa 0,6—0,7 der Arbeits-
kraft des Mannes. Übung von großer Bedeutung, bedingt Größer-
werden des Muskelquerschnitts, lehrt Vermeidung unzweckmäßiger
Bewegungen, Ermüdungsschmerz wird verzögert, Willensimpuls wird
verstärkt. Auch die Willensenergie und die Intelligenz von Einfluß,
läßt den Ermüdungsschmerz überwinden und macht zweckmäßigere
Bewegungen. Von äußeren Einflüssen setzt der Alkohol die Leistungen
herab, nur anfangs anscheinend leichte Leistungssteigerung (Aus-
schaltung der Hemmungen). Ferner wirken hemmend: Stimmung,
Sorge, soziale Verbitterung, Monotonie(?), ferner Einflüsse der Umgebung: schlechte Luft, Hitze, besonders bei gleichzeitiger hoher
Feuchtigkeit, Erschütterung.

Muskelarbeit und Körperhaltung.

Andauernde *Anstrengung derselben Muskelgruppen* führt zu akuten
und chronischen Entzündungen der Muskeln, Sehnen und Gelenke,
Contracturen und Krämpfe der betreffenden Muskeln (Sehnen-
scheidenentzündung der Unterarmstrecker, z. B. bei Steinhauern,
Schmieden, Tischlern, Wäscherinnen; Entzündung der Schulter- und
Wadenmuskulatur bei Erdarbeitern, Bergleuten, Lastträgern. Bei
Arbeiten im Knien Entzündung der Bursa praepatellaris).

Druck der Handwerkszeuge erzeugt Schwielen, Blasen und chronische Entzündung (z. B. Tischler, Graveure, Metalldreher, Gerber).
Stimmbandverdickung bei Rednern und Sängern.

Veränderungen am Knochengerüst: Besonders Jugendliche bedroht.
Verbiegung des Schenkelhalses und des Kniegelenkes bei Bäckern
und bei Tischlern. Verbiegung der Wirbelsäule bei Lastträgern, des
Brustkorbes bei Schustern, Verengerung des Beckens bei jugendlichen
Arbeiterinnen — Erschwerung der Geburt! — Plattfuß: z. B. Kellner,
Verkäufer, Schlosser, Bäcker, Chirurgen.) Nach Möglichkeit ist die
Arbeit im Sitzen zu verrichten.

Bei *fortgesetztem Stehen* können Krampfadern und Ekzeme an den
Beinen auftreten.

Beschäftigungsneurosen ([Schreibkrampf] Schreiber, Graveure,
Setzer, Juweliere, Näherinnen, Klavierspieler u. ä.).

Starkes Blasen (Glasbläser, Musiker) kann zu Lungenblähung
führen. Zum Schutz dagegen wird versucht, Glasblasen durch Pfeifen
mit Preßluft auszuführen; dagegen vielfach starker Widerstand der
Arbeiter.

Schädigung der Sinnesorgane.

Am meisten *Augen* gefährdet: Bei unzureichender Beleuchtung
und fortgesetztem Fixieren kleiner Gegenstände kann sich bei dis-
ponierten Menschen Kurzsichtigkeit ausbilden. Bei Bergarbeitern

tritt oft Nystagmus auf, dessen Ursache noch nicht ganz geklärt, vielleicht aber durch mattes Licht in Verbindung mit anhaltendem Blick nach oben bedingt ist. Grelles Licht erzeugt Reizung der Bindehaut, Abnahme der Sehschärfe, Lichtscheu, Kopfweh. Zeitlich und räumlich starker Gegensatz zwischen Hell und Dunkel belästigt stark. Ultraviolette Strahlen erzeugen nach längerer Einwirkung Schmerzen, starke Conjunctivitis. Schutz durch zweckmäßige Brillen mit muschelförmigen durch Chromoxyd gefärbten Gläsern (Euphosglas). Bei Kurzschluß durch ultraviolette Strahlen „elektrische" Ophthalmie, meist rasch vorübergehend. Gleichzeitige Wirkung von Wärme, intraroter und ultravioletter Strahlung bei Feuerarbeitern, Glasbläsern. Hier häufig frühzeitiges Auftreten von Altersstar beobachtet. Schutz durch zeitweiliges Vorsetzen eines im Munde gehaltenen Rahmens mit einer Glasplatte. Kettenvorhänge vor der Feueröffnung.

Staub erzeugt chronische Bindehautkatarrhe (Bäcker, Müller, Zementarbeiter). Bekämpfung s. S. 316.

Sehr häufig sind *Verletzungen* der Augen: Fremdkörper bei Arbeiten an Metalldrehbänken, Holzbearbeitungsmaschinen, Steinsplitter bei Steinhauern, Spritzer flüssigen Metalls in Metallgießereien, verspritzende Säure und Dämpfe in vielen chemischen Fabriken; für Maurer charakteristisch Verätzung der Conjunctiva durch Kalk. Gegen letzteres genügen zum Schutz Schirmmützen, sonst müssen nicht zu schwere aber genügend starke Schutzbrillen oder Drahtschutzmasken benutzt werden, die bestimmungsgemäß von den Arbeitgebern bereitgehalten werden müssen, aber von den Arbeitern meist ungern getragen werden. Brillen dürfen nicht zu schwer sein und die Luft nicht vom Auge abschließen. In Betrieben, wo Augenverletzungen häufiger zu befürchten sind, ist Cocain (2%) zum Einträufeln bereitzuhalten und alle Arbeiter zu belehren, bei Verletzungen sofort den Arzt aufzusuchen. Neuere Brillenkonstruktionen von Wendschuch in Dresden; Bettenhauser, Berlin-Pankow.

Schädigung des Gehörorgans. Durch starke andauernde Geräuschbelästigung und vielleicht unter Mitwirkung der Erschütterung entsteht Schwerhörigkeit bei Kesselschmieden, Nietern, vielen Arbeitern der Schwereisenindustrie und in anderen „Lärmberufen" (Spinner, Weber, vielleicht auch Bahnbeamte). Beginn mit Schwindel, Ohrensausen und Gleichgewichtsstörungen, schließlich Ertaubung. Auch bei plötzlich auftretendem starken Schall (Schießen, Sprengen) können Schädigungen des Gehörs vorkommen. Gegenmaßregeln: Ausschluß von Ohrenkranken, Einteilung der Arbeitszeit so, daß Lärmbetrieb und weniger laute Arbeit miteinander abwechseln. Schalldämpfer, Tragen von Watte in den Ohren, Öffnen des Mundes vor dem Abfeuern, Einbau von Isolierwänden. — Gehörstörungen in komprimierter Luft s. nächsten Abschnitt. — Erfrierungen der Ohrmuscheln bei Kutschern, Landbriefträgern usw. (s. auch Temperaturschädigungen).

Schädigungen durch komprimierte Luft.

Bei Tauchern mit Taucheranzug und in *Taucherglocken, Caissons,* bei Brücken- und Tunnelbauten und anderen Arbeiten, wo Wasser durch komprimierte Luft verdrängt wird, tritt Drucksteigerung von 2 Atmosphären und mehr auf. Arbeiten unter diesen Verhältnissen erzeugt Verlangsamung und Vertiefung der Atmung, Pulsverlangsamung, Einwölbung des Trommelfelles, dadurch erschwertes Hören, Sprechen wird erschwert, Muskelarbeit behindert. Im Blutplasma sowie den Gewebssäften, dem Fett und den Lipoiden wird Sauerstoff und vor allen Dingen Stickstoff absorbiert. Dies an sich nicht belästigend, s. jedoch später. Lufttemperatur steigt erheblich bis 30 und 40°. Starke Kohlensäureanhäufung. Daher starke Zufuhr frischer Luft und Absorption der Kohlensäure mit Kalk nötig. Bei zu schnellem Einschleusen können Blutungen ins Ohr eintreten, Einschleusungszeit 4 Minuten für jede Atmosphäre Überdruck. — Besondere Sorgfalt ist auf das *Ausschleusen* zu richten. Bei zu schnellem Ausschleusen Freiwerden des Stickstoffs in den Gefäßen und und Geweben, dadurch Embolien, Gefäßzerreißungen, Lähmungen, Gelenkschmerzen. Erscheinungen (Schwindel!) treten manchmal erst längere Zeit nach dem Ausschleusen auf und werden nicht erkannt. Ausschleusungszeit in der 1. Hälfte 8 Minuten für je eine Atmosphäre, in der 2. Hälfte 30 Minuten pro Atmosphäre, durchschnittlich 15—20 Minuten je Atmosphäre. Die Schleuse darf nicht zu klein, etwa $^3/_4$ cbm für jeden auszuschleusenden Arbeiter, sein und muß wegen der eintretenden starken Abkühlung und Wasserkondensation heizbar sein. — Arbeitszeit bis 6 Stunden, wenn Überdruck unter 2,5 kg/qcm, 4 Stunden, wenn unter 3,5 kg, und 2 Stunden, wenn mehr als 3,5 kg. Als Arbeiter nur junge, kräftige, magere Menschen zulassen. Auf Ohrkranke achten. Bei Auftreten von Krankheitserscheinungen Wiedereinschleusen und ganz langsames Ausschleusen, Taucher wiedereintauchen auf 10—20 m, Taucherrüstung soll 15 Minuten lang anbehalten werden. Bei größeren Caissonbetrieben sollen die Arbeiter in der Nähe wohnen, es soll eine Sanitätsschleuse und ein Arzt vorhanden sein.

Schädigung durch Temperatureinflüsse.

In sehr vielen Betrieben sind die Arbeiter ungünstigen Temperatureinflüssen ausgesetzt. Feuerarbeiter (Heizer, Schmelzofen-, Glasarbeiter, Bäcker, Schmiede, Gießer) werden vorwiegend von *strahlender Hitze* getroffen. Bei Vorhandensein trockener Luft wird dies verhältnismäßig gut vertragen, doch führt das fortwährende Schwitzen zu Hautreizungen und die starke Getränkeaufnahme zu Verdauungsstörungen. Gelegentlich kommt es zu psychischen Erregungszuständen der Arbeiter. Wesentlich schlechter ertragen wird hohe Temperatur bei gleichzeitig vorhandener starker Luftfeuchtigkeit (tiefe Bergwerke, Tunnelbauten, Färbereien, Wollspinnereien usw.). Gewöhnung tritt allerdings vielfach ein. In Bergwerken wird die Arbeitszeit nach der am Arbeitsort herrschenden Temperatur geregelt. Neuerdings wird versucht, statt dessen den Katawert (s. S. 21) einzuführen, der außer der Temperatur auch Luftbewegung und Feuchtigkeit mitberücksichtigt. Die zulässigen Grenzwerte liegen aber nicht fest — man kann annehmen, daß bei einem trockenen Katawert von 3 und einem feuchten von 10 eine erhebliche Erschwerung der Wärmeabgabe und damit der Arbeitsmöglichkeit eintritt. Hier soweit möglich Zufuhr frischer Außenluft anwenden, Dampfzuleitungsröhren und andere wärmeabgebende Teile gut ummanteln. Gegen strahlende Hitze Schutz durch Verhängen der Feuertüren mit Ketten, Tragen von Gläsern (s. S. 313), evtl. Asbesthandschuhe, Asbestanzüge.

Schädigung durch Erfrieren bei Freiluftarbeitern. Frostbeulen gelegentlich in schlecht geheizten Lokalen, meist nur bei anämischen jungen Mädchen. — Sehr unangenehm und zu Erkältungen führend ist plötzlicher Übergang aus heißen in kalte Räume (Zuckerfabriken, Brauereien).

Staub.

In einer sehr großen Zahl von Gewerbebetrieben werden die Arbeiter durch Staub belästigt bzw. gefährdet. Ein Teil des in der Luft befindlichen Staubes wird zwar in der Nase abfiltriert und durch das Flimmerepithel der Luftwege wieder nach außen befördert, ein großer Teil dringt aber doch in die tieferen Luftwege ein, und es kommt zu massenhafter Einlagerung von Staubteilchen in die Schleimhäute, Lymphbahnen, Lungengewebe und Bronchialdrüsen. Dadurch entsteht Katarrh der Luftwege, entzündliche Zellwucherungen und knötchenförmige Verdickungen um die Bronchien, Bindegewebswucherungen, Gewebseinschmelzungen, vikariierendes Emphysem der übrigen Lungenpartien (*Pneumokoniosen*). In vielen Fällen wird dadurch der Boden für die Ausbreitung des Tuberkelbacillus vorbereitet. Durch die Tuberkulose meist jüngere Staubarbeiter gefährdet. Vielleicht gewährt die Induration der Lungen bei älteren Arbeitern einen gewissen Schutz gegen das Vordringen der Bacillen.

Besonders gefährlich ist quarzhaltiger Staub (Bearbeitung von Steinen, Schleifsteinstaub, Glasbearbeitung), ferner Eisenstaub (rote Eisenlunge, Siderosis) bei Feilenhauern, Arbeiten mit rotem Schmirgel, als Poliermittel, Stahlschleifen (Gemisch von Eisen- und Quarzstaub). Nadeln werden trocken geschliffen, dagegen größere Stücke unter Befeuchtung.

Neben der mechanischen übt Staub von Thomasschlacke auch eine *chemische* Wirkung aus. Entsteht beim Entziehen des Phosphors aus dem Eisen in den Bessemerbirnen, Verwendung als Düngemittel. Einatmung, z. B. beim Düngerstreuen, erzeugt heftige Katarrhe und bösartig verlaufende Lungenentzündungen.

Verhältnismäßig ungefährlich ist Kohlenstaub. Es kommt freilich zu Katarrhen, aber selten zur Tuberkulose der Lungen bei Arbeitern in Bergwerken. Vielleicht spielt hierbei allerdings die Berufsauslese eine Rolle.

Manche Staubarten rufen Conjunctivitis hervor, Kalkstaub (Kalköfen) kann daneben zu Verätzung der Hornhaut führen, ebenso Kalkstickstoff.

Mittelohrentzündungen können sich an den durch Staub entstandenen Katarrh der oberen Luftwege anschließen.

Hautausschläge entstehen durch keramischen Staub, auch in Mehl- und Zuckerstaub durch Vermischen mit dem Schweiß (Bäckerkrätze). Zur Verhinderung gute Hautpflege nötig. Hautreizung auch bei manchen Farbstoffen.

Bei Silberarbeitern kann Silberstaub in die Haut eindringen, bei Lichteinwirkung erfolgt dann Schwärzung (Argyrie).

Auch *organischer Staub* kann dieselben Schädigungen hervorrufen wie anorganischer.

Sehr große Staubmengen entstehen in *Woll-* und *Baumwollspinnereien*, besonders auch in Kunstwollfabriken (Krempeln und Kratzen der Baumwolle, Klopfen der Vliese, Wolfen und Krempeln der Wolle, Zerreißen der Wollumpen im Reißwolf).

Staub *tierischer Haare* atmen ein: Bürstenbinder, Tapezierer, Kürschner, Arbeiter in der Hutfabrikation (Scheren der Hasen- und Kaninchenfelle).

Tabakstaub scheint die Lunge meist wenig zu schädigen. Die starke Verbreitung der Tuberkulose unter den Tabakarbeitern wohl Folge der Berufsauslese.

Staub von Lumpen (Papierfabrikation, Lumpenhändler) kann infektiös sein (Lungenmilzbrand, Hadernkrankheit), ebenso der in Bettfederreinigungsanstalten entstehende.

Bei Perlmutterarbeitern gelegentlich Erkrankung der langen Röhrenknochen infolge Einatmens des Conchiolinstaubes beobachtet.

Bei Schornsteinfegern und anderen Rußarbeitern entsteht gelegentlich Hodenkrebs. Neben mechanischer Reizung hierbei Reiz durch Kohlenwasserstoffe mitbeteiligt.

Zucker- und Mehlstaub zersetzt sich im Munde unter Bildung von Zucker- und Milchsäure (Entkalkung der Zähne, Caries: Bäcker, Konditoren, Müller).

Einige Staubarten scheinen einen gewissen Schutz gegen Tuberkulose zu verleihen (Lohe, vielleicht auch Kalk und Gips).

Über giftigen Staub und Staubexplosionen s. später.

Staubbekämpfung. Entstehung von Staub soll möglichst vermieden werden. Manchmal ist feuchte Bearbeitung des Materials möglich, sonst müssen die stauberzeugenden Maschinen dicht umkleidet und der Staub am Orte der Entstehung abgesaugt werden. *Lüftung des Gesamtraumes ist nicht ausreichend.* Respiratoren, die fest um Mund und Nase abschließen, sonst aber möglichst einfach sein müssen, behindern den Arbeiter immer und sind daher nur als

Notbehelf zulässig. Zweckmäßige Respiratoren werden hergestellt von der Auergesellschaft, Berlin; Bettenhauser, Berlin-Pankow; Feldbausch, Heidelberg; Gebr. Merz, Frankfurt a. M., Bockenheim.

Apparate, die den ganzen Kopf einschließen und mit Einrichtungen zur Absorption der Kohlensäure und mit Sauerstoffzuführung versehen sind, also auch zum Betreten verqualmter und mit giftigen Gasen erfüllter Räume benutzt werden können, liefert das Drägerwerk in Lübeck.

Explosionsgefahr.

Bei Sprengstoff-Fabriken sind die einzelnen Werkstätten durch Erdwälle voneinander getrennt anzulegen, die Bauart soll möglichst leicht sein, besonders das Dach. Die Produkte sind möglichst schnell in kühle unterirdische von den Arbeitsstätten weit entfernte Lagerstätten zu bringen.

Gasexplosionen entstehen, wenn Gemische von Leuchtgas oder Grubengas mit Luft zur Entzündung kommen (schlagende Wetter in Bergwerken). Räume, in denen Gasgeruch wahrnehmbar ist, dürfen daher nicht mit offenen Flammen oder brennender Zigarre betreten werden. Die Bergleute haben vor jeder Einfahrt geprüfte Sicherheitslampen, bei denen die Flamme mit einem engmaschigen Drahtnetz umgeben ist, zu benutzen. Erloschene Lampen dürfen in der Grube nicht mit Zündholz wieder angesteckt werden. Besonders konstruierte Schlagwetterlampen ermöglichen es den Steigern, den Gehalt der Luft an Grubengas zu bestimmen.

Dämpfe von Benzin, Benzol, Äther, Petroleum, Schmieröl haben öfters zu Explosionen geführt. Solche Stoffe sollen nicht in größerer Menge in den Arbeitsräumen gelagert werden, sie sind in Sicherheitsbehältern, bei denen der Ausfluß mit einem Drahtnetz umgeben ist oder die unter Kohlensäuredruck stehen, aufzubewahren.

Organischer Staub, insbesondere Mehl, Zucker und Kohle, auch Wollstaub, kann unter Umständen explodieren. Besonders gefährlich werden die Explosionen, wenn die Staubpartikel sich mit Kohlenwasserstoffen beladen können (Bergwerke). Zum Schutz ist in Mühlen und ähnlichen Betrieben das Eindringen von Staub möglichst zu verhüten, in Bergwerken hat man neuerdings mit Erfolg die Explosionsgefahr durch Beimischen von Schieferstaub zur Luft bekämpft.

Giftiges Arbeitsmaterial.

Außerordentlich zahlreich sind die in den Gewerbebetrieben verwandten Gifte, die eine Gefahr für die Arbeiter darstellen. Sie können sowohl akute wie chronische Vergiftungen erzeugen. Hier kann nur eine Aufzählung der allerwichtigsten stattfinden. Die Aufnahme der Gifte kann erfolgen von der unverletzten Haut aus (selten), häufiger von Wunden, vom Respirationstraktus aus, in den sie in Form von Staub oder als feinste Tröpfchen gelangen und durch den Verdauungstraktus.

Ammoniak. Vorkommen in Kokereien, bei der Verarbeitung des Gaswassers, Silberspiegel- und Farbenindustrie, Eiserzeugung. Aufnahme erfolgt durch die Atmungsorgane. Direkte Einwirkung auf Bindehaut uns Hornhaut. $1,5^0/_{00}$ ruft Schleimhautreizung, bei längerer Einatmung chronische Bronchialkatarrhe hervor. $2,5-4,5^0/_{00}$ erzeugt Entzündungen in den Lungen, in schweren Fällen kann der Tod eintreten.

Anilin, Vorkommen in der Anilinfarbenfabrikation und der Fabrikation photographischer Artikel. Aufnahme durch die Haut, die Verdauungs- und Atmungsorgane. Giftigkeit der einzelnen Produkte ist sehr verschieden. Bei leichten Fällen: Blässe der Haut, Eingenommensein des Kopfes und Schwindelgefühl, Erregungszustände. In schweren Fällen kommt es zu dunkelblauer Cyanose, Methämoglobinbildung, Blutharnen, evtl. Tod im Coma. Chronische Vergiftung erzeugt: Anämie, Störungen der Verdauung, ekzematöse und pustulöse Ausschläge, besonders am Scrotum, allgemeine Abgeschlagenheit. Auch ein Teil der Anilinderivate wirkt ähnlich auf die Haut.

Arsen und Arsenverbindungen. Vorkommen in Arsenbergwerken und -hütten, besonders beim Rösten der arsenhaltigen Erze, in der Glasfabrikation, der Fabrikation farbiger Kreiden und Papierfabrikation, Gerberei. Aufnahme in Gas und Staubform durch die Atmungsorgane, Schleimhäute und den Verdauungskanal. Akute Vergiftung verläuft unter choleraähnlichen Erscheinungen, chronische Vergiftung führt zu hartnäckigen Kopfschmerzen, Magen- und Darmstörungen, Leberverfettung, Haarausfall. Zum Schutz haben die Arbeiter besondere waschbare, auch den Kopf einschließende Arbeitsanzüge zu tragen. — Arsenwasserstoff entsteht beim Herstellen von Wasserstoff aus arsenhaltigen Metallen oder Verwendung arsenhaltiger Säuren.

Benzin. Vergiftungsgefahr in den Raffinerien, in chemischen Waschanstalten, Lack- und Firnisindustrie, zum Lösen von Kautschuk, als Brennstoff für Motoren. Aufnahme in Dampfform durch die Atmungsorgane. Akute Vergiftung: Kopfschmerz, Schwindel, Übelkeit, später tiefer Schlaf mit Cyanose. Bei chronischer Vergiftung Kopfschmerz, Flimmern vor den Augen, Ohrensausen, Psychose mit Aufregung und rauschartigen Zuständen.

Benzol, Verwendung in der Farbenfabrikation, Carburieren von Leuchtgas und Wassergas, zum Lösen von Kautschuk, Harzen und Fetten, in Autogaragen. Aufnahme durch die Atmungsorgane, Vergiftungserscheinungen: Eingenommensein des Kopfes, Ohrensausen, Schwindelgefühl, rauschähnlicher Zustand. In schweren Fällen Muskelzuckungen und Krämpfe, Hautfarbe blaß bei auffallend roten Lippen.

Blei ist das wichtigste industrielle Gift. Im Jahre 1927 sind 3329 Fälle von beruflicher Bleivergiftung gemeldet und davon 256 entschädigt worden. Vorkommen bei Verhütten von Blei- und bleihaltigen Erzen, Herstellung und Verwendung von Gegenständen aus metallischem Blei, Bleilegierungen (Schriftgießerei, Klempnerei, Flaschenkapselfabriken, Schriftsetzerei, Feilenhauerei), Herstellung und Verwendung von Bleifarben (Bleiweiß!), Akkumulatorenfabriken, in Maler-, Anstreicher- und Lackiererwerkstätten. Installation von Gas- und Wasseranlagen, in der keramischen Industrie. Aufnahme durch die unverletzte Haut (? Schminke), in Form von Dämpfen und Staub durch die Atmungsorgane, meist aber vom Verdauungstraktus aus, wohin es durch Berühren der Speisen mit schmutzigen Fingern (Ablecken der Pinsel!) gelangt. Vergiftungserscheinungen: Blaugraue Verfärbung des Zahnfleisches (Bleisaum), Auftreten granulierter roter Blutkörperchen, Hämatoporphyrinurie, Bleikolik, Bleiarthralgie, Bleilähmung vorwiegend der Streckmuskeln am Vorderarm und an der Hand, Bleiblindheit, Atrophie des Sehnerven, schweres meist tödlich verlaufendes Hirnleiden (Encephalopathia saturnina), Veränderungen der Blutgefäße des Herzens und der Nieren (Schrumpfniere), Erhöhung des Blutdruckes. Störungen in der geschlechtlichen Sphäre der Frau, Abort, Frühgeburt, Lebensschwäche der Kinder.

Schutzmaßnahmen. Beim Verhüttungsprozeß Abführen der Bleidämpfe in lange Kondensationskanäle, Ausnehmen des dabei entstehenden Flugstaubes nur nach völligem Erkalten der Kammern und Anlegen von Respiratoren. Die Arbeiter müssen waschbare Arbeitsanzüge tragen (von den Werken zu liefern), sie müssen zu peinlicher Sauberkeit (Händewaschen vor dem Verlassen der Arbeitsstätte) erzogen werden. Nahrungsmittel dürfen nicht mit in die Arbeitsstätten gebracht werden. Ständige ärztliche Überwachung, Ausschluß von Frauen und Jugendlichen. Überführung Bleikranker in andere Berufe (oft schwierig!). Sorgfältige Entstäubung aller Betriebe, wo Bleistaub entstehen kann, Absaugen des Staubes aus den Setzkästen der Druckereien, evtl. Verbot besonders giftiger Bleipräparate.

Chlor. Vorkommen bei der Chlorherstellung, Chlorkalkfabrikation, Bleichereien, Papierfabrikation, Wäschereien, Verzinnungsanstalten. Aufnahme in Gasform durch die Atmungsorgane. Schon geringste Mengen rufen heftiges Beklemmungsgefühl hervor und nötigen zum Verlassen des Raumes, so daß eine akute Chlorvergiftung nur selten vorkommt. Auf der Haut erzeugt Chlor Knötchen- und Blasenbildung, an den Schleimhäuten starke Reizung, zuweilen Bronchialkatarrh und Lungenentzündung. Konzentrierte Dämpfe können durch Krampf der Stimmritze plötzlichen Tod hervorrufen. Chronische Einwirkung erzeugt Magenkatarrh, Katarrhe der Atmungswege, auf der Haut Chlorakne.

Chromverbindungen. Vorkommen bei der Herstellung und Gebrauch von Chromverbindungen, Chromfarben, in der Zeugdruckerei, Gerberei, Photographie. Aufnahme in Staubform durch die Atmungsorgane, direkte Einwirkung auf Haut und Schleimhäute. Erscheinungen: Lochartige schwer heilende schmerzhafte Geschwüre auf der Haut und gelegentlich der Schleimhaut des Rachens und der Mandeln, fast stets Durchlöcherung der knorpligen Nasenscheidewand. Reizung der Augenbindehaut und der tieferen Luftwege.

Kohlenoxyd (s. a. S. 8) kann überall entstehen, wo fehlerhaft angelegte und betriebene Feuerungs- und Heizungsanlagen vorhanden sind. In den Gichtgasen der Eisenhütten, in Bergwerken (Minengase), Abgase von Explosionsmotoren, besonders in Autogaragen. Aufnahme in Gasform durch die Atmungsorgane. Vergiftungserscheinungen: Kopfschmerzen, Schwindelgefühl, Ohrensausen, Flimmern vor den Augen, in schweren Fällen Krämpfe, Lähmungserscheinungen, Tod. — Als Nachkrankheiten Pneumonien, Lähmungen, Psychosen. — Bei sorgfältiger Überwachung der Betriebe, Ableitung und Wiederverwendung der Gichtgase sind die Vergiftungen meist leicht zu vermeiden.

Kohlensäure. Größere Ansammlungen kommen vor: in Bergwerken, Kalköfen, Gerbereien, Zuckerfabriken, Brauereien, Gärkellern, tiefen Brunnenschächten. Zuweilen kommen dadurch Vergiftungserscheinungen: Kopfdruck, Schwindel, Ohrensausen, selbst Tod durch Erstickung zustande. Meist dies Folgen von Unachtsamkeit. Größere Ansammlungen in Bergwerken (matte Wetter) durch kräftige Ventilation bekämpfen.

Nitrose Gase (Gemisch verschiedener niederer Oxydationsstufen des Stickstoffs). Entstehung bei Herstellung der Salpetersäure und der Schwefelsäure (Bleikammerprozeß), in Metallbeizen, Nitrieren des Benzols usw., bei Berührung der Salpetersäure mit organischen Stoffen. Aufnahme vom Respirationstraktus. Nach oft auffallend langer Zeit zeigen sich Verätzungen der Lunge, Lungenödem, Methämoglobinbildung, die zum Tode führen können. Chronische Aufnahme kleiner Mengen bedingt Schädigung der Zähne. — Schutzmaßnahmen: Die bei der Herstellung der Salpetersäure entstehenden Dämpfe in Kondensationstürmen auffangen, in Metallbeizereien Salpetersäurebottiche durch hohe Glaswand von den Arbeitern trennen, Gase nach unten absaugen. Verbot, verschüttete Salpetersäure mit Sägespänen oder ähnlichem aufzunehmen.

Petroleum. Inhalation von Dampf verursacht rauschähnliche Zustände; langdauernde Beschmutzung der Hände erzeugt Akne.

Phosphor. Vergiftungsgefahr, stets chronisch, besteht bei der Gewinnung des Phosphors, Herstellung von Phosphorbronze, Zündwaren, Zündhölzern, Teerfarben. Symptome: Nekrosen der Gesichtsknochen. Aufnahme des Dampfes und durch beschmutzte Hände. Vorbeugung: Peinlichste Reinlichkeit, ausgiebige Ventilation, Verbot der Verarbeitung in der Hausindustrie, Ausschluß von Arbeitern mit Wunden im Mund und mit schlechten Zähnen.

Quecksilber, Vergiftungsmöglichkeit in Spiegelfabriken (jetzt meist beseitigt durch Einführung des Silberbelages), chemische Industrie, Verfertigung physikalischer Apparate, bei Luftleermachen der

Glühlampen, Vergoldereien, Hutfabrikation (Verarbeitung mit der Quecksilbersalzen gebeizten Hasenhaare). Symptome: Speichelfluß, Entzündung des Zahnfleisches. Verdauungsstörungen, Schüchternheit, Erregungszustände. Quecksilberzittern. Gegenmaßnahmen: Reinlichkeit, kräftige Ventilation.

Schwefelkohlenstoff. Extraktionsmittel für Schwefel, Lösungsmittel für Kautschuk, Fette und Öle, beim Vulkanisieren, Kunstseidefabrikation. Aufnahme von der Haut und dem Respirationstraktus. Symptome: Schädigung der roten Blutkörperchen. Selten akute Betäubung, meist nach längerer Zeit Kopf- und Gliederschmerzen, Ameisenkriechen, Zittern, Gehstörungen, Psychosen. Schutz: Reinlichkeit, Absaugung der Dämpfe.

Teer erzeugt Teerkrätze, Akne, Ekzem, nicht selten krebsartige Geschwülste.

Infektionen.

Tuberkulose. Der Boden für die Infektion wird durch die Lungen schädigende Berufseinflüsse (Staub!) geebnet. Übertragung möglich beim engen Zusammenarbeiten mit offenen Tuberkulösen.

Syphilis. Übertragung zuweilen durch gemeinsame Benutzung der Blasrohre bei Glasbläsern.

Typhus. Epidemien unter den Arbeitern eines Werkes mehrfach beobachtet, wenn sich unter ihnen ein Bacillenträger befand. Besonders leicht ist Übertragung, wenn in Bergwerken verseuchtes „Seigewasser" zum Waschen oder Trinken benutzt wird.

Anchylostomiasis. Grubenarbeiter in tiefen, warmen Gruben sowie Ziegelarbeiter sind der Gefahr der Infektion durch Ankylostomalarven ausgesetzt. Die mit den Faeces abgesetzten Eier entwickeln sich bei genügender Wärme (25—30°) im feuchten Boden. Die Larven machen einen mehrmaligen Häutungsprozeß durch und bleiben dann ohne Nahrungsaufnahme bis 6 Monate lebensfähig. Beim Genuß infizierten Wassers gelangen die Larven in den Darm und siedeln sich im oberen Teile des Jejunums an. Sie können aber auch durch die unverletzte Haut eindringen, gelangen dann auf dem Lymph- und Blutwege in die Lungen und von da durch die Trachea in den Mund, wo sie verschluckt werden. Gegenmaßnahmen: Ausschluß aller Wurmkranken aus den Betrieben, Aufstellung genügender Abortkübel, Bereitstellung von Trinkwasser, Belehrung der Arbeiter.

Lumpen, Bettfedern sind oft mit verschiedenartigen *Krankheitskeimen* (Pockenerreger) behaftet. Gute Staubabsaugung beim Sortieren der Lumpen und Desinfektion (nicht nur Waschen) vor der Verarbeitung sind zu fordern, besonders dann, wenn die Lumpen zu Kleidungsstoffen oder Polstermaterial (Steppdecken) verarbeitet werden.

Zoonosen (Milzbrand, Rotz). Zuweilen bei Schlächtern, Abdeckern, Gerbern, Leim- und Seifensiedern, Wollarbeitern, Kürschnern, Roßhaarspinnerei-, Pinsel- und Bürstenmachereiarbeitern. Hadernkrankheit s. oben! Ausländische Rohhäute und Tierhaare sind nach gesetzlicher Vorschrift zu desinfizieren. Durchführung der Vorschriften wird wegen großer technischer Schwierigkeiten oft vernachlässigt.

Roßhaare, Bürsten, Pinselmaterialien desinfizieren entweder: $^1/_2$ Stunde Dampf von 0,15 Atm. Überdruck oder 2 Stunden Kochen in Wasser oder $^1/_4$ Stunde Kochen in 2proz. Permanganatlösung, dann Bleichen durch Einwirkung von schwefliger Säure 3—4proz.

Häute behandeln mit 22% HCl und 10% NaCl bei gewöhnlicher Temperatur mehrere Tage — 1% HCl + 8% NaCl bei 40° 6 Stunden. Oder Sublimat 1 : 5000 und Ameisensäure.

Ernährung.

Von

H. Reichenbach-Göttingen.

Definitionen.

Als **Nahrungsstoffe** bezeichnet man chemische Verbindungen, die dem Körper zugeführt, zu seinem Aufbau oder als Energiequelle dienen.

Nahrungsmittel sind die zur Ernährung dienenden, von der Natur dargebotenen pflanzlichen oder tierischen Produkte oder die aus solchen hergestellten menschlichen Erzeugnisse, in denen Nahrungsstoffe enthalten sind. Speisen sind die zum Verzehren fertigen Zubereitungen aus den einzelnen Nahrungsmitteln.

Nahrung ist die Gesamtheit der aufgenommenen Nahrungsmittel.

Ausnutzbarkeit. Von den verzehrten Nahrungsmitteln wird nur ein Teil wirklich vom Körper aufgenommen, ein anderer mit dem Kot ausgeschieden[1]. Die Eigenschaft der Nahrungsmittel, mehr oder weniger vollständig resorbiert zu werden, bezeichnet man als Ausnutzbarkeit (Verdaulichkeit, Resorbierbarkeit). Sie wird ausgedrückt in Prozenten der Trockensubstanz des verzehrten Nahrungsmittels. Dabei kann die Ausnutzbarkeit der einzelnen Nahrungs*stoffe* in ein und demselben Nahrungs*mittel* verschieden sein. Auch die Art der Zubereitung ist von großem Einfluß auf die Ausnutzbarkeit.

Leicht, schwer verdaulich. Mit der prozentischen Verdaulichkeit hat die Frage, ob ein Nahrungsmittel leicht oder schwer verdaulich ist, nichts zu tun. Leicht verdaulich pflegt man ein Nahrungsmittel zu nennen, wenn es vom Magen gut vertragen wird, also bekömmlich sei. Im allgemeinen, aber keineswegs immer, ist ein Nahrungsmittel um so bekömmlicher, je schneller es vom Magen verarbeitet wird, je kürzere Zeit es also im Magen verweilt. Umgekehrt ist der „*Sättigungswert*" eines Nahrungsmittels im allgemeinen um so größer, je länger das Nahrungsmittel im Magen verweilt.

---

[1] In Wirklichkeit besteht der Kot nicht nur aus den nicht ausgenutzten Resten der Nahrungsmittel, sondern auch aus Darmsekret, Bakterien usw. Bei der Berechnung der Ausnutzung wird aber gewohnheitsmäßig der gesamte Kot als unresorbierter Rest der Nahrung angesehen.

Nahrhaft. Sehr schwer zu definieren ist der Begriff „nahrhaft". Im allgemeinen bezeichnet man als nahrhaft Nahrungsmittel, die in der Gewichtseinheit viel gut ausnutzbare Trockensubstanz (Nahrungsstoffe) enthalten, wobei die Natur der Nahrungsstoffe gleichgültig ist. Unrichtig ist es, die Nahrhaftigkeit nach dem Eiweißgehalt zu bemessen.

Den **Nährwert** kann man am besten einfach als den calorischen Wert in der Gewichtseinheit definieren, wobei allerdings häufig dem Eiweiß ein höherer Wert zuerkannt wird.

Ganz verfehlt ist es jedenfalls, in den Nährwert auch den Gehalt an Vitaminen einzurechnen, wie es heutzutage besonders in populären Darstellungen mit einer gewissen Emphase geschieht. Nahrungsstoffe und Vitamine haben so verschiedene Aufgaben, daß ihre Wirkung nicht in einen gemeinsamen Ausdruck zusammengefaßt werden kann.

Die einzelnen Nahrungsstoffe.

Die einzelnen Nahrungsstoffe sind:

Eiweiß, Fett	Salze
Kohlehydrate	Wasser.

Für die Eiweißstoffe ist charakteristisch der Stickstoffgehalt, der durchschnittlich 16% beträgt. Sie bestehen aus einer großen Anzahl (bis 18) miteinander zu Polypeptiden verbundenen Aminosäuren. Die einzelnen Eiweißarten unterscheiden sich untereinander durch die Zahl und die Art und die Mengenverhältnisse und die Art der Bindung der beteiligten Aminosäuren.

Fette sind die Triglyceride der Fettsäuren, z. B. Palmitin: $C_3H_5(C_{15}H_{33}COO)_3$.

Es können auch zwei oder drei verschiedene Fettsäuren in demselben Triglycerid vereinigt sein. Die wichtigsten der in den Nahrungsmitteln vorkommenden Fettsäuren sind die folgenden: (s. Tabelle 1).

Praktische Bedeutung haben nur die mit einer geraden Anzahl von Kohlenstoffatomen.

Die natürlich vorkommenden Fette bestehen vorwiegend aus Palmitin, Stearin und Olein.

Der Schmelzpunkt der Fettsäuren und der aus ihnen gebildeten Fette steigt mit der Molekulargröße. Die Fette aus den ungesättigten Säuren haben niedrigeren Schmelzpunkt als die der gesättigten. Die Schmelzpunkte der natürlichen Fette variieren deshalb, je nach der Zusammensetzung, sehr stark. Fette mit viel ungesättigten Säuren sind bei gewöhnlicher Temperatur flüssig (Pflanzenöle, Trane), solche mit viel gesättigten Säuren fest. Schmelzpunkt des Rindertalges 43—47°, des Hammeltalges 45—54°.

Kohlehydrate bestehen aus Kohlenstoff, Wasserstoff und Sauerstoff. Charakteristisch für sie ist, daß sie mit ganz wenigen

Tabelle 1.

Name	Formel	Schmelz-punkt	Erstar-rungs-punkt	Schmelz-punkt des Fettes	Vorkommen
Gesättigte Säuren $C_nH_{2n}O_2$.					
Buttersäure .	$C_4H_8O_2$	-2 bis $+2$	-19	$-$	In der Butter
Capronsäure .	$C_6H_{12}O_2$	$-$ 5,2°	unter -18	25	In geringen Mengen in der Butter
Caprylsäure .	$C_8H_{16}O_2$	16,5°	$-12°$	$-$	
Caprinsäure .	$C_{10}H_{20}O_2$	31,3°	$-$	31,1°	
Laurinsäure .	$C_{12}H_{24}O_2$	43,6°	$-$	46,4°	Cocosfett, Palm-kernöl
Myristinsäure .	$C_{14}H_{28}O_2$	53,8°	$-$	55°	Muskatnuß, Cocos-fett, Palmkernöl
Palmitinsäure .	$C_{16}H_{32}O_2$	62,0°	$-$	65,1°	Palmöl
Stearinsäure .	$C_{18}H_{36}O_2$	69,3°	$-$	71,6°	In den meisten na-türlichen Fetten
Arachinsäure .	$C_{20}H_{40}O_2$	77,0°	$-$	$-$	Erdnußöl
Lignocerinsäure	$C_{24}H_{48}O_2$	80,5°	$-$	$-$	
Ungesättigte Säuren $C_nH_{2n-2}O_2$.					
Ölsäure . . .	$C_{18}H_{34}O_2$	14,0°	4°	5°	In den meisten na-türlichen Fetten
Erucasäure . .	$C_{22}H_{42}O_2$	33,5°	$-$	$-$	Rüböl
Linolsäure . .	$C_{18}H_{32}O_2$	$-$ flüssig	$-$	$-$	Leinöl

Ausnahmen doppelt so viel Wasserstoffatome wie Sauerstoffatome enthalten. Die für die Ernährung in Betracht kommenden sind:

Zuckerarten. Die meisten sind leicht löslich in Wasser. Der gewöhnliche weiße Zucker des Haushalts ist fast chemisch reiner Rohrzucker (Saccharose). Er wird aus Zuckerrohr oder Zuckerrüben gewonnen.

Die übrigen Zuckerarten werden in reinem Zustande seltener benutzt. Die wichtigsten sind:

Milchzucker, Lactose, $C_{12}H_{22}O_{11}$, in der Milch der Menschen und der Tiere zu etwa 4—6% enthalten.

Traubenzucker, d-Dextrose, $C_6H_{12}O_6$, in Früchten.

Fruchtzucker, d-Fructose, Lävulose, $C_6H_{12}O_6$, ebenfalls in den Früchten enthalten.

Malzzucker, Maltose, $C_{12}H_{22}O_{11}$, ist im Malz enthalten, entsteht auch bei der Verzuckerung der Stärke (s. unten).

Durch Fermente, besonders die in der Hefe enthaltene Invertase, auch durch Kochen mit Säuren wird der Rohrzucker unter Wasseraufnahme in Traubenzucker und Fruchtzucker gespalten. Der Traubenzucker dreht die Ebene des polarisierten Lichtes nach rechts, der Fruchtzucker nach links, und zwar stärker als der Traubenzucker rechts dreht. Das durch die Spaltung entstehende Gemisch dreht also nach links, während der Rohrzucker ursprünglich nach rechts drehte. Daher der Name „Inversion" für den Spaltungsprozeß. Das Produkt heißt „Invertzucker" (Verwendung zu Kunsthonig).

Von den *unlöslichen Kohlehydraten* ist das wichtigste die Stärke. Kommt in Form mikroskopisch kleiner, charakteristisch geformter Körner in den meisten pflanzlichen Nahrungsmitteln vor. (*Getreide, Reis, Mais, Hülsenfrüchten, Kartoffeln, Sago.*) Durch Kochen quellen die Körner auf (werden verkleistert und verdaulich gemacht).

Von den *Mineralbestandteilen* ist in größerer Menge nötig Kochsalz (Chlornatrium) (täglich etwa 15 g). Ferner müssen zugeführt werden gewisse Mengen von Kalium, Calcium, Magnesium, Eisen und Fluor, von Säuren insbesondere Phosphorsäure und auch Schwefelsäure. Im allgemeinen sind die nötigen Mineralbestandteile mit Ausnahme des Kochsalzes in hinreichender Menge in den Nahrungsmitteln vorhanden. Ein Mangel an Salzen tritt im allgemeinen nur ein bei außergewöhnlicher, durch besondere Umstände aufgezwungener Ernährung.

Wasser. Der menschliche Körper enthält etwa 63% Wasser. Der Wasserbedarf des Erwachsenen beträgt etwa 3 l, der durchschnittliche Wassergehalt der Nahrung etwa 80%. Soweit das nötige Wasser nicht mit der Nahrung zugeführt wird, muß es durch Zufuhr von Getränken geliefert werden.

Außer den eigentlichen Nahrungsstoffen sind noch nötig:

1. Genußmittel: Körper sehr verschiedenartiger Zusammensetzung, die nicht als Energiequelle, sondern als Reizmittel dienen (s. später).

2. Vitamine: Stoffe unbekannter chemischer Konstitution, die für den normalen Ablauf der Körperfunktionen unentbehrlich sind. Sie sind im allgemeinen in der normalen Nahrung in genügender Menge enthalten; s. S. 336.

Der Nahrungsbedarf.

Die in der Literatur vorhandenen Angaben über die Zusammensetzung von Nahrungsmitteln weichen stark voneinander ab.

Einmal sind starke Abweichungen tatsächlich im Einzelfalle vorhanden, die auch die Durchschnittswerte noch stark beeinflussen. Dann ist auch nicht immer zu ersehen, ob es sich um die Rohwerte, d. h. die Analysenwerte handelt, oder ob Reinwerte, d. h. die vom Menschen ausgenutzten Mengen angegeben sind. Es kommt hinzu, daß die Werte für die Ausnutzung mit erheblicher Unsicherheit behaftet sind und bei verschiedenen Versuchspersonen, je nach Gewöhnung und Lebensweise, stark voneinander abweichen.

Manchmal ist auch noch der Abfall, der bei der Zubereitung der eingekauften Nahrungsmittel entsteht, berücksichtigt. Die hier mitgeteilten Zahlen sind, wenn nichts anderes bemerkt wird, *Rohwerte*, ebenso wie die Zahlen im allgemeinen Teil. Angaben über die Ausnutzung finden sich bei den einzelnen Nahrungsmitteln. Im Durchschnitt können nach SCHALL und HEISLER folgende prozentische Ausnutzungswerte gelten:

	Eiweiß %	Fett %	Kohlehydrate %
Viel tierische Nahrungsmittel	91	95	97
Mittlere Mengen tierischer Nahrungsmittel	85	92	95
Wenig tierische Nahrungsmittel	78	86	93

Die Nahrung soll:

1. Den Körper auf seinem Bestande erhalten, d. h. die durch die Lebensvorgänge verbrauchten Bestandteile ergänzen. Hierzu ist außer Wasser und Mineralbestandteilen eine bestimmte Menge von *Eiweiß* erforderlich.

2. Die zur Bestreitung der Lebenstätigkeit nötige Energie liefern. Für die Festlegung des Nahrungsbedarfes sind deshalb mindestens zwei Zahlenangaben nötig:

1. Die zur Erhaltung nötige *Eiweißmenge*.

2. Die erforderliche Gesamtmenge an *Energie*, ausgedrückt in *Calorien*.

Die Frage des *Gesamtenergieverbrauchs* kann heute mit großer Sicherheit beantwortet werden. Über die Frage aber, in welchem Verhältnis die einzelnen Nahrungsstoffe an der Deckung des Gesamtbedarfs teilzunehmen haben, insbesondere wieviel Eiweiß nötig ist, gehen die Meinungen noch weit auseinander. In folgendem ist der Versuch gemacht worden, mit möglichster Objektivität aus den verschiedenen Ansichten das Zutreffende herauszuschälen. Ganz frei von persönlicher Färbung können aber solche Ausführungen niemals sein, mögen auch die einzelnen Autoren mit noch so großer Dringlichkeit das in Anspruch nehmen.

Seit den grundlegenden Arbeiten von VOIT und PETTENKOFER ist es gebräuchlich, den *durchschnittlichen* Nahrungsbedarf anzugeben für einen *Mann von 70 kg bei mittelschwerer Arbeit*. Auf diesen beziehen sich auch die folgenden Betrachtungen. Über die Bedürfnisse des *Einzelindividuums* und den *Durchschnittsbedarf der ganzen Bevölkerung* s. später, S. 330.

1. Der Eiweißbedarf[1]. Wird dem Körper kein Eiweiß zugeführt, so zersetzt er Körpereiweiß. Außerdem wird eine gewisse Menge für

---

[1] In der praktischen Ernährungslehre ist es üblich, die Eiweißmenge sowohl in der Nahrung wie in den Ausscheidungen dadurch zu ermitteln, daß der Stickstoffgehalt bestimmt und mit 6,25 multipliziert wird. Dabei wird mit Bewußtsein außer acht gelassen, daß ein Teil des Stickstoffes nicht aus eigentlichen Eiweißstoffen herstammt.

die nach außen abgegebenen Drüsensekrete, ferner für den Verlust durch Hautschuppen, Haare usw. gebraucht.

Der Körper befindet sich im Stickstoffgleichgewicht, wenn die zugeführten Mengen gerade so groß sind wie die abgegebenen: die Eiweißmenge, die hierfür gerade ausreicht, wird als *physiologisches Eiweißminimum* bezeichnet.

Das physiologische Eiweißminimum ist aber keine für alle Fälle gültige Größe; es ist abhängig:

1. von der Menge und Art der zugeführten stickstofffreien Nahrung (Fett und Kohlehydraten);

2. von der Art des zugeführten Eiweißes.

Ad 1. Der Eiweißumsatz ist am kleinsten, wenn neben dem Eiweiß Kohlehydrate in einer das Calorienbedürfnis deckenden Menge zugeführt werden. Er wird größer, wenn der Energiebedarf durch Fett gedeckt wird, am größten, wenn nur Eiweiß gegeben wird.

Ad 2. Die ältere Anschauung, daß die einzelnen Eiweißarten in bezug auf ihren Ersatzwert gleichwertig seien, ist unrichtig. Wenn Milcheiweiß gleich 100 gesetzt wird, so gilt für die „biologische Wertigkeit" folgende Tabelle (Thomas):

Herkunft des Eiweißes	Biologische Wertigkeit Milch = 100	Ersatzfaktor
Milch	100	1
Rindfleisch	104	0,96
Fisch	95	1,05
Blumenkohl	84	1,19
Weizenmehl	39	2,56
Kartoffeln	79	1,27
Reis	88	1,14
Erbsen	55	1,82

Danach würde, wenn der gesamte Eiweißbedarf des Menschen durch Brot gedeckt werden sollte, 2,56mal so viel Eiweiß nötig sein, als wenn Milcheiweiß verzehrt würde.

Die Zahlen für die biologische Wertigkeit können nur als Annäherungswerte gelten. Untersuchungen von anderer Seite haben abweichende Zahlen ergeben, in allen Fällen wurde aber das Eiweiß der Leguminosen und des Getreides am minderwertigsten gefunden.

Die Unterschiede in der biologischen Wertigkeit beruhen im wesentlichen darauf, daß die einzelnen Aminosäuren in den verschiedenen Eiweißarten in verschiedenen Mengen vorhanden sind. Die Umbildung von fremdem Eiweiß zu menschlichem hat deshalb ihre Grenze in dem Verhältnis, in dem eine bestimmte Aminosäure im menschlichen und im fremden Eiweiß vorhanden ist. Sind mehrere Aminosäuren in ungleicher Menge vorhanden, so ist das ungünstigste

Verhältnis ausschlaggebend. Ist z. B. eine Aminosäure im Menscheneiweiß zu 10%, in dem fremden Eiweiß nur zu 5% vertreten, so sind zur Bildung von 1 Tl. menschlichen Eiweißes 2 Tle. des fremden erforderlich. Ein Ausgleich kann dadurch stattfinden, daß die betreffende in zu geringer Menge vorhandene Aminosäure in einer anderen gleichzeitig verzehrten Eiweißart im Überschuß vorhanden ist. So können auch Eiweißarten, die eine bestimmte, für den Aufbau von Menscheneiweiß nötige Aminosäure überhaupt nicht enthalten, z. B. das Gliadin des Getreides, das kein Lysin enthält, nutzbar gemacht werden, wenn diese Aminosäure auf andere Weise im Überschuß zugeführt wird. Belegtes Butterbrot! Die Zweckmäßigkeit einer gemischten, möglichst mannigfaltigen Kost wird hierdurch erklärt.

Für gemischte Kost mag das „physiologische Minimum" etwa bei 60 g liegen, bei Fleisch als Eiweißquelle bei 35, bei Brot bei 90 g. Große individuelle Unterschiede sind aber vorhanden.

Ob ein Mensch dauernd und ohne Schaden mit dem Minimum leben könne, ist noch nicht erwiesen. Aber auch abgesehen davon läßt sich die *Ernährung eines Volkes* nicht auf dem Minimum aufbauen. Der Durchschnitt muß einen erheblichen Sicherheitsfaktor enthalten, damit die Einzelwerte nicht zeitweise unter das Minimum sinken.

Ein Volk in guten wirtschaftlichen Verhältnissen hat keinen Grund, unter die Voitsche Zahl (118 g) als Durchschnittswert für den mittleren Arbeiter herunterzugehen. Der relativ hohe Sicherheitsfaktor kann nur erwünscht sein. Eine schädliche Wirkung des damit gegebenen Eiweißüberschusses, wie sie von manchen Seiten behauptet wird, ist durchaus nicht erwiesen. Macht aber, wie es zur Zeit noch in Deutschland der Fall ist, die Beschaffung der 118 g Schwierigkeit, so kann man mit einem kleineren Sicherheitsfaktor auskommen; eine bestimmte Zahl läßt sich nach Lage der Verhältnisse nicht angeben. 80 g dürfte der niedrigste zulässige Durchschnittswert sein. Bei vorwiegender Pflanzenkost nähert sich diese Zahl schon sehr bedenklich dem physiologischen Minimum.

Daß der *Einzelne* zeitweise, vielleicht sogar dauernd mit noch geringeren Eiweißmengen auskommen kann, ist nicht zu bestreiten, berührt aber die Grundsätze der *Volksernährung* nicht. Alle Bestrebungen, auf Grund von Beobachtungen an einzelnen, wenn auch relativ zahlreichen Personen, die bisherigen Anforderungen an die Eiweißmenge als zu hoch hinzustellen, sind nicht beweiskräftig, weil sie zwei inkommensurable Größen, den *individuellen Minimalbedarf* auf der einen und den *Durchschnittsbedarf* auf der anderen Seite, der naturgemäß größer sein muß, vergleichen.

2. Der Bedarf an Gesamtenergie. Die einzelnen Nahrungsstoffe können sich nach Maßgabe ihrer Verbrennungswärme im Körper vertreten (Isodynamiegesetz von RUBNER).

> 1 g Eiweiß liefert 4,1 Calorien
> 1 g Kohlehydrate „ 4,1 „
> 1 g Fett „ 9,3 „

Für den mittleren Arbeiter sind rd. 3000 Calorien erforderlich; die von VOIT angegebene Nahrung lieferte 3055 Calorien; s. S. 334.

Der durchschnittliche Nahrungsbedarf eines ganzen Volkes richtet sich natürlich nach dem Altersaufbau. Für Deutschland wird angenommen, daß er 75% des Bedarfs des mittleren Arbeiters betrage. Das würde also rd. 90 resp. 60 g Eiweiß und 2250 Calorien bedeuten[1,2].

Der Nahrungsbedarf des einzelnen Individuums hängt von so viel verschiedenen einzelnen Faktoren ab, daß er nicht mit voller Sicherheit angegeben werden kann[3]. Als Anhalt kann folgendes dienen. Die Berechnung des *Energieverbrauchs* nach dem *Körpergewicht* ist unzuverlässig. Der Energiequotient (Cal/kg) nimmt bei zunehmendem Körpergewicht stark ab, ist außerdem im Kindesalter höher als beim Erwachsenen. Selbstverständlich hängt er auch von der Arbeitsleistung ab. Folgende von SCHÜTZ aus den bislang vorliegenden Versuchen zusammengestellte Tabelle gibt die Verhältnisse im Kindesalter wieder.

Tabelle 2.

Alter Jahre	Gewicht kg	Energiequotient	Tägliche Calorien
2— 3	12,0	94,0	1130
3— 4	13,2	96,8	1280
4— 5	15,2	94,9	1440
5— 6	17,1	91,1	1558
6— 7	17,6	93,5	1645
7— 8	21,1	88,6	1870
8— 9	21,5	83,1	1785
9—10	25,0	80,7	2020
10—11	28,1	74,0	2080
11—12	29,0	72,4	2090
12—13	35,5	61,5	2235
13—14	36,3	63,1	2290
14—15	38,0	59,7	2270

Etwas höhere Zahlen gibt KESTNER für lebhaft sich bewegende, viel im Freien spielende Kinder an.

Bei Erwachsenen schwankt der Energiequotient je nach Alter, Geschlecht, Körpergröße und vor allen Dingen nach der Arbeits-

---

[1] KESTNER rechnet für den Mann durchschnittlich 2800, für die Frau 2400 Calorien, für die Kinder unter 15 Jahren 2000 Calorien, und nimmt an, daß die Bevölkerung zu gleichen Teilen aus Männern, Frauen und Kindern bestehe. Das würde dann 2400 Calorien für den Kopf der Bevölkerung ergeben.

[2] Nach RUBNER hat der Verbrauch vor dem Kriege 2240 Calorien, 92 g Eiweiß und 44 g Fett betragen.

[3] Hier spielen individuelle Schwankungen eine große Rolle. Der Erhaltungsbedarf soll bei den einzelnen Individuen bis zu 50% größer sein als bei anderen.

leistung zwischen 30 und 50 und kann bei schwerer Arbeit auf 60, ja auf 70 steigen.

Etwas rationeller als die Berechnung nach dem Körpergewicht erscheint die Berechnung nach der *Oberfläche*. Oberfläche $= 12,3 \sqrt[3]{p^2}$, wenn die Oberfläche in Quadratmeter, das Gewicht p in Kilogramm ausgedrückt wird. Für den Erwachsenen können 1400 Calorien auf den Quadratmeter gerechnet werden; das würde ergeben (s. Tab. 3):

Die Konstante 12,3 ist aber nicht in allen Fällen richtig. Die genauere Berechnung der Oberfläche aus den Körpermaßen ist nach einer sehr komplizierten Formel von DUBOIS möglich, aber für die Praxis ohne große Bedeutung. Die Zahl 1400 gilt bei mittlerer Arbeit; je nach der Intensität der Arbeit sind Zu- oder Abschläge nötig.

Am sichersten läßt sich der Energiebedarf ermitteln, wenn man von dem sog. *Grundumsatz*, d. h. dem Verbrauch des in absoluter Ruhe befindlichen Menschen ausgeht und zu diesem die für die Muskelarbeit nötige Calorienmenge hinzuzählt.

Tabelle 3.

Gewicht kg	Oberfläche qm	Calorienbedarf
45	1,56	2184
50	1,67	2338
60	1,89	2646
70	2,09	2926
80	2,28	3192
90	2,47	3458
100	2,65	3710

Der Grundumsatz läßt sich mit großer Genauigkeit aus Tabellen entnehmen, die von BENEDIKT und HARRIS aufgestellt und von KESTNER erweitert und nachgeprüft worden sind. Als Beispiel für die Größenordnung mag gelten, daß ein 30jähriger Mann von 70 kg Körpergewicht und 1,70 m Größe einen Grundumsatz von 1677 Calorien hat.

Dieser Grundumsatz gilt zunächst für den hungernden, in absoluter Ruhe befindlichen Menschen. Will man den *wirklichen Calorienverbrauch* berechnen, so ist zu addieren:

1. 10—12 % für die Erhöhung durch die Nahrungsaufnahme. Sie ist besonders groß bei reichlicher Eiweißgabe. (Spezifisch dynamische Wirkung des Eiweißes nach RUBNER.)

2. 300—400 Calorien für Bewegung und leichtere Beschäftigung in der arbeitsfreien Zeit.

3. Der durch die Berufsarbeit bedingte Mehrverbrauch an Energie.

In vielen Fällen, für überschlägige Rechnungen, ist es genügend genau, wenn man den Ruheverbrauch in 24 Stunden zu 30 Calorien für das Kilogramm annimmt und hierzu die Mehrleistung durch Berufsarbeit addiert. Noch einfacher kann man *eine* Calorie für die Stunde und das Kilogramm Körpergewicht annehmen.

Bei den in der Literatur mitgeteilten Zahlen über den gewerblichen Energieverbrauch wird nicht immer genügend deutlich angegeben, ob die Werte den gesamten Energieverbrauch während der Arbeit oder nur die Erhöhung des Ruheumsatzes bedeuten.

Einige Zahlen für die Mehrleistung durch Berufsarbeit folgen hiermit, sie sind also zu den Ruhezahlen zu addieren.

Schreiber . . . . 20 Calorien für die Stunde	
Schneider 44	Steinhauer . . . 302
Schuhmacher . . 60	Holzsäger 386
Buchbinder . . . 80	Näherin 6
Schreiner 140	Maschinennäherin 40
Maler 142	Aufwartefrau . . 120
Metallarbeiter . . 145	Waschfrau . . . 214

Die so berechneten Zahlen sind Nettocalorien, um die Bruttocalorien, d. h. die in der verzehrten Nahrung erforderlichen Energiewerte zu bekommen, müssen sie etwa um 10 % erhöht werden. Im Durchschnitt können für den *gesamten Energiebedarf* (Bruttowerte) von Arbeitern (70 kg) folgende Zahlen gelten (Becker und Hämäläinen):

Schneider . . . 2600—2800	Holzsäger . . . 5500—6000
Buchbinder 3000	Handnäherinnen . . . 2000
Schuhmacher 3100	Maschinen-
Metallarbeiter . 3400—3500	näherinnen . 2100—2300
Maler . . . . 3500—3600	Buchbinderinnen 2100—2300
Schreiner . . . 3500—3600	Aufwartefrau . 2500—3200
Steinhauer . . 4300—5200	Waschfrau . . 2900—3700

Ähnliche Zahlen gibt Kestner für die verschiedenen Arbeiterkategorien:

1. Gruppe: Sitzende Beschäftigung: Kopfarbeiter, Kaufleute, Schreiber, Beamte, Aufseher 2200—2400 Calorien.
2. Gruppe: Sitzende Muskelarbeiter: Schneider, Feinmechaniker, Setzer, auch Gehen und Sprechen wie Lehrer 2600 bis 2800 Calorien.
3. Gruppe: Mäßige Muskelarbeit: Schuhmacher, Buchbinder, auch Ärzte, Briefträger, Laboratoriumsarbeiter um 3000 Calorien.
4. Gruppe: Stärkere Muskelarbeit: Metallarbeiter, Maler, Tischler 3400—3600 Calorien.
5. Gruppe: Schwerarbeiter 4000 Calorien und mehr.
6. Gruppe: Schwerstarbeiter 5000 Calorien und mehr.

Auch Atwater kommt auf Grund von Untersuchungen in Amerika zu ähnlichen Werten:

Mann ohne Muskelarbeit 2450
Mann mit Beschäftigung im Sitzen 2700
Mann mit leichter oder mäßiger Muskelarbeit 3050

Mann mit mittlerer Muskelarbeit 3400
Mann mit schwerer Muskelarbeit 4150
Mann mit schwerster Arbeit 5500

Bei der sportlichen Betätigung sind die Zahlen recht groß:
In der Stunde beträgt der Calorienverbrauch

        beim Gehen . . . . 130—200
        beim Marschieren mit Gepäck . 200—400
        beim Radfahren . . . . 180—600
        beim Laufen . . . . 500—930
        beim Ringen   980
        beim Fechten, (Säbelfechten) . . 585

Aus der Steigerung des Umsatzes berechnet sich die Leistung des
Arbeiters unter Annahme eines Wirkungsgrades von 20% (1 Calorie
= 85 mkg) folgendermaßen:

        Leichte bis mäßige Arbeit bis   60000 mkg
        Schwere Arbeit . . . . . . „ 160000 „
        Sehr schwere Arbeit . . „ 280000 „
Bei Frauen bei mäßiger Arbeit . . . „   40000 „
        bei schwerer Arbeit . . . „ 100000 „
        bei schwerster Arbeit . . „ 145000 „

Wesentlich unsicherer ist für das Einzelindividuum die Berechnung des **Eiweißbedarfes.** Am einfachsten erscheint es, die nötige
Eiweißmenge in Prozenten des Gesamtenergiebedarfes anzugeben.
Das ist aber verfehlt, weil die Muskelarbeit, von der der Calorienbedarf stark beeinflußt wird, den Eiweißbedarf nur wenig erhöht.
Schwer arbeitende Menschen würden deshalb nach dieser Berechnungsart zu viel, Menschen mit geringer Muskelarbeit zu wenig
Eiweiß erhalten. Für mittlere Arbeit kann immerhin angenommen
werden, daß mindestens $1/_8$ der Energiemenge durch Eiweiß gedeckt
werden soll. Man erhält dann die Eiweißmenge durch Multiplikation
der Calorien mit 0,03. Also für 3000 Calorien 90 g Eiweiß.
Besser brauchbare Werte, für den Erwachsenen wenigstens, liefert
die Berechnung nach dem Körpergewicht: man kann 1,3 g, als äußerst
zulässige Minimalzahl 1 g Eiweiß für 1 kg Körpergewicht rechnen.
Für Kinder ist der Eiweißbedarf — ebenso wie die Calorienmenge —
relativ erheblich größer als bei Erwachsenen: 2,5—2,6 g für 1 kg.
Die Werte, die sich so ergeben, gelten für gemischte Kost, bei
der etwa ein Drittel der Gesamteiweißmenge tierischen Ursprungs ist.
Bei der Anwendung auf den Einzelfall muß aber die Art des Eiweißes
(biologische Wertigkeit) und die Art des Nahrungsmittels (verschiedene Ausnutzung) berücksichtigt werden. Im allgemeinen sind
die Werte höher als das physiologische Minimum, enthalten also
noch einen mäßigen Sicherheitsfaktor. Eine Unterschreitung der
Eiweißmenge braucht deshalb beim Einzelnen nicht zu Gesundheits-

störungen zu führen, solange sie sich noch über dem physiologischen Eiweißminimum hält. Die Calorienmenge dagegen, die keinen Sicherheitsfaktor enthält, *muß* zugeführt werden. Wird sie für längere Zeit unterschritten, so sind schwere Schädigungen unvermeidlich.

Der Anteil der einzelnen Nahrungsstoffe an der Kost.

Wird die nötige Eiweißmenge gegeben, so ist es vom rein energetischen Standpunkte betrachtet, gleichgültig mit welchen Nahrungsstoffen das übrige Calorienbedürfnis gedeckt wird. Die theoretische Vertretbarkeit der Nahrungsstoffe hat aber ihre Grenzen in praktischen und diätetischen Rücksichten.

Mit der *Eiweißmenge* erheblich über die festgesetzte Menge hinauszugehen ist nicht zweckmäßig — einmal, weil die Kost dadurch unnötig verteuert wird, dann aber auch, weil große Eiweißmengen durch ihre Stoffwechselprodukte schädigend wirken können. Zu große Fettmengen werden von vielen Menschen schlecht vertragen, zu große Mengen von Kohlehydraten machen die Nahrung zu voluminös und belasten durch die meistens dabei im Übermaß zugeführte Cellulose die Verdauungsorgane unnötig. Mangel an Fetten erschwert die Zubereitung der Speisen, vermindert stark den Wohlgeschmack und wird auch von manchen Menschen schlecht vertragen. Auch leidet bei einseitiger Bevorzugung eines Nahrungsstoffes leicht die Zufuhr von Mineralien und Vitaminen.

Es ist deshalb erwünscht, das Mengenverhältnis der einzelnen Nahrungsstoffe innerhalb gewisser Grenzen zu regeln. Voit hatte für seinen mittleren Arbeiter

$$
\begin{array}{lll}
56 \text{ g Eiweiß} & = & 483{,}8 \text{ Calorien} \\
500 \text{ g Fett} & = & 520{,}8 \quad ,, \\
118 \text{ g Kohlehydrate} & = & 2050 \quad\quad ,, \\
\hline
& & 3054{,}6 \text{ Calorien verlangt.}
\end{array}
$$

Von den 3055 Calorien waren also 15,8 % durch Eiweiß, 17,1 % durch Fett und 67,1 % durch Kohlehydrate gedeckt. Im allgemeinen wird es sich empfehlen, ein ähnliches Verhältnis auch heute einzuhalten. Die Bemessung der Eiweißmenge geschieht aber am zweckmäßigsten nach den oben gegebenen Grundsätzen. Das Verhältnis von Fett- zu Kohlehydratcalorien, das bei Voit annähernd 1 : 4 beträgt, *wird zweckmäßig zugunsten des Fettes verschoben, wenn entweder wenig oder ganz schwere körperliche Arbeit geleistet werden muß.* Im ersteren Falle würde das Verhältnis 1 : 4 eine zu voluminöse Kost ergeben, die bei sitzender Lebensweise schwer vertragen werden würde; im zweiten Falle würde die absolute Menge der Kohlehydrate und damit auch das Kostvolumen so groß werden, daß ihre Bewältigung Schwierigkeiten machen würde. In der Tat sind auch die geistigen Arbeiter sowohl wie die Schwerarbeiter bestrebt, mehr Fett aufzunehmen, als der Voitschen Norm entspricht, und das kann durchaus

als zweckmäßig angesehen werden. Eine Minimalmenge läßt sich
aber schwer festsetzen: daß es möglich ist, längere Zeit sogar mit
weniger als 56 g Fett ohne Schaden auszukommen, ist nicht zu bestreiten. KRUSE will auf Grund von Beobachtungen, die er in den
Kriegsjahren, d. h. in der Zeit des größten Fettmangels, an der
Leipziger Bevölkerung angestellt hatte, die Fettmenge auf 32 g für
den mittleren Arbeiter, den KRUSE allerdings zu 67 kg annimmt, festsetzen. Zu einer derartigen Einschränkung des Fettverbrauches, die
die Arbeit der Hausfrau und die Herstellung schmackhafter Speisen
außerordentlich erschwert und keine nennenswerte wirtschaftliche
Ersparnis bedeutet, liegt meines Erachtens kein Grund vor.

Als zweckmäßige Kostsätze können etwa angesehen werden:

	Eiweiß	Calorien	Fett	Calorien	Kohle-hydrate	Calorien	Gesamt-Calorien
Bei vorwiegend geisti-ger Arbeit u. sitzen-der Lebensweise . .	90	369	90	837	350	1435	2641
Bei mittlerer Arbeit .	90	369	60	558	500	2050	2977
Bei schwerer Arbeit .	100	410	120	1116	725	2974	4500

In Wirklichkeit wird bei Schwerarbeitern die Eiweißmenge häufig
höher gefunden, weil bei der reichlichen Zufuhr von Kohlehydraten
(Brot und Kartoffeln) beträchtliche Eiweißmengen mitverzehrt werden. So liefern z. B. 1000 Calorien in Kartoffeln rd. 22 g Eiweiß, in
Brot 25 g Eiweiß. Allerdings ist das Eiweiß des Brotes schlecht ausnutzbar und biologisch minderwertig, ein Zusatz von hochwertigem
animalischem Eiweiß ist deshalb auch hier nicht zu entbehren.

Bei gemischter Kost und nicht zu geringem Calorienbedürfnis
(mittlerer Arbeit) kann man damit rechnen, daß bei genügender
Calorienzufuhr auch eine genügende Eiweißmenge mit zugeführt wird.
*Man braucht sich also um die Eiweißzufuhr nicht besonders zu küm-
mern.* Das gilt aber *nicht* ohne weiteres bei rein oder fast rein pflanzlicher Kost, und auch nicht für Menschen mit geringer körperlicher
Arbeit und dementsprechend geringem Calorienbedürfnis, auch nicht
für Kinder!

Der Vegetarianismus.

So wenig die Möglichkeit mit rein vegetabilischer Kost eine ausreichende Ernährung zu schaffen, zu bestreiten ist, so entschieden
muß es abgelehnt werden, wenn von manchen Seiten eine derartige
Lebensweise als die allein richtige und von allen Menschen zu be-
folgende hingestellt wird. Die vegetabilische Kost ist, mit Ausnahme
der Leguminosen, arm an Eiweiß und durchaus arm an Fett, sie ist
außerdem sehr voluminös und belastet deshalb die Verdauungsorgane
verhältnismäßig stark. Solche Kost kann bewältigt werden von Menschen, die, womöglich in freier Luft, stark körperlich arbeiten; sie ist

auf die Dauer unerträglich für Personen mit vorwiegend geistiger Arbeit und sitzender Lebensweise. Auch gehört schon sehr große Willenskraft oder ein gutes Stück Fanatismus dazu, um auf die Dauer sich zu der reizlosen, geschmackswertarmen Kost zu verstehen. Der reine Vegetarismus wird deshalb in den Kulturländern immer eine *Lebensweise*, man könnte fast sagen eine Religion, *relativ weniger Menschen* bleiben, die wegen geistiger oder körperlicher Anomalien sich bei der gebräuchlichen Lebensweise nicht wohl fühlen, und es ist nicht zu bestreiten, daß er für diese einen großen Gewinn an Lebensfreude und an Gesundheit bedeuten kann. Es ist aber eine Utopie, wenn man glaubt, eine derartige Lebensweise der gesamten Bevölkerung aufzwingen zu können.

Noch mehr gelten diese Erwägungen für jetzt so stark gepriesene Rohkost. Es ist nicht zu bestreiten, daß dadurch bei einzelnen Krankheiten therapeutische Erfolge erzielt werden können. Eine allgemeine Anwendung verbietet sich aber schon deshalb, weil unsere wichtigsten Nahrungsmittel, Getreide und Kartoffeln, sich für das Rohessen nicht eignen. Die Rohernährung ist außerdem, wenn sie ausreichend sein soll, sehr kostspielig, wird von manchen Menschen überhaupt nicht vertragen, auch bringt sie stark erhöhte Infektionsgefahr. So viel ist aber richtig, daß sich durch rohes Obst, auch Salate und manche Gemüse (Kohl) eine reichlichere und unter Umständen sehr erwünschte Vitaminzufuhr (Vitamin C) erreichen läßt.

Die Vitamine.

Als Vitamine werden verschiedene in den natürlichen Nahrungsmitteln vorkommende Stoffe unbekannter chemischer Natur bezeichnet, die zum normalen Ablauf der Lebens- und Wachstumsvorgänge nötig sind. Ihr Fehlen verursacht bestimmte Ausfallserscheinungen (Avitaminosen). Zur Zeit werden meistens 5 verschiedene Vitamine angenommen, von einigen Forschern auch 6.

1. Vitamin A ist fettlöslich und kommt in vielen Fetten vor, reichlich in Milch und Butter, ebenso in frischen Pflanzen, besonders Tomaten. Es ist unbedingt nötig für das normale Wachstum; eine sicher durch das Fehlen von Vitamin A bedingte Erkrankung ist die Erweichung der Hornhaut (Keratomalacie) und die Xerophthalmie.

Die *Rachitis* — englische Krankheit —, deren Entstehung man früher ebenfalls in dem Fehlen des Vitamins A in Zusammenhang brachte, wird nicht durch das Vitamin A, sondern durch ein anderes meistens mit ihm zusammen vorkommendes, besonders reichlich im Lebertran vorhandenes, jetzt als D bezeichnetes Vitamin verhütet. Nach der großen Entdeckung von Windaus läßt sich das Vitamin D durch Bestrahlung des Ergosterins, eines dem Cholesterin verwandten Körpers, mit ultraviolettem Licht herstellen, ohne daß aber die Art der dadurch im Ergosterin auftretenden Veränderungen sicher bekannt wäre. Auch in Milch läßt sich durch Bestrahlung mit Ultraviolett das Vitamin D erzeugen. Solche Milch wirkt sehr stark anti-rachitisch. Das aus Ergosterin hergestellte Vitamin D ist unter dem Namen Vigantol im Handel.

2. Vitamin B (wasserlöslich) ist hauptsächlich enthalten in den äußeren Schichten des Getreides, auch in dem sog. Silberhäutchen des Reises, besonders reichlich in der Hefe. Es ist ebenfalls nötig zum normalen Wachstum und für den normalen Ablauf der Stoff-wechselvorgänge; ein Mangel an ihm verursacht die besonders in Ostasien bekannte Nervenerkrankung Beri-Beri. Ein Mangel an Vitamin B ist bei unserer Ernährungsweise (Brot) nicht zu befürchten.

3. Vitamin C (wasserlöslich) ist wie die anderen beiden Vitamine zum Wachstum nötig, sein Fehlen verursacht Skorbut. Die bei Kindern vorkommende sog. Barlowsche Krankheit ist eine besondere Form des Skorbuts, hervorgerufen durch zu langes Kochen der Milch und dadurch bewirkte Zerstörung des Vitamin C. Das Vitamin C ist besonders hitzeempfindlich. In stark gekochten Gemüsen (Kon-serven) ist es kaum vorhanden, es ist aber außer in der Milch be-sonders auch in frischen Früchten (Citronen!) vorhanden, nicht im Getreide, auch in vielen Gemüsen, besonders in den Wurzelgemüsen und im Kohl und wenn auch in relativ geringer Menge in den Kar-toffeln. Trotzdem decken die Kartoffeln im Winter bei einem großen Teil der Bevölkerung, der frisches Obst und Gemüse nicht zur Ver-fügung steht, zum allergrößten Teil den Bedarf an Vitamin C. Im Frühjahr, wenn die Kartoffeln auskeimen, werden sie vitaminarm; es ist möglich, daß ein Teil der zu dieser Jahreszeit vorkommenden Gesundheitsstörungen auf den Vitaminmangel zurückzuführen ist.

Das Vitamin E, sterilitätverhütend, das in den Getreidekeimlingen reichlich vorhanden ist, hat praktisch keine Bedeutung.

Die einzelnen Nahrungsmittel.
Vegetabilische Nahrungsmittel. Mehl und Brot.

Für die Brotbereitung kommen für uns fast ausschließlich die Körner von Roggen und Weizen, sehr viel seltener Gerste in Be-tracht. In den nordischen Ländern wird auch Hafer, in den südlichen Mais viel benutzt.

Die Körner werden durch Mahlen zerkleinert; die äußeren Hüllen-schichten, die auch die eiweißreichen Zellen enthalten, zerfallen dabei nicht so fein, wie der innere, vorwiegend aus Stärke bestehende, Kern. Durch Siebe werden die einzelnen Bestandteile (Mehl und Kleie) getrennt; je nach dem Grade der Zerkleinerung und der Maschenweite des benutzten Siebes läßt sich der Anteil der beiden Produkte variieren. Man bezeichnet als „Ausmahlung" den Ertrag an Mehl in Prozenten der gemahlenen Kornmenge. Die Ausmahlung schwankt meistens von 60—100%, geht nur bei ganz feinen Weizen-mehlen bis zu 30% herunter. Je geringer der Ausmahlungsgrad, desto feiner und weißer, aber desto eiweißärmer ist das Mehl.

Unter normalen wirtschaftlichen Verhältnissen, wo Getreide in beliebiger Menge zur Verfügung steht, ist eine Ausmahlung von etwa 70% am zweckmäßigsten. Wird die Ausmahlung weitergetrieben, so wird zwar Menge und Eiweißgehalt des Mehles größer, die Ausnutzung wird aber so viel schlechter, daß von derselben Gewichtsmenge an Mehl trotz des höheren Eiweißgehaltes auch *absolut* weniger an Eiweiß aufgenommen wird als von feinen Mehlen. Auch die Resorption der Kohlehydrate wird herabgesetzt. Die Kleie wird zweckmäßigerweise als Futter für Schweine verwandt, von denen sie gut ausgenutzt wird. Der Eiweißgehalt des Roggenmehles schwankt je nach der Ausmahlung (70—94%) etwa zwischen 7 und 9%, der des Weizenmehles zwischen 11 und 12,5%. Die entsprechenden Brotsorten enthalten zwischen 7,5 und 6% Eiweiß bei Roggen und 9 bis 7% bei Weizen. Die Ausnutzung des Eiweißes ist bei feinem Weizenbrot sehr gut, etwa 95%, während sie bei grobem Roggenbrot bis auf 50% heruntergehen kann. Die Ausnutzung der gesamten Energiewerte schwankt in weniger weiten Grenzen, ebenfalls nach der Ausmahlung, von 97—85%.

Tabelle 4.

100 g Mehl:

Ausmahlung	96%	70%
Gehalt an Eiweiß in 100 g .	8,7	6,9
Davon ausnutzbar	55%	75%
Absolute Menge des ausnutzbaren Eiweißes	4,8	5,2

100 g Korn:

Ausmahlung	96%	70%
Mehlmenge	96 g	70 g
Eiweiß	8,7%	6,9%
Absolute Menge des Eiweißes	8,4 g	4,5 g
Ausnutzbarkeit	55%	75%
Ausnutzbarkeit absolut . . .	4,6 g	3,4 g

Anders liegen aber die Verhältnisse, wenn, wie etwa im Kriege, *Mangel an Getreide* vorhanden ist. In diesem Falle darf man nicht, wie es vielfach geschehen ist, gleiche *Mehlmengen,* sondern man muß gleiche *Mengen von Korn* miteinander vergleichen. Dann sind nicht nur die resorbierten Mengen an Eiweiß, sondern auch an Stärke größer. Die in Tabelle 4 wiedergegebenen Zahlen dürften annähernd den wirklichen Verhältnissen entsprechen. Allzuweit über 85, höchstens 90%, sollte man aber auch dann nicht mit der Ausmahlung gehen, weil das Brot dann für viele Menschen schwer verträglich wird und die Ausnutzbarkeit mit dem Grad der Ausmahlung sehr schnell abnimmt.

Ähnlich zu beurteilen bezüglich der Ausnutzung sind auch die sog. Ganzkornbrote, bei denen das Korn vermahlen wird und ohne

Siebung zur Brotbereitung verwandt wird. Verfahren von SIMONS, GELINCK, GROSS, STEINMETZ, KLOPFFER, SCHLÜTER u. a. Diese Verfahren liefern zum Teil sehr wohlschmeckende Brote mit hohem Eiweißgehalt, die Ausnutzung ist aber auch hier mangelhaft. Alle diese Brotsorten ebenso wie die groben aus stark ausgemahlenem Mehl hergestellten, können als diätetische Präparate zur Anregung der Peristaltik gute Dienste leisten und werden auch wegen ihres kräftigen Geschmackes von vielen gern gegessen. Als allgemeine Volksnahrungsmittel können sie aber wegen ihrer schlechten Ausnutzbarkeit und weil sie von vielen Menschen nicht vertragen werden, nicht in Betracht kommen.

Verschiedentlich ist auch versucht worden, die Ausnutzbarkeit des Eiweißes durch besondere Aufschließungsverfahren zu verbessern. Tatsächlich erreicht ist das vielleicht am meisten bei dem sog. Finalmehl von FINKLER, das durch feuchtes Vermahlen und Kochsalzzusatz auf besonderen Maschinen hergestellt wurde. Eingebürgert hat sich aber auch dies Präparat nicht; der Geschmack ist nicht angenehm, etwas strohig, und die technischen Schwierigkeiten sind groß.

Zur Herstellung gewöhnlichen Brotes werden 100 Tle. Mehl mit etwa 80 Tln. Wasser und etwa 1 % Kochsalz angerührt. Der Wassergehalt des fertigen Brotes beträgt etwa 35 %; bei 14 % Wassergehalt des Mehles geben also 100 Tle. Mehl etwa 133 Tle. Brot. Die Backtemperatur beträgt 200—270°, die Backdauer je nach der Größe des Brotes bis zu 7 Stunden.

Durch den Backprozeß werden die Hüllen der Stärkekörner gesprengt und die Stärke zum Quellen gebracht, verkleistert, wodurch sie leichter verdaulich wird. Ein kleiner Teil der Stärke wird dabei in Dextrin und andere lösliche Produkte übergeführt.

Um das Gebäck locker zu machen, muß während des Backens oder vorher im Innern Gas entwickelt werden.

Die Gasentwicklung wird bei Roggenbrot meistens durch Sauerteig bewirkt; der wirksame Bestandteil sind Hefen und daneben auch milchsäurebildende Bakterien aus der Coligruppe sowie lange Milchsäurebacillen. Die Hefen bewirken alkoholische Gärung, produzieren Alkohol und Kohlensäure, während die Bakterien reichlich Milchsäure, daneben auch unter Umständen Gas, entwickeln. Bei der Verwendung von Sauerteig wird das Brot also sauer. Das Weizenmehl wird gewöhnlich mit Preßhefe gebacken, die nur wenig mit Bakterien verunreinigt ist und bei der die alkoholische Gärung fast rein auftritt. Weizenbrot ist deshalb weniger sauer als Roggenbrot. Bei der Gärung wird etwa 1—2 % des Mehles in Alkohol und Kohlensäure usw. verwandelt, etwas Alkohol bleibt im Brot (etwa 2 g auf das Kilogramm). Der größte Teil verflüchtigt sich und trägt dabei zur Lockerung des Brotes bei. Die Hefe enthält reichlich Vitamin B, der Bedarf an diesem wird durch das Brot gedeckt. Mit Backpulver hergestelltes Gebäck enthält kein Vitamin B.

Backpulver entwickeln beim Erhitzen auf rein chemischem Wege Kohlensäure; sie geben eine gute Lockerung, aber weniger guten Geschmack als Hefe. Sie werden fast ausschließlich in der feinen Bäckerei und Konditorei angewandt. Einige Zusammensetzungen von gebräuchlichen Backpulvern sind die folgenden:

30 Tle. Natriumbicarbonat + 70 Tle. saures weinsaures Kalium,
11 Tle. Natriumbicarbonat + 9 Tle. saures Calciumphosphat oder
17 Tle. Natriumbicarbonat + 19 Tle. Ammoniumtartrat.

Auch reines Ammoniumcarbonat (7 g auf 500 g Mehl), das sich zu Kohlensäure und Ammoniak verflüchtigt, kann benutzt werden (Hirschhornsalz), gibt aber dem Gebäck leicht einen laugenhaften Geschmack.

Die Frage, ob Roggen- oder Weizenbrot vorzuziehen sei, läßt sich nicht vom rein hygienischen Standpunkte beantworten. Weizenbrot ist an sich etwas eiweißreicher. Das Eiweiß und auch die Kohlehydrate werden besser ausgenutzt; aber die sehr vollständige Resorption hat den Nachteil, daß die Anregung der Darmperistaltik durch die Rückstände fortfällt, und daß deshalb eine ausschließliche Weizenbrotnahrung leicht zu chronischer Obstipation führt. Die in manchen Gegenden Norddeutschlands übliche Sitte, Weißbrot zusammen mit grobem Roggenbrot zu verzehren, trägt instinktiv dieser Erscheinung Rechnung.

Im allgemeinen geht aber zweifellos die Entwicklung heute dahin, daß allmählich an Stelle des Roggenbrotes das Gebäck aus Weizen tritt, und zwar nicht nur bei Wohlhabenden und bei Leuten mit sitzender Lebensweise, bei denen die geringere Belastung der Verdauungsorgane eine gewisse Erklärung geben könnte, sondern auch bei Arbeitern, und sogar auch mehr und mehr bei der Landbevölkerung. Das ist im Interesse der heimischen Landwirtschaft bedauerlich, da ein großer Teil des Weizens von auswärts eingeführt werden muß und die Roggenpreise dadurch stark gedrückt werden. Abhilfe ist meines Erachtens nur möglich durch die Herstellung eines wohlschmeckenden bekömmlichen Roggenbrotes aus nicht zu stark ausgemahlenem Mehl. In dieser Beziehung ist noch sehr viel zu tun, ob sich aber die Entwicklung zum Weizenbrot dadurch auf die Dauer wird aufhalten lassen, ist zweifelhaft. Das grobe, stark kleiehaltige Roggenbrot wird nie wieder allgemeines Volksnahrungsmittel werden[1].

---

[1] Inzwischen ist das Brotgesetz vom 17. Juli 1930 beschlossen worden. Danach darf unter Verwendung von Mahlerzeugnissen des Roggens nur Brot hergestellt werden, das enthält: 1. mindestens 97% Roggenmehl, das höchstens zu 60% ausgemahlen ist oder 2. mindestens 97% Mahlerzeugnisse des Roggens, die, abgesehen von den Reinigungsverlusten, zu 100% ausgemahlen oder ausgeschrotet sind oder 3. mindestens 80% Roggenmehl, das höchstens zu 70% ausgemahlen ist und höchstens 17% Weizenmehl oder Roggenschrot, wobei die Bestandteile an Mahlerzeugnissen des Roggens und des Weizens zusammen mindestens 97% betragen müssen. Zusätze von Wasser, Hefe und Salz bleiben hierbei unberücksichtigt.

Andere Getreidearten.

Hafer kommt als Brotgetreide wenig, dafür aber in verschiedenen Formen in Speisen zur Verwendung. Hafergrütze, Haferflocken, Hafermehl. Er unterscheidet sich durch einen verhältnismäßig hohen Fettgehalt von den anderen Getreidearten.

Haferflocken: 14,4% Eiweiß, 6,8% Fett, 66,5% Kohlehydrate.

Gerste weicht in der Zusammensetzung nicht wesentlich von den anderen Getreidearten ab. Verwendung in Form von *Graupen.*

Auch *Hirse* und *Buchweizen* sind ganz ähnlich zusammengesetzt.

Von ausländischen Körnerfrüchten kommen Reis und Mais in Betracht.

Reis aus Oberitalien, aber auch aus vielen überseeischen Ländern (Nordamerika, Java und Hinterindien) importiert, ist ein sehr wertvolles Nahrungsmittel. Zusammensetzung: 7,9% Eiweiß, 0,5% Fett, 78% Kohlehydrate. Er ist gut ausnutzbar, Eiweiß zu 80%, Kohlehydrate fast vollständig. Die vorwiegende Ernährung mit geschältem, von der Samenschale, dem sog. Silberhäutchen befreiten Reis führt zu Beri-Beri; s. S. 337. Aus den Silberhäutchen läßt sich das antineuritische Vitamin in konzentrierter Form darstellen.

Mais wird in Deutschland kaum gegessen, in den Produktionsländern aber in sehr reichlicher Menge, teils als Brot, mehr noch als Brei verzehrt. Mit dem reichlichen Maisgenusse steht in einem noch nicht vollständig geklärtem Zusammenhang das Auftreten der *Pellagra,* einer Hauterkrankung, die mit schweren Störungen von seiten des Nervensystems einhergeht. Nach neueren Untersuchungen wird die Pellagra verhütet durch ein besonderes wasserlösliches Vitamin, B 2, auch G oder PP genannt.

In Deutschland hat der Mais als Nahrungsmittel nur Bedeutung durch die daraus gewonnenen ausgezeichneten *Stärkepräparate Mondamin, Maizena* usw. Auch wird jetzt von der Maizenagesellschaft ein aus Maisstärke hergestellter Traubenzucker zu relativ billigem Preise (das Kilogramm 1,60 M.) in den Handel gebracht, der als leicht resorbierbares Kohlehydrat verwandt werden kann, wenn die größere Süßkraft des Rohrzuckers unerwünscht ist.

Hülsenfrüchte (Leguminosen).

Es sind die Samen von Schmetterlingsblütlern, und zwar von Erbsen, Bohnen und Linsen. Sie sind charakterisiert durch einen *hohen Eiweißgehalt* (etwa 24%); ihre Bedeutung für die Ernährung ist aber nicht so groß, wie man daraus schließen könnte: das Eiweiß ist schlecht ausnutzbar und biologisch nicht sehr hochwertig. Die aus ihnen hergestellten Mehle eignen sich wegen des fehlenden Klebers nicht zur Brotbereitung. Die aus den Leguminosen bereiteten Speisen sind sehr voluminös; es ist deshalb schwer, große Mengen zu verzehren. Auch werden große Mengen von vielen Menschen schlecht vertragen. Sie können deshalb nicht als vollständiger Ersatz des animalischen Eiweißes dienen. Um 40 g verdauliches Eiweiß zu erhalten, sind etwa 240 g trockene Erbsen erforderlich, die mindestens 800 g dicken Brei liefern. Das können nicht alle verzehren und vertragen. Die Bedeutung für die Volksernährung ist deshalb nicht so groß, wie sie rein nach dem Eiweißgehalt erscheinen könnte. Zu warnen ist deshalb vor der Übertreibung bei Darreichung von Leguminosen, besonders in Volksküchen und geschlossenen Anstalten. Andererseits sind die Leguminosen, in mäßigen Mengen genossen, eine billige Eiweißquelle, die sehr wohl zur Ergänzung der Eiweißzufuhr dienen kann.

Kartoffeln.

Runde Zahlen für die Zusammensetzung: 2 % Eiweiß, 0,1 % Fett, 20 % Kohlehydrate. Es muß aber beim Schälen mit etwa 15 % Abfall gerechnet werden. Das Eiweiß wird zu etwa 70 %, die Kohlehydrate zu 90 % ausgenutzt, wenn die Kartoffeln gut gekaut oder in Breiform gegeben werden.

Die Kartoffeln sind ein ganz ausgezeichnetes Nahrungsmittel, das zu niedrigem Preise reichliche Mengen von Kohlehydraten zuzuführen gestattet, daneben aber auch Eiweiß in einer immerhin nicht belanglosen Menge liefert. Ein sehr großer Vorzug besteht in dem angenehmen durch verschiedene Möglichkeiten der Zubereitung veränderlichen Geschmack, der einen *dauernden Genuß* von Kartoffeln gestattet, ohne daß man sie sich überißt.

Daß die Kartoffeln eine Hauptquelle für das Vitamin C sind, wenn frische Früchte nicht zur Verfügung stehen, ist schon auf S. 337 erwähnt worden.

Bei niedrigen Temperaturen (etwa − 1°) wird der in den Kartoffeln aus Stärke dauernd entstehende Zucker nicht mehr verbrannt, so daß die Kartoffeln süß schmecken. Ein kurzes Verweilen in höherer Temperatur kann den Zucker zum Teil wieder beseitigen. Wenn die Kartoffeln wirklich *erfrieren*, etwa bei − 5° sind sie für die Ernährung unbrauchbar, weil sie dann sehr schnell verderben.

Gemüse.

Wurzelgemüse. Rüben (Steckrüben, Kohlrüben), gelbe Wurzeln (Mohrrüben), rote Rüben (rote Beete), Kohlrabi (Oberrüben), Sellerie. Ihr eigentlicher Nährwert ist gering. Von der an sich spärlichen Trockensubstanz (im Mittel 10 %) werden nur 70 % der Eiweißstoffe und 80 % der Kohlehydrate aufgenommen. Es muß also eine sehr große Menge verzehrt werden, wenn sie als Nahrung in Betracht kommen sollen.

Eine ausreichende Ernährung mit Gemüsen allein ist nicht möglich.

Blatt- und grüne Gemüse. Spinat, Salat, grüne Bohnen, Kohlarten, Blumenkohl; auch Spargel und grüne Erbsen können hierher gerechnet werden. Sie sind im allgemeinen so zu beurteilen wie die Wurzelgemüse. Ihr *Eiweiß*gehalt, besonders bei Spinat, Wirsing-,

Rosen- und Grünkohl ist etwas größer, ein erheblicher Nährwert kommt aber in Betracht nur bei grünen Erbsen und Bohnen; bei den letzteren auch nur dann, wenn sie schon reichlich ausgebildete Samen enthalten. Der *Gehalt an Kohlehydraten* ist im allgemeinen noch geringer als bei den Wurzelgemüsen.

Für die Ernährung sind sie aber trotzdem unentbehrlich, weil sie neben ihrem **Nährwert**

1. das Volumen der Nahrung und dadurch das Sättigungsgefühl vermehren und durch die in gut verträglicher Form zugeführte Cellulose die Darmperistaltik anregen;

2. den Geschmackswert der Kost abwechslungsreicher zu gestalten erlauben;

3. Nährsalze und Vitamine zuführen.

Pilze.

Der Nährwert der Pilze wird meistens erheblich überschätzt. Sie enthalten zwar ziemlich viel Stickstoffsubstanz, es besteht aber nur ein Drittel von dieser wirklich aus Eiweiß. Außerdem ist die Ausnutzung sehr schlecht, höchstens 60%.

Sie kann sehr verbessert werden dadurch, daß man die Pilze trocknet und fein pulverisiert.

Als Volksnahrungsmittel kommen die Pilze schon wegen ihres relativ geringen Vorkommens und des dadurch bedingten hohen Preises nicht in Frage. Von den einheimischen Sorten sind die häufigsten:

1. Champignon: Kenntlich an den in der Jugend rötlich gefärbten im Alter fast schwarz werdenden Lamellen.

2. Pfifferlinge (Eierschwamm).

3. Reizker (mit orangegelbem Saft).

4. Steinpilz: Boletus edulis und die anderen ihm verwandten Boletusarten; der wichtigste Speisepilz.

5. Hahnenkamm.

6. Morcheln.

7. Stachelpilze.

Die Gefahr der Vergiftung durch Pilze ist bei einiger Sorgfalt nicht allzugroß. Es gibt kein Mittel, giftige Pilze von nichtgiftigen zu unterscheiden. Fast alle Pilzvergiftungen werden verursacht durch den sog. *Knollenblätterschwamm,* der meistens mit dem Champignon verwechselt wird; er ist aber leicht durch die vollständig weißen Lamellen und durch die am unteren Ende des Stengels befindliche Knolle zu unterscheiden. Die Kenntnis dieses Pilzes sollte möglichst bei uns verbreitet werden, auch in den Volksschulen sollte vor diesem Pilz gewarnt werden.

Mit dem Steinpilz kann der giftige Satanspilz verwechselt werden, er unterscheidet sich aber durch den intensiv roten Stiel und die Blaufärbung beim Zerschneiden oder Zerbrechen.

Man genieße nur Pilze, die einer wohlbekannten sicher eßbaren Art angehören oder die von einem Sachverständigen für eßbar erklärt werden.

Obst.

Auch das Obst kommt für die Lieferung von eigentlichen Nahrungsstoffen wenig in Betracht. Der Gehalt an Kohlehydraten beträgt etwa 10, der Gehalt an Eiweiß 0,5%. Trotzdem ist das Obst ein außerordentlich erwünschtes ja unentbehrliches Nahrungsmittel, weil es durch seinen Wassergehalt durstlöschend wirkt, reichlich Nährsalze (Kalk, Phosphorsäure) enthält, durch seinen Gehalt an Fruchtsäuren und Cellulose die Darmbewegung anregt, und Vitamine, besonders Vitamin C, zuführt. Der Satz: „Eßt mehr Obst, dann bleibt ihr gesund", hat eine gewisse Berechtigung.

Die Zusammensetzung der wichtigsten Gemüse findet sich in Tabelle 5.

Tabelle 5. Zusammensetzung der wichtigsten Gemüse.

100 g enthalten	Eiweiß g	Fett g	Kohlehydrate g	Wasser g	Calorien
Kohlrabi	2,5	0,2	5,9	89,3	36
Möhren	1	0	8,5	87	40
Kohlrüben	1,4	0,2	7,4	88,9	38
Schwarzwurzel	1,0	0,5	14,8	80,4	69
Spargel, ungeschält . . .	2,0	0,1	2,4	93,7	19
Spinat	2,3	0,3	1,8	93,3	20
Blumenkohl	2,5	0,3	4,6	90,9	32
Weißkohl	1,5	0,2	4,2	92,1	25
Wirsingkohl	2,7	0,5	5,0	89,6	36
Grüne Erbsen	6,6	0,5	12,4	77,7	83
Grüne Schnittbohnen . .	2,6	0,2	6,3	89,1	38
Steinpilze	5,4	0,4	5,1	87,1	47

Die angegebenen Zahlen sind Rohwerte, beziehen sich aber auf 100 g *kochfertiger* Ware.

Konservieren von Obst und Gemüsen.

1. Trocknen. Bei manchen Obstsorten (Äpfeln, Birnen, Pflaumen, Aprikosen) sehr gebräuchlich. Der Geschmack wird stark verändert, Nährstoffe und Verdaulichkeit bleiben erhalten. Wieweit die Vitamine erhalten bleiben, ist nicht sicher. Bei amerikanischen Trockenäpfeln, die auf Zinkhorden getrocknet werden, ist ein nicht unerheblicher Zinkgehalt beobachtet worden. Für Gemüse ist das Trocknen im allgemeinen nicht empfehlenswert, der Geschmack leidet stark, die Verdaulichkeit wird herabgesetzt und Vitamin C wird zerstört.

2. Erhitzen. Viele Gemüse (Bohnen, Erbsen, Spargel) werden von der Industrie, sterilisiert, in Blechbüchsen in einwandfreier Beschaffenheit in den Handel gebracht. Geschmack und Verdaulichkeit leiden wenig, Vitamine sind aber zerstört. Zur Erhaltung der grünen Farbe werden häufig kleine Mengen von Kupfer zugesetzt. 55 mg auf das kg werden zugelassen und sind vollkommen unschädlich. Das im Haushalt selbst eingemachte Gemüse (Apparate von Weck, Rex usw.) ist ebenso zu beurteilen. Zu bemerken ist, daß in den mit den Apparaten gelieferten Anweisungen die Sterilisationszeit meist etwas zu kurz angegeben ist. Zweckmäßig ist es, nach etwa 8 Tagen der ersten Sterilisierung eine zweite kurze folgen zu lassen.

Zu warnen ist vor den Apparaten, bei denen der Verschluß durch eine Luftpumpe hergestellt wird. Der Verschluß ist zwar gut, die Sterilisierung aber, auch wenn die Konserven vorher gekocht sind und heiß eingefüllt werden, mangelhaft, so daß ohne Zusatz von Chemikalien eine genügende Haltbarkeit allenfalls bei Obst aber nicht bei Gemüsen zu erzielen ist. Die Fabriken schreiben deshalb auch meistens den Zusatz von Konservierungsmitteln, meistens Benzoesäure, vor und liefern solche gleich mit den Apparaten mit.

Animalische Nahrungsmittel.

Fleisch.

Als Fleisch im engeren Sinne werden die Muskeln der Schlachttiere, des Geflügels, Wildes und der Fische bezeichnet. Im weiteren Sinne werden auch die mit den Muskeln zusammenhängenden Knochen, Fett und Bindegewebsteile sowie die inneren Organe, Leber, Nieren, Lungen, Herz zum Fleisch gerechnet.

Der Nahrungsstoff, den das Fleisch vorzugsweise liefert, ist Eiweiß. Daneben enthält aber jedes Fleisch mehr oder minder große Mengen von Fett, teils in grober Verteilung, äußerlich als solches erkennbar, teils zwischen den Muskelfasern fein verteilt und mit bloßem Auge nicht ohne weiteres zu erkennen. Kohlehydrate (Glykogen) kommen nur in sehr geringen, nur im Pferdefleisch in etwas größeren Mengen vor.

Als runde Zahl für den Eiweißgehalt mageren Fleisches können 20 % gelten.

Tabelle 6 gibt die durchschnittliche Zusammensetzung verschiedener Fleischarten wieder nach SCHALL und HEISLER.

Die *Zusammensetzung* wechselt je nach der Herkunft des Fleisches, dem Mastzustand und der Art des Tieres. Die Ausnutzbarkeit ist sehr gut, vom Eiweiß und vom Fett werden rund 95 % aufgenommen.

Die *Bedeutung des Fleisches für die menschliche Ernährung* liegt außer in seinem Geschmackswerte hauptsächlich darin, daß wir mit ihm Eiweiß in gut ausnutzbarer, gut verträglicher und wohlschmeckender Form ohne Kohlehydrate zuführen können.

Tabelle 6.

	Eiweiß g	Fett g	Kohle- hydrate g	Wasser g	Calorien
Rindfleisch im Durchschnitt .	20	8	0	71	158
Kalbfleisch „ „ .	21	7	0	71	150
Schweinefleisch „ „ .	18	21	0	60	270
Schaffleisch „ „ .	19	7	0	73	143
Pferdefleisch	21,5	2,5	0,9	74,2	115
Wild:					
Hase	23,0	1,1	0,5	74,2	107
Hirsch (Keule)	20,7	3,9	0,6	73,9	124
Reh	20,8	1,9	0,4	75,8	105
Wildschwein (Keule)	21,6	2,4	0,4	74,5	113
Geflügel:					
Fasan im Durchschnitt	22,3	1,9	0,5	74,3	111
Rebhuhn, Feldhuhn	20,0	1,2	0,4	59,6	95
Ente, zahm, im Durchschnitt .	21	5	0	73	132
Gans im Durchschnitt	16	30	0	52	345
Huhn „ „	20	4,5	0	74	125
Taube	22,1	1,0	0,5	75,2	102
Fische:					
Aal (Flußaal)	12,2	27,5	0	58,2	306
Hering	15,5	7,6	0	75,1	134
Karpfen	19,8	1,9	0	77,9	99
Lachs, Rheinsalm	21,1	15,5	0	35,5	231
Forelle, Bachforelle	19,2	2,1	0	77,5	98
Hecht	18,4	0,5	0	79,6	80
Kabeljau, Dorsch	16,0	0,3	0	82,4	68
Rotzunge	16,0	1,0	0,7	80,9	78
Schellfisch	16,9	0,3	0	81,5	71
Steinbutt	18,1	2,3	0	77,6	96

Der *Geschmackswert* des Fleisches hängt im wesentlichen außer von der Art der Zubereitung von der mehr oder minder großen Zartheit der Bindegewebsbestandteile ab, die für die Kaubarkeit entscheidend sind.

Zubereitung des Fleisches.

Rohes Fleisch sollte nur in den wenigen Ausnahmefällen, in denen es als diätetisches Mittel von Nutzen ist, genommen werden, und auch dann nur, wenn die Herkunft genau bekannt und die Zubereitung scharf kontrolliert ist; s. S. 349. Gewöhnlich wird das Fleisch durch Hitze zubereitet, und zwar kann das sowohl durch Kochen wie durch Braten geschehen.

Veränderungen beim Kochen. Das Eiweiß des Fleisches gerinnt, das Fleisch zieht sich zusammen, dabei wird Saft ausgepreßt, so daß Volumen und Gewicht erheblich, etwa um 40%, abnehmen. Das Bindegewebe wird in Leim verwandelt, von dem sich ein Teil im Kochwasser löst, das Fleisch wird dadurch zarter und leichter kaubar. Durch längeres Kochen läßt sich auch Fleisch mit derbem Bindegewebe genießbar machen. Wird das Fleisch mit kaltem Wasser zum Feuer gesetzt und mit dem Wasser erwärmt, so geht ein Teil der Extraktivstoffe und der Salze und auch geringe Mengen von Eiweiß in Lösung. Aber auch in diesem Falle enthält die fertige Brühe kein Eiweiß, weil es beim Kochen gerinnt. Es sammelt sich dann mit Fett gemischt an der Oberfläche der Brühe und wird abgeschöpft. Wird das Fleisch in das kochende Wasser hineingetan, so gerinnt die äußere Schicht rasch und läßt keine Auslaugung des Innern mehr zu. Was jetzt in die Brühe gelangt, ist im wesentlichen der beim Gerinnen des Eiweißes ausgepreßte, an gelösten Bestandteilen sehr arme Saft. Die Brühe enthält also in diesem Falle noch weniger gelöste Bestandteile, dafür bleibt aber das Fleisch saftig und hat wenig an fester Substanz und damit an Nährwert verloren. Das Ansetzen mit kaltem Wasser sollte deshalb nur in Ausnahmefällen angewandt werden, wenn eine besonders kräftige Brühe gewünscht und auf die Beschaffenheit des Fleisches kein Wert gelegt wird. *Nahrungsstoffe* sind aber außer etwas Fett und Salzen auch in diesem Falle nicht in der Brühe enthalten.

Beim Braten sind die Vorgänge ganz ähnlich, auch hier muß unbedingt das Fleisch in das stark erhitzte Fett (200°) hineingebracht werden. Wegen der höheren Temperatur geht hier die Gerinnung auf der Oberflächenschicht noch rascher vor sich, und das Fleisch bleibt noch saftiger. Das Fortschreiten der Erhitzung nach dem Innern zu geht zuerst sehr rasch, nachher langsamer vor sich. Dünne Stücke, etwa bis 2 cm, werden deshalb sehr rasch in wenigen Minuten durchgebraten, bei dickeren, mehrere Pfund wiegenden Fleischstücken dauert es aber mehrere Stunden, bis im Innern 62°, die Temperatur, bei der der Blutfarbstoff verändert wird, erreicht ist. Das Braten kann nicht beliebig lange fortgesetzt werden, weil das Fleisch dann zu sehr eintrocknet. Fleisch mit derbem Bindegewebe — zähes Fleisch — eignet sich deshalb nicht zum Braten.

Gewissermaßen in der Mitte zwischen Kochen und Braten steht das *Schmoren (Dämpfen)* des Fleisches. Das Fleisch wird erst ringsum angebraten und dann unter Zusatz von wenig kochendem Wasser in gut schließendem verdeckten Gefäß auf gelindem Feuer erhitzt. Diese Behandlung kann, ohne daß das Fleisch austrocknet, lange fortgesetzt werden, auf diese Weise kann auch zähes Fleisch zart und schmackhaft gemacht werden.

Gefahren des Fleischgenusses.

Allzu reichliche Fleischnahrung ist wegen der im Fleisch enthaltenen Purinkörper für manche Menschen nicht zuträglich bei

Neigung zu Gicht, Nierensteinen usw. Gefährlicher sind Parasiten und Zersetzungen des Fleisches.

Trichinen. Sie finden sich eingekapselt im Schweinefleisch. Die Kapseln werden im Magen des Menschen gelöst, die etwa 1 mm langen Würmer gelangen in den Darm, wo sie in etwa 3 Tagen geschlechtsreif werden und sich begatten. Nach einer Woche beginnt die Geburt von Embryonen (1000 und mehr), diese gehen durch die Darmwand hindurch in die Lymphgefäße, von dort aus in die Muskeln und wandern nun in der Richtung der Muskelfasern, häufig bis Sehnen oder Knochen Halt gebieten. Deshalb häufiger Sitz der Trichinen am Ende des Muskels. In den Muskeln kapseln sie sich ein und verkalken, die Krankheit ist dann, wenn sie nicht vorher zum Tode führt, abgelaufen. Die Schwere der Krankheitserscheinungen richtet sich nach der Menge der aufgenommenen Trichinen. Es findet keine unbegrenzte Vermehrung der Trichinen im Körper, sondern nur *eine* Tochtergeneration statt: Unterschied von *Infektions*krankheiten. Die Symptome bestehen zuerst in Schmerzen im Darm und Durchfällen, dann folgen Muskelbeschwerden, Fieber, Ödeme, Atemnot. Bei großen Mengen kann der Tod eintreten.

Verhütung. Die Schweine erwerben die Trichinen meistens dadurch, daß sie trichinöse Ratten fressen, manchmal auch durch trichinöses als Abfall verfüttertes Schweinefleisch. Bekämpfung der Ratten setzt die Anzahl der trichinösen Schweine herunter. Ein sicherer Schutz gegen die Infektion ist nur möglich durch mikroskopische Untersuchung des Schweinefleisches, die Trichinenschau, in Deutschland gesetzlich vorgeschrieben. Die Untersuchung erfolgt am besten bei 30—60facher Vergrößerung, in großen Betrieben am bequemsten und sichersten durch Projektion der Präparate auf eine weiße Fläche. Bei 65° sterben die Trichinen ab, gut gekochtes oder gebratenes Fleisch ist also ungefährlich. Räuchern und Pökeln tötet die Trichinen nicht ab, verkalkte Trichinen können viele Jahre lang lebensfähig bleiben.

Bandwürmer und Finnen. Die Finnen, mit denen das Fleisch behaftet sein kann, sind ein Entwicklungsstadium von Bandwürmern. Wenn Bandwurmeier auf irgendeinem Wege in den Magen eines geeigneten Tieres gelangen, so wird hier die Eihülle gelöst, die Embryonen kommen in den Darm und durch die Darmwand hindurch in den Körper, wo sie sich in irgendeinem Organ, häufig im Muskel, aber auch im Auge oder Gehirn in eine erbsengroße Blase, die Finne, verwandeln. Diese Finne enthält im Innern den „Kopf" des sog. Bandwurms. Wird die Finne im lebenden Zustande von einem anderen geeigneten Tier verzehrt, so wird im Magen die Hülle gelöst, der Bandwurmkopf setzt sich im Darm fest und produziert geschlechtsreife Glieder, die aneinandergereiht den „Bandwurm" bilden. Beim Menschen kommen hauptsächlich 3 Arten vor:

1. Taenia solium: Finne beim Schwein, besonders im Herzen und in der Zunge. Kopf mit 4 Saugnäpfen und doppeltem Hakenkranz.

2. Taenia mediocanellata: Finne beim Rind, besonders in den Kaumuskeln; 4 Saugnäpfe, kein Hakenkranz.

3. Dibotriocephalos latus: Finne in Fischen (Hecht, Barsch).

Die Bandwürmer können beim Menschen erhebliche Beschwerden, Schmerzen, Verdauungsstörungen, Abmagerung verursachen.

Der Schweinebandwurm ist noch besonders gefährlich dadurch, daß seine Eier sich im Menschen zu Finnen (Cysticerken) entwickeln können, wenn sie in den Magen gelangen. Sie können, wenn sie in lebenswichtigen Organen (Auge, Gehirn) sich ansiedeln, schwere Gesundheitsstörungen, ja den Tod verursachen. Da die Eier des Bandwurms immer im Kot enthalten sind, ist der Träger eines solchen Bandwurms für sich und andere eine dauernde Gefahr.

Die Finnen sind wenig widerstandsfähig, ihre Lebensdauer beträgt etwa 3 Wochen. Hitze von 52°, auch gründliches Pökeln und Räuchern tötet sie ab.

Fleischvergiftungen.

1. In größeren oder nicht genügend erhitzten Fleischstücken (Schinken oder Fleischkonserven, Würsten, Fleisch in Dosen) kann sich der *Bacillus botulinus* entwickeln. Er wächst nur im Innern der Fleischstücke, weil er nur bei Sauerstoffabschluß sich vermehren kann. Im lebenden Tier oder Menschen vermehrt er sich nicht.

Durch sein Wachstum in den Fleischstücken produziert er ein schweres Gift. Die Vergiftungserscheinungen bestehen hauptsächlich in Lähmungen gewisser Muskeln (Schlund, Zunge, Auge, Kehlkopf) und dadurch verursachten Schluck- und Sprachbeschwerden, heiserer Stimme, Pupillenerweiterung, Sehstörungen usw. Der Tod kann durch Erstickung eintreten. Die Fleischwaren zeigen meistens keine Fäulniserscheinungen, höchstens einen abnormen etwas faden Geruch und Geschmack; auch in ungenügend sterilisierten Gemüsekonserven (Blechdosen) kann der Bacillus botulinus wachsen und sie giftig machen.

Sicheres Schutzmittel ist *gründliches Kochen* aller irgendwie verdächtigen Fleischwaren, wodurch das Gift zerstört wird.

Streng zu unterscheiden von diesen reinen Vergiftungen sind die Schädigungen, die durch die *Bacillen aus der Gruppe des Paratyphus B* hervorgerufen werden. Hier handelt es sich meistens nicht um eigentliche Vergiftungen, sondern um Infektionen mit den lebenden Erregern, die mit Vergiftungen durch die im Fleisch von den Bakterien gebildeten Gifte kombiniert sein können.

Ob die Erscheinungen der Vergiftung oder der der Infektion überwiegen, hängt ab

1. von der Menge des präformierten Giftes, die ihrerseits wieder außer von dem Giftbildungsvermögen des Bacteriums besonders da-

von abhängig ist, ob die Bakterien Gelegenheit gehabt haben, sich im Fleische ausgiebig zu vermehren. Besonders gefährlich ist Hackfleisch oder nicht genügend erhitzte Zubereitungen, die an einem nicht genügend kühlen Ort längere Zeit aufbewahrt worden sind;

2. von der Menge der lebend aufgenommenen Bakterien. Hier ist die Art der Zubereitung entscheidend; besonders gefährlich ist natürlich rohes Fleisch, gründliches Kochen oder Braten tötet die Bakterien mit Sicherheit ab, vermag aber die Gifte wohl zu schwächen, aber nicht unschädlich zu machen. Erhitztes Fleisch kann also wohl Vergiftungserscheinungen aber keine Infektion hervorrufen;

3. von der Eigenart der im einzelnen Falle vorhandenen Bakterien, deren Giftbildungsvermögen und Ansteckungsfähigkeit in weiten Grenzen schwanken. Durch die verschieden starke Beteiligung dieser drei Momente können Symptome und Verlauf der Erkrankung sich sehr verschieden gestalten: von reinen, wenige Stunden nach dem Genusse auftretenden, sich besonders in heftigen Durchfällen, Leibschmerzen und Erbrechen äußernden Vergiftungen bis zu fieberhaft ganz unter dem Bilde des Typhus verlaufenden, erst mehrere Tage nach dem Genuß auftretenden Erkrankungen. Sind reichlich Gifte *und* lebende Bakterien aufgenommen, so kann sich an die akuten Vergiftungserscheinungen noch nach einer Pause von einigen Tagen die typhusähnliche Infektionskrankheit anschließen.

Da die Erreger der Erkrankung in der Natur ziemlich weit verbreitet sind (sie kommen im Darm gesunder Tiere und der Menschen, in verunreinigtem Wasser, im Eis usw. vor), ist es durchaus möglich, daß Fleisch nach dem Schlachten mit ihnen verunreinigt wird. Häufiger noch ist es aber, daß sie während des Lebens sich als Krankheitserreger im Tierkörper vermehren. Deshalb ist das Fleisch wegen Krankheit notgeschlachteter Tiere immer verdächtig. Besonders gefährlich scheint das Fleisch von Pferden, die wegen Kolik notgeschlachtet sind, zu sein. Solches Fleisch darf deshalb auf keinen Fall roh gegessen und nicht so aufbewahrt werden, daß die evtl. vorhandenen Bakterien Gelegenheit zur Vermehrung haben.

3. Diesen durch die Paratyphus-B-Gruppe hervorgerufenen Fleischvergiftungen gegenüber treten die durch die eigentlichen Fäulnisbakterien verursachten fast ganz zurück. Die früher so gefürchteten Fäulnisalkaloide (Ptomaine) spielen kaum eine Rolle. Möglich ist, daß durch Bacterium coli oder Proteusarten Gifte erzeugt werden. Sicheres, besonders über die Erscheinungen der Vergiftung, ist aber nicht bekannt.

Konservierung des Fleisches.

1. **Durch Kochen und keimdichten Abschluß.** Fabrikmäßige Herstellung in Blechdosen. Die Dosen werden möglichst fest mit dem Fleisch gefüllt, luftdicht verlötet und dann gekocht. Die Verfahren der einzelnen Fabriken sind verschieden, sie werden auch zum Teil geheim gehalten. Bei sorgfältigem Verfahren gelingt es, absolut

keimfreie, haltbare Konserven herzustellen. Im Interesse der Erhaltung der Vitamine empfiehlt es sich, die Dosen nicht unter erhöhtem Druck zu kochen.

Verdorbene Dosen sind meist, aber nicht immer, daran kenntlich, daß sie durch Gasentwicklung aufgetrieben, „bombiert", sind, meistens durch anaerobe Bakterien (Bacillus putrificus und Buttersäurebakterien). Gewöhnlich riecht der Inhalt solcher Dosen ekelhaft und ist deshalb ungenießbar, aber auch wenn nur der Verdacht der Verdorbenheit besteht, sollten sie vor dem Genusse gründlich gekocht werden; s. S. 349.

2. **Durch niedrige Temperatur.** Die Konservierung durch Kälte geschieht in Kühlkammern (auf Schlachthöfen) bei einer Temperatur von etwa $+2°$. Die Luft muß in dauernder Zirkulation sein, die aufgenommene Feuchtigkeit wird durch Kondensation an den Kühlflächen der Kühlapparate entfernt.

Durch Gefrieren bei etwa $-10°$ (besonders für überseeische Transporte des Fleisches in Gebrauch). Solches *Gefrierfleisch* muß sehr vorsichtig aufgetaut werden, wenn es nicht an Geschmack und Nährwert sehr verlieren soll.

Auftauen bei $+5$ bis $6°$ $4-5$ Tage für größere Stücke. Nach dem Auftauen trocknen bei $0°$, dann einige Tage bei $+2°$.

Das Gefrierfleisch ist, wenn auf diese Weise behandelt, dem frischen Fleisch nahezu gleichwertig, um so mehr, als es von gut genährten tierärztlich kontrollierten Tieren stammt.

3. **Durch Einsalzen (Pökeln).** Das Fleisch wird entweder mit Kochsalz eingerieben oder in eine Salzlösung eingelegt; zur Erhaltung der Farbe wird dem Kochsalz häufig etwas Salpeter, oft auch Zucker, zugesetzt.

Auf 10 kg Fleisch kann man zum Einreiben nehmen: 750 g Kochsalz, 8 g Salpeter, 20 g Zucker, oder zur Bereitung der Pökellake: 8 l Wasser, 2 kg Kochsalz, $^1/_2$ kg Zucker, 60 g Salpeter für 25 kg Fleisch. Je nach Größe des Fleischstückes muß das Fleisch 6 bis 8 Wochen in der Lake liegen.

Das *Einsalzen* wird häufig verbunden mit dem *Räuchern*. Das Fleisch wird dem Rauch von Holz, am besten Buchenholz, ausgesetzt, die Dauer beträgt 24 Stunden bis 5 Wochen, je nach der Intensität des Rauches und der Größe und Art der Fleischwaren. Größere Fleischstücke, Schinken und dicke Würste, müssen in schwachem Rauch lange geräuchert werden. Die Konservierung geschieht durch die an der Oberfläche sich niederschlagenden Bestandteile des Rauches (Kreosot usw.). Eine wesentliche Tiefenwirkung besitzt aber der Rauch nicht; hier kommt nur die mit dem Räuchern verbundene Austrocknung und das vorherige Einsalzen in Betracht.

Fische.

Die Fische verdienen als Volksnahrungsmittel größere Beachtung, als ihnen gewöhnlich zuteil wird. Sie sind eine sehr billige Eiweißquelle. Ihre Zusammensetzung ist besonders in bezug auf den Fettgehalt sehr verschieden. Die meisten Fische sind arm an Fett; viel enthalten Aal, Hering und Lachs.

Näheres über die Zusammensetzung der einzelnen Fische s. in Tabelle 6.

Eier.

Ein Hühnerei wiegt durchschnittlich 55 g, davon entfallen auf die Schale etwa 12%, auf das Weiße 55%, auf den Dotter 33%. Das Weiße enthält 12,8% Eiweiß, das Gelbe 16,1% Eiweiß und 32% Fett; für ein Ei ergibt das also 5,7 g Eiweiß, 5,8 g Fett und 77 Calorien. Der Nährwert der Eier wird häufig überschätzt, er ergibt sich aus den vorstehenden Zahlen. Gut ist die Ausnutzbarkeit und meistens auch die Verträglichkeit.

Die Eier sind, kühl aufbewahrt, einige Wochen haltbar; sollen sie längere Zeit aufbewahrt werden, muß ein besonderes Verfahren angewandt werden. (Einlegen in Kalkwasser, Wasserglas, Garantol.)

Milch.

Für die europäischen Länder kommt als Nahrungsmittel fast ausschließlich die Kuhmilch, seltener die Milch von Ziegen und ausnahmsweise die Milch von Schafen und Eseln in Betracht. Die Zusammensetzung schwankt stark nach Tierrasse, Fütterung, Jahreszeit usw. Die folgende Tabelle 7 gibt die Durchschnittswerte für die Zusammensetzung der in Betracht kommenden Milcharten.

Tabelle 7.

	Kuhmilch	Ziegenmilch	Schafmilch	Eselmilch	Frauenmilch
Spezif. Gewicht...	1,0312	—	1,0355	—	1,0298
Wassergehalt	87,52	86,88	83,57	90,12	87,58
Eiweiß	3,36	3,76	5,15	1,85	2,01
Fett	3,49	4,07	6,18	1,37	3,74
Milchzucker	4,96	4,44	4,17	6,19	6,37
Asche	0,67	0,85	0,93	0,47	0,30

Verfälschungen der Milch und ihr Nachweis.

Die Milch wird häufig verfälscht:

1. durch Abrahmen;
2. durch Wasserzusatz.

Andere Verfälschungen kommen praktisch kaum in Betracht.

Das spezifische Gewicht der Milch beträgt 1,029—1,034. Durch Abrahmen wird es erhöht, durch Wasserzusatz erniedrigt. Werden also beide Methoden der Verfälschung angewandt, so kann es unverändert bleiben. Normales spezifisches Gewicht ist deshalb kein Beweis gegen Verfälschung, erhebliche Abweichungen von der Norm machen aber eine Verfälschung wahrscheinlich.

Bestimmung des spezifischen Gewichtes am besten mit dem Soxhletschen Lactodensimeter. Normaltemperatur 15°: für jeden Grad darüber sind 2 Einheiten zu der 4. Dezimale der Aräometerablesung zu addieren, für jeden Grad unter 15 zwei zu subtrahieren. Die Zahlen des Aräometers bedeuten die 2. und 3. Dezimale des spezifischen Gewichts, 31 also 1,031. Die 4. Dezimale muß geschätzt werden. Genauere Korrektion nach besonderen Tabellen, die meistens dem Aräometer beigegeben werden.

Sicherer ist die Bestimmung des Fettgehaltes. Von den einfachen, evtl. auch im Haushalt auszuführenden Methoden, kommen in Betracht:

1. Das Cremometer nach Chevalier. In einen geteilten Glaszylinder werden 100 ccm Milch gefüllt, nach 24 Stunden (bei Kellertemperatur) die Höhe der Rahmschicht an der Teilung gemessen. Unverfälschte Milch soll eine Rahmschicht von 10—14% bilden. Ist die Schicht genügend, so deutet das auf genügenden Fettgehalt hin. Die Methode ist sehr unsicher, weil die Mächtigkeit der Rahmschicht außer von dem Fettgehalt noch von verschiedenen Nebenumständen abhängt; immerhin macht eine genügend hohe Rahmschicht das Fehlen einer Verfälschung unwahrscheinlich.

2. Das Fesersche Lactoskop besteht aus einem zylindrischen Gefäß, in dessen unterem verjüngten Ende sich ein Zapfen aus Milchglas mit schwarzen Teilstrichen befindet. Es werden 4 ccm Milch eingefüllt und so lange Wasser zugesetzt, bis die Teilstriche durch die Milch hindurch deutlich zu sehen sind. Der Fettgehalt kann dann an der Teilung des Gefäßes abgelesen werden. Es ist unbedingt notwendig, sich auf die Handhabung des Apparates an Milchproben von bekanntem Fettgehalt einzuarbeiten. Gute Beleuchtung notwendig! Größere Abweichungen im Fettgehalt können bei einiger Übung sicher gefunden werden, zur genauen Bestimmung reicht aber das Verfahren nicht aus.

3. Genau läßt sich der Fettgehalt außer durch gewichtsanalytische Verfahren durch die Methoden von Gerber (*Acidbutyrometrie*) oder ein ähnliches Verfahren, z. B. Morsinverfahren (Apparate durch P. Funke & Co., G. m. b. H., Berlin N 4, Chausseestr. 8, und Franz Hugershoff, Leipzig, Karolinenstraße 13) bestimmen. Diese Methoden haben die früher viel angewandte Methode von Soxhlet (Bestimmung des spezifischen Gewichtes einer das Fett der Milch enthaltenden Ätherlösung) vollständig verdrängt, weil sie bei gleicher Genauigkeit sehr viel einfacher in der Ausführung sind. In vielen Molkereien wird sogar die Milch nach dem mit der Gerberschen Methode ermittelten Fettgehalte bezahlt.

Der Fettgehalt der Kuhmilch beträgt im Durchschnitt etwas über 3%. Gewöhnlich wird ein Gehalt von 2,7% als die untere zulässige Grenze angesehen. Es ist aber nicht empfehlenswert, durch Polizeiverordnungen eine solche untere Grenze festzusetzen, da dann

der Anreiz besteht, bessere Milch bis zu dieser Grenze zu verdünnen.
Dagegen schützt auch nicht das ausdrückliche Verbot des Wasser-
zusatzes, da ein solcher schwer nachzuweisen ist.

Wird die Milch mit stark nitrathaltigem Wasser, das viele Dorf-
brunnen liefern, verdünnt, so läßt sich der Nachweis der Verfälschung
durch den Nachweis der Nitrate führen. In normaler Milch kommen
keine Nitrate in nachweisbaren Mengen vor.

Nitratnachweis. 100 ccm Milch werden mit 1,5 ccm 20proz. Chlor-
calciumlösung versetzt, gekocht und filtriert. Das Filtrat wird mit
Diphenylaminschwefelsäure nach S. 132 auf Nitrate geprüft.

Die Enzyme der Milch.

Katalase spaltet Wasserstoffsuperoxyd in Wasser und Sauerstoff.
Sie stammt zum größten Teil aus den Bakterien der Milch. Bei
Erkrankungen des Euters ist der Gehalt an Katalase erhöht.

Oxydase wirkt als Sauerstoffüberträger, nachweisbar durch Farb-
reaktionen, die durch Oxydation zustande kommen, z. B. Reaktion
von Storch: 10 ccm Milch mit 2 Tropfen 3proz. Wasserstoffsuper-
oxydlösung, dazu $1/_2$ ccm 2proz. Lösung von salzsaurem Paraphenylen-
diamin. Sofortige Blaufärbung. Die Oxydase wird durch Erhitzen
auf 75° zerstört. Das ist praktisch wichtig für den Nachweis der ge-
schehenen Erhitzung.

Reduktase. Reduzierende Enzyme, nachweisbar durch Entfärbung
von Methylenblau. Hier wirken teils die Bakterien der Milch, teils
ein in der Milch ursprünglich vorhandenes Ferment. Die Bakterien
reduzieren *nicht* eine mit Formalin versetzte Methylenblaulösung.
Die praktische Bedeutung dieser Fermente liegt im wesentlichen darin,
daß sie bei 75° zerstört werden und ihr Vorhandensein oder Fehlen
deshalb zur Unterscheidung von roher oder gekochter oder mindestens
auf 75° erhitzter Milch dienen kann.

Zersetzungen der Milch.

Milch, die sich selbst überlassen wird, wird sauer dadurch, daß
der Milchzucker von verschiedenen Bakterienarten zu Milchsäure gespalten wird. Bei 0,12% Milchsäure tritt die Gerinnung des Caseins
ein. Geringere Grade der Säuerung kann man erkennen:

1. durch die Kochprobe. Die Milch gerinnt beim Kochen schon
bei 12 Säuregraden nach Soxhlet-Henkel, s. unten;

2. durch die Alkoholprobe. Bei Vermischung mit gleichen Teilen
68proz. Alkohols soll die Milch nicht gerinnen;

3. durch Titration mit $1/_4$-Normallauge und Phenolphthalein als
Indicator. 50 ccm Milch und 2 ccm 2proz. alkoholische Phenol-
phthaleinlösung; titrieren mit $1/_4$-Normalnatronlauge. Umrechnung
auf 100 ccm Milch. Die Zahl, die für 100 ccm erforderlichen Kubikzentimeter der Viertelnormallauge gibt die Säuregrade nach Soxhlet-
Henkel. Normale Milch hat etwa 7 Säuregrade, beim Kochen ge-

rinnende etwa 12. Die spontane Gerinnung tritt bei etwa 25 Säuregraden ein.

Das Sauerwerden läßt sich verhüten durch Erhitzen; im Haushalt am zweckmäßigsten durch kurzes Aufkochen. Auch 10 Minuten
langes Erhitzen auf 70°, sog. Pasteurisieren.

Zur Abtötung aller Krankheitserreger genügt ein halbstündiges
Erhitzen auf 65°, sogenannte Dauerpasteurisierung, in besonderen
Apparaten, dabei wird der Geschmack der Milch weniger verändert
als beim Aufkochen. Es scheint aber, daß die Vitamine, besonders
Vitamin C, bei diesem Verfahren stärker leiden als bei einmaligem
kurzen Aufkochen.

Läßt man solche durch kurzes Erhitzen von Milchsäurebildnern
befreite Milch stehen, so entwickeln sich die am Leben gebliebenen
sporenhaltigen Bakterien, und zwar:

1. Buttersäurebakterien: Gedeihen nur bei Sauerstoffabschluß und
kommen zur Entwicklung, wenn die Milch in verschlossenen Flaschen
oder in genügend hoher Schicht aufbewahrt wird. Gasbildung und
übler Geruch nach Buttersäure.

2. Peptonisierende Bakterien aus der Gruppe der Heubacillen und
Kartoffelbacillen. Entwickeln sich langsam. Die Milch wird zunächst
äußerlich nicht verändert, später tritt Klärung und Gelbfärbung ein.
Fett und Casein setzen sich teils am Boden ab, teils schwimmen
sie als Deckschicht auf der klaren Flüssigkeit. Charakteristische Veränderung jeder lange aber nicht genügend sterilisierten sog. „Dauer-
milch".

Eine wirkliche Sterilisation der Milch ohne starke Veränderung
von Aussehen und Geschmack ist im Haushalt nicht möglich. Sicher
sterile und genußfähige Milch wird in Deutschland nur von wenigen
Firmen (Naturamilch-Gesellschaft in Waren) in den Handel gebracht.

Gefahren durch die Milch.

Infektionskrankheiten. Die Milch kann enthalten:

1. Tuberkelbacillen, wenn sie von einer perlsüchtigen Kuh
stammt. Bei Eutertuberkulose oft sehr große Bacillenmengen, Millionen im Kubikzentimeter. Gefährlich besonders für Kinder. Schutzmaßregeln: Milch aus Sammelmolkereien und solche, die nicht von
besonders kontrollierten Kühen stammt, soll nur nach genügender
Erhitzung genossen werden; s. oben. Im Haushalt am einfachsten
durch kurzes Kochen, in Molkereien durch Pasteurisieren.

Als *Kindermilch* oder *Vorzugsmilch* darf nur Milch bezeichnet
werden, die von besonders sorgfältig gehaltenen und ernährten Kühen
stammt, deren Freiheit von Tuberkulose durch ständige tierärztliche
Überwachung garantiert ist.

2. Streptokokken. Die Milch von Kühen mit Euterentzündung
(gelber Galt) enthält zahlreiche charakteristische Streptokokken, die
wahrscheinlich, wenigstens bei Kindern, Darmkatarrhe, vielleicht auch

Angina hervorrufen können. Schon aus Gründen der Appetitlichkeit sollte solche Milch nicht genossen werden. Erkennung am sichersten durch mikroskopische Untersuchung und Nachweis der charakteristischen, pallisadenartig gelagerten Streptokokken. Manchmal auch möglich durch die Leukocytenprobe von Tromsdorf: Zentrifugieren der Milch in besonderen graduierten Röhrchen, Ablesen der abgesetzten Leukocytenschicht. 1—2 Vol.-$^o/_{oo}$ legen den Verdacht auf Euterentzündung nahe, mehr als $2^o/_{oo}$ kommen fast nur bei Euterentzündungen vor. Bezugsquelle für die Röhrchen: Franz Hugershoff, Leipzig, Karolinenstr. 13.

3. Maul- und Klauenseuche wird in seltenen Fällen durch die Milch auf den Menschen übertragen. Schutzmaßregeln: Kochen oder Pasteurisieren.

4. Der Bacillus des seuchenhaften Verkalbens der Kühe (Bacillus Bang) kann ebenfalls durch die Milch auf den Menschen übertragen werden. Er verursacht eine länger dauernde Erkrankung mit einem eigenartig undulierend verlaufenden Fieber. Gefährdet sind besonders diejenigen, die mit den erkrankten Kühen in engere Berührung kommen: Tierärzte, Stallschweizer usw. Eine Übertragung von Mensch zu Mensch ist bislang nicht beobachtet worden.

Die unter dem Namen *Maltafieber* bekannte Krankheit, deren Erreger mit dem Bacillus Bang sehr nahe verwandt wenn nicht identisch ist, wird nachweislich durch die Milch von *Ziegen* übertragen.

Nachträglich in die Kuhmilch können hineinkommen:

1. Typhusbacillen. Besonders gefährlich, weil sich die Typhusbacillen in der Milch stark vermehren können. Wenige in große Milchmengen hineingelangte Bacillen können die ganze Milchmenge verseuchen. Übertragungswege: Wasser, das zum Spülen der Milchgefäße oder auch zum Verdünnen der Milch benutzt wird. Typhuskranke, Bacillenträger, Insekten, Fliegen.

Schutzmaßregeln: Bei Produzenten: Einwandfreie Herrichtung der Brunnen oder Verwendung von Leitungswasser, Untersuchung des Personals, ob Bacillenträger darunter sind, sichere Isolierung etwaiger Typhuskranker, Pasteurisieren der Milch vor dem Verkauf.

Bei Konsumenten: Abkochen der Milch, Verzicht auf den Genuß roher Milch unbekannter Herkunft.

2. Ähnliche Erwägungen gelten für die *Ruhrbacillen*. Auch Diphtherie und Scharlach sind nachweislich durch Milch übertragen worden. Verhütung: außer durch Kochen der Milch durch strenge Isolierung der Erkrankten.

Bedeutung der Milch als Nahrungsmittel.

Die Milch führt dem Körper sämtliche Nährstoffe: Eiweiß, Fett, Kohlehydrate, wenn auch nicht im richtigen Mengenverhältnis, auch Salze (besonders reichlich Kalk) zu. Die Ausnutzbarkeit ist gut: vom Eiweiß 94%, vom Fett 95%, von den Kohlehydraten fast 100%.

Sie ist relativ wohlfeil, die Magermilch ist eine der billigsten Eiweißquellen.

Als Nachteile können gelten: die Infektionsgefahr, die sich aber bei sachgemäßem Verhalten vermeiden läßt, und der Umstand, daß größere Milchmengen nicht von allen Menschen vertragen werden. Der letztere Übelstand läßt sich vermeiden, wenn die Milch mit anderen Nahrungsmitteln gemischt in küchenmäßiger Zubereitung (Milchsuppen, Puddings, Aufläufe usw.) genossen wird.

Reichsmilchgesetz.

Der Verkehr mit Milch wird in nächster Zeit durch das im Entwurf bereits vorliegende *Reichsmilchgesetz* geregelt werden. Von den wichtigsten Bestimmungen des Entwurfs seien hier die folgenden erwähnt:

Für Milch von Kühen, die an Maul- und Klauenseuche oder Tuberkulose leiden, ist ein Erhitzungszwang vor der Abgabe an den Verbraucher vorgesehen. Ebenso können die zuständigen Behörden allgemein vorschreiben, daß die Milch vor der Abgabe an den Verbraucher einem Reinigungs-, Erhitzungs- und Tiefkühlungsverfahren unterworfen wird (*Bearbeitungszwang*).

Nach § 10 dürfen Personen, die an Typhus, Paratyphus, Ruhr oder offener Tuberkulose leiden oder dieser Krankheit verdächtig sind oder die Erreger ausscheiden oder mit Ausschlägen, Geschwüren oder eiternden Wunden an unbedeckten Körperteilen behaftet sind, in Milchbetrieben nicht beschäftigt werden.

Für besonders sorgfältig gewonnene Milch wird der Name ,,Markenmilch'' eingeführt. Diese Milch darf an den Verbraucher nur in genormten Flaschen abgegeben werden.

Milchkonserven.

Eingedickte (kondensierte) Milch. Die Milch wird im luftverdünnten Raum auf etwa ein Drittel des Volumens eingedickt. Ihr Nährwert entspricht nach Verdünnung mit Wasser etwa dem der frischen Milch, doch enthält sie keine Vitamine. Häufig wird die Milch stark gezuckert (etwa 12 % Zuckerzusatz), sie ist dadurch haltbarer, aber für viele Verwendungszwecke weniger geeignet.

Milchpulver wird meistens hergestellt nach dem Verfahren von KRAUSE: Zerstäubung im warmen, trockenen Luftstrom und dadurch rasches Trocknen. Aus Vollmilch hergestelltes Milchpulver wird leicht ranzig, Magermilchpulver ist besser haltbar. Durch Auflösen in Wasser läßt sich ein der ursprünglichen Milch nahezu gleichwertiges Nahrungsmittel herstellen. Auch die Vitamine sind, wenn auch vermindert, so doch noch erhalten.

Milchprodukte.

1. **Rahm.** Mit Fett angereicherte Milch, gewonnen durch Zentrifugieren oder Stehenlassen der Milch. Im letzteren Fall ist die zurück-

bleibende Magermilch sauer und wird meistens nur als Viehfutter
benutzt. Die durch Zentrifugieren gewonnene Magermilch ist dagegen ein vorzügliches Nährmittel (billiges Eiweiß). Fettgehalt des
Rahms bis zu 30 % (Schlagsahne).

2. **Butter.** Inniges Gemenge von Butterfett mit etwa 10 % Milch.
Gewonnen durch Schlagen und Schütteln des Rahms. Zusammensetzung: 84 % Fett, 0,7 % Eiweiß, 0,8 % Kohlehydrate, 14,5 % Wasser.

Die Bedeutung als Nahrungsmittel liegt darin, daß das Fett wegen
seiner feinen Emulsion ausgezeichnet resorbiert und vertragen wird.
Die Ausnutzung ist deshalb auch sehr gut.

Verfälschungen der Butter. Als Verfälschung kann gelten ein zu
hoher Wassergehalt, der durch mangelhaftes Auskneten bei der Herstellung entstehen kann. Mehr als 16 % ist zu beanstanden. Der
Kochsalzgehalt soll höchstens 2 % betragen. Verfälschung der Butter
mit fremden Fetten (Margarine) ist nicht so häufig, wie meistens
angenommen wird. Sie kann mit Sicherheit durch chemische Untersuchung (Bestimmung der flüchtigen Fettsäuren) geführt werden.
Relativ einfach und bei gröberen Verfälschungen sicher ist die Bestimmung der Brechungszahl durch das Pulfrichsche Butterrefrakto-
meter (Bezugsquelle: Carl Zeiss, Jena). Beimengung von Margarine
ist durch den Nachweis von Sesamöl zu erkennen, da die Margarine
nach dem Margarinegesetz 10 % Sesamöl enthalten muß. Durch einen
Nachtrag zum Margarinegesetz ist statt dessen auch ein Zusatz von
0,2—0,3 % Kartoffelstärke zugelassen, der jetzt meistens benutzt
wird und mit Jodlösung leicht nachzuweisen ist.

Margarine wird hergestellt, indem Milch mit verschiedenen Fetten
innig gemischt wird. Sie kann als Butter betrachtet werden, die
an Stelle des natürlichen Butterfettes andere Fette teils tierischer,
teils pflanzlicher Herkunft enthält. Werden einwandfreie Fette benutzt, so bestehen keine Bedenken gegen den Genuß. Nährwert und
Ausnutzbarkeit weichen nicht wesentlich von denen der echten Butter
ab; sie enthält aber keine Vitamine und ist schlechter haltbar. Bei
der Verwendung neuer in ihrer physiologischen Wirkung unbekannter
Fettarten ist aber die größte Vorsicht geboten. Die früher geübte
Unsitte, beliebige Fette nur auf Grund der chemischen Untersuchung
ohne pharmakologische Prüfung zu verwenden, hat in einem Falle
zu zahlreichen Vergiftungen geführt (durch Verwendung des giftigen
Marattifettes).

3. **Käse.** Aus Magermilch, Vollmilch oder Rahm wird entweder
durch Lab oder durch Säuerung das Casein ausgefällt. Es schließt
dabei das Fett und etwas Milch ein. Die Käsemasse wird frisch
gegessen (Quarkkäse), meistens aber der Reifung, d. h. der Zersetzung durch verschiedene Bakterien und andere Mikroorganismen
unterworfen, wodurch er den bestimmten Geruch und Geschmack
der betreffenden Käsesorten annimmt.

Man unterscheidet:

1. Magerkäse: Harzer, Mainzer, Kräuterkäse. Fettgehalt etwa 2—10%.

2. Halbfette Käse: Limburger, Parmesan, Romadour, magerer Tilsiter. Fettgehalt 10—20%.

3. Fettkäse: 20—30%.

4. Rahmkäse: über 30%.

Der Wassergehalt des Käses beträgt etwa 50%, der Eiweißgehalt schwankt zwischen 13 und 50%. Er ist bei Magerkäse höher als bei den fetten Käsen. Der Käse ist demnach ein sehr konzentriertes eiweißreiches Nahrungsmittel. Auch die Ausnutzbarkeit ist sehr gut noch besser als bei Milch); dabei sind die *Magerkäse* sehr wohlfeil. Die Bekömmlichkeit, die bei manchen Sorten zu wünschen übrig läßt, läßt sich durch weitgehende Zerkleinerung (Reiben), auch schon durch sorgfältiges Kauen, sehr erhöhen. Verfälschungen des Käses sind selten, kommen wohl durch Zusatz von fremdem nicht aus der Milch stammendem Fett (Margarinekäse) vor. Schädigungen durch Käse können vorkommen, wenn durch Mikroorganismen giftige Stoffwechselprodukte gebildet werden, was allerdings sehr selten zu sein scheint. Die Frage, ob ein Käse als verdorben anzusehen ist oder nicht, ist nicht leicht zu entscheiden, weil von manchen Menschen gerade die Käse mit ziemlich vorgeschrittener Fäulnis sehr gern und auch ohne Schaden gegessen werden.

Genußmittel

sind Bestandteile der Nahrung, die weder für den Aufbau des Körpers noch als Energiequelle in Betracht kommen. Sie sind trotzdem unentbehrlich, ihre Wirkungen sind folgende:

1. Verbesserung des Geschmackes und dadurch Anregung des Appetites.

2. Anregung der Sekretion der Drüsen des Verdauungsapparates.

3. Anregende Wirkung auf das Zentralnervensystem.

Die drei Wirkungen sind aber nicht scharf voneinander zu trennen, sie können alle drei von demselben Stoffe ausgehen und gehen häufig auch dem Wesen nach ineinander über.

Genußmittel sind:

Gewürze (Pfeffer, Paprika, Senf, Muskatnuß, Zimt, Küchenkräuter), ferner Fleischextrakt, auch das *Kochsalz*, das weit über das physiologische Bedürfnis hinaus gegessen wird, ist als Gewürz anzusehen.

Kakao und *Schokolade* nehmen eine Mittelstellung ein zwischen Nahrungsmittel und Genußmittel. Der Nährwert des Kakaos wird meistens überschätzt; eine Tasse Kakao (ein Eßlöffel zu 15 g) enthält an verdaulichem Eiweiß ca. 1,5 g, Fett 4 g, Kohlehydrate 2,5 g, hat also 54 Calorien. Durch Beigabe von Zucker und Milch kann der Nährwert erheblich gesteigert werden.

Schokolade ist Kakaopulver mit 40—60% Zucker, sie enthält kaum Wasser und ist deshalb in fester Form gegessen ein sehr konzentriertes Nahrungsmittel. Das Eiweiß wird aber ebenso schlecht ausgenutzt wie beim Kakao.

Getränke.

Durch die Getränke muß dem Körper das nötige Wasser zugeführt werden, soweit es nicht in den festen oder breiförmigen Speisen enthalten ist. Darüber hinaus haben sie aber die Eigenschaften eines Genußmittels.

1. Alkoholische Getränke. Der Alkoholgehalt ist sehr verschieden, je nachdem er aus reinen Gärungsprozessen oder aus Destillationsverfahren stammt. Im ersteren Fall beträgt er im Maximum 16%, im zweiten mindestens 35, meistens etwa 40%. Bei reinem nichtverschnittenen Rum sogar 75%. Der Alkohol ist vom rein energetischen Standpunkte betrachtet ein Nahrungsmittel (Verbrennungswert 7 Calorien für 1 g), und das muß in manchen Fällen berücksichtigt werden. Er ist aber ein unzweckmäßiges Nahrungsmittel wegen der mit der Aufnahme größerer Mengen verbundenen Giftwirkungen. Eine Übersicht über den Alkoholgehalt gebräuchlicher Getränke gibt die Tabelle 8.

Tabelle 8. Alkoholgehalt verschiedener Getränke.

100 g enthalten	Alkohol g	100 g enthalten	Alkohol g
Apfelwein	4,7	Madeira	14,4
Johannisbeerwein, süß .	11,2	Portwein	16,2
Mosel- und Saarwein . .	7,4	Sherry	16,1
Rhein- und Mainwein .	8,1	Lagerbier	3,7
Pfalzwein	8,5	Bockbier	4,6
Bordeaux	8,2	Pilsener Urquell	3,6

2. Alkoholfreie Getränke. Als solche können Mineralwässer verschiedener Zusammensetzung und vor allen Dingen Fruchtsäfte dienen. Es ist möglich, Fruchtsäfte ohne Erhitzen und ohne Zusatz von Konservierungsmitteln durch Filtration haltbar zu machen (Filter der Seitzwerke in Kreuznach). Bei dieser Herstellung werden alle Nährstoffe und besonders auch die Vitamine erhalten. Die so hergestellten Getränke würden als ideale Getränke zu bezeichnen sein, wenn sie nicht für den allgemeinen Verbrauch viel zu teuer wären.

3. Coffeinhaltige Getränke (Kaffee, Tee). Auch der Kakao und die Schokolade gehören wegen ihres Gehaltes an Theobromin, das dem Coffein nahe verwandt ist, in diese Gruppe. Tee und Kaffee enthalten beide Coffein, Tee aber erheblich weniger. Eine große Tasse Kaffee enthält etwa 0,1 g Coffein. Diese Getränke wirken durch ihren Coffeingehalt anregend auf das Zentralnervensystem, beim Kaffee kommt aber noch die sekretionsfördernde Wirkung der Röstprodukte dazu. Diese Wirkung wird in annähernd gleicher Stärke auch von den gerösteten Ersatzprodukten, besonders auch vom coffeinfreien Kaffee geliefert.

Der Mate, aus den Blättern von Ilex paraguyensis, der in Südamerika
sehr viel getrunken wird, hat sich bei uns nicht einbürgern können.

Der Nährgeldwert der Nahrungsmittel.

Mehrfach ist versucht worden, den *Nährgeldwert* der Nahrungsmittel durch eine einfache Zahl auszudrücken. KÖNIG rechnet folgendermaßen: Nährgeldwert = Eiweiß × 5, Fett × 3, Kohlehydrate × 1.

Zum Beispiel Milch: 1 l enthält 33 g Eiweiß = 165 Nährwerteinheiten, 32 g Fett = 96 Nährwerteinheiten, 45 g Kohlehydrate
= 45 Nährwerteinheiten, zusammen: 306 Nährwerteinheiten. Also
1 l = 306 Nährwerteinheiten. 1 l kostet 32 Pfennige, also für 1 M.
erhält man 306 · 100/32 = 956 Nährwerteinheiten.

Diese Berechnungsweise gibt aber kein richtiges Bild, weil Eiweiß
einerseits, Fett und Kohlehydrate andererseits so verschiedene Aufgaben in der Ernährung haben, daß man sie nach ihrem Nährgeld-
werte überhaupt nicht vergleichen kann. In der folgenden Tabelle
ist die Wertung der Nahrungsmittel nach einem anderen Prinzip versucht worden. Es ist angegeben, wie hoch die Kosten sind, wenn
durch ein bestimmtes Nahrungsmittel geliefert werden sollen:

a) 100 g Eiweiß,

b) 1000 Calorien,

und es ist beigefügt worden, wieviel an Calorien bei a und wieviel
an Eiweiß bei b mitgeliefert wird. Auf diese Weise scheint mir die
Preiswürdigkeit eines Nahrungsmittels am besten charakterisiert
werden zu können; s. Tabelle 9.

Man ersieht außerdem aus der Tabelle, ob ein Nahrungsmittel
günstiger für die Lieferung von Eiweiß oder von Energie zu verwerten ist. Die Zusammenstellung von Kostsätzen kann wohl am
bequemsten nach Tabellen dieser Art geschehen.

Die Tabelle enthält außerdem die prozentischen Zahlen für den
Gehalt an Eiweiß, Fett und Kohlehydraten. Sie bezieht sich auf
küchenfertige Ware, der Abfall ist bei der Preisberechnung berücksichtigt: letzte Zahl in Spalte 1.

Nähere Angaben über Ernährung und Nahrungsmittel finden sich
in folgenden Schriften:

1. KÖNIG, J.: Chemie der menschlichen Nahrungs- und Genußmittel.
   Berlin: Julius Springer 1903—1919.
2. SCHALL, H.: Nahrungsmitteltabelle, 9. Aufl. (früher Schall & Heisler,
   Leipzig: Kabitzsch 1929.
3. KESTNER, OTTO, u. H. W. KNIPPING: Die Ernährung des Menschen,
   3. Aufl. Berlin: Julius Springer 1928.

Diesen 3 Werken sind die meisten der vorstehenden Zahlenangaben entnommen.

1. FLÜGGE, C.: Grundriß der Hygiene, neubearbeitet von B. HEYMANN.
   Berlin: Julius Springer 1927.
2. JUCKENACK, A.: Was haben wir bei unserer Ernährung im Haushalt
   zu beachten? Berlin: Julius Springer 1923.

Tabelle 9.

E　F　K　Abfall	Preis für 1000 g	100 g Eiweiß in ? g	Mitgelieferte Calorien einschl. Eiweiß	1000 Calorien in ? g	Mitgeliefertes Eiweiß	Preis in Mark für 100 g Eiweiß	für 1000 Calorien
Schieres Rindfleisch, mager . . . . 20,0　5　0	2,80	500	643	779	156	1,40	2,17
Schweinefleisch . . . . 18　20　0	2,60	555	1442	384	69	1,44	1,00
Hering, frisch . . . . 15　8　0　50 %	0,40	666	909	732	110	0,53	0,58
Schellfisch . . . . 17　0,3　0　50 %	0,80	588	426	1380	234	0,94	2,20
Eier (ohne Schale) . . . . 11,4　11,6　0	2,20	877	1356	647	73,6	1,93	1,42
Vollmilch . . . . 3,3　3,2　4,5	0,32	3030	1870	1620	53,4	0,96	0,52
Magermilch . . . . 3,3　0,1　4,5	0,15	3030	997	3020	99,5	0,45	0,45
Vollfettkäse . . . . 26　30　2	2,60	385	1422	270	70,4	1,00	0,70
Magerkäse . . . . 38　2　3	1,00	263	491	536	204	0,26	0,53
Butter . . . . 0,7　84　0,8	4,00	14285	112470	127	0,9	57,00	0,50
Margarine . . . . 0,5　85　0,4	1,20	20000	158838	126	0,6	24,00	0,15

Palmin 0 100 0	1,20	—	—	108	—	—	0,13
Schweineschmalz 0 100 0	1,80	—	—	108	—	—	0,19
Roggenbrot 6,4 1,1 50	0,36	1562	3771	414	26,4	0,56	0,15
Weizenbrot 8,0 0,5 50	0,80	1250	3030	412	33	1,00	0,32
Reis 8,0 0,5 77,8	0,60	1250	4455	280	22,4	0,75	0,17
Kartoffeln 2,0 0,2 20 15 %	0,08	5000	4603	1086	21,7	0,47	0,10
Grüne Bohnen 2,6 0,2 6,3	0,30	3846	1475	2608	68	1,15	0,78
Getrocknete weiße Bohnen 23,7 2,0 56,0	1,00	422	1457	290	69	0,42	0,29
Kohl 1,5 0,2 4,2 5 %	0,10	6666	1680	3969	59,4	0,70	0,42
Steckrüben 1,4 0,2 7,4 10 %	0,12	7143	2710	2634	36,9	0,95	0,35
Spinat 2,3 0,3 1,8 5 %	0,50	4348	851	5109	117	2,26	2,65
Spargel 2,0 0,1 2,4 33 %	1,60	5000	505	9900	198	12,00	23,90
Äpfel 0,4 0,65 13,3	0,30	25000	15553	1607	64,3	7,50	0,48
Kakao, schwach entölt 22,3 26,5 31,0	1,60	448	2083	215	47,9	0,72	0,34

Infektionskrankheiten.

Von

A. Kappus, Göttingen.

Tabelle 1. Erkrankungshäufigkeit und Letalität auf 10000 der Bevölkerung für das Deutsche Reich.

	Fleckfieber	Pocken	Rückfall-fieber	Diphtherie	Meningitis	Scharlach	Spinale Kinder-lähmung	Typhus	Ruhr	Tollwut	Milzbrand	Rotz	Trichinose	Kindbett-fieber	Trachom
	2	3	4	7	8	12	13	16	17	19	20	21	22	23	24
Erkrankungshäufigkeit auf je 10000 der Bevölkerung															
1924[1] (53)	—	—	—	6,18	0,12	5,45	0,08	2,33	0,94	0,01	0,02	—	—	1,12	0,29
1925[2] (52)	—	0,004	0,001	5,82	0,12	6,40	0,06	2,00	0,77	0,003	0,03	—	0,001	1,12	0,45
1926[3] (52)	—	0,001	—	4,84	0,12	8,86	0,26	1,98	0,67	0,003	0,2	—	0,002	1,08	0,37
1927[4]	0,001	0,001	0,001	5,3	0,13	14,27	0,43	1,18	0,49	—	0,03	—	0,002	1,03	0,35
1928[5]	0,0003	0,0003	0,0003	6,51	0,13	19,25	0,16	1,09	0,53	0,0003	0,04	0,0004	—	1,13	0,34
1929	0,0002	0,0002	—	7,67	0,16	14,90	0,17	1,02	0,53	0,0002	0,03	—	0,008	1,01	—
Letalität: auf je 100 gemeldete Erkrankungen trafen sanitätspolizeilich gemeldete Sterbefälle															
1926[3]	—	—	33,23	4,46	44,37	1,07	10,59	8,89	5,71	36,36	13,39	—	16,67	27,58	0,39
1927[4]	14,29	25,00	—	5,05	45,80	1,07	10,87	9,05	5,64	—	9,76	—	30,00	26,75	—
1928	—	—	—	5,78	46,97	0,89	12,73	10,25	6,00	100,00	9,8	—	—	27,43	—
1929	—	—	—	6,35	45,23	1,01	11,59	9,16	6,53	—	11,30	—	—	28,61	—

[1] Spalte 4 und 24 ohne Sachsen, Spalte 13 ohne Oldenburg, Braunschweig und Anhalt, Spalte 19 ohne Hessen und Oldenburg, Spalte 21 ohne Sachsen und Hessen, Spalte 22 ohne Sachsen und Hessen und Mecklenburg-Schwerin.

[2] Spalte 13 ohne Oldenburg, Braunschweig und Anhalt, Spalte 19 ohne Hessen und Oldenburg, Spalte 21 ohne Sachsen und Hessen, Spalte 22 ohne Sachsen, Hessen und Mecklenburg-Schwerin, Spalte 24 ohne Sachsen. 1925 nach der Volkszählung am 16. Juni 1925.

[3] Spalte 13 ohne Oldenburg und Anhalt, Spalte 19 ohne Oldenburg, Spalte 21 ohne Sachsen und Hessen, Spalte 22 ohne Sachsen, Hessen und Mecklenburg-Schwerin, Spalte 24 ohne Sachsen. 1926 nach der Volkszählung am 1. Januar 1926.

[4] Spalte 13: 25. bis zur 42. Woche ohne Oldenburg und Anhalt, Spalte 19 ohne Oldenburg, Spalte 21 ohne Sachsen und Hessen, Spalte 22 ohne Sachsen, Hessen und Mecklenburg-Schwerin, Spalte 24 ohne Sachsen. Nach mittlerer Bevölkerungszahl.

[5] Spalte 4 und 24 ohne Sachsen, Spalte 19 ohne Oldenburg, Spalte 21 ohne Sachsen und Hessen, Spalte 22 ohne Sachsen, Hessen und Mecklenburg-Schwerin. Nach mittlerer Bevölkerungszahl.

Tabelle 2. Die Häufigkeit der Todesfälle an Infektionskrankheiten im Deutschen Reich.

Die Gesamtzahl der Sterbefälle	Absolute Zahlen						Gesamtzahl d.Sterbefälle (berechnet auf 10000)	Verhältniszahlen (berechnet auf je 10000 Lebende)					
	1924	1925	1926	1927	1928	1929		1924	1925	1926	1927	1928	1929
	856004	744644	734359	757020	739588[4]	[4]		122,2	119,3	116,8	119,7	[4]	[4]
Kindbettfieber	3628	3343	3125	3126				27,6[1]	25,0[1]	24,6	26,0		
Scharlach	750	860	964	11336				0,1	0,1	0,2	0,2		
Masern und Röteln	1622	6858	3926	3670				0,3	1,1	0,6	0,6		
Diphtherie und Krupp	3624	2799	2189	2612				0,6	0,5	0,4	0,4		
Keuchhusten	5321	6299	5884	4252				0,8	1,0	0,9	0,7		
Typhus	1891[2]	1697[2]	1514[2]	1054[2]				0,3[2]	0,3[2]	0,2[2]	0,2[2]		
Tollwut	18	11	7	—				0,003	0,002	0,001	—		
Milzbrand	23	32	16	20				0,004	0,01	0,003	0,003		
Rotz	1	1	—	—				0,0002	0,0002	—	—		
Trichinose	1	—	5	1				0,0002	—	0,001	0,0002		
Rose	1485	1634	1661	1774				0,2	0,3	0,3	0,3		
Andere Wundinfektionskrankheiten	6699	6711	6604	6601				1,1	1,1	1,1	1,0		
Tuberkulose	74484	66505	61408	59037				12,0	10,7	9,8	9,3		
Lungenentzündung	55863	58283	55548	60414				9,0	9,3	8,8	9,6		
Influenza	14591	13954	16194	29269				2,3	2,2	2,6	4,6		
Pocken	6	9	—	3				0,001	0,001	—	0,0005		
Fleckfieber	1	5	1[3]	—				0,0002	0,001	0,0002[3]	—		
Ruhr	684	423	328	210				0,1	0,1	0,1	0,03		
Genickstarre	458	448	417	474				0,1	0,1	0,1	0,1		
Venerische Krankheiten	2311	2327	2158	2208				0,4	0,4	0,3	0,3		
Aktinomykose	35	42	29	36				0,01	0,01	0,005	0,01		
Lepra	1	—	—	—				0,0002	—	—	—		
Asiatische Cholera	—	—	—	—				—	—	—	—		
Malaria	60	67	46	42				0,01	0,01	0,01	0,01		
Pest	—	—	—	—				—	—	—	—		
Rückfallfieber	—	1	—	—				—	0,002	—	—		
Varicellen	41	76	65	71				0,01	0,01	0,01	0,01		
Mumps	9	17	34	20				0,001	0,003	0,01	0,003		
Spinale Kinderlähmung	103	88	205	363				0,02	0,01	0,03	0,1		

[1] Berechnet auf 10000 Lebend- und Totgeborene.   [2] Bei Preußen, Thüringen, Mecklenburg-Schwerin und Lübeck einschl. Paratyphus.
[3] Nachmeldung aus dem Jahre 1919 in Schaulen (Litauen).
[4] Die Zahlen für 1928 und 1929 sind im Reichsgesundheitsblatt noch nicht erschienen; die Spalten sind eingerichtet, um sie nachtragen zu können.

366   A. KAPPUS: Infektionskrankheiten.

Tabelle 3. Todesfälle an Pocken, Scharlach sowie Masern und Röteln in Berlin seit dem Jahre 1861 bzw. 1871, berechnet auf je 10000 Einwohner.

1861—1870									
Pocken . . .	1,6	4,8	38,1	98,0	37,6	32,3	21,2	17,6	30,2	22,4
Scharlach . .	—	—	—	—	—	—	—	—	—	—
Masern und Röteln . .	—	—	—	—	—	—	—	—	—	—

Impfgesetz ↓ 1871—1880

1871—1880									
Pocken . . .	632,6	138,6	11,2	2,5	5,2	1,8	0,4	0,8	0,8	0,8
Scharlach . .	25,0	35,1	32,2	51,0	59,7	59,6	91,0	83,9	43,3	78,9
Masern und Röteln . .	29,5	27,9	20,7	14,7	25,7	22,5	17,1	28,2	9,7	34,0

1881—1890									
Pocken . . .	4,7	0,4	0,3	1,6	0,4	0,1	0,1	0,1	0,1	0,2
Scharlach . .	79,3	51,4	71,5	31,6	31,7	20,3	18,4	13,9	16,2	19,2
Masern und Röteln . .	17,7	12,3	96,8	23,6	31,4	42,2	16,0	24,6	13,4	28,4

1891—1900									
Pocken . . .	0,8	—	—	—	0,3	—	0,1	—	—	—
Scharlach . .	9,0	20,2	37,9	27,0	49,2	22,8	12,7	15,1	35,8	32,9
Masern und Röteln . .	12,0	20,5	26,3	20,9	19,3	12,9	17,6	14,9	29,1	27,6

1901—1910									
Pocken . . .	0,2	—	—	—	0,1	—	0,1	0,1	0,1	—
Scharlach . .	26,1	14,7	17,7	21,7	21,3	13,9	8,6	13,4	30,6	18,9
Masern und Röteln . .	23,4	20,6	18,4	21,4	20,8	24,9	19,0	14,1	20,0	13,1

1911—1920									
Pocken . . .	—	—	0,1	—	0,1	—	2,3	—	0,3	—
Scharlach . .	19,5	14,5	13,5	14,6	13,7	10,0	7,6	4,9	3,8	3,1
Masern und Röteln . .	9,4	11,3	8,5	14,9	16,4	13,7	11,1	11,7	5,2	6,2

1921—1924			
Pocken . . .	0,03	—	—	—
Scharlach . .	2,3	1,5	0,8	1,0
Masern und Röteln . .	5,1	11,0	8,6	0,3

Tabelle 4. Beschaffenheit der Impfnarben bei Geimpften und Verlauf der Pockenerkrankung bei 11 724 Pockenerkrankungen bei Geimpften nach MAX COMBIE, Lancet 1901 II, S. 1797.

bei 1 schwächlichen Narbe	16,7%	Todesfälle
„ 2 „ Narben	11,2%	„
„ 3 „ „	7,4%	„
„ 4 oder mehr schwächlichen Narben	4,8%	„
„ 1 guten Narbe	6,4%	„
„ 2 „ Narben	3,7%	„
„ 3 „ „	3,7%	„
„ 4 oder mehr guten Narben . . .	2,7%	„

Tabelle 5. Erkrankungen und Sterbefälle; absolute Zahlen für das Deutsche Reich.

Für das Deutsche Reich	Fleckfieber	Pocken	Rückfall-fieber	Diphtherie	Meningitis	Scharlach	Spinale Kinder-lähmung	Typhus	Ruhr	Tollwut	Milzbrand	Rotz	Trichinose	Kindbett-fieber	Trachom
	2	3	4	7	8	12	13	16	17	19	20	21	22	23	24
						Erkrankungen:									
1924[1] (53)	8	16	3	38 256	749	33 739	507	14 439	5845	48	135	2	13	6935	1800
1925[2] (52)	3	23	7	36 296	750	39 919	386	12 476	4775	20	173	1	9	7003	2777
1926[3] (52)	3	7	3	35 302	746	55 478	1614	12 388	4224	22	112	2	12	6787	2307
1927[4] (52)	7	4	5	33 542	834	90 216	2732	7468	3087	—	205	—	10	6502	2017
1928[5]	2	2	2	41 160	809	121 752	998	6880	3368	2	251	2	—	7135	1978
1929[5]	1	1	—	49 032	995	95 224	1104	6531	3384	1	177	—	5	6476	1515
						Sterbefälle:									
1926[3] (52)	—	—	1	1351	331	595	171	1 102	241	8	15	—	2	1872	9
1927[4]	1	1	—	1695	382	965	297	676	174	—	20	—	3	1739	—
1928[5]	—	—	—	2380	380	1079	127	705	203	2	25	—	—	1957	—
1929[5]	1	—	—	3113	450	960	128	598	221	1	20	—	—	1853	—

[1] Spalte 4 und 24 ohne Sachsen, Spalte 13 ohne Oldenburg, Braunschweig und Anhalt, Spalte 19 ohne Hessen und Oldenburg, Spalte 21 ohne Sachsen und Hessen, Spalte 22 ohne Sachsen, Hessen und Mecklenburg-Schwerin.

[2] Spalte 13 ohne Oldenburg, Braunschweig und Anhalt, Spalte 19 ohne Hessen und Oldenburg, Spalte 21 ohne Sachsen und Hessen, Spalte 22 ohne Sachsen, Hessen und Mecklenburg-Schwerin, Spalte 24 ohne Sachsen.

[3] Spalte 13 ohne Oldenburg und Anhalt, Spalte 19 ohne Oldenburg, Spalte 21 ohne Sachsen und Hessen, Spalte 22 ohne Sachsen, Hessen und Mecklenburg-Schwerin, Spalte 24 ohne Sachsen.

[4] Spalte 13: bis zur 42. Woche ohne Oldenburg und Anhalt, Spalte 19 ohne Oldenburg, Spalte 21 ohne Sachsen und Hessen, Spalte 22 ohne Sachsen, Hessen und Mecklenburg-Schwerin, Spalte 24 ohne Sachsen.

[5] Spalte 4 und 24 ohne Sachsen, Spalte 19 ohne Oldenburg, Spalte 21 ohne Sachsen und Hessen, Spalte 22 ohne Sachsen, Hessen und Mecklenburg-Schwerin.

Tabelle 6.

Krankheit	Inkubations-zeit	Meldepflicht bei	Absonde-rung	Schul-besuch	Desinfektion	Disposition
I. nach Reichs-gesetz:						
Aussatz	mehrere Jahre	Verdacht, Erkrankung, Todesfall	Erkrankter, Ver-dächtigter	verboten	laufende und Schluß-desinfektion	—
Cholera asiatica.	wenige Stdn. bis mehrere Tage	desgl.	Ver-dächtiger Inkuba-tionszeit, Erkrankter solangeBac. nachweis-bar sind	desgl.	desgl.	besteht f. all Lebensalter, Steigerung durch gewisse Nahrungs-mittel
Fleckfieber, Typhus exanthemat.	4—14 Tage	desgl.	Erkrankter, Ver-dächtiger	desgl.	Entlausung	scheinbar generell
Gelbfieber . . .	3—5 Tage	desgl.	desgl.	desgl.	—	desgl.
Milzbrand . . .	1—mehrere Tage	desgl.	desgl.	desgl.	laufende und Schluß-desinfektion	desgl.
Pest	2—10 Tage	desgl.	desgl.	desgl.	desgl.	desgl.
Pocken	ca. 2 Woch.	desgl.	desgl.	desgl.	desgl.	bei Ungeimp ten scheinba generell
II. nach d.preuß. Gesetz betr.über-tragb. Krankh.:						
Diphtherie . .	2—5 Tage, manchmal länger	Erkrankung, Todesfall	Erkrankter	desgl.	laufende und Schluß-desinfektion	vorwieg. bei Kindern vom 1. bis 9. Jahr mit zuneh-mendem Alte abnehmend
Gehirnentzündg. Encephalitis epidemica	8—10 Tage	Erkrankung, Todesfall	desgl.	desgl.	desgl.	—
Genickstarre . .	wenige Tage	desgl.	desgl.	desgl.	desgl.	besteht nur bei wenigen

(Fortsetzung.)

Wege und Art der Ansteckung	Immunität	Untersuchungsmaterial	Art der Entnahme	Besondere Bemerkungen
Durch innige Berührung	—	Hautstückchen von Knoten, Blut	—	Bei allen Seuchen Verkehrsbeschränkung. Markt- u. Versammlungsverbot. Kenntlichmachg. der Krankenwohnungen. Tags gelbe Tafel, nachts gelbe Laterne. Vorsichtsmaßregeln bei Leichen. Verbot der Benutzung von Brunnen, Badeanstalten. Vertilgung von Ungeziefer, Fliegen.
Direkt od. indirekt durch Erkrankte od. seltener Dauerausscheider	—	Stuhl, Erbrochenes, von Leichen Darmstücke	Versand *nicht* in d. üblichen Versandgefäßen als Briefpost	
Übertragung nur durch Läuse (Kleiderläuse); keine direkte Übertragg. von Mensch zu Mensch	nach überstandener Krankheit scheinbar lebenslänglich	Blut zur Weil-Felix-Reaktion	Aus der Vene	Untersuchungsmaterial muß den Untersuchungsämtern telegraphisch angezeigt werden.
Mückenstich	—	Blut	—	Beschränkung des Schulbesuchs der Kinder aus der Umgebung. Meist gesetzlich geboten bis zur Genesung oder Tod der Erkrankten und Ausführung der Schlußdesinfektion. Zweckmäßig nachdem noch Inkubationszeit abwarten.
Von erkrankten Tieren; insbesondere aber Häute, Haare, Lumpen, andere Gegenstände. Direkt von Mensch zu Mensch	—	Karbunkeleiter, Blut. Bei Darmmilzbrand Stuhl, bei Lungenmilzbrand Sputum	—	
Direkt od. indirekt von Kranken u. kranken Tieren, Tarbagan, Ratten, Schweine; verseuchte Gegenstände behalten ihre Infektiosität längere Zeit	—	Buboneneiter aus der Leiche Lunge, Milz	Ausstrich, Tupfer	Untersuchung der Umgebung auf Keimträger
Direkt oder indirekt von Kranken. Verseuchte Gegenstände behalten ihre Infektiosität über viele Jahre	nach überstandener Krankheit lebenslänglich, nach erfolgreicher Impfung ca. 10 Jahre	Pustelinhalt	Ausstrich Tupfer	—
Durch Tröpfchen- oder Schmierinfektion mit Sputum oder Nasensekret Erkrankter, Dauerausscheider oder Bacillenträger	Nach überstandener Krankheit lebenslänglich. Nach Impfung mit Heilserum bis zu 3 Woch. mit Impfstoff mehrere Jahre	Rachen-Nasenabstrich	Tupfer	Umgebungsuntersuchungen. 3malige bakt. Kontrolle in Abständen von 2 Tagen nach Genesung
Wahrscheinl. v. Mensch zu Mensch, Keimträger	—	Lumbalpunktat	—	—
Wie bei Diphtherie	—	Lumbalpunktat. Röhrchen *nur* mit Gummistopfen	Bei Umgebungsuntersuchungen Schleim von der hinteren Muschel auf die Tupfer	Fernhaltung v. d. Schule, bis keine Meningokokken mehr nachweisbar. Bacillenträger

Tabelle 6

Krankheit	Inkubations-zeit	Meldepflicht bei	Absonde-rung	Schul-besuch	Desinfektion	Disposition
II. nach d. preuß. Gesetz betr. übertragb. Krankh.						
Kindbettfieber .	desgl.	Erkrankung, Todesfall	—	—	laufende Desinfektion	—
Kinderlähmung, Poliomyelitis	ca. 1 Woche	Erkrankung, Todesfall	desgl.	desgl.	laufende und Schlußdesinfektion	zu 90% bei Kindern im 1. bis 5. Le bensjahre, keine allgem. Empfänglichkeit
Körnerkrankh., Trachom	unbekannt	desgl.	—	—	laufende Desinfektion	offenbar nich allgemein
Rückfallfieber, Febris recurr.	5—8 Tage	desgl.	Erkrankter	desgl.	Entlausung	scheinbar generell
Ruhr	2 Tage bis 1 Woche	desgl.	desgl.	desgl.	laufende und Schlußdesinfektion	—
Scharlach . . .	3—6 Tage	desgl.	desgl.	desgl.	desgl.	Säuglinge sel ten, ca. 10% der Bevölkerung vorwiegend Kinder v. 3—8 Jahre
Typhus (Paratyphus)	1—3 Woch.	Erkrankung, Todesfall, Verdacht, Bacillenträger	desgl.	desgl.	desgl.	—
Rotz	3—5 Tage	Erkrankung, Todesfall	desgl.	desgl.	desgl.	generell
Tollwut, Lyssa .	15—60 Tage bis zu 2 Jahren	desgl. und bei Biß durch verdächtige Tiere	desgl.	desgl.	desgl.	generell
Fleisch-, Fisch-, Wurstvergiftung	—	Erkrankung, Todesfall	desgl.	desgl.	desgl.	generell
Trichinose . . .	ca. 1 Woche	desgl.	—	—	—	scheinbar generell

(Fortsetzung.)

Wege und Art der Ansteckung	Immunität	Untersuchungsmaterial	Art der Entnahme	Besondere Bemerkungen
Infektion der Geburtswege mit den Erregern	—	Sekrete der Geburtswege. Blut	—	Meldepflicht bei Temperatursteigerung über 38° nach Geburt oder Abort
Tröpfcheninfektion durch Kranke oder Rekonvaleszenten	unbekannt, wahrscheinlich lebenslänglich	—	—	—
Meist direkt, aber auch indirekt von Mensch zu Mensch	—	Zellen des Granulationsgewebes	Bindehautsekret in Capillaren oder an Tupfern	—
Läusestiche	nach überstandener Krankheit lebenslänglich	Blut	Mehrere Ausstriche oder im Röhrchen	Läusebekämpfung
Direkt od. indirekt durch den bacillenhaltig. Stuhl Erkrankter oder Dauerausscheider Schmutzkrankh., Fliegen!	—	Stuhl mit Schleimflocken. Blut	Der Stuhl muß warm zur bakt. Untersuchung gelangen	Fliegenbekämpfung
Direkt und indirekt von Erkrankten. Offenbar sind auch Bacillenträger mit hämolyt. Streptokokken im Rachen Infektionsquellen	nach überstandener Krankheit lebenslänglich	Rachenabstrich auf hämolytische Streptokokken	Tupfer	Umgebungsuntersuchg. 3 bakt. Kontrollen im Abstand von 2 Tagen
Durch die bacillenhaltig. Ausscheidungen Erkrankter od. Dauerausscheider od. Bacillenträger, meist indirekt durch Verseuchung von Nahrungsmitteln od. Getränken, insbes. Milch	Nach Erkrankung meist lebenslänglich, nach Schutzimpfung mindestens mehrere Monate	Im Anfang der Erkrankg. vor allem 5—10 ccm Blut; dann Stuhl, Urin usw.	Blut aus der Vene am besten in Galle	Im Sinne d. Gesetzes sind Bacillenträger solche, die, ohne nachweisl. erkrankt gewesen zu sein, Bacillen vorübergeh. ausscheiden, Dauerausscheider, die nach überstand. Krankheit Bacillen ausscheiden. Im Verdachtsfall kann die Leiche geöffnet werden
Vom Pferd od. Erkrankten, sehr infektiös	—	Eiter, Auswurf, Nasenschleim, Blut	Tupfer, Röhrchen	Im Verdachtsfalle kann die Leiche geöffn. werden
Durch Biß und Speichel wutkranker Tiere	—	Kopf des Tieres, das den Biß verursachte	—	Gebissene sofort an eine Wutschutzinstitut überweisen
Verdorbene Nahrungsmittel	--	Verdächtige Nahrungsmittel. Blut, Stuhl, Erbrochenes	Ausscheidung in Versandgefäßen. Nahrungsmittel expreß	Dem Untersuchungsamt genaue Anamnese angeben
Schweinefleisch	—	Nach ca. 3 Wochen Blut. Schweinefleisch	—	—

Tabelle

Krankheit	Inkubations-zeit	Meldepflicht bei	Absonde-rung	Schul-besuch	Desinfektion	Dispositio
Andere übertrag-bare Krankh.:						
Masern	8—14 Tage	Erkrankung in all. Staaten außer Preußen, Bayern, Hessen usw.	empfehlens-wert 4 Wochen	Verbot 4 Wochen empfehlens-wert	nicht nötig	generell
Keuchhusten, Pertussis	ca. 1 Woche	—	—	während der ersten Sta-dien kein Schulbesuch oder Kinder-garten	desgl.	vorwieg. be Kindern vo $^1/_2$—6 Jahre bei Erwach senen selte
Grippe	wenige Tage	—	empfehlens-wert	Verbot emp-fehlenswert	desgl.	offenbar generell
Malaria	1—3 Woch.	in einigen deutschen Staaten	nicht nötig	erlaubt	desgl., Bekämpfung der Stech-mücken	generell
Gelbsucht infekt. Weilsche Krankheit	ca. 1 Woche	—	empfehlens-wert	Verbot emp-fehlenswert	laufende Des-infektion empfehlens-wert	besteht be-sonders für Männer
Tetanus	6—14 Tage	—	nicht nötig	erlaubt	nicht nötig	generell
Gasbrand . . .	kurz	—	zweckmäßig	—	laufende Des-infektion empfehlens-wert	scheinbar generell
Ankylostomiasis	—	—	empfehlens-wert	—	empfehlens-wert	desgl.
Aktinomykose .	—	—	—	—	—	unbekannt
Erysipeloid . .	1—2 Tage	—	—	—	empfehlens-wert	unbekannt
Bang-Infektion .	unbekannt	Erkrankung	empfehlens-wert	—	empfehlens-wert	gering und selten
Tuberkulose . .	—	Erkrankung, Todesfall	bei offener Tbc. empfehlens-wert	Verbot bei offener Tbc. empfehlens-wert, Lehrern usw verboten	laufende Des-infektion (Schluß-desinf.)	nicht generell
Lues	ca. 21 Tage	siehe Gesetz S. 16	—	—	—	generell
Gonorrhöe . . .	2—1 Woch.	siehe Gesetz	—	—	—	desgl.

(Fortsetzung.)

Wege und Art der Ansteckung	Immunität	Untersuchungsmaterial	Art der Entnahme	Besondere Bemerkungen
Tröpfcheninfektion	Nach Erkrankung lebenslänglich	—	—	—
desgl.	desgl.	Hustentröpfchen	behustete Platten	—
desgl.	unbekannt	—	—	—
Mückenstiche	keine	Blut kurz vor dem Fieberanfall	Ausstrich und dicker Tropfen	Bekämpfung der Stechmücken und Mückenbrut
Insektenstiche, vielleicht auch direkt	unbekannt	Blut und Urin	Ausstrich und Blut in Röhrchen zum Tierversuch	Bekämpfung des Ungeziefers
Durch verschmutzte Gegenstände (Holzsplitter) usw. in Wunden	Nach Schutzimpfung kurz	Wundsekret	Tupfer, Röhrchen	—
Verschmutzung von Wunden	—	desgl.	Tupfer, Röhrchen	—
Die Larven dringen durch die intakte Haut ein	—	Stuhl	Ausstrich oder in Röhrchen	—
Infektion mit dem Pilz durch Halme und Gräser	—	Gewebsstückchen	Probeexcision	Persönliche Prophylaxe
Direkt oder indirekt von an Rotlauf erkrankten Schweinen	—	Hautstückchen v. Rande d. Excision	Excision	—
Von erkrankten Rindern	—	Blut zur Agglutination	Aus der Vene	—
Tröpfcheninfektion Schmierinfektion	—	Je nach Lokalisation der Krankheit	—	—
Von Mensch zu Mensch	—	Reizserum vom Primäraffekt. Nach 6—7 Wochen Blut zur WaR.	Ausstrich, Blut aus der Vene	Siehe Gesetz zur Bekämpfung der Geschlechtskrankheiten S. 16
Von Mensch zu Mensch. Bei jungen Mädchen auch durch Gegenstände wie Schwämme usw.	—	Eiter, Schleim, Harnsediment, blenorrh. Sekret	Ausstrich, Tupfer zur Kultur	

Kurzer Auszug aus den gesetzlichen Bestimmungen betreffend die Bekämpfung gemeingefährlicher und übertragbarer Krankheiten sowie die erlassenen Ausführungsbestimmungen im Reiche und den einzelnen Bundesstaaten.

Reichsseuchengesetz vom 30. VI. 1900.

§§ 1—8. Anzeigepflicht. Jede Erkrankung, jeder Todesfall, jeder Verdacht von: Aussatz (Lepra), Cholera (asiatischer), Fleckfieber (Flecktyphus), Gelbfieber, Milzbrand,[1] Pest, Pocken ist der Behörde unverzüglich anzuzeigen.

Anzeigepflichtig sind:

1. der zugezogene Arzt;

2. der Haushaltungsvorstand, in Krankenhäusern u. dgl. der Vorsteher, auf Schiffen oder Flößen der Schiffer oder Führer.

§§ 6—10. Ermittlung der Krankheit. Die Polizeibehörde hat sofort den beamteten Arzt von der Anzeige zu benachrichtigen. Dieser hat alsdann sofort an Ort und Stelle Ermittlungen über die Art, den Stand und die Ursache vorzunehmen. Dem beamteten Arzt ist der Zutritt zu dem Kranken oder der Leiche zur Vornahme der zu Ermittlungen erforderlichen Untersuchungen oder vorgeschriebenen Entnahme von bakteriologischem Untersuchungsmaterial zu gestatten. Auch kann er bei Cholera-, Gelbfieber-, Pestverdacht die Sektion vornehmen. Der behandelnde Arzt ist berechtigt, den Untersuchungen, insbesondere auch der Leichenöffnung, beizuwohnen und ist diesbezüglich rechtzeitig zu benachrichtigen. — Dem beamteten Arzt ist auf Befragen Auskunft zu geben; er kann bei Gefahr im Verzuge sofort die zunächst erforderlichen Maßnahmen anordnen. Die Behörde hat nach dem Gutachten des beamteten Arztes unverzüglich die erforderlichen Schutzmaßregeln zu treffen. In befallenen oder verdächtigen Bezirken kann eine amtliche Leichenschau angeordnet werden.

§§ 11—27. Schutzmaßregeln. Zur Verhütung der Verbreitung der gemeingefährlichen Krankheiten können Absperrungs- und Aufsichtsmaßregeln polizeilich angeordnet werden. Die Anfechtung hat keine aufschiebende Wirkung.

Kranke und Verdächtige können einer Beobachtung unterworfen werden. Zu den Verdächtigen zählen krankheitsverdächtige und ansteckungsverdächtige Personen, d. h. Personen, die auf Grund ihrer Berührung mit einem Kranken der Ausbreitung des Krankheitsstoffes verdächtig sind. Dauer der Beobachtung: Pest 10 Tage, Cholera 5 Tage, Pocken und Fleckfieber 3 Wochen. Bakteriologische Untersuchung. Aufenthaltsbeschränkung nur bei Personen zulässig, welche obdachlos oder ohne festen Wohnsitz sind.

Die Behörde kann anordnen, daß aus verseuchten Gebieten Zureisende sich sofort bei der Ortspolizei melden müssen.

---

[1] Am 28. 9. 1909 auf Milzbrand ausgedehnt.

Für Kranke und Verdächtige kann eine Absonderung angeordnet werden. Angehörigen und Urkundspersonen ist, insoweit es zur Erledigung wichtiger und dringender Angelegenheiten geboten ist, der Zutritt zu dem Kranken unter Beobachtung der erforderlichen Maßregeln gegen eine Weiterverbreitung der Krankheit gestattet.

Eine zwangsweise Überführung in ein Krankenhaus kann erfolgen, wenn der Transport bei dem Zustande des Kranken möglich, eine zureichende Isolierung in der Wohnung aber nicht durchführbar ist.

Kranke und Verdächtige müssen in getrennten Räumen untergebracht werden.

Verseuchte Wohnungen können kenntlich gemacht werden.

Für das berufliche Pflegepersonal können Verkehrsbeschränkungen angeordnet werden. Weiterhin ist für ihre Schutzimpfung zu sorgen.

Die Behörden können für Bezirke, welche von einer gemeingefährlichen Krankheit befallen oder bedroht sind, verfügen:

die Überwachung der Herstellung usw. und des Vertriebes von Gegenständen, welche eine gemeingefährliche Krankheit verbreiten können;

Verbot oder Beschränkung von Märkten, Messen und anderen Veranstaltungen, welche eine Ansammlung von größeren Menschenmengen mit sich bringen. Beförderungsverbot oder -beschränkung verdächtiger Personen oder Sachen;

Verbot des Schulbesuches von Kindern aus verseuchten Behausungen;

Verbot oder Beschränkung der Benutzung von Brunnen und anderen Wasserquellen sowie von Bade- und Bedürfnisanstalten;

die Räumung von Wohnungen und Gebäuden, soweit dies zur wirksamen Bekämpfung unerläßlich ist;

die Desinfektion von Gegenständen und Räumen;

die Vertilgung von Ungeziefer und Schädlingen.

Die Bestimmungen über die Ausführung der Schutzmaßregeln, insbesondere der Desinfektion, werden vom Bundesrat erlassen; s. S. 376.

Von gesundheitspolizeilichen Vorschriften können abhängig gemacht werden:

der Einlaß von Schiffen und anderen Fahrzeugen;

die Ein- und Durchfuhr von Waren und Gebrauchsgegenständen;

Einlaß und Beförderung von Personen aus verseuchten Ländern.

§§ *28—34. Entschädigungen.* Anspruch auf Entschädigung des entgangenen Arbeitsverdienstes. Entschädigung der durch Desinfektion beschädigten Gegenstände.

§§ *35—43. Allgemeine Vorschriften.* Wasserversorgungsanlagen und Einrichtung zur Fortschaffung der Abfallstoffe sind fortlaufend amtlich zu überwachen. Die Gemeinden können zur Herstellung dieser Einrichtungen und Instandhaltung und Beseitigung von Mißständen angehalten werden.

Außer den staatlich angestellten oder mit Zustimmung des Staates angestellten Ärzten können auch andere Ärzte mit den Funktionen und Verpflichtungen dieser betraut werden.

Die Kosten der behördlichen Ermittlungen und Beobachtung weiterhin der Aufbewahrung, Einsargung usw. der Leichen sind aus öffentlichen Mitteln zu bestreiten.

Bei Personen und Gegenständen, die dem Heere oder der Marine unterstehen, entscheidet und handelt die Militärbehörde nach Maßgabe des Gesetzes. Für den Eisenbahn-, Post- und Telegraphenverkehr sowie für Schiffahrtsbetriebe liegt die Ausführung der Schutzmaßregeln den Reichs- und Landesbehörden ob.

Von dem Ausbruch einer gemeingefährlichen Krankheit ist das Reichsgesundheitsamt sofort zu benachrichtigen. Ein Reichsgesundheitsrat unterstützt das Reichsgesundheitsamt und kann an Ort und Stelle durch Mitglieder oder Vertreter Aufklärungen einziehen.

§§ 44—46. Mit Gefängnis bis zu 3 Jahren wird bestraft:

Wer wissentlich Gegenstände, deren Desinfektion angeordnet war oder deren Infektiosität bekannt ist, gebraucht, weitergibt oder in den Verkehr bringt.

Mit Geldstrafe wird bestraft:

Wer die Anzeige unterläßt oder länger als 24 Stunden verzögert; wer dem beamteten Arzt in seinen Obliegenheiten entgegenwirkt; wer den Anordnungen oder Verfügungen zuwider handelt.

Einiges aus den Ausführungsbestimmungen des Reichsseuchengesetzes.

Vorschriften über Krankheitserreger. RGBl. 1917, S. 1069.

Vorschriften über das Arbeiten mit Krankheitserregern.

§ 1. Zu Arbeiten mit den Erregern der Cholera, der Pest, des Rotzes, der Maul- und Klauenseuche und der Schweinepest bedarf es der Erlaubnis der Landeszentralbehörde; ausgenommen sind diagnostische Untersuchungen zur Feststellung der Krankheitsart.

Der Handel mit diesen Erregern ist verboten.

§ 2. Die Arbeiten mit Material, das die Erreger der übrigen anmeldepflichtigen Krankheiten enthält, bedürfen der Erlaubnis der zuständigen Polizeibehörde; ausgenommen sind Arbeiten an bestimmten Anstalten und solche, die zur Feststellung der Krankheitsart dienen.

§ 3. Zum Handel mit Erregern der in § 2 genannten Krankheiten bedarf es einer Genehmigung der zuständigen Polizeibehörde.

§ 6. Vorschriften über die Art der Aufbewahrung der Erreger, über Vorsichtsmaßregeln bei den Arbeiten, über Arbeitsräume, Stallungen usw.

§ 7. Vorschriften über die Einrichtung der Räume und die Verwendung von Dienern.

§ 8. Aufgaben des Leiters der Arbeiten.

Vorschriften über die Versendung von Krankheitserregern.

§§ 9—10. Art der Verpackung und des Versandes als dringendes Paket.

§§ 11—17. Vorschriften über den Versand von Material, das die Erreger (§ 1) enthält.

Preußen. Das Gesetz betr. die Bekämpfung übertragbarer Krankheiten vom 28. VIII. 1905 mit Abänderung von 1924, 1926, 1927.
V. W. 1927, S. 188.

Anzeigepflicht: Außer den in dem § 1 des Reichsseuchengesetzes aufgeführten Fällen der Anzeigepflicht ist jede Erkrankung und jeder Todesfall an Diphtherie, epidemischer Gehirnentzündung, (Encephalitis epidemica), übertragbarer Genickstarre, Kindbettfieber (septischer Abort), Kinderlähmung, epidemischer Körnerkrankheit (Trachom), Rückfallfieber (Febr. recurrens), übertragbarer Ruhr, (Dysenterie), Scharlach, Typhus, Milzbrand, Rotz, Tollwut (Lyssa) sowie Bißverletzungen durch tolle oder der Tollwut verdächtige Tiere, Fleisch-, Fisch- und Wurstvergiftung, Trichinose sowie auch jeder Verdachtsfall an Typhus innerhalb 24 Stunden nach erlangter Kenntnis der zuständigen Polizeibehörde anzuzeigen. Wechsel des Aufenthaltsortes oder der Wohnung von Typhuskranken oder -verdächtigen ist ebenfalls zur Anzeige zu bringen. Bei Paratyphuserkrankungen oder -verdacht ist wie bei Typhus zu verfahren.

§ 2. Zur Anzeige verpflichtet sind die im entsprechenden Abschnitt des Reichsseuchengesetzes genannten Personen.

§ 4. Die Anzeige kann mündlich oder schriftlich erstattet werden. Die Polizeibehörden haben auf Verlangen Meldekarten für schriftliche Anzeigen unentgeltlich zu verabfolgen.

Ermittlung der Krankheit.

§ 6. Auf Erkrankungen, Verdacht der Erkrankungen und Todesfälle an Gehirnentzündung, Genickstarre, Kindbettfieber, Kinderlähmung, Typhus sowie auf Erkrankung und Todesfälle an Rückfallfieber, Ruhr, Milzbrand, Rotz, Tollwut, Bißverletzungen durch tolle oder der Tollwut verdächtige Tiere, Fleisch-, Fisch- oder Wurstvergiftung, Trichinose finden die in den §§ 6—10 des Reichsseuchengesetzes enthaltenen Bestimmungen über die Ermittlung der Krankheit entsprechende Anwendung. Der Zutritt zu dem Kranken ist dem beamteten Arzt nur mit Genehmigung des behandelnden Arztes gestattet; bei Kindbettfieber bedarf er außerdem der Zustimmung des Haushaltungsvorstandes.

Bei Typhus- oder Rotzverdacht kann die Öffnung der Leiche angeordnet werden.

Personen, gegen die begründeter Verdacht besteht, daß in ihren Ausscheidungen Typhuserreger enthalten sind, haben auf amtliches Erfordern ihre Ausscheidungen zur bakteriologischen Untersuchung zur Verfügung zu stellen.

Schutzmaßregeln.

§ 8. Die zur Verhütung der Verbreitung vorgeschriebenen Maßregeln sind bei den einzelnen Krankheiten im Auszuge angeführt;
s. dort. Es können für die Dauer der Krankheitsgefahr die Ab-
sperrungs- und Aufsichtsmaßregeln der §§ 12—19 und 21 des Reichsseuchengesetzes angeordnet werden.

§ 11. Ermächtigung des Ministeriums, diese Maßregeln auf andere
hier nicht genannte Krankheiten vorübergehend auszudehnen.

§§ 12—13. Nennung der Behörden.

§§ 14—24. Bestimmungen über Entschädigungen.

§§ 25—33. Bestimmungen über die Verteilung der Kosten.

§§ 34—36. Strafvorschriften.

§§ 37, 38. Schlußbestimmungen.

**Allgemeine Ausführungsbestimmungen zum Gesetz betr. die
Bekämpfung übertragbarer Krankheiten vom 28. VIII. 1905.**

MinBl. 1906, S. 389; VW. 1925, S. 75 und 1927, S. 193.

Zu § 1. Der Todesfall ist auch dann anzuzeigen, wenn die Erkrankung des Verstorbenen bereits angezeigt war.

Zu § 4. Ratschläge an Ärzte für die Bekämpfung der übertragbaren Genickstarre, Körnerkrankheit, Ruhr, des Typhus und des
Milzbrandes sowie zur Verteilung an die Bevölkerung geeignete gemein-
verständliche Belehrungen über Diphtherie, übertragbare Genickstarre, Körnerkrankheit, Ruhr, Scharlach, Typhus, Milzbrand und
Rotz, epidemische Gehirnentzündung, epidemische Kinderlähmung
werden in der erforderlichen Anzahl im Ministerium für Volkswohlfahrt bereitgehalten und können behufs Verteilung zu Zeiten einer
Epidemie erbeten werden.

Etwaigen Epidemienachrichten in der Tagespresse ist besondere
Aufmerksamkeit zu widmen und für die alsbaldige Berichtigung un-
richtiger und übertriebener Angaben Sorge zu tragen.

Zu § 6. Der beamtete Arzt hat in jedem *ersten* Falle einer der
in dem § 1, Abs. 1 genannten Krankheiten — jedoch mit Ausnahme
von Diphtherie, Körnerkrankheit und Scharlach — sowie in *Ver-
dachtsfällen* von epidemischer Gehirnentzündung, epidemischer Kinderlähmung, Kindbettfieber und Typhus unverzüglich an Ort und
Stelle die erforderlichen Ermittlungen über die Art, den Stand und
die Ursache der Krankheit vorzunehmen, und bei Typhus, Milzbrand, Rotz und Paratyphus in jedem Falle (*auch* Bacillenträger
und Dauerausscheider) bei den übrigen Krankheiten, falls nach Lage
des Falles erforderlich, eine bakteriologische Untersuchung zu veranlassen. Auch hat er der Polizeibehörde eine Erklärung darüber
abzugeben, ob der Ausbruch der Krankheit festgestellt oder der Verdacht begründet ist, und ihr die sonst erforderlichen Mitteilungen
zu machen.

Der beamtete Arzt hat in jedem Falle, bevor er seine Ermittlungen
vornimmt, festzustellen, ob der Kranke sich in ärztlicher Behandlung

befindet, und, wenn dies der Fall, den behandelnden Arzt von seiner
Absicht, den Kranken aufzusuchen, so zeitig in Kenntnis zu setzen,
daß dieser sich spätestens gleichzeitig mit dem beamteten Arzt in
der Wohnung des Kranken einzufinden vermag. Auch hat er den
behandelnden Arzt, soweit dieser es wünscht, zu den Untersuchungen,
welche zu den Ermittlungen über die Krankheit erforderlich sind,
namentlich auch zu einer etwa erforderlichen Leichenöffnung, rechtzeitig vorher einzuladen.

Zu § 8. Bei der Anordnung von Absperrungs- und Aufsichtsmaßregeln ist nichts zu unterlassen, was zur Verhütung der Ausbreitung der Krankheit notwendig ist, andererseits aber dafür Sorge
zu tragen, daß nicht durch Anwendung einer nach Lage des Falles
zu weit gehenden Maßregel unnötig in die persönlichen und wirtschaftlichen Verhältnisse der Bevölkerung eingegriffen wird oder ver-
meidbare Kosten entstehen.

Reichsgesetz zur Bekämpfung der Geschlechtskrankheiten vom 26. I. 27.

§ 1. Geschlechtskrankheiten im Sinne dieses Gesetzes sind Syphilis,
Tripper und Schanker ohne Rücksicht darauf, an welchen Körperteilen die Krankheitserscheinungen auftreten.

§ 2. Wer an einer Geschlechtskrankheit leidet, hat die Pflicht,
sich von einem approbierten Arzt behandeln zu lassen. Eltern, Vor-
münder und sonstige Erziehungsberechtigte sind verpflichtet, für die
ärztliche Behandlung ihrer geschlechtskranken Pflegebefohlenen zu
sorgen. Die Behandlung der Minderbemittelten wird aus öffentlichen
Mitteln sichergestellt.

§ 3. Die Durchführung dieser Aufgaben ist Gesundheitsbehörden
zu übertragen, die sich mit den Beratungsstellen für Geschlechts-
kranke, den Pflegeämtern und sonstigen sozialen Einrichtungen im
Einvernehmen zu halten haben. Die Beamten der Ordnungs- und
Wohlfahrtspolizei haben die Durchführung dieser Aufgaben in jeder
Weise zu unterstützen.

§ 4. Die zuständige Gesundheitsbehörde kann Personen, die dringend verdächtig sind, geschlechtskrank zu sein und die Geschlechtskrankheit weiterzuverbreiten, anhalten, ein ärztliches Zeugnis, nur
in begründeten Ausnahmefällen ein von einem durch die zuständige
Gesundheitsbehörde benannten Arzt ausgestelltes Zeugnis, über ihren
Gesundheitszustand vorzulegen oder sich der Untersuchung durch
einen solchen Arzt zu unterziehen. Auf Antrag des untersuchenden
Arztes können solche Personen angehalten werden, wiederholt derartige Gesundheitszeugnisse beizubringen.

Personen, die geschlechtskrank und verdächtig sind, die Geschlechtskrankheit weiterzuverbreiten, können einem Heilverfahren
unterworfen, auch in ein Krankenhaus verbracht werden, wenn dies
zur Verhütung der Ausbreitung der Krankheit erforderlich erscheint.

Anonyme Anzeigen dürfen nicht beachtet werden. Alle Anzeigen sind erst auf ihre Richtigkeit durch Vernehmung zu untersuchen.

Ärztliche Eingriffe, die mit einer ernsten Gefahr für Leben oder Gesundheit verbunden sind, dürfen nur mit Einwilligung des Kranken vorgenommen werden. (Hierunter fallen die wichtigsten diagnostischen und therapeutischen Maßnahmen wie: Lumbalpunktion, Dehnung der Urethra, Ureterenkatheterismus, Cystoskopie, Behandlung mit Arsen, Quecksilber und Wismutpräparaten, Vaccin.)

§ 5. Wer den Beischlaf ausübt, obwohl er an einer mit Ansteckungsgefahr verbundenen Geschlechtskrankheit leidet und dies weiß oder den Umständen nach annehmen muß, wird mit Gefängnis bis zu 3 Jahren bestraft, sofern nicht nach den Vorschriften des Strafgesetzbuches eine härtere Strafe verwirkt ist.

§ 6. Wer weiß oder den Umständen nach annehmen muß, daß er an einer mit Ansteckungsgefahr verbundenen Geschlechtskrankheit leidet und trotzdem eine Ehe eingeht, ohne dem anderen Teile vor Eingehung der Ehe über seine Krankheit Mitteilung gemacht zu haben, wird mit Gefängnis bis zu 3 Jahren bestraft.

§ 7. Die Behandlung von Geschlechtskrankheiten und Krankheiten oder Leiden der Geschlechtsorgane ist nur den für das Deutsche Reich approbierten Ärzten gestattet. Verboten ist, solche Krankheiten anders als auf Grund eigener Wahrnehmung zu behandeln (Fernbehandlung) oder in Vorträgen, Schriften, Abbildungen oder Darstellungen Ratschläge für die Selbstbehandlung zu erteilen.

§ 8. Wer eine geschlechtskranke Person ärztlich untersucht oder behandelt, soll sie über die Art der Krankheit und über die Ansteckungsgefahr sowie über die Strafbarkeit der in §§ 5, 6 bezeichneten Handlungen belehren und ihr hierbei ein amtlich genehmigtes Merkblatt aushändigen.

§ 9. Wer eine Person, die an einer mit Ansteckungsgefahr verbundenen Geschlechtskrankheit leidet, ärztlich behandelt, hat der im § 4 bezeichneten Gesundheitsbehörde Anzeige zu erstatten, wenn der Kranke sich der ärztlichen Behandlung oder Beobachtung entzieht, oder wenn er andere infolge seines Berufes oder seiner persönlichen Verhältnisse besonders gefährdet.

§ 10. Wer als Beamter oder Angestellter einer Gesundheitsbehörde oder einer Beratungsstelle unbefugt offenbart, was ihm über Geschlechtskrankheiten eines anderen oder ihre Ursache oder über die sonstigen persönlichen Verhältnisse der Beteiligten dienstlich bekannt geworden ist, wird mit Geldstrafe oder mit Gefängnis bis zu einem Jahr bestraft. Die Verfolgung tritt nur auf Antrag ein. Den Antrag kann auch die Gesundheitsbehörde stellen. — Die Offenbarung ist nicht unbefugt, wenn sie von einem in der Gesundheitsbehörde oder in einer Beratungsstelle tätigen Arzte oder mit Zustimmung eines solchen Arztes an eine Behörde oder an eine Person gemacht wird, die ein berechtigtes gesundheitliches Interesse daran hat, über die Geschlechtskrankheit des anderen unterrichtet zu werden.

§ 11. Verbot der Ankündigung, Anpreisung oder Verbreitung von Mitteln, Gegenständen, Schriften oder Abbildungen zur Heilung oder Linderung der Geschlechtskrankheiten an einem öffentlich zugänglichen Ort.

§ 12. Vorträge, Schriften, Abbildungen und Darstellungen, die nur der Aufklärung über die Geschlechtskrankheiten, besonders über ihre Erscheinungsformen, dienen, sind straflos.

§ 13. Regelung des Verkehrs mit Mitteln zur Verhütung von Geschlechtskrankheiten.

§ 14. Bestraft wird:

1. eine geschlechtskranke weibliche Person, die ein fremdes Kind stillt;

2. wer ein syphilitisches Kind von einer anderen Person als der Mutter stillen läßt;

3. wer ein sonst geschlechtskrankes Kind von einer anderen Person, ohne Aufklärung dieser seitens eines Arztes, stillen läßt;

4. wer ein geschlechtskrankes Kind in Pflege gibt, ohne die Pflegeeltern aufzuklären.

§ 16. Bestraft wird:

1. eine Amme, die ein fremdes Kind stillt, ohne im Besitze eines unmittelbar vor Antritt der Stellung ausgestellten ärztlichen Zeugnisses darüber zu sein, daß an ihr keine Geschlechtskrankheit nachweisbar ist;

2. wer zum Stillen eines Kindes eine Amme in Dienst nimmt, ohne sich davon überzeugt zu haben, daß sie im Besitze eines in Nr. 1 bezeichneten Zeugnisses ist;

3. wer, abgesehen von Notfällen, ein Kind für dessen Pflege er zu sorgen hat, von einer anderen Person als der Mutter stillen läßt, ohne vorher im Besitze eines ärztlichen Zeugnisses darüber zu sein, daß eine gesundheitliche Gefahr für die Stillende nicht besteht.

§ 16. Abänderung des Strafgesetzbuchs § 180 (Unzucht), § 184 (Verletzung von Sitte und Anstand), § 361 (unzüchtige Belästigung).

§ 17. Wohnungsbeschränkungen auf bestimmte Straßen oder Häuserblocks zum Zwecke der Ausübung der gewerbsmäßigen Unzucht (Kasernierungen) sind verboten.

Preußisches Gesetz zur Bekämpfung der Tuberkulose.

§ 1. Meldepflicht jeder ansteckenden Erkrankung innerhalb 8 Tagen, jedes Todesfalles innerhalb 24 Stunden an den zuständigen beamteten Arzt oder die zugelassenen amtlichen Stellen.

§ 2. Meldepflicht des Wohnungswechsels bei der für die alte Wohnung zuständigen Meldestelle. Anmeldepflicht liegt dem Haushaltungsvorstande ob.

§ 3. Für Erkrankungen und Todesfälle, welche sich in Kranken-, Pflege- und ähnlichen Anstalten ereignen, ist der Vorsteher anzeigepflichtig.

§ 4. Die Kreise verabfolgen unentgeltlich Meldetafeln.

§ 5. Zusammenarbeit der Fürsorgestellen bzw. des beamteten Arztes mit dem behandelnden Arzt zwecks Verhütung der Weiterverbreitung der Krankheit.

§ 6. Austausch der Mitteilung vom Wohnungswechsel zwischen beamtetem Arzt und Fürsorgestelle.

§ 7. Meldepflicht der zuständigen bakteriologischen Untersuchungsstellen über jeden positiven Befund.

§ 8. Auf Antrag des beamteten oder behandelnden Arztes oder einer zugelassenen Meldestelle kann die Ortspolizeibehörde eine Desinfektion nach den Vorschriften der Desinfektionsordnung ausführen lassen.

§ 9. Für eine Desinfektion gelten die §§ 14, 15 und 17—24 des Gesetzes, betr. die Bekämpfung übertragbarer Krankheiten vom 28. VIII. 1905. Jedoch mit Ausnahme der dort angezogenen Paragraphen des Reichsseuchengesetzes vom 30. VI. 1900.

§ 10. Die amtliche Beteiligung des beamteten Arztes bei der Ausführung des gegenwärtigen Gesetzes erfolgt gebührenfrei.

§ 11. Mit Geldstrafe bis zu 1500 M. wird bestraft:

1. böswillige Unterlassung der Meldung;

2. die Benutzung von Räumen oder Gegenständen, für die Desinfektion angeordnet war.

§ 12. Die zur Bekämpfung der Lungen- und Kehlkopftuberkulose erlassenen Bestimmungen des Gesetzes, betr. die Bekämpfung übertragbarer Krankheiten, vom 28. VIII. 1905 (Gesetzsamml. S. 373) werden aufgehoben.

§ 13. Das Gesetz tritt am 1. VII. 1923 in Kraft.

Ausführungsbestimmungen zu oben angeführtem Gesetz.

Zu § 1. Ansteckend und meldepflichtig im Sinne des Gesetzes sind praktisch alle klinisch nachweisbaren Erkrankungen von Tuberkulose, auch ohne daß Bakterien im Auswurf nachweisbar sind.

Zu § 5. Festsetzung der in Betracht kommenden Fürsorgemaßnahmen.

Spezielles über die wichtigeren Infektionskrankheiten.

Angaben und gesetzliche Vorschriften über die Bekämpfung der einzelnen Infektionskrankheiten sind am Anfang dieses Kapitels aufgeführt und nur auf besondere Bestimmungen wird hier kurz hingewiesen. Die desinfektorischen Maßnahmen sind ebenfalls aus Gründen der Raumersparnis und Übersichtlichkeit im Kapitel Desinfektion behandelt.

Lepra, Aussatz.

Art der Ansteckung: Die Krankheit wird durch ein dem Tuberkulosebacillus ähnliches Bacterium übertragen. Sie hat eine lange Inkubationszeit von oft mehreren Jahren. Die Infektiosität ist offenbar sehr gering, und die Erreger müssen durch häufige innige Berührung übertragen werden. Die Krankheit ist bei uns sehr selten und spielt zur Zeit praktisch keine Rolle. Anzahl der Erkrankungen s. Tabellen.

Maßnahmen gegen die Verbreitung: Meldung. Isolierung der Kranken. Überführung in ein Krankenhaus. Verbot des Ortswechsels. Behandlung mit Antileprol bzw. Chaulmoograöl, Goldpräparaten.

Cholera.

Häufigkeit: In den Nachkriegsjahren in Deutschland ca. 0,2 Todesfälle auf 10 Millionen Einwohner.

Art der Ansteckung: Infektion stets direkt oder indirekt vom Menschen aus. Selten Dauerausscheider, häufig gesunde Bacillenträger. Der gegen Säure und Austrocknung sehr empfindliche Vibrio cholerae findet sich massenhaft im Stuhle, selten im Erbrochenen, nie im Urin und Blute der Kranken. Von hier aus wird er mit Hilfe von Nahrungsmitteln, Wasser, Gebrauchsgegenständen und Fliegen (!) übertragen. Inkubation wenige Stunden bis mehrere Tage.

Die wichtigsten Maßregeln zur Bekämpfung: Sofortige, gegebenenfalls telegraphische Anmeldung bei Erkrankung und Verdacht.

Isolierung der Kranken und Bacillenträger mit ihrem Pflegepersonal; besser Überführung in ein Krankenhaus, so lange er Vibrionen ausscheidet.

Einsendung von Erbrochenem und Stuhl nicht in den gewöhnlichen Versandtgefäßen als Briefpost, sondern in besonders verpackten und versiegelten dringenden Paketen an das vorher telegraphisch benachrichtigte zuständige Medizinaluntersuchungsamt. Sektion von verdächtigen Leichen und Einsendung von 3 Stücken doppelt unterbundenen Dünndarmes zur bakteriologischen Untersuchung.

Sofortige, laufende Desinfektion der Ausscheidungen und der Gegenstände, die mit dem Kranken in Berührung kommen bis dreimal durch bakteriologische Untersuchung Abwesenheit von Vibrio cholerae sichergestellt ist.

Fleckfieber (Typhus exanthematicus).

Art der Ansteckung: Das Fleckfieber wird nur von Läusen, und zwar wahrscheinlich ausschließlich von Kleiderläusen und nicht von Kopf- oder Filzläusen übertragen. Eine direkte Übertragung des nicht sicher bekannten Erregers von Mensch zu Mensch ohne Läuse ist nicht möglich. Andere Infektionswege kommen überhaupt nicht in Betracht. Inkubation 10 — 14 Tage. Anzahl der Erkrankungen in Deutschland s. Tabellen.

Maßnahmen gegen die Verbreitung: Die einzige Maßnahme zur sicheren Bekämpfung des Fleckfiebers ist die Bekämpfung und Vernichtung der Läuse. Diese Ausrottung des einzigen Überträgers ist aber bei einer unter unhygienischen Bedingungen lebenden unsauberen Bevölkerung nicht immer leicht durchführbar. Hier helfen oft nur die rigorosesten Maßnahmen, zu denen eine Berechtigung beim Auftreten von Fleckfieber immer vorliegt.

Sofortige Meldung auf dem raschesten Wege.

Einsendung von Blut an das Medizinaluntersuchungsamt zur Weil-Felix-Reaktion.

Strengste Isolierung mit Desinfektion und Entlausung aller Gegenstände und Personen, die mit dem Erkrankten in Berührung gekommen sind. Kontrolle der Personen aus der Umgebung des Erkrankten.

Weitere Maßnahmen ergeben sich im Einzelfalle aus den besonderen Verhältnissen und sind in engster Zusammenarbeit mit der zuständigen Gesundheitsbehörde durchzuführen.

Gelbfieber kommt in Deutschland nicht vor.

Milzbrand.

Art der Ansteckung: Der Erreger, ein sporenbildender Bacillus, wird von milzkranken Tieren bei deren Schlachtung oder bei der Verarbeitung von milzbrandinfizierten tierischen Produkten auf den Menschen übertragen. Der Eingangsweg entscheidet über die Art und verschiedene Gefährlichkeit der Krankheit. Hautmilzbrand, Lungen- und Darmmilzbrand.

Maßregeln gegen Verbreitung: Bestehen in der Unschädlichmachung von Gegenständen, die als Infektionsquelle dienten oder zur Verbreitung geeignet sind. Meldung der Erkrankung. Isolierung der Kranken, Überführung in ein Krankenhaus, Desinfektion.

Pest.

Seit 1916 (1 Fall) in Deutschland nicht vorgekommen.

Bei Verdacht oder Erkrankung sofortige Meldung, strengste Isolierung.

Pocken.

Art der Ansteckung: Pocken sind in Deutschland zu selten, um hier eingehend erörtert zu werden. Im Kriege und nach dem Kriege traten Erkrankungen auf; in den beiden letzten Jahren hatten wir keinen Pockenfall. Zudem kommt in Ländern mit obligatorischem Impfschutz meist nur die abgeschwächtere Form (Variolois) vor.

Erreger unbekannt, von sehr großer Widerstandsfähigkeit und enormer Virulenz. Übertragung von Mensch zu Mensch, besonders im sehr infektiösen ersten Stadium und auch indirekt durch oft lange Zeit vorher infizierte Gegenstände. Die Disposition für Pocken ist offenbar generell. Inkubation etwa 2 Wochen. Anzahl der Erkrankungen in Deutschland s. Tabelle S. 367.

Maßnahmen gegen die Verbreitung: Impfung. Reichsimpfgesetz vom 8. IV. 1874. Kinder müssen vor Ablauf des auf das Geburtsjahr folgenden Kalenderjahres mit Erfolg geimpft sein. Wiederimpfung im 12. Lebensjahr. Dauer des Impfschutzes etwa 10—12 Jahre. Bei Erkrankung sofortige Anmeldung. Sofortige strengste Isolierung; gründlichste Desinfektion der verlassenen Wohnung. Impfung der Ärzte, des Wartepersonals und der exponierten Individuen.

Wirkung des Impfzwanges s. Tabelle 3, S. 366.

Abhängigkeit des Krankheitsverlaufes vom Impferfolg s. Tabelle 4, S. 366.

Diphtherie.

Art der Ansteckung: Übertragung des Diphtheriebacillus durch Kontakt oder Hustentröpfchen auf empfängliche Personen. Infektionsquelle sind meist Bacillenträger oder Dauerausscheider. Inkubationszeit 5 Tage.

Maßregeln gegen die Verbreitung: Isolierung Erkrankter und Verdächtiger. Überführung in ein Krankenhaus, nur mit Einverständnis der Eltern.

Anmeldung der Erkrankung.

Bakteriologische Untersuchungen des Halsabstriches und besonders bei kleinen Kindern des Nasensekretes der Personen aus der Umgebung des Kranken. Bacillenträger.

Instruktion des Pflegepersonals.

Prophylaktische Impfung der Personen mit negativer Schickreaktion und aller Kinder aus der nächsten Umgebung durch intramuskuläre Injektion von 500 I.E. (nötigenfalls Rinderserum). Dauer des Schutzes etwa 3 Wochen.

Sofortige ausgiebige Serumbehandlung der Erkrankten mit hochwertigen Seren (etwa 5000—10000 I.E., halbe Dosis intramuskulär, halbe Dosis intravenös am ersten Tage, mit entsprechender Dosierung an den folgenden Krankheitstagen).

Täglich häufiges Mundspülen und Gurgeln der Kranken und ihrer Umgebung mit 1 proz. Wasserstoffsuperoxyd.

Isolierung, bis 3 malige bakteriologische Untersuchung des Rachenabstriches im Abstande von einigen Tagen, der keine Anwesenheit von Diphtheriebacillen ergibt.

Verbot des Schulbesuches, bis die bakteriologische Untersuchung die Abwesenheit von Diphtheriebacillen sichergestellt hat.

Die Geschwister sind ebenfalls für die Dauer der Krankheit vom Schulbesuche zu befreien, wenn der Patient zu Hause gepflegt wird.

Nach erfolgter Genesung gründliche Schlußdesinfektion.

Über weitere Maßnahmen wie Schließung von Schulklassen und Desinfektion von Klassenzimmern entscheiden die zuständigen Gesundheitsbehörden.

Encephalitis epidemica. Gehirnentzündung.

Art der Ansteckung: Als Erreger wird allgemein ein ultravisibles Virus angenommen, das Beziehungen zu dem Herpesvirus hat. Die Encephalitis tritt zeitlich gemeinsam mit der Grippe auf. Die Kontagiosität scheint gering zu sein. Die Art der Übertragung ist nicht bekannt.

Maßregeln gegen die Verbreitung: Meldung der Erkrankung.

Isolierung des Erkrankten oder Überführung in ein Krankenhaus, bei Kindern im Einverständnis mit den Eltern, und Desinfektion wie bei anderen infektiösen Krankheiten.

Übertragbare Genickstarre, Meningitis cerebrospinalis epidemica.

Art der Ansteckung: Der Erreger ist ein sehr wenig widerstandsfähiger Mikrokokkus. Er findet sich zu Zeiten der Epidemien häufiger im Nasenrachenraum auch gesunder Personen. Kokkenträger. Bei den Kranken ist er oft im Lumbalpunktat nachweisbar. Die Inkubation beträgt wenige Tage. Die Übertragung geschieht stets von Mensch zu Mensch, meist wohl durch Husten, Niesen (Tröpfcheninfektion). Letalität bis zu 80%. Bakteriologische Diagnose der Erkrankung durch Nachweis der Erreger im Lumbalpunktat. Feststellung der Kokkenträger durch Untersuchung des Rachenschleimes. Die Disposition ist nicht allgemein; überwiegend werden Kinder befallen.

Maßregeln gegen Verbreitung: Meldung bei Krankheit und Verdacht.

Isolierung der Kranken; Überführung in ein Krankenhaus, bei Kindern jedoch nicht gegen den Widerstand der Eltern.

Bakteriologische Untersuchung der Umgebung. Kokkenträger. Desinfektion der Ausscheidungen der Kranken und der Gebrauchsgegenstände. Schlußdesinfektion nach Verlassen der Wohnung.

Verbot des Schulbesuches der Kokkenträger und der Geschwister bis 14 Tage nach erfolgter Genesung oder Tod. Bakteriologische Untersuchung.

Kindbettfieber.

Art der Ansteckung: Infektion der Geburtswege nach der Geburt oder Abort durch Kokken; sehr selten auch durch Anaerobier. Gefahr der Pyämie.

Maßnahmen gegen die Verbreitung: Meldung, wenn die Temperatur nach Geburt oder Abort 38° übersteigt. Isolierung. Verhütung der Infektion der Geburtswege. Beaufsichtigung der Hebammen; für diese bestehen gesetzliche Vorschriften.

Epidemische Kinderlähmung, Heine-Medinsche Krankheit, Poliomyelitis anterior acuta.

Art der Ansteckung: Der Erreger ist wahrscheinlich ein sehr kleiner Mikroorganismus, der ziemlich resistent ist und wohl immer von Mensch zu Mensch übertragen wird. Bei der Übertragung spielen gesunde Zwischenträger und abortive Erkrankungsfälle eine große Rolle. Das Virus wurde oft in der Nasenpharynxschleimhaut nachgewiesen und die Infektion scheint überwiegend eine typische Tröpfcheninfektion zu sein. Inkubation durchschnittlich 1 Woche. Selbst Monate nach der Genesung beherbergen Kranke noch das Virus.

Es besteht keine allgemeine Empfänglichkeit; am meisten (90%) Kinder im 1.—5. Lebensjahr, am häufigsten im Sommer und Herbst.

Maßregeln gegen die Verbreitung: Meldung der Erkrankung.

Vollkommene Isolierung des Kranken mit seinem Pflegepersonal oder Überführung in ein Krankenhaus.

Laufende Desinfektion aller Ausscheidungen und Abgänge sowie Gebrauchsgegenstände des Kranken mit starken Desinfektionsmitteln.

Beobachtung des Auftretens von abortiven Formen in der Umgebung des Kranken. Geschwister werden vom Besuch der Schule ausgeschlossen; die Angehörigen über die Gefahr einer Übertragung aufgeklärt.

Nach eingetretener Genesung oder Verlassen der Wohnung gründliche Schlußdesinfektion.

Granulöse Augenentzündung, Trachom, Körnerkrankheit.

Art der Ansteckung: Der Erreger ist ziemlich widerstandsfähig, nicht sicher bekannt. Die Erkrankung verläuft sehr chronisch und führt oft zu schweren Veränderungen. Die Infektion geschieht durch Übertragung der Flüssigkeit des Bindehautsackes. In Deutschland 1926 2304 Fälle.

Maßregeln gegen Verbreitung: Nötigung der Kranken zu gewissenhafter Sorgfalt und Reinlichkeit.

Systematische zureichende Behandlung der Erkrankung. Ärztliche Kontrolle der Personen aus der Umgebung für lange Zeit.

Die Kranken erhalten eigene Waschgeschirre, Handtücher, Taschentücher usw.

Rückfallfieber, Febris recurrens.

Die bei uns nur vereinzelt durch Einschleppung verursachte Krankheit wird durch die Spirochaeta Obermeieri ausgelöst. Die Spirochäten werden durch Läuse übertragen; es erkranken deshalb meist verschmutzte und verlauste Individuen. Die Spirochäte ist während des Anfalles meist leicht im Blute nachweisbar. Inkubation 5—8 Tage.

Maßregeln gegen die Verbreitung: Isolierung. Salvarsanbehandlung der Erkrankten und Vernichtung der Überträger durch Entlausung und Desinfektion.

Anmeldung der Erkrankung.

Dysenterie (Ruhr).

Die bei uns heimische Ruhr wird im Gegensatz zu der in den Tropen häufigen Amöbenruhr von Bacillen verursacht; sie ist eine Erkrankung des Darmkanals, insbesondere der Dickdarmschleimhaut.

Die Erreger finden sich im Stuhl, nicht im Urin und im Blut. Sie sind sehr kälteempfindlich, und der Stuhl muß deshalb noch warm zur Untersuchung gebracht werden. Die schwere toxische Bacillenruhr wird von den Shiga-Kruse-Bacillen verursacht; die bei uns häufigeren Pseudoruhrfälle haben als Erreger den Bacillus Y oder Flexner.

Art der Ansteckung wie bei Typhus.

Maßregeln gegen die Verbreitung desgleichen. Schutzimpfung. Überwachung der Leichterkrankten und der Bacillenträger. Laufende Desinfektion am Krankenbett. Bekämpfung der Fliegen. Sonst wie bei Typhus.

Scharlach.

Der Erreger der Krankheit ist nicht mit Sicherheit bekannt. Streptokokken spielen sicher eine bedeutende Rolle.

Die Krankheit wird wohl meist von Mensch zu Mensch übertragen (Tröpfcheninfektion). Der Scharlacherreger ist resistenter als der Masernerreger und kann ebenfalls leicht durch Gegenstände und Personen übertragen werden.

Die Disposition ist keineswegs wie bei Masern eine generelle, sondern beträgt in unseren Gegenden etwa 10%. Am meisten diskoniert sind Kinder von 3—8 Jahren. Die Mehrzahl der Erkranpungen findet sich im Herbst und Winter. Inkubation durchschnittlich 3—6 Tage.

Maßregeln gegen die Verbreitung: Die Anmeldung der Erkrankung sollte im Hinblick auf die oft notwendige systematische Bekämpfung der Verbreitung nie versäumt werden.

Sofortige Isolierung des Erkrankten mit einer besonderen Pflegeperson; wenn irgend möglich Überführung in ein Krankenhaus in einem Krankenwagen; kein öffentliches Transportmittel.

Sofortige Absonderung der Geschwister und Ausschließung dieser von der Schule oder Kindergärten für mindestens 8 Tage bei vollkommener Isolierung. Befindet sich der Kranke in der Wohnung, so sind die Geschwister für die Dauer der Krankheit von der Schule und dem Besuche von Einrichtungen oder Veranstaltungen für Kinder fernzuhalten.

Die Isolierung der Kranken ist mindestens 6 Wochen lückenlos durchzuführen. Vom Besuche der Schule usw. sind sie noch für etwa 8 Wochen nach Eintritt der Genesung zu befreien. Geschwister sind erst nach Ablauf der Inkubationszeit (also 8 Tage) nach erfolgter Trennung vom Kranken und Schlußdesinfektion wieder zur Schule zuzulassen.

In Lebensmittelgeschäften usw. ist bei Eintritt einer Erkrankung eine vollkommene Absonderung einzuhalten und zu kontrollieren.

Belehrung der Umgebung über die Gefährlichkeit der Krankheit. Verteilung von belehrenden Druckschriften.

Laufende Desinfektion der Ausscheidungen und Absonderungen

der Erkrankten und gründliche Schlußdesinfektion nach Beendigung der klinischen Erscheinungen. Intramuskuläre Schutzimpfung der exponierten Kinder mit 5—10 ccm Rekonvaleszentenserum, Streptokokkenserum. Schutzdauer wenige Wochen. Nötigenfalls Serum von Erwachsenen injizieren, die früher Scharlach überstanden haben.

Ärztliche Kontrolle von Schulklassen oder Kindergärten, in denen Scharlachfälle vorkamen. Gegebenenfalls Prüfung der Scharlachempfänglichkeit nach DICK. Weitere Maßnahmen wie Schließung der Schule usw. ergeben sich von selbst.

Typhus abdominalis.

Art der Ansteckung: Infektionsquelle sind meist Nahrungs-, Genußmittel und Trinkwasser. Typhusbacillen sind gegen Austrocknung und äußerliche Schädigungen ziemlich widerstandsfähig und der Infektionsweg deshalb oft schwer erkennbar. Sehr häufig geht die Infektion von Bacillenträgern und Dauerausscheidern aus. Die ersteren sind meist ältere Personen, die letzteren außerdem überwiegend weiblichen Geschlechts. Die Typhusbacillen finden sich bei Kranken, Bacillenträgern und Dauerausscheidern oft massenhaft im Stuhl und Urin und werden von hier aus verschleppt. Inkubationszeit 2—3 Wochen.

Maßregeln gegen die Verbreitung: Sofortige Anmeldung bei Erkrankung und Verdacht. Gleichzeitig Isolierung des Kranken oder Verdächtigen oder Überführung in ein Krankenhaus mit gründlicher amtlicher Desinfektion der innegehabten Wohnung.

Bakteriologische Sicherung der Diagnose: Einsendung von Blut am besten in Galle in der 1. und 2. Woche zur Züchtung der Typhusbacillen; nach der 2. Woche Blut für die Gruber-Widalsche Reaktion. Von der 2. Woche an Einsendung von Stuhl und Urin zur Züchtung der Erreger. Sie gelingt in höchstens etwa 50 % der Fälle, negativer Ausfall kein Beweis gegen Typhus! Versandgefäße in den Apotheken kostenlos. Ermittlungen über die Infektionsquelle. Versuch der Feststellung von Bacillenträgern bzw. Dauerausscheidern durch Widal- und Stuhluntersuchung, evtl. Untersuchung des mit der Sonde entnommenen Duodenalsaftes. Prüfung der Trinkwasserversorgungsanlagen und gegebenenfalls Beschränkung in der Benutzung.

Isolierung der Erkrankten bis in zwei durch eine Woche getrennten Untersuchungen keine Bakterien mehr im Stuhl oder Urin sich nachweisen lassen. Werden 10 Wochen nach der Erkrankung noch Bacillen gefunden, so ist der Kranke als Bacillenträger zu behandeln und zu melden und über die Gefahren, die damit verbunden sind, aufzuklären und mit Anweisungen über sein Verhalten zu versehen.

Schulbesuch bis zur Genesung oder zum Tode der in der gleichen Wohnung befindlichen Kranken verboten. Zweckmäßig unterbleibt der Schulbesuch bis etwa 3 Wochen (längste Inkubationszeit) nach

Genesung oder Überführung der Kranken in ein Krankenhaus bzw. nach Schlußdesinfektion.

Eingehende Instruktion des Pflegepersonals über desinfektorische Maßnahmen, insbesondere Behandlung der Ausscheidungen des Kranken und der Gegenstände, die mit ihm in Berührung gekommen sind. Laufende bakteriologische Untersuchung der Personen aus der Umgebung des Kranken.

Wenn rechtzeitig möglich Schutzimpfung aller exponierten Personen. Impfstoff erhältlich im Institut für Infektionskrankheiten, Berlin, und Reichsgesundheitsamt.

Weitere bakteriologische Kontrolle der Genesenen über mindestens $1^1/_2$ Jahre erst in kürzeren etwa 14tägigen, dann in weiteren zeitlichen Abständen. Ebenfalls mehrmalige bakteriologische Kontrolle der Personen aus ihrer Umgebung.

Paratyphus.

Die Erkrankung wird verursacht durch den seltenen Paratyphusbacillus A, in den weitaus meisten Fällen aber durch den viel häufigeren Paratyphus B. Art der Ansteckung wie bei Typhus. Maßregeln gegen die Verbreitung desgleichen. Siehe auch S. 349.

Rotz.

Art der Ansteckung: Der Rotzbacillus findet sich als Krankheitserreger meist bei Pferden und wird von hier auf den Menschen übertragen. Die Krankheit ist heute sehr selten, aber sehr gefährlich infolge der hohen Mortalität.

Maßregeln der Bekämpfung: Meldung der Erkrankung. Isolierung oder Überführung in ein Krankenhaus. Sorgfältige laufende Desinfektion und Schlußdesinfektion. Unschädlichmachung der Infektionsquelle.

Lyssa, Tollwut, Hundswut.

Die Tollwut ist eine auf den Menschen übertragbare Erkrankung der Hunde und Wölfe, selten auch anderer Tiere wie Katzen usw. Der Erreger ist nicht sicher bekannt. Er ist sehr widerstandsfähig und wird ausschließlich durch den infektiösen Speichel wutkranker Tiere beim Biß übertragen. Die Tiere sind schon in der Inkubationszeit infektiös. Die Gefährlichkeit der Bißwunden ist von der Entfernung vom Zentralnervensystem abhängig und bei Kopfwunden am größten. Die Inkubation ist im Mittel 15—69 Tage, manchmal $1/_2$—2 Jahre. 1926 in Deutschland 4 Erkrankungen und 4 Todesfälle.

Maßregeln gegen Verbreitung: Meldung der Erkrankung sowie der Bißverletzung durch tolle oder tollwutverdächtige Tiere. Nach sofortigem Ausbrennen und Desinfizieren der frischen Wunde Überweisung des Gebissenen an ein Wutschutzinstitut.

Tollwütige und tollwutverdächtige Hunde sind sofort zu töten. Verhängung von Hundesperre und Maulkorbzwang. Benachrichtigung des Kreistierarztes. Der Kopf des tollen oder verdächtigen Hundes ist zur Feststellung der Diagnose sorgfältig in Sublimattücher verpackt durch Eilboten an das Wutschutzinstitut einzusenden.

Wutschutzinstitute sind vorhanden in: *Berlin*, Institut für Infektionskrankheiten (ROBERT KOCH), Berlin N; *Breslau*, Hygienisches Institut, Maxstr. 4; *Dresden*, Staatliche Lymphanstalt; *München-Schwabing*, Krankenhaus; *Nürnberg*, Allgemeines Städt. Krankenhaus; *Regensburg*, Krankenhaus der barmherzigen Brüder; *Straubing*, Weibliches Krankenhaus der Elisabethinerinnen; und Krankenhaus der barmherzigen Brüder; *Würzburg*, Luitpoldkrankenhaus.

Nahrungsmittelvergiftung, bzw. Fleisch-, Fisch- und Wurstvergiftung.

Es wird hierunter die nicht übertragbare Intoxikation durch verdorbene Nahrungsmittel oder Botulinustoxine, als auch Infektion mit den Bacillen der Paratyphus- und Enteritisgruppe durch Fleisch, insbesondere rohes Hackfleisch, Wurst usw., verstanden. Maßregeln gegen die Verbreitung. Genaue und eingehende Untersuchung der verdächtigen Nahrungsmittel auf ihren Zustand bzw. auf das Vorhandensein der obengenannten Erreger. Bei festgestellten Paratyphus- oder Enteritiserkrankungen im übrigen wie bei Typhus. Besondere Vorsicht bei Fleisch notgeschlachteter Tiere (s. S. 350).

Trichinose.

Art der Ansteckung: Der Erreger ist die Trichinella spiralis, die wohl meistens durch Ratten verbreitet wird. An ihnen infizieren sich Schweine, deren mangelhaft gekochtes Fleisch zu einer Infektion beim Menschen führt. Inkubation wenige Tage.

Maßregeln gegen die Verbreitung: Meldung der Erkrankung.

Laufende Kontrolle des Fleisches des Schlachtviehes durch Trichinenschau. Vermeidung von rohem nicht sicher als trichinenfrei befundenem Schweinefleisch.

Infektion mit Bangschen Bacillen, den Erregern des infektiösen Aborts der Rinder.

Art der Ansteckung: Die vorwiegend bei Männern auftretende Krankheit wird von Rindern auf die Menschen übertragen. Die Infektion geschieht bei der Wartung von Rindvieh (Bauern, Stallknechte, Tierärzte) oder durch Genuß roher Milch. Die Krankheit verläuft unter dem Bilde einer chronischen Febris undulans mit beträchtlichen Tagesschwankungen bei auffälligem subjektiven Wohlbefinden der Patienten. Diagnose leicht durch Gruber-Widalsche Reaktion, selten und umständlicher durch Züchtung der Keime aus dem Blute.

Maßregeln gegen die Verbreitung: Meldung, Aufklärung exponierter Personen, Abkochen der Milch. Vaccinbehandlung.

Tuberkulose.

Art der Ansteckung: Die Tuberkulose wird verursacht durch den gegen alle Einflüsse, sehr resistenten Kochschen Tuberkelbacillus. Die Übertragung geschieht durch Tröpfcheninfektion direkt von Mensch zu Mensch; es werden dabei von Kranken mit offener Tuberkulose kleinste tuberkelbacillenhaltige Sputumtröpfchen beim Sprechen oder Husten versprüht und so die Bacillen direkt in Atmungswege der Gesunden übertragen,

seltener wohl durch Einatmen tuberkelbacillenhaltigen Staubes;

durch Schmierinfektion, Küssen, Benutzung infektiösen Eßgeschirres, Taschentücher, Spielen auf unsauberem Fußboden usw.;

durch Genuß von Milch tuberkulöser Tiere.

Die Infektionsquelle ist für den einzelnen Fall meist sehr schwer auffindbar.

Maßregeln gegen die Verbreitung: Anmeldung. Die wichtigste Maßnahme ist die frühzeitige Diagnose der Krankheit und des Stadiums der Krankheit.

Kranke mit offener Tuberkulose sind immer als hochinfektiös zu betrachten und über diese gefährliche Eigenschaft eingehend aufzuklären. Die Maßnahme von entscheidender Bedeutung ist eine Erziehung dieser Kranken zu verantwortungsvoller Sorgfalt und entsprechendem Verhalten.

Die Kranken sollen zu peinlichster Sauberkeit angehalten werden. Die Art und Weise des Sammelns und Vernichtens ihres Sputums ist ihnen wiederholt und eingehend zu erklären. Nachlässigkeiten in dieser Hinsicht sind mit allen zur Verfügung stehenden Mitteln zu ahnden.

Die Kranken sollen zu Vorsicht und Zurückhaltung im Verkehr mit ihren Mitmenschen veranlaßt werden.

In ihrer Wohnung ist ihnen ein eigenes, luftiges Zimmer ohne überflüssige Möbel und ein eigenes Bett bereitzustellen. Sie sollen eigenes Eß- und Trinkgeschirr und Waschzeug haben. Ihre Kleider sind nicht von anderen zu tragen.

Bei mangelhafter Pflege, ungenügenden Unterkunftsverhältnissen oder vorgeschrittener Hilflosigkeit ist die Überführung in eine Anstalt angezeigt.

In jedem Falle von Tuberkulose der Lungen ist mit einem Auftreten der Bacillen im Sputum zu rechnen und dementsprechend zu verfahren.

Die Familienmitglieder und die Personen der Umgebung sind aufzuklären. Kinder sind aus der Umgebung der Kranken stets zu entfernen (Gefahr der Altertuberkulose, Übertragung Großeltern —Enkel). Die exponierten Personen sind ärztlich zu kontrollieren.

Tuberkulösen Personen, die berufsmäßig mit Kindern zu tun haben, ist diese Beschäftigung zu unterbinden.

Die Reinigung des Krankenzimmers ist zweckentsprechend anzuordnen und zu kontrollieren. Über die Art des Verkehrs mit den Kranken sind Anweisungen zu geben.

Nach eingetretenem Tode oder anderweitigem Verlassen der Wohnung sind Krankenzimmer und benutzte Gegenstände gründlich zu desinfizieren.

Milch, deren Freisein von Tbc.-Bacillen nicht sicher feststeht, ist stets zu kochen; ratsam ist, Kindern nur pasteurisierte Milch zum Genuß zu geben.

Weitgehende Instruktionen und Aufklärung über die Krankheit.

Syphilis (Lues venerea).

Art der Ansteckung: Der Erreger, die sehr wenig resistente Spirochaeta pallida, wird fast ausschließlich direkt von Mensch zu Mensch übertragen. Sehr selten kommen als Überträger infizierte Gegenstände in Betracht wie Tabakspfeifen usw. Inkubation durchschnittlich 21 Tage.

Maßregeln gegen Verbreitung: Persönliche Prophylaxe und Befolgung der Vorschriften des Gesetzes zur Bekämpfung der Geschlechtskrankheiten; s. S. 16.

Sofortige ausreichende Behandlung der Kranken und deren Belehrung über die Gefahr der Übertragung und ihre Folgen.

Gonorrhöe, Tripper.

Art der Ansteckung: Der Gonokokkus, ein kleiner gramnegativer Diplokokkus, wird meist direkt von Mensch zu Mensch, sehr selten mittelbar durch Gegenstände, übertragen. Er kommt nur beim Menschen vor und ist sehr wenig resistent und schwer züchtbar. Inkubation 2 Tage bis 1 Woche.

Maßregeln gegen Verbreitung: Persönliche Prophylaxe und Befolgung der Vorschriften des Gesetzes zur Bekämpfung der Geschlechtskrankheiten.

Behandlung der Kranken. Belehrung über Gefahr der Übertragung und deren Folgen.

Masern.

Der Erreger der Krankheit ist noch unbekannt. Sie wird wohl meist von Mensch zu Mensch durch Tröpfcheninfektion übertragen, und zwar vorwiegend von Erkrankten im katarrhalischen Prodromalstadium. Die Ansteckungsfähigkeit ist im Rekonvaleszenzstadium gering. Gesunde Zwischenträger spielen wohl keine große Rolle.

Die Krankheit ist am häufigsten bei Kindern im 2.—5. Lebensjahre; jenseits der Pubertät ist sie sehr selten. Inkubation 8—14 Tage.

Maßregeln gegen die Verbreitung: Frühdiagnose, (Kopliksche Flecke.)

Möglich frühzeitige Isolierung der Erkrankten und Verdächtigen, denn die Krankheit ist während der initialen katarrhalischen Erscheinungen am ansteckendsten.

Ausschluß von der Schule und von Kindergärten usw., auch der Geschwister.

Während der Erkrankung laufende Desinfektion der Gegenstände, die unmittelbar mit dem Kranken in Berührung kommen. Nach erfolgter Genesung Reinigungsbad und Desinfektion des Krankenzimmers, mindestens aber dessen gründliche Durchlüftung und Reinigung.

Entfernung gesunder Kinder (vor allem tuberkulosegefährdeter, schwächlicher Kinder) und deren Schutzimpfung mit Masernrekonvaleszentenserum (Dosis etwa 2—6 ccm eines am 7. fieberfreien Tage entnommenen Serums). Die Schutzwirkung dauert einige Wochen bis mehrere Monate.

Die Anmeldung der Erkrankung ist mit Rücksicht auf etwa notwendige Maßnahmen wie Schließung von Schulklassen und Kinderbewahranstalten durchaus angezeigt.

Kindergärten und Kinderbewahranstalten sind sorgfältig ärztlich zu überwachen.

Schulverbot für Geschwister und andere Jugendliche aus der Wohnung des Kranken für die Dauer von 14 Tagen (Inkubationszeit) nach der Trennung vom Kranken.

Pertussis (Keuchhusten).

Art der Ansteckung: Als Erreger wird der Bordet-Gengousche Keuchhustenbacillus angesehen, doch ist seine Bedeutung noch nicht völlig sichergestellt. Die Übertragung geschieht wohl in den weitaus meisten Fällen durch ausgehustete Sputumtröpfchen. Keuchhusten ist das Schulbeispiel für eine Tröpfcheninfektion. Die Möglichkeit einer indirekten Übertragung wird häufig bestritten und ist sicher sehr selten. Kinder sind im Alter von 1—7 Jahren besonders disponiert. Keuchhustenkranke Erwachsene zeigen fast stets nur leichte katarrhalische Erscheinungen; diese Fälle spielen vielleicht bei der Übertragung eine gewisse Rolle. Krankheitsdauer mehrere Wochen bis Monate; im Winter oft länger als im Sommer.

Maßregeln gegen die Verbreitung: Isolierung des Erkrankten, besonders in den ersten Stadien der Krankheit.

Instruktion der Eltern, Geschwister und Kinderwärterinnen, sich nicht anhusten zu lassen, erkrankte Kinder nicht zu küssen, den Auswurf sorgsam aufzufangen und unschädlich zu machen, das Eßgerät zu desinfizieren, Speisereste zu vernichten und den Verkehr mit gesunden Kindern zu vermeiden.

Ausschluß der erkrankten Kinder von Schulen, Kindergärten usw. bis 3 Wochen nach vollständiger Heilung.

Die Anmeldung von Erkrankungsfällen ist im Interesse etwa notweniger weiterer Bekämpfungsmaßregeln dringend anzuraten.

Grippe.

Art der Ansteckung: Erreger unbekannt. Die Seuche verbreitet sich in großen Zügen über ganze Kontinente oder die Erde. Es bestehen lange seuchenfreie Intervalle mit nur einzelnen sporadisch auftretenden Erkrankungen. Die Übertragung geschieht von Mensch zu Mensch meist durch Tröpfcheninfektion. Die allgemeine Empfänglichkeit und die große Kontagiosität bedingen die rasche und große Verbreitung. Die Inkubation ist ganz kurz, höchstens wenige Tage. Eine gewisse Immunität scheint zurückzubleiben.

Maßregeln gegen Verbreitung kommen bei der ungeheuer raschen Verbreitung der Seuche meist zu spät.

Meldung der Erkrankung in manchen Bundesländern vorgeschrieben. Isolierung des Erkrankten und Desinfektion seiner Ausscheidungen und Abgänge und der benutzten Gebrauchsgegenstände.

Beim Auftreten der Seuche Schließung von Schulen, Theatern; Verbot von Massenansammlungen. Impfung und chemische Bekämpfungsmethoden haben sich alle nicht bewährt. Auch sind keine zuverlässigen Vorbeugungsmaßregeln bekannt.

Malaria.

Die Malariaplasmodien finden sich im Blut des Menschen. Sie werden von der Anopheles-Stechmücke übertragen; eine Übertragung von Mensch zu Mensch ist nur möglich durch absichtliche Überimpfung des Blutes. (Paralyse therapie.) Die deutlich voneinander verschiedenen Erreger der 3 Formen der Malaria machen alle einen Entwicklungsgang in der Mücke durch. Die Empfänglichkeit scheint eine allgemeine zu sein. Inkubation 8—14 Tage.

Maßregeln gegen Verbreitung: Meldung der Krankheit, in einzelnen preußischen Kreisen, ebenso in Württemberg, Baden und Braunschweig vorgeschrieben.

Vernichtung der Mücken besonders in ihrem Larvenstadium durch Trockenlegung der Brutplätze. Behandlung der Kranken, aus deren Blut die Plasmodien in die Stechmücke gelangen. Schutz vor Mückenstich durch Schleier, Drahtgaze, Moskitonetze.

Persönliche Chininprophylaxe.

Sicherstellung der Diagnose durch mikroskopische Untersuchung des Blutes im dicken Tropfen. Desinfektion und Isolierung zwecklos.

Weilsche Krankheit, Icterus infectiosus.

Art der Ansteckung: Der Erreger der Krankheit ist die feine Spirochaeta icterogenes. Die Art der Übertragung der Spirochäte, die sehr häufig in Ratten vorkommt und im Urin der Rekonvaleszenten noch monatelang festgestellt werden konnte, ist unbekannt. In der ersten Zeit der Krankheit findet sich der Erreger im Blute. Nachweis auch durch Meerschweinchenversuch. Die Krankheit befällt fast ausschließlich das männliche Geschlecht.

Maßregeln gegen Verbreitung: Meldung der Erkrankung. Isolierung der Kranken oder Überführung in ein Krankenhaus. Desinfektion seiner Ausscheidungen, Abgänge und Gebrauchsgegenstände.

Tetanus.

Art der Ansteckung: Der sehr dauerhafte Sporen und ein starkes Toxin bildende Tetanusbacillus wächst streng anaerob und kommt fast überall in Straßenstaub und Gartenerde vor. Die Krankheit entsteht durch die Infektion von Verletzungen, in deren Tiefe anaerobes Wachstum möglich ist. Besonders gefährlich sind zerfetzte Wunden oder solche, die durch Stiche mit schmutzigen Instrumenten oder Holzsplittern verursacht sind. Die Inkubation beträgt 6—14 Tage.

Maßregeln gegen die Verbreitung bestehen ausschließlich in der rechtzeitigen Serumbehandlung gefährdeter Personen und einer ausreichenden chirurgischen Versorgung der Wunde, die als Eintrittspforte für Tetanusbacillen dienen kann.

Isolation und Desinfektion überflüssig.

Gasbrand.

Die Infektion mit dem Erreger des Gasbrandes und anderen ähnlichen Anaeroben (malign. Ödem, Rauschbrand) geschieht auf dem gleichen Wege wie die mit dem Tetanuserreger. Gasbrand kann zu septischen Prozessen führen und kommt im Anschluß an einen Abort vereinzelt vor. Behandlung der Kranken. Bekämpfungsmaßnahmen überflüssig.

Aktinomykose, Strahlenpilzkrankheit.

Art der Ansteckung: Der Erreger findet sich auf Gräsern, Heu und Getreidehalmen, von hier gelangt er durch den Mund in die Organe des Menschen.

Maßregeln gegen Verbreitung: Nur persönliche Prophylaxe.

Schweinerotlauf, Erysipeloid.

Art der Ansteckung: Der Erreger ist der Schweinerotlaufbacillus. Infektion beim Menschen meist an den Händen bei kranken Schweinen oder Schweinebacillenträger. Selten auch bei der Rotlaufimpfung. Inkubation 1—2 Tage.

Maßregeln gegen Verbreitung: Serumtherapie. Desinfektion. Vorsicht beim Umgang mit anderen Personen während der Erkrankung.

Ankylostomiasis, Wurmkrankheit.

Art der Ansteckung: Der Erreger, das Ankylostomum duodenale. dringt durch die intakte Haut ein. Die Eier entwickeln sich im Kot,

Maßregeln gegen die Verbreitung: Meldung der Erkrankung.

Fahndung nach Eiern im Kot der Arbeiter. Belehrung der Erkrankten. Evtl. Isolierung und Überführung in ein Krankenhaus.

Untersuchungsanstalten für bakteriologische Untersuchungen.

Institut für Infektionskrankheiten, Berlin N 39, Nordufer.

Hauptgesundheitsamt der Stadt Berlin, Berlin C 2, Fischerstr. 39.

Untersuchungsamt beim Auguste Victoria-Krankenhaus, Berlin-Friedenau, Canovastraße.

Untersuchungsamt für ansteckende Krankheiten, Charlottenburg 9, Neuer Fürstenbrunner Weg 13/15.

Medizinaluntersuchungsämter an den Hygienischen Universitätsinstituten in Berlin, Breslau, Frankfurt a. M., Göttingen, Greifswald, Halle, Kiel, Köln, Königsberg, Marburg, Freiburg, Heidelberg, Bonn, Würzburg, Erlangen, München, Jena, Gießen, Tübingen, Leipzig.

Staatliche Medizinaluntersuchungsämter in Breslau, Düsseldorf, Gumbinnen, Hannover, Koblenz, Magdeburg, Münster, Stade, Stettin, Trier, Erfurt und Bad Oeynhausen.

Staatlich-Hygienische Institute in Beuthen (O.-Schl.) und Landsberg a. d. Warthe.

Städtische Bakteriologische Untersuchungsanstalten in Barmen, Bochum, Dortmund, Duisburg, Elberfeld, Essen, Harburg, Wiesbaden.

Hygienisches Institut Gelsenkirchen.

Städtisches Gesundheitsamt Stettin.

Die Medizinaluntersuchungsämter in Hamburg, Bremen, Oldenburg, Gera, Gotha, Schwerin, Braunschweig, Dessau, Zwickau, Regensburg, Speyer, Württembergische Landesuntersuchungsanstalt.

Versandgefäße für Untersuchungsmaterial werden in Apotheken bereitgehalten und gegen ärztliche Bescheinigung kostenlos abgegeben. Ihre Beförderung erfolgt durch die Post. Sie werden frankiert von den Untersuchungsämtern verteilt. Für die verschiedenen Untersuchungsmaterialien werden meist verschiedene Gefäße oder Packungen verwendet: Röhrchen für Stuhl und Urin, Röhrchen oder Venülen für Wassermann, Capillaren, kleine Röhrchen oder Venülen für die Gruber-Widalsche Reaktion, Röhrchen mit Tupfer für Rachenabstriche, Röhrchen ohne Tupfer für Sputum, Lumbalpunktat, Eiter, Sekrete, Spezialröhrchen wie solche mit Galle oder Gallenvenülen für Blut bei Typhusverdacht usw. Den Packungen liegen Fragebogen bei, die seitens des Arztes sorgfältig auszufüllen sind; ungenügende Angaben erschweren den Untersuchungsämtern die Arbeit und machen oft eine zweckmäßige Bearbeitung des Materials unmöglich. Die Beförderung des vorschriftsmäßig entnommenen Materials hat auf dem raschesten Wege zu erfolgen.

Die **Gebühren der Medizinaluntersuchungsämter** sind gesetzlich festgelegt.

Bakteriologische und serologische Untersuchungen zur Feststellung von Infektionskrankheiten werden von den Medizinaluntersuchungsämtern mit Ausnahme der Wassermannschen Reaktion unentgeltlich ausgeführt, wenn sie von staatlichen Behörden, beamteten oder beauftragten Ärzten des zuständigen Bezirkes veranlaßt sind. Auch das von allen anderen Ärzten des zuständigen Bezirks eines Medizinaluntersuchungsamtes eingesandte Material wird gebührenfrei untersucht, wenn die Untersuchung im Interesse der Seuchenbekämpfung liegt bzw. zur Feststellung übertragbarer Krankheiten dient. Die Medizinaluntersuchungsämter erhalten hierfür vereinbarungsgemäß eine Pauschsumme (in Preußen von den Kreisen), die pro 1000 Einwohner und Jahr ca. 7,50 M. beträgt.

Im übrigen gelten folgende Gebührensätze:

Wassermannsche Reaktion bei Armenverbänden, Beratungs- und Fürsorgestellen und Behörden . . . Mindestsatz 3 M.

In allen anderen Fällen mindestens . . . . 6 „

Andere Reaktionen zum serologischen Luesnachweis entsprechende Sätze.

Herstellung von Vaccin, Impfstoffen usw. . . . . 6 „

Gebührensätze.

I. Bakteriologische Untersuchungen menschlicher Krankheitsstoffe zu diagnostischen Zwecken:

    a) Prüfung der agglutinierenden Wirkung des Blutserums . . . . 3 M.

    b) Nur mikroskopische Untersuchung auf Krankheitserreger . . . . 3 „

    c) Kulturelle Untersuchung einschließlich der erforderlichen mikroskopischen Agglutinations- und sonstigen Prüfungen . . . . 6 „

    d) Mikroskopische Untersuchung von Schnittpräparaten auf Krankheitserreger, bösartige Gewebselemente usw., je nach der Schwierigkeit der Untersuchung . 6—15 „

II. Bakteriologische Untersuchung von Wässern, je nach der Schwierigkeit der Untersuchung . . . . 5—20 „

III. Bakteriologische Untersuchung von Nahrungs- und Genußmitteln:

    a) Bestimmung des Keimgehaltes von Milch und Fleisch . . . . 6 „

    b) Untersuchung von Nahrungsmitteln usw. (Milch, Fleisch, Konserven, Gemüsen, Früchten usw.) auf krankheitserregende Bakterien und ihre Gifte, je nach der Schwierigkeit der Untersuchung . . . . . 9—20 „

IV. Untersuchung von Gebrauchsgegenständen auf krankheitserregende Bakterien, je nach der Schwierigkeit der Untersuchung . . . . 15—25 „

Die Vergütung für das Versandmaterial sind in die Gebühren eingeschlossen. Porto wird berechnet. Besondere Gebühren bei Untersuchungen, die Tierversuche nötig machen oder einen besonderen Arbeits- oder Kostenaufwand bedingen. Auf Gutachten finden die jeweiligen Bestimmungen über die Gebühren der Medizinalbeamten Anwendung. Untersuchungen, die dazu erforderlich sind, unterliegen der vorgesehenen Gebühren.

Impfstoffe.

Die Impfstoffe bestehen aus einer Aufschwemmung abgeschwächter oder abgetöteter Keime. Die Anzahl der Keime pro Kubikzentimeter ist auf den Packungen meist angegeben; ebenso Dosierung und Art der Anwendung. Allen Impfstoffen sind Konservierungsmittel zugesetzt (Phenol, Kresol, Chinosol, Yatren, Formaldehyd, bei Pockenlymphe Glycerin). Die Impfstoffe sind von verschiedener Haltbarkeit. Es sollen deshalb nach Möglichkeit frische Impfstoffe zur Verwendung kommen. Einzelheiten über Herstellung und Verwendung müssen der Spezialliteratur entnommen werden. Es folgt hier eine Aufstellung der gebräuchlichsten Impfstoffe.

Pockenlymphe wird in den staatlichen Lymphgewinnungsanstalten oder in privaten Betrieben hergestellt. Sie ist staatlich geprüft und kommt in Packungen für 1—100 Impfungen in den Handel. Die Lymphe ist nicht unbegrenzt haltbar und soll jedesmal frisch bezogen werden; angebrochene Packungen sind für spätere Benutzung zu verwerfen.

Tuberkuline werden diagnostisch und therapeutisch verwendet. Einzelheiten über die verschiedenen Verfahren müssen der Spezialliteratur entnommen werden. Den einzelnen Präparaten liegen meist Gebrauchsanweisungen bei. Vorsicht bei therapeutischer Anwendung.

Choleraimpfstoff, 500—1000 Millionen Keime pro Kubikzentimeter. 2—3 subcutane Impfungen: erste 0,5, zweite und dritte je 1,0 ccm in mindestens 5tägigem Abstand.

Typhusimpfstoff, meist 50 Millionen Keime. 2—3 subcutane Impfungen: erste 0,5, zweite und dritte je 1 ccm in Abständen von 7—10 Tagen.

Paratyphus und Typhus + Paratyphus (gemischt) Impfstoffe wie Typhus.

Coliimpfstoff, wechselnder Keimgehalt. Zweckmäßig Herstellung von Autovaccin. Dosierung mit Berücksichtigung der Erkrankung und des Keimgehaltes des Impfstoffes.

Dysenterie. Es kommen Impfstoffe in den Handel, die nur Shiga-Kruse- oder Flexner- oder Y- usw. Keime enthalten oder die eine Mischung dieser Keime darstellen. Dosierung: Subcutane Impfung von erstens 250 Millionen Keimen, dann 1—2mal 500 Millionen in Abständen von 1—2 Wochen. Der Wert der Schutzimpfung gegen Ruhr ist sehr umstritten.

Gonokokkenvaccin zur diagnostischen und therapeutischen Verwendung mit wechselndem Keimgehalt.

Keuchhustenvaccin, in Deutschland selten gebraucht. Prophylaktische und therapeutische Anwendung. Dosierung usw. s. Spezialliteratur.

Kokkenvaccin. Es werden meist Autovaccine angefertigt. Dosierung nach Keimgehalt und Art der Erkrankung bzw. Reaktion.

Schutz- und Heilsera.

Sera können prophylaktisch zur Erzielung einer Immunität bei drohender Infektion (Schutzserum) und therapeutisch bei bestehender Erkrankung zur Unterstützung der Heilungsvorgänge (Heilserum) angewandt werden. Sie werden durch Behandlung von Tieren und den Bakterientoxinen oder mit den Keimen in Form einer experimentellen Infektion gewonnen.

Je nach ihrer Herstellung und ihrer Wirkungsweise bezeichnet man die Sera als vorwiegend antitoxisch oder antibakteriell bzw. bactericid. Antitoxische Sera binden die Toxine im Organismus, begünstigen dessen Abwehrkräfte, bactericid wirken sie direkt auf die Erreger. Diese beiden Wirkungen sind oft kombiniert.

Sämtliche im Handel befindlichen Schutz- und Heilseren werden staatlich geprüft und kontrolliert auf

Unschädlichkeit, Wirkungswert, bakterielle Verunreinigungen, Konservierungsmittel, Eiweißgehalt (Höchstgrenze 12%).

Der Wirkungswert wird bezeichnet mit A.E. (Antitoxineinheit). Der Antitoxingehalt wird mit Standardantitoxinen verglichen. Die Prüfung geschieht durch Toxin-Antitoxinreaktion im Reagensglas und besonders durch Tierversuche. Es wird weiterhin der Termin festgestellt, bis zu welchem das Serum Verwendung finden darf.

Diphtherieheilserum, 1 A.E. (internationale Einheit) neutralisiert eine Gifteinheit (G.E.). Eine G.E. stellt das Hundertfache einer für ein Meerschweinchen von 250g in 4 Tagen tödlichen Dosis dar (Dosis letalis minima). Die Sera enthalten in 1 ccm 400—2000 A.E.

Anwendung intramuskulär in möglichst großen Dosen so frühzeitig wie möglich. Prophylaxe und Heilserum zur Erzielung eines sofortigen Schutzes mit Rinder- oder Hammelserum. 600—1000 A.E. Dauer des Schutzes ca. 20 Tage.

Aktive Immunisierung mit Toxin-Antitoxingemischen oder durch Formaldehyd entgiftete Toxine (Anatoxine). Die Gemische sind neutral oder enthalten einen geringen Antitoxinüberschuß.

Diphtherieserum zur diagnostischen Schickreaktion. Gebrauchsanwendung liegt den Packungen bei.

Tetanusheilserum. Zum Schutz Injektion von 2000—5000 A.E. Bei ausgebrochenem Tetanus sehr große Dosen.

Dysenterieserum. Zur Prophylaxe und Therapie.

Scharlachheilserum. Schutzdosis 5—10 ccm intramuskulär und intravenös, Heildosis 25—50 ccm intramuskulär und intravenös, gegebenenfalls wiederholt bis zur Entfieberung.

Scharlachtoxin zur Dickprobe 0,1 ccm intracutan.

Meningokokkenheilserum. Therapeutisch 20—40 ccm intralumbal, prophylaktisch 10—20 ccm intramuskulär.

Weiterhin werden noch Gonokokken-, Streptokokken-, Staphylokokken-, Coli-, Milzbrand-, Cholera-, Pest-, Rotlaufsera hergestellt.

Serumkrankheit.

Die Möglichkeit ihres Auftretens ist keine Kontraindikation für eine Serumbehandlung. Selbst schwere Serumkrankheit klingt meist rasch ohne Folgen ab.

Vor einer Serumbehandlung sicherstellen, ob der Patient früher schon Serum eingespritzt erhielt oder an Idiosynkrasien, Asthma, Urticaria usw. leidet. Evtl. Feststellung der Empfindlichkeit mit einer Intracutanprobe (Serum: NaCl = 1 : 10). Bei Überempfindlichkeit keine endovenöse Injektion.

Die Serumkrankheit tritt in zwei verschiedenen Formen auf:

1. als sehr seltene sofortige Reaktion. Shock, Kreislaufschwäche, Behandlung mit Adrenalin;

2. Serumkrankheit nach 8—9 Tagen. Shock, Kreislaufschwäche nach endovenöser Injektion.

2—4 Stunden vor der Verabfolgung Injektion von ca. 1 ccm Serum.

Innerhalb der ersten 6 Tage nach der ersten Seruminjektion vermögen wiederholte Injektionen keine Serumkrankheit hervorzurufen (wichtig für Di.-Behandlung mit mehreren Seruminjektionen).

Bei der eigentlichen Serumkrankheit Adrenalin, Calciumpräparate, Eigenblutinjektion.

Desinfektion.

Von

A. Kappus, Göttingen.

Allgemeines.

Über die Methoden einer gründlichen und vollständigen Vernichtung lebender Krankheitserreger sind im Jahre 1907 vom Reiche entsprechende Vorschriften erlassen worden. Diesen Vorschriften schlossen sich die Länder in ihren Verfügungen an und erließen in den folgenden Jahren ergänzende Zusatz- und Ausführungsbestimmungen.

Die folgende Darstellung schließt sich dem Beschluß des Bundesrates von 1907 und den preußischen Ministerialerlässen von 1921 und 1922 an.

Zweck und Ziel.

Desinfektorische Maßnahmen sind: Vollständige und schnelle Abtötung der Krankheitskeime unter Berücksichtigung ihrer Widerstandsfähigkeit der in Frage kommenden Erreger und der Art und Weise ihrer Verbreitung.

Bei der Ausführung dieser Maßnahmen ist Einfachheit, Billigkeit und Schnelligkeit anzustreben, neben weitestgehender Schonung der zu desinfizierenden Objekte und geringster Belästigung der betroffenen Personen.

Die Schwierigkeiten in der Praxis ergeben sich durch den notwendigen Ausgleich dieser oft entgegengesetzten Forderungen.

Der Zeitpunkt der Desinfektion.

Fortlaufende Desinfektion, Desinfektion am Krankenbett. Mit Beginn der Erkrankung muß eine zielbewußte Desinfektion der infektiösen Ausscheidungen und Gegenstände einsetzen, damit nach Möglichkeit keine lebenden Erreger aus dem Krankenzimmer herauskommen. Sie verringert wesentlich die während der Krankheit vom Kranken ausgehende Infektionsgefahr und ist die unerläßliche Vorarbeit zu einer gegebenenfalls nötigen Schlußdesinfektion. Über die Art und die Bedeutung der desinfektorischen Maßnahmen sind Kranke und Pflegepersonal vom Arzt zu unterweisen. Es empfiehlt sich die Verteilung von Druckschriften. Der Arzt hat die Durchführung seiner Anweisungen auf das genaueste zu verfolgen.

Schlußdesinfektion. Sie bezweckt die Abtötung der nach Ablauf der Krankheit im Krankenzimmer an den Gebrauchsgegenständen zurückgebliebenen Krankheitserreger. Art und Ausführung hängt von der vorliegenden Krankheit ab.

Desinfektionsordnung.

Die Desinfektion hat unverzüglich nach dem Eintreffen der Anmeldung zu erfolgen. Bei der Schlußdesinfektion ist darauf hinzuwirken, daß der Genesene das Krankenzimmer erst kurz vor Beginn der Desinfektion zu einem Bade und Wechseln der Bekleidung verläßt, daß fernerhin die fraglichen Räume unverändert und ungeheizt den Desinfektoren zu überlassen sind unter Zurücklassung aller Gegenstände, die sich in den Räumen befanden, und der Objekte, die mit dem Kranken in Berührung kamen (Kleider des Pflegepersonals, Geschirre, Wäsche und Handtücher des Kranken u. a. m.).

Der Umfang der Desinfektion richtet sich nach der Anzahl der von dem Kranken selbst oder bei seiner Pflege benutzten Räume und auch danach, ob anzunehmen ist, daß schon Krankheitskeime verschleppt sind. Die Ausdehnung der Desinfektion soll vom behandelnden oder beamteten Arzt den Desinfektoren angegeben werden.

Ausführungen der Desinfektion.

Die Ausführungen der Desinfektion haben nicht schematisch zu geschehen, sondern es sind bei ihr zu berücksichtigen:

1. die Art der Übertragung der vorliegenden Krankheit und die sich hieraus ergebenden Schutzmaßregeln;

2. die Ausscheidungsart der Krankheitserreger;

3. die Widerstandskraft der Krankheitserreger;

4. die besonderen örtlichen Verhältnisse;

5. Leistungsfähigkeit und Kosten der einzelnen Desinfektionsverfahren.

Eine Ausdehnung der desinfektorischen Maßnahmen auf infektiöse Personen, wie Dauerausscheider und Bacillenträger, ist anzustreben.

Gesetzliche Bestimmungen.

Die Ausführung der Desinfektion hat nach den Vorschriften zu geschehen, die 1907 zuerst für die gemeingefährlichen Krankheiten aufgestellt wurden, die in Preußen mit den Desinfektionsanweisungen vom 28. August 1905 auf die übrigen meldepflichtigen übertragbaren Krankheiten ausgedehnt wurden. Ähnliche oder gleichlautende Vorschriften bestehen in allen deutschen Bundesstaaten. Diese Anweisungen wurden später, in Preußen 1921 (V. W. S. 191) und 1922 (V. W. S. 59) dem gegenwärtigen Stande der Wissenschaft angepaßt. In diesen amtlichen Anweisungen werden die Desinfektionsmittel und die Anwendung dieser Mittel im einzelnen genannt. Fernerhin werden Anweisungen für die Desinfektion bei Tuberkulose, Diphtherie, Scharlach, Genickstarre, Typhus, Ruhr und Körnerkrankheit gegeben.

Die Beaufsichtigung des Desinfektionswesens gehört zu den Obliegenheiten des Kreisarztes, die Anordnung der Desinfektion zu dem Pflichtenkreis der Ortspolizeibehörde.

Bei der Anordnung der Desinfektion ist so weit irgend möglich den Wünschen der behandelnden Ärzte Rechnung zu tragen. Es ist diesen Gelegenheit zu geben, in Fällen, in denen ihnen eine Desinfektion notwendig erscheint, die Entsendung einer in der Desinfektion ausgebildeten Schwester oder des Desinfektors beim Gemeindevorstand zu veranlassen sowie sie mit der Entnahme und dem Versand des bakteriologischen Untersuchungsmaterials zu beauftragen. Das Ergebnis der Untersuchung ist dem behandelnden Arzt vom Medizinaluntersuchungsamt mitzuteilen.

Bei der Desinfektion ist hinfort der Hauptnachdruck auf die laufende Desinfektion während der Krankheit zu legen. Sie soll, wenn möglich, von einer in einer staatl. Desinfektorenschule ausgebildeten Pflegeperson durchgeführt werden. Kann eine solche nicht dauernd am Krankenbette tätig sein, so hat sie die Anleitung und Überwachung der laufenden Desinfektion zu übernehmen. Die Überwachung besteht darin, daß in regelmäßigen, wenn möglich in 2—3-tägigem Abstande, die Desinfektionslösungen hergestellt werden und die den Kranken pflegende Person über deren Verwendung und die zu beobachtenden Vorsichtsmaßregeln eingehend belehrt wird. Gleichzeitig ist festzustellen, ob die Desinfektion vorschriftsmäßig ausgeführt wird. Wenn es die behandelnden Ärzte für notwendig halten, hat die Schwester oder der Desinfektor die Desinfektion der Abgänge des Kranken nötigenfalls am Krankenbett selbst vorzunehmen, vorausgesetzt daß der Haushaltungsvorstand oder dessen Stellvertreter damit einverstanden ist, daß der Desinfektor das Krankenzimmer betritt. Bei ihrer Berufstätigkeit unterstehen die Desinfektoren der Aufsicht des Kreisarztes, und sie sollen den Wünschen des behandelnden Arztes Rechnung tragen. Sie haben sich jeglicher Eingriffe in die Behandlung und jeglicher Kritik der ärztlichen Anordnungen zu enthalten, widrigenfalls ihnen der Berechtigungsschein entzogen werden kann.

Es ist anzustreben, daß die Desinfektionsmittel von den Kommunen oder Kommunalverbänden beschafft und für die laufende und Schlußdesinfektion zur Verfügung gestellt werden. Nach Möglichkeit sollen die Kosten ganz aus den öffentlichen Mitteln bestritten werden, wo dies nicht der Fall ist, sind sie später vom Haushaltungsvorstande einzuziehen.

Die *Schlußdesinfektion* ist in jedem Falle nach den in den Desinfektionsanweisungen gegebenen Vorschriften durchzuführen. Sie ist unverzüglich nach der Meldung der Verbringung des Kranken

in ein Krankenhaus, der Genesung oder des Todes von der Ortspolizeibehörde anzuordnen.

Die in den gesetzlichen Vorschriften genannten Desinfektionsmittel
sind weiter unten angeführt, ebenso ihre Verwendungsweise. Auch
auf die Desinfektion der Abscheidungen, der vom Kranken benutzten
Gegenstände und die hierzu in Frage kommenden Verfahren wird
später eingegangen werden.

Desinfektionsmittel.

Von der überaus großen Zahl der im Verkehr befindlichen Desinfektionsmittel sollen hier nur die meist gebräuchlichen, stets erhältlichen und in der großen Praxis bewährten angeführt werden.
Es sei ausdrücklich bemerkt, daß es außer diesen noch zahlreiche
andere, besonders für spezielle Zwecke durchaus empfehlenswerte
gibt, die hier aus Gründen der Raumersparnis nicht genannt werden
können.

Desinfektion durch **physikalische Mittel:**

Hitze. Verbrennen ist bei wertlosen Gegenständen anwendbar,
läßt sich aber jedoch nicht immer leicht durchführen. Steht im
Krankenzimmer ein Ofen, so sind die Schwierigkeiten meist behoben;
es soll dann *vor* dem Verbrennen der infizierten Gegenstände ein
kräftiges Feuer entfacht werden, und die oft schwer brennbaren
Gegenstände, wie feuchte Verbandstoffe usw., sollen in diesem Feuer
vernichtet werden. Wegen der Wärmeentwicklung im Sommer oft
nicht anwendbar. Es ist darauf zu achten, daß keinesfalls unver-
brannte Reste im Ofen zurückbleiben.

Trockene Hitze von 70—80°. Anwendbar für empfindliche Gegenstände, die durch Dampf oder flüssige Desinfektionsmittel beschädigt
werden, wie Ledersachen, Pelze, Bücher, empfindliche Kleidungsstücke usw. Die Temperatur von 70—80° muß 24 Stunden einwirken; für diese Desinfektionsweise sind besondere Apparate mit
Gasheizung und zuverlässiger Wärmeregulierung erforderlich. Die
Desinfektion mit trockener Hitze von 70—80° läßt sich deshalb nur
in großen Desinfektionsanstalten durchführen.

Über 150°. Zweckmäßig zur Desinfektion und Sterilisation von
Glassachen, Instrumenten, Geschirren (soweit sie nicht aus Zinn be-
stehen), Porzellan. Die Desinfektion läßt sich nur in besonderen
Apparaten durchführen.

Siedendes Wasser. Geeignet zur Desinfektion von waschbaren
Kleidungsstücken, Bettwäsche, Unterwäsche und von Gegenständen
aus Glas, Porzellan, Metall usw. Die Wäsche darf nicht stark ver-
schmutzt sein, insbesondere nicht mit Blut; Glas und Porzellan sind
in das kalte Wasser einzulegen und mit ihm zu erwärmen. Dem
Wasser ist zweckmäßig Soda zuzugeben. Man löst die Soda vor dem
Einlegen der Gegenstände; die Konzentration soll 2 % betragen. Alle
Gegenstände müssen von dem Wasser bzw. der Sodalösung während

des Siedens vollständig bedeckt sein. Die Einwirkungszeit beträgt $^1/_4$ Stunde vom Beginn des Siedens an gerechnet.

Heißer Wasserdampf. Anwendung in besonderen Dampfdesinfektionsapparaten. Je nach dem Druck, unter dem der Dampf in Anwendung kommt, unterscheidet man:

1. Apparate mit Atmosphärendruck, Temperatur des Dampfes ca. 100°;

2. Apparate mit Unterdruck, Temperatur des Dampfes unter 100°;

3. Apparate mit Überdruck, Temperatur des Dampfes über 100°.

1. Bei den Apparaten mit Atmosphärendruck durchströmt der in einem Kessel entwickelte Dampf ohne Druckerhöhung den Desinfektionsraum. Bei kleinen Modellen ist gewöhnlich der Dampfentwickler unterhalb des Desinfektionsraumes angebracht, und der Dampf durchströmt den Raum von unten nach oben. Bei größeren Apparaten sind die Kessel getrennt angeordnet, und der Dampf wird mit einer Rohrleitung dem Desinfektionsraum zugeführt. Sie soll oben einmünden, damit die Luft schneller verdrängt werden kann. Diese Apparate arbeiten fast alle mit einer geringen Druckerhöhung. Zur Kontrolle der vollständigen Verdrängung der Luft ist im Abstrom ein Thermometer anzubringen. Es soll die dem Druck des gesättigten Dampfes entsprechende Temperatur zeigen.

Bei einem Barometerstand

von	780	mm ist die Siedetemperatur des Wassers					100,7°
,,	770	,,	,,	,,	,,	,,	100,4°
,,	760	,,	,,	,,	,,	,,	100,0°
,,	750	,,	,,	,,	,,	,,	99,6°
,,	740	,,	,,	,,	,,	,,	99,3°
,,	730	,,	,,	,,	,,	,,	98,9°
,,	720	,,	,,	,,	,,	,,	98,5°
,,	710	,,	,,	,,	,,	,,	98,1°
,,	700	,,	,,	,,	,,	,,	97,7°
,,	690	,,	,,	,,	,,	,,	97,3°
,,	680	,,	,,	,,	,,	,,	96,9°

In hochgelegenen Orten *kann* also die Temperatur von 100° für den abströmenden Dampf bei mittlerem Luftdruck nicht erreicht werden, da eine Höhenzunahme von 110 m eine Abnahme der Siedetemperatur um etwa 0,4° bedingt.

2. Die Apparate mit Unterdruck finden praktisch nur selten Verwendung und sind den beigegebenen Gebrauchsvorschriften entsprechend in Betrieb zu nehmen.

3. Apparate mit gespanntem Dampf. Fast alle großen Apparate arbeiten mit etwas Überdruck. Die folgende Tabelle gibt die den Überdrucken entsprechenden Siedetemperaturen des Wassers an:

1,0 Atm.	0,0 Atm. Überdruck		100,0°
1,1 „	0,1 „	„	102,3°
1,2 „	0,2 „	„	105,2°
1,3 „	0,3 „	„	107,5°
1,4 „	0,4 „	„	109,7°
1,5 „	0,5 „	„	111,7°
1,6 „	0,6 „	„	113,7°
1,7 „	0,7 „	„	115,5°
1,8 „	0,8 „	„	117,3°
1,9 „	0,9 „	„	119,0°
2,0 „	1,0 „	„	120,6°
3,0 „	2,0 „	„	134,0°
4,0 „	3,0 „	„	144,0°

Diese Zahlen müssen zusammenstimmen, wenn der Apparat vorschriftsmäßig arbeitet. Ist der Druck höher, als der Temperatur entspricht, so ist noch Luft im Apparat, ist die Temperatur relativ zu hoch, so ist der Dampf „überhitzt". In beiden Fällen ist die Desinfektionswirkung erheblich eingeschränkt.

Die Druckerhöhung beträgt gewöhnlich nur wenige Zehntel Atmosphären. Aber auch dann muß darauf geachtet werden, daß die Türen gut abgedichtet sind und die Ausführung des Apparates solide und zuverlässig ist.

Die Vorzüge der Apparate mit Überdruck sind Billigkeit im Betrieb, einfache Bedienung, Unabhängigkeit von der Höhenlage des Ortes, rasche und höhere Wirkung.

In der Praxis werden im allgemeinen kleine Apparate mit frei strömendem, größere mit leicht gespanntem Dampf betrieben.

Einzelheiten über die Aufstellung und Betriebsführung der Apparate s. S. 422 unter Desinfektionsanstalten.

Licht. Die am stärksten wirksamen Lichtstrahlen sind kurzwellige ultraviolette Strahlen, die selbst resistente Sporen in wenigen Minuten abtöten. Diese starke Bactericidie des ultravioletten Lichtes wird zu Trinkwassersterilisation verwendet. In der großen Praxis kann die Desinfektion mit ultraviolettem Licht keine Rolle spielen, weil die Apparate zu seiner Erzeugung teuer in Anschaffung und Gebrauch sind. Die keimtötende Wirkung des Sonnenlichtes ist zu praktischer Desinfektion unbrauchbar.

Gasförmige Desinfektionsmittel.

Ozon O_3. Eine Modifikation des Sauerstoffs von stechendem, eigenartigem Geruch, starkem Oxydations- und gutem Keimtötungsvermögen. Auf trockene Bakterien als Gas unwirksam. Praktisch verwendbar zur Trinkwassersterilisation; in das Trinkwasser wird hierzu frisch bereitetes O_3 eingeleitet.

Chlor. Das gasförmige Chlor wird ebenfalls nur zur Entkeimung von Trinkwässern praktisch verwendet. Hierzu genügen meistens

0,5 mg pro Liter; doch ist die optimale Dosis stark von der chemischen Zusammensetzung des Wassers abhängig. Die kleinen Mengen des zugeführten Chlors verändern den Geschmack und die technische Brauchbarkeit des Wassers nicht. Siehe Seite 155.

Formaldehyd kommt in ca. 38proz. Lösung als Formol in den Handel. Lösung und Verdünnung sind gut verschlossen und im Dunkeln aufzubewahren. Formol wird mit der Zeit durch Bildung von Kondensationsprodukten (Paraldehyd) unwirksam; dieses fällt in kleinen weißen Flocken aus. Die hierdurch in ihrer Haltbarkeit begrenzten Formollösungen sind in frischem Zustande wasserklar, farblos und riechen stechend nach dem leicht flüchtigen Formaldehyd, der die Schleimhäute der Atemorgane und der Augen reizt. Formol findet in der Desinfektionspraxis als flüssiges Mittel in ca. 1proz. Lösung und gasförmig Verwendung; s. S. 410, 419.

Flüssige Desinfektionsmittel.

Ätzkalk (Kalkmilch). Frisch gebrannter Kalk wird in großem Gefäß (Eimer) sehr langsam mit ca. der halben Menge Wasser versetzt. Er zerfällt unter starker Erhitzung zu Pulver, von dem 1 l mit 3 l Wasser verrührt eine zur Desinfektion brauchbare Kalkmilch ergibt. Es kann auch aus einer Kalkgrube nach Entfernung der unbrauchbaren oberflächlichen Schicht die nötige Menge entnommen und mit der dreifachen Menge Wasser zu Kalkmilch verrührt werden. Die Kalkmilch ist stets frisch bereitet zu verwenden und vor dem Gebrauch nochmals gut zu vermischen. Beim Rühren größte Vorsicht nötig, schwere Augenverätzungen möglich.

Zur Desinfektion von Wänden sowie von Lehm- und Steinfußböden ist sie unverdünnt zu verwenden. Zusatz von etwas Schmierseife läßt den Anstrich an rauhen (Stall) Wänden usw. besser haften.

Stuhlgänge, Erbrochenes werden zu gleichen Teilen mit Kalkmilch vermischt und mehrere Stunden stehen gelassen. Abortgruben s. unten.

Chlorkalk. Weißes Pulver von stark ätzendem Geruch (geruchlos unbrauchbar), das sich unter der Einwirkung von Licht und Wärme leicht zersetzt, geringe Haltbarkeit besitzt und stets in gut verschlossenen Flaschen im Dunkeln aufbewahrt werden muß.

Anwendung: Als Pulver, zur Desinfektion *flüssiger* Stuhlgänge, 2 gehäufte Eßlöffel auf $^1/_2$ l Stuhlgang, nach gutem Durchmischen 20 Minuten stehen lassen.

Als Chlorkalkmilch, 1 Tl. Chlorkalk auf 5 Tle. Wasser (in verschlossenen Gefäßen aufzubewahren), zu gleichen Teilen mit dem Stuhlgang vermischen, $^1/_2 - 1$ Stunde stehen lassen.

Als Chlorkalklösung, 2 Tle. Chlorkalk mit 100 Tln. Wasser übergossen und gut verrührt. Klare Lösung abgießen; zum Waschen beschmutzter Hände, Fußböden, Aborte, zum Tränken von Leichentüchern oder zum Reinigen von Rinnsteinen und leeren Abortgruben.

Sublimat. Quecksilberchlorid. Wirksame Verdünnung je nach der Widerstandskraft und der Einwirkungsdauer 1 : 1000 bis 1 : 5000. Die meisten sporenlosen Bakterien werden in wenigen Minuten abgetötet; klare, geruchlose Lösung; Vorsicht in der Handhabung. Eine schwache Rotfärbung von Sublimatlösung zur leichten Erkenntlichkeit und Vermeidung von Verwechslungen hat sich in der Praxis bewährt. Sie geschieht am besten mit etwas Eosin; zweckmäßig ist die Verwendung von Angerers Sublimatpastillen zu 0,5 und 1 g, die sich mit schwach roter Farbe lösen. Sie enthalten außerdem noch etwas Kochsalz, das die Löslichkeit und Haltbarkeit erhöht.

Sublimat ist unbrauchbar zur Desinfektion eiweißhaltiger Substanzen (Eiweißfällung), wie Fäkalien und Sputum, Blutspuren usw., und metallischer Gegenstände, die sehr stark angegriffen werden. Die 1prom. Lösung enthält die tödliche Dosis (0,1 g) der sehr giftigen Substanz in 100 ccm. Vorsicht mit den Tabletten selbst. (Kinder.)

Es wird mit bestem Erfolg gebraucht für Hände, Fußböden, Türen, Möbel, Pelz, Leder, Gummisachen.

Sublamin und Hydrargyrum oxycyanatum sind beide in ihrer Wirksamkeit schwächer als Sublimat und werden in der Praxis zur Händedesinfektion usw. von Personen mit empfindlicher Haut als Ersatz für Sublimat gebraucht.

Alkohole. Methylalkohol ist nicht ganz so wirksam wie Äthylalkohol, aber billiger und von unangenehmem Geruch. Giftig.

Äthylalkohol, hauptsächlich angewandt zur Entkeimung der Hände. Er soll 60—70proz. angewandt werden.. Sehr teuer. Wenn möglich Ersatz durch den etwas wirksameren Propylalkohol, der allerdings unangenehm riecht.

Phenol(Carbolsäure). Die reine krystallisierte Carbolsäure ist teuer und nur zu gebrauchen, wo kleine Mengen genügen (Wunden), giftig, stark ätzend, 2—3proz. Lösung.

Die flüssige Carbolsäure (Acidum carbolicum liquefactum) ist 90proz. und in Wasser nur bis zu 6% löslich. Zum Gebrauch werden ca. 30 ccm in 1 l Wasser gemischt. Diese Lösung tötet alle sporenlosen krankheitserregenden Bakterien in wenigen Minuten.

Carbolschwefelsäure. Zur Herstellung nimmt man gleiche Teile rohe Schwefelsäure und Carbolsäure, die sich unter starker Erwärmung zur Carbolschwefelsäurelösung mischen. Es muß deshalb unter Abkühlen gemischt werden. Carbolschwefelsäure ist stark ätzend; Verwendung nur für spezielle Zwecke in ca. 3proz. Lösung; z. B. zur Desinfektion von Rohrbrunnen.

Kresole. Eine Mischung der 3 Isomeren ist als Trikresol im Handel. Desinfiziert gut in $1^1/_2$ proz. Lösung, aber in Wasser schwer löslich. Meistens werden deshalb Kresolpräparate benutzt. Am gebräuchlichsten ist die Kresolseifenlösung, hergestellt aus gleichen Teilen Rohkresol und Kaliseife. Anwendung als Kresolwasser = Aqua cresolica. 1 Tl. Liqu. cresoli sapon. auf 9 Tle. Wasser enthält 5% Kresol und kann in der Regel mit gleichen Teilen Wasser verdünnt werden, oder aus der Apotheke bezogen als:

Verdünntes Kresolwasser = 1 Tl. Liqu. cresoli sapon. auf 19 Tle. Wasser (oder 50 ccm auf 1 l) enthält 2,5% Kresol.

Liquor cresoli und seine Lösungen sollen klar sein, mit gewöhnlichem kalkhaltigem Wasser verdünnt zeigt er aber oft leichte Trübung, ohne dadurch an Wirksamkeit einzubüßen. Desinfektionswert und Anwendung etwa gleich der 3proz. Carbolsäurelösung für Kleidungsstücke, Betten, Wäsche, Pelz, Leder, Gummisachen, Fußböden, Wände, Möbel, Ausleerungen, Blut, Eiter und Hände.

Lysol ist der Markenname für eine Kresolseife, die sich von dem Kresolseifenpräparat des D. A. B. kaum unterscheidet.

Alkalysol und Parmetol sind Kresolabkömmlinge, die durch besondere Mittel löslich gemacht wurden. Sie reagieren stark alkalisch und werden deshalb zweckmäßig nur zur Desinfektion von Sputum verwandt, das durch das Alkali homogenisiert wird.

Bacillol, ein Kresolseifenpräparat, ebenfalls alkalisch; auch nur zur Sputumdesinfektion.

Phobrol, Sagrotan sind Chlor-m-Kresolpräparate von guter Wirkung, die als Ersatz für Sublimat bei der Händedesinfektion verwendet werden können. Sie riechen weniger stark als Kresolseifenlösung und ähnliche Mittel.

Saprol ist leichter als Wasser und zur Abort- oder Jauchegrubendesinfektion geeignet.

Aldehyde, insbesondere Formaldehyd, als

Formalin. Anwendung als 1proz. Lösung. Etwa 30 ccm des frischen käuflichen 38proz. Formaldehyds, Formols, werden mit 1 l Wasser gemischt. Zur Desinfektion von Eßgeschirren, Bürsten, Metallsachen, Pelzwerk und Möbelstoffen. Der stark haftende stechende Geruch kann durch längeres Lüften entfernt werden.

Lysoform = Formalin, in parfümierter Seife gelöst, nichtreizende fast geruchlose in Wasser klar lösliche Flüssigkeit. Desodorisiert gut, desinfiziert *weniger* stark als Carbolsäure von gleicher Konzentration, ist aber für manche Zwecke bei etwas längerer Einwirkung wohl brauchbar und im Gebrauch (empfindliche Haut und Nasen) angenehmer, wenn auch praktisch entbehrlich.

Oxydationsmittel.

Wasserstoffsuperoxyd kommt in konzentrierter 30proz. Lösung als Perhydrol Merck in den Handel. Die gebrauchsfertige Lösung ist 3proz. (Hydrogen. peroxydatum medicinale) und gibt 10 Vol.-% Sauerstoff ab. Es besitzt gute keimtötende Kraft, ist ungiftig und geruchlos. Zur Desinfektion von Schleimhäuten, Wunden evtl. Bürsten und Kämmen. Vorsicht, starke Bleichwirkung.

Unterchlorige Säure und deren Salze sowie Kaliumpermanganat,

Perborate und andere Oxydationsmittel sind vom H_2O_2 verdrängt und finden nur für spezielle Zwecke Verwendung.

Chloramin, von Heyden, unter dem Markennamen Clorina vertrieben, ist ein vorzügliches Desinfektionsmittel mit ausgedehnter Verwendungsmöglichkeit. Es ist ungiftig, reizlos und fast geruchlos. Es darf nur die bleichende Wirkung auf gefärbte Gegenstände nicht vergessen werden. Zur Desinfektion der Hände, von Gegenständen aus Metall, Glas, Gummi ca. 5%. Zur Scheuerdesinfektion des Raumes ca. 2% (Rohchloramin); zur Desinfektion weißer Wäsche ca. 2%, bei Tuberkulose 5% bei 4 Stunden Einwirkungszeit.

Zur Sputumdesinfektion Sputamin = alkalisches Chloramin.

Zur Trinkwasserdesinfektion Chloramin in Form der Hydrosept-Tabletten.

Säuren finden nur in der Technik zu Entkeimungen Verwendung.

Basen. Die keimtötende Kraft der Alkalien wird praktisch weitgehend ausgenutzt. Ätzkalk (s. S. 408) und Soda sind starke Basen. Die gebräuchliche 2proz. Sodalösung soll zur Desinfektion von Geschirren usw. nur heiß in Anwendung kommen, da sie kalt kaum desinfiziert

Chinosol, ein Chinolinderivat, ist von geringer keimtötender Wirkung, hat aber erhebliche entwicklungshemmende Kraft. In der Desinfektionspraxis meist entbehrlich.

Einige organische Farbstoffe haben eine stark keimtötende Wirkung und sie oder ihre Derivate werden für spezielle Zwecke benutzt (Panflavin zur Mundentkeimung, Rivanol für Wunden und Körperhöhlen).

Ausführung der Desinfektion im einzelnen.

Personen (Kranke, Wärter, Ärzte, verdächtige Reisende, Desinfektoren). Seifenbäder von möglichst hoher Temperatur mit energischer mechanischer Reinigung (Bürsten) der Haut und Haare, danach reine Wäsche und Kleider anziehen.

Hände. Abwaschen in Sublimat- oder Kresolseifenlösung oder einem anderen wirkungsvollen Desinfektionsmittel wie Chloramin mit gleichzeitiger gründlicher Reinigung der Haut und Nägel mittels einer Bürste im Desinfektionsmittel. Anschließend können die Hände mit Wasser und Seife, besser mit starkem Spiritus abgespült werden. Bei geruchlosen Desinfektionsmitteln unterbleibt das Abspülen am besten. Für chirurgische Zwecke gründliche Reinigung der Haut, der Nägel, des Unternagelraumes mit Bürste und Seife in heißem Wasser mindestens 10 Minuten; Bürsten in 80proz. Spiritus 5 Minuten.

Leichen werden mit Tüchern umhüllt, die mit starken Lösungen von Sublimat, Carbol, Lysol, Chloramin oder einem anderen kräftigen Desinfektionsmittel getränkt sind, und diese Tücher sind durch häufigeres Anfeuchten vor dem Eintrocknen zu schützen. Boden des Sarges mit Sägemehl oder Torfmull ausfüllen.

Badewasser ist bei Typhus-, Ruhr- und Cholerakranken zu desinfizieren. Wenn Dampfzuleitung vorhanden, Erwärmung des Wassers auf ca. 90°, $^1/_2$ Stunde stehen lassen. Sonst Zusatz von Chlorkalkmilch, die durch Absetzenlassen geklärt wurde, bis das Badewasser stark nach Chlor riecht, oder Zusatz von Rohchloramin. Die Menge der zu verwendenden Desinfektionsmittel richtet sich nach der Menge des Badewassers; eine Badewanne von üblicher Größe enthält ca. 180 l. Die Desinfektionsmittel sollen nach dem Lösen mit einer Holzlatte im Wasser gut verrührt werden und dann mindestens $^1/_2$ Stunde einwirken.

Nach Ablauf dieser Zeit kann das Wasser abgelassen und die Wanne mit Bürste, Seife und Sand gereinigt werden.

Abgänge erkrankter Personen.

Stuhlgang, Harn (Typhus, Cholera, Ruhr, Paratyphus). Desinfektion sofort im Stechbecken, Nachtgeschirr oder ähnlichen benutzten Behältern. Kalkmilch dem Stuhlgang in der gleichen Menge zusetzen, nach guter Vermischung und Zerkleinerung etwa fester Kotballen 1—2 Stunden einwirken lassen. An Stelle von Kalkmilch kann auch Lysol, Chloramin oder ein anderes wirksames Desinfektionsmittel treten, wobei darauf zu achten ist, daß die Lösungen durch den Stuhlgang und Harn verdünnt werden; die Verwendung von starken Stammlösungen ist deshalb ratsam, um so mehr als sie in geringer Menge angewendet werden können und so die Gesamtmenge in den Stechbecken usw. wenig vergrößern. Stechbecken und Nachtgeschirre sind nach der Entleerung noch mit Kresolwasser (nicht Sublimat) oder anderem auszuscheuern und mit Wasser nachzuspülen. Zum Geruchlosmachen allein, Zusatz von übermangansaurem Kali.

Erbrochenes, Auswurf, (Tuberkulose, Lungenentzündung, Diphtherie, Influenza, Scharlach, Keuchhusten, Meningitis usw.).

Erbrochenes wird nach Möglichkeit in Stechbecken oder Nachtgeschirr entleert und dann wie Stuhlgang behandelt. Erbrochenes auf Böden und Gegenständen wird mit reichlichen Mengen Desinfektionsmitteln übergossen und nach ausreichender Einwirkungszeit in einen Eimer befördert und dort nochmals desinfiziert. Fußboden, Gegenstände, Hände usw. werden mit Sublimatlösung oder anderem nachbehandelt.

Auswurf wird, wenn irgend möglich, in Gläsern oder besonderen Speigläsern oder emaillierten Gefäßen aufgefangen. Diese sind vor der Benutzung mit einer zureichenden Menge eines geeigneten Desinfektionsmittels zu füllen. Die Gefäße können auch mit Inhalt im Dampfapparat desinfiziert werden.

Eine sichere chemische Desinfektion von tuberkulösem Sputum wird erreicht mit: Alkalysol, Bacillol, Phobrol, Sputamin oder Parametol in ca. 4 Stunden. Vor dem Ausgießen müssen deshalb die

Sputumgefäße einige Zeit stehen bleiben, damit das Desinfektionsmittel Zeit hat, die vollkommene Abtötung aller Keime herbeizuführen. Reinigung der durch Anhusten immer verunreinigten äußeren Gefäßwände mit den genannten Desinfektionsmitteln.

Wäsche. Tücher, wie Scheuertücher und Handtücher, waschbare Kleider usw. Einlegen in 1 prom. Sublimat- oder 3 proz. Carbol-, Kresol- oder Lysollösung mindestens 2 Stunden. Wäsche, insbesondere Taschentücher von Tuberkulösen, muß mit stärkeren Lösungen längere Zeit behandelt werden; als Desinfektionsmittel sind ebenfalls Chloramin, Bazillol u. a. brauchbar. Anschließend soll die Wäsche nach Möglichkeit gekocht oder wenigstens $^{1}/_{2}$ Stunde auf ca. 80° erhitzt werden; dann kann sie ausgespült und wie üblich gewaschen werden. Die Gefäße mit den Desinfektionsmitteln sollen im Krankenzimmer aufgestellt werden. Am zweckmäßigsten Aufstellung eines großen Topfes mit Seifenlösung im Krankenzimmer, in dem die Wäsche anschließend gekocht werden kann. Der Topf soll mit einem Deckel verschlossen sein, der nicht vor dem beendeten Kochen (mindestens $^{1}/_{2}$ Stunde kochen, nicht erhitzen) abgenommen werden soll.

Kleider, Matratzen, Teppiche, Vorhänge, Decken, Möbel. Sofern nur eine oberflächliche Desinfektion dieser Gegenstände nötig ist, genügt Formaldehyddampf, der bei der Schlußdesinfektion des Krankenzimmers verwandt wird. Bei stärkerer Verschmutzung sind die Gegenstände mit Carbol- oder Lysollösungen oder ähnlichem abzuwaschen oder einer Dampfdesinfektionsanstalt zu überweisen. Pelz- und Ledersachen, geleimte und furnierte Möbel aus harzreichem Holze (Tanne, Fichte), Gummisachen, Bilder u. dgl. sind nicht durch Dampf zu desinfizieren, sondern entweder (Gummisachen) in Lösungen von Carbol oder Lysol oder ähnlichem einzulegen oder mit starken Lösungen dieser Desinfizientien gut abzureiben und abzubürsten.

Bücher, Briefe, Zeitungen usw. sind, wenn wertlos, am besten im Ofen des Krankenzimmers zu verbrennen. Müssen sie aus dem Krankenzimmer entfernt werden, so wirft man sie am besten in Kalkmilch od. dgl. Wertvolle Bücher läßt man in der Desinfektionsanstalt sachgemäß in geeigneten Apparaten mit trockener Hitze oder Formalinwasserdampf entkeimen. Nötigenfalls können sie auch mit Sublimat abgewaschen und für längere Zeit, mindestens 2 Monate, der Benutzung entzogen werden.

Metallgeräte, Geschirre werden in Sodawasser ausgekocht.

Speisereste sind zu verbrennen oder in Kalkmilch oder Chlorkalklösung zu werfen.

Verbandstücke, Kehricht, alte Spielsachen müssen verbrannt werden, und zwar erstere am besten morgens im Ofen des Krankenzimmers während des Lüftens. Wenn Verbrennen nicht möglich (Zentralheizung), ist wie mit den Speiseresten zu verfahren.

Arzneien usw. sind durch Kochen oder Kalkmilch oder Chlor-

kalk unschädlich zu machen, nicht aber zu verbrennen (Explosionsgefahr), und dann in den Abort zu gießen.

Wohnräume sind am bequemsten durch Formaldehyd (s. weiter
hinten) zu desinfizieren. Ist dies nicht möglich (schwer abzudichtende
Räume), oder soll sie aus anderen Gründen nicht angewandt werden,
so muß im einzelnen wie folgt verfahren werden: (Scheuerdesinfektion).

Fußboden. Er soll in der Nähe des Krankenlagers zusammen
mit dem Bettvorleger, Nachttisch, der an das Bett reichenden Zimmerwand der laufenden Desinfektion unterliegen und am besten mit
0,5proz. Sublimatlösung abgewaschen werden. In dichten Schichten
eingetrockneter tuberkulöser Auswurf ist mit den für die Sputumdesinfektion geeigneten Mitteln wie Phobrol usw. zu behandeln.

Wände. Bei Kalkanstrich (kleine Wohnungen, Ställe) frisches
Übertünchen mit Kalkmilch. Zweckmäßig ist oft ein Zusatz von
grüner Seife (1 Eßlöffel auf 5 l Kalkmilch, wodurch der Anstrich
besser haftet.

Bei Ölfarbenanstrich, Fließenbelag, Holzpaneel gründliches Abwaschen mit 2—3proz. Carbol- oder Kresolseifenlösung oder ähnlichem oder 1prom. Sublimatlösung, hinterher mit reinem Wasser.

Leimfarbenanstrich läßt sich ohne Schädigung des Anstriches
nicht mit flüssigen Mitteln desinfizieren. Gegebenenfalls Erneuerung
des Anstriches.

Bei Wänden mit Tapeten genügt bei den übertragbaren Krankheiten ein Abwaschen der verschmutzten Bezirke mit Sublimatlösung,
die die Tapeten nicht angreift. Die weitere Desinfektion der Tapeten
erübrigt sich, wenn eine Schlußdesinfektion mit Formalin vorgenommen, wird und nur bei den gemeingefährlichen Krankheiten müssen
die Wände bis zur Höhe von 2 m abgewaschen werden.

Es empfehlen sich deshalb für Kinder- und Schlafzimmer, insbesondere in Kinderheimen, Pensionaten, Heilstätten, abwaschbare
Tapeten, die wie Ölfarbenanstriche behandelt werden können.

Für Krankenzimmer, Laboratorien, Krankenhäuser kommen
Wandanstriche mit desinfizierenden Lackfarben in Betracht, doch
finden sie in der Praxis nur selten Verwendung.

Decke des Zimmers zu desinfizieren ist überflüssig.

Abwässer, Kanalisationswässer. Siehe Abschnitt: Beseitigung der
Abfallstoffe.

Abortgruben und -tonnen. Zusatz von Kalkmilch (1:3), frisch
bereitet und womöglich täglich zugesetzt. Es ist notwendig, daß bei
Desinfektion der Abortgrube oder -tonne zur Stuhldesinfektion das
gleiche Desinfektionsmittel angewandt wird, da manche Desinfizientien sich in ihrer Wirkung gegenseitig beeinträchtigen; es soll deshalb bei Desinfektion der Grube oder Tonne mit Kalkmilch auch
der Stuhl mit ihr behandelt werden. Andere Mittel kommen wegen
ihrer bedeutend höheren Kosten kaum in Frage. Auch gewährleistet
der Zusatz von mit Kalkmilch versetztem Stuhl eine bessere Ver-

teilung und damit intensivere Einwirkung, denn künstliche Durchmischung kann wohl niemandem zugemutet werden. Einen guten Schutz vor Keimverschleppung bietet ein Übergießen des Inhalts mit Saprol, das auf der Oberfläche eine undurchlässige ölige Schicht bildet. Eine absolut sichere Desinfektion findet aber nicht statt, und es ist deshalb nötig, das Desinfektionsmittel mindestens längere Zeit einwirken zu lassen.

Abort. Sitzbretter und Türgriffe des Abortes, benutzte Stechbecken, Nachtgeschirre usw. Die Gefahr der Verunreinigung des Abortes durch Verspritzen infektiösen Materials ist an diesem hygienisch meist sehr unzweckmäßig gebauten und eingerichteten Ort sehr groß. Es sollen deshalb in Aborten, die von Erkrankten mit übertragbaren Krankheiten benutzt werden, alle Gegenstände, die mit ihm in Berührung kommen, einer laufenden Desinfektion unterworfen werden. Am besten werden die Gegenstände wie Sitzbretter, Türgriffe, Handgriffe der Spülvorrichtung usw. mit einer 0,1 proz. Sublimat- oder einer Lysol- oder anderen Kresollösung regelmäßig abgewaschen. Auch empfiehlt es sich, eine Lösung zur Händedesinfektion im Abort der Behausungen von Personen mit übertragbaren Darmkrankheiten stets vorrätig zu halten. Auch sollen solche Personen die Händereinigung nach vollzogener Desinfektion mit Seife, Bürste und Handtuch, die ihrem alleinigen Gebrauch vorbehalten bleiben, ausführen.

Der Abort soll hell und luftig, mindestens aber gut beleuchtbar sein, und wenn die Wände nicht abwaschbar sind, empfiehlt sich ein Anstrich mit Kalkmilch. Alle überflüssigen Gegenstände sind aus dem Abort zu entfernen. Große Sorgfalt ist auf die Bekämpfung der Fliegen zu legen.

Nachtgeschirre und Stechbecken, deren Inhalt wohl meistens mit Kalkmilch desinfiziert wird, können nachträglich nicht zur Unschädlichmachung des verspritzten Materials mit Sublimat behandelt werden, da dieses von den Resten der Kalkmilch unwirksam gemacht wird; hier ist die Verwendung von Kresollösungen angezeigt.

Rinnsteine, beschmutzte Pflaster, Erdboden u. dgl. werden durch Aufgießen ausreichender Mengen frisch bereiteter Kalkmilch desinfiziert.

Eisenbahnwagen, sonstige Personenfuhrwerke, Krankenwagen und Viehwagen werden nach Möglichkeit in einer Desinfektionsanstalt mit entsprechenden Einrichtungen mit Formalin-Wasserdampf oder Vacuum-Formalin-Wasserdampf desinfiziert. Wenn diese Desinfektion nicht möglich ist, so werden:

Polster, Vorhänge, Sitzkissen herausgenommen und im Dampf desinfiziert oder mit Sublimat- oder Kresollösungen sorgfältig abgebürstet.

Fußboden und Wände, Sitzbänke, Fenster- und Türgriffe werden ebenfalls mit Kresollösungen abgewaschen.

Hinterher Lüften oder Trockenreiben mit sauberen Tüchern (*nach der notwendigen Einwirkungszeit*).

Dann Lüften des Wagens im Freien (6 Tage).

Diese Maßnahmen richten sich nach den Vorschriften des Reichsviehseuchengesetzes und seiner Ausführungsbestimmungen.

Viehwagen, offene, sollen nach jedem Tiertransport zuerst gründlich von Kot, Streu und sonstigen Verunreinigungen befreit und dann mit heißer Sodalösung abgewaschen werden; sie werden am besten mit Chlorkalklösung sorgfältig aus- und abgewaschen, hierzu kann eine Düsenbrause Verwendung finden.

Viehställe. Streu und Dung aus dem Stall entfernen und 1 m tief in gehörigem Abstand vom Brunnen vergraben. Besteht der Fußboden aus gestampftem Lehm, so wird er vor der Desinfektion des übrigen Stalles mit Kresolseifenlösung oder reichlich Sodalösung oder Kalkmilch durchtränkt. Anschließend Desinfektion der Rampen und Futtertröge mit Chlorkalk oder Kresolseife; wertlose Holzstücke werden verbrannt, alte verbrauchte Stände und Krippen am besten erneuert. Die Wände sind frisch zu kalken.

Düngerstätten müssen reichlich mit Kalkmilch übergossen werden.

Schiffe. Die Notwendigkeit und Ausdehnung einer Desinfektion wird bei Schiffen vom beamteten Arzt bestimmt; er hat sich nach den besonderen Desinfektionsvorschriften zu richten.

Flöße werden nach Entfernung und Vernichtung der Abscheidungen Kranker und des Lagerstrohs an den verseuchten Stellen mit Kalkmilch oder Chlorkalkmilch desinfiziert. Wertlose und nichtdesinfizierbare Bretterhütten usw. sind zu verbrennen.

Lumpen sind in losem Zustande im Dampfdesinfektionsapparat zu desinfizieren, und zwar allein, sonst übertragen sie ihren Geruch auf andere Gegenstände. In Ballen gepreßte Lumpen sind vor der Desinfektion zu öffnen (Vorsicht, Atemschutz) und nachher neu zu pressen.

Brunnen. Vor einer Desinfektion eines Brunnens hat erst ein Sachverständiger festzustellen, auf welche Weise der Brunnen infiziert wurde, denn jede Desinfektion, die nur das zur Zeit im Brunnen befindliche Wasser erfaßt, ohne daß künftige Infizierungsmöglichkeiten ausgeschlossen sind, ist überflüssig. Vor allem sind also die Infektionsquellen zu beseitigen; ist dies nicht möglich, so ist der Brunnen zu schließen oder zuzuschütten oder wenigstens die Benutzung des Wassers zu menschlichen Genuß- und Gebrauchszwecken zu untersagen.

Nach jeder Brunnendesinfektion ist die Wirkung durch eine bakteriologische Bestimmung der Keimzahl und der evtl. vorhandenen Keimarten zu kontrollieren. Keinesfalls sind verseuchte Brunnen nach einer Desinfektion vor einer derartigen von sachverständiger Seite vorgenommenen Kontrolle in Benutzung zu nehmen.

Zur Desinfektion der verschiedenen Brunnenarten kann Dampf benutzt werden; es wird sich aber nur selten Dampf in unmittelbarer Nähe des Brunnens in genügender Menge erzeugen lassen. Zudem ist die Desinfektion mit Dampf nur dann zuverlässig, wenn sie von ausgebildeten Sachverständigen vorgenommen wird.

Als chemische Desinfektionsmittel kommen für Brunnen Chlorkalk oder ähnliche Präparate, für größere Wasserversorgungsanlagen Chlor aus Bomben in Betracht. Die Desinfektion von Wasserversorgungsanlagen und Leitungssystemen mit Chlor ist eine Methode, die mit zureichender Sicherheit nur von Sachverständigen mit genauer Kenntnis der örtlichen Verhältnisse ausgeführt werden kann. Die nötige Menge an Chlor schwankt um 5 mg pro Liter; sie ist im einzelnen abhängig von der chemischen Zusammensetzung des Wassers und dem Herde der Verunreinigung. Die Methode ist sicher und völlig gefahrlos.

Für kleinere Brunnen nimmt man zweckmäßig Chlorkalk oder ähnliche Präparate wie Caporit, auch Chloramin ist durchaus geeignet.

Die Mittel werden dem Brunnenwasser in gelöstem oder aufgeschwemmtem Zustande zugesetzt, und zwar in einer Menge, daß das Wasser am nächsten Tage noch einen deutlichen Geruch nach Chlor aufweist. Nach Zusatz des Desinfiziens und guter Durchmischung des Brunnenwassers bleibt der Brunnen 2—3 Tage unberührt. Dann ist er so lange abzupumpen, bis Geruch und Geschmack des Desinfektionsmittels verschwunden sind. Anschließend ist vielleicht eine Reinigung des Brunnens von Schlamm und anderen abgesetzten Niederschlägen notwendig; hieran hat sich eine nochmalige Desinfektion anzuschließen.

Weiter ist bei der Desinfektion darauf zu achten, daß Pumpen und Rohrleitungen mitdesinfiziert werden. Häufig wird auch eine bauliche Veränderung des Brunnens nötig sein.

Desinfektionsanstalten. Ausrüstung und Betrieb.

Die praktische Ausführung aller Desinfektionsmaßregeln wird für einen bestimmten Bezirk am zweckmäßigsten von einer Anstalt aus vorgenommen oder überwacht. Stadtgemeinden, in größeren Städten auch Stadtbezirke, werden über eine apparativ zureichend ausgerüstete Desinfektionsanstalt verfügen. Für ländliche Bezirke ist ein Zusammenschluß mehrerer Gemeinden (oder Anschluß an eine) zwecks Errichtung einer gemeinsamen Desinfektionsanstalt, deren Betrieb einem staatlich geprüften Desinfektor untersteht, anzustreben. Gemeinden, die in der Nähe von Städten liegen, können von diesen mitversorgt werden.

Die Aufgaben der Anstalt sind:

die Desinfektion von Gegenständen, die ihr zu diesem Zwecke überwiesen werden;

die Desinfektion von Gegenständen, die bei der üblichen Scheuer-
oder Formalindesinfektion nur unzureichend oder gar nicht desinfiziert werden, wie Matratzen, Kissen, Bücher, Wäsche od. dgl.;

die Ausführung der Schlußdesinfektion;

die Überwachung der laufenden Desinfektion oder die Anleitung
zu ihr oder ihre teilweise Ausführung.

Zur Erledigung dieser Aufgaben bedarf es einer entsprechenden
apparativen Ausrüstung, eines genügend ausgebildeten und in der
Praxis geschulten und zuverlässigen Personals und verschiedener
nützlichen Hilfsmittel.

So ist für alle Anstalten ein geeignetes und schnelles Transportmittel, das eine einwandfreie Überführung der zu desinfizierenden
Gegenstände zur Anstalt und zurück gestattet, und auch dem Desinfektor auf seinen Fahrten zur Ausführung oder Kontrolle der laufenden Desinfektion am Krankenbett und zur Entnahme und raschesten
Bestellung von Untersuchungsmaterial als Verkehrsmittel dient und
ihm überdies zur Schlußdesinfektion Chemikalien, Apparate usw. an
Ort und Stelle zu bringen ermöglicht, notwendig. Für solche Zwecke
haben sich in der Praxis kleine, oft dreirädrige Automobile bewährt,
die als Aufbau einen mit Blech ausgeschlagenen Kasten tragen. Diese
kleinen geschlossenen Lastautomobile können dann, solange sich die
zu desinfizierenden Gegenstände im Dampf befinden, selbst rasch
innen mit Chloramin oder vorher noch mit Formalin desinfiziert
werden und sind dann auch zum Transport der desinfizierten Gegenstände geeignet. Es muß jedenfalls in der Praxis für einen zweckmäßigen und sicheren Transport verunreinigter oder verseuchter
Gegenstände gesorgt werden.

Auch sollte die Anstalt Telephonanschluß haben oder über einen
nahen Telephonanschluß verfügen können. Auch der Desinfektor soll
in seiner Wohnung, wenn er nicht ganztägig angestellt ist, telephonisch
erreichbar sein.

Die Anstalt ist dort, wo ein Krankenhaus vorhanden ist, in oder
unmittelbar bei diesem zu errichten. Sie kann dann den Dampf von
diesem beziehen, bei geringer Inanspruchnahme von einem Wärter
bedient werden, und der zeitraubende und teure Transport der zur
Desinfektion kommenden Gegenstände des Krankenhauses fällt fort.

Die Einrichtung einer Anstalt hat sich danach zu richten, in
welchem Maße sie beansprucht wird. Unerläßlich notwendig ist ein
gut arbeitender Dampfdesinfektionsapparat.

Die Größe des Dampfdesinfektionsapparates muß so gewählt werden, daß alle Gegenstände möglichst sofort, mindestens aber im Laufe
weniger Tage desinfiziert werden, außerdem soll die Bevölkerungszahl des zuständigen Bezirks berücksichtigt werden, damit zu Zeiten
einer bestehenden Epidemie nicht Mißstände im Desinfektionswesen
auftreten.

Die Auswahl eines Apparates, der mit gesättigtem ungespannten, oder eines solchen, der mit gesättigtem gespannten Dampf arbeitet, kann von den örtlichen Bedingungen abhängig gemacht werden. Wo — wenigstens zeitweise — Dampf in irgendeiner Form, z. B. vom Waschhaus oder der Heizung eines Krankenhauses bezogen werden kann, wird man bei der Anschaffung den entsprechenden Apparat wählen.

Formaldehyddampfapparate, die mit Vakuum arbeiten, sog. Rubnersche Apparate, finden in der großen Praxis wenig Verwendung; sie sind in Anschaffung und Betrieb teuer, in der Bedienung umständlich; nur für spezielle Zwecke notwendig. Apparate mit überhitztem nicht gesättigtem Dampf sind unbrauchbar. S. S. 423.

Apparate zur Formalindesinfektion und ihre Anwendung. Der Formaldehyd wird entweder aus wässeriger Lösung verdampft oder versprengt oder aus festem polymerisierten Formaldehyd unter gleichzeitiger Entwicklung von Wasserdampf erzeugt. Für diese Verfahren sind in Gebrauch und von annähernd gleicher Wirkung:

Flüggescher Apparat: Größerer kupferner Kochkessel mit feinen Ausblaseöffnungen und großem Heizspiritusbehälter; ausreichend für 100—150 cbm Raumdesinfektion; einfach, sicher funktionierend. Der Apparat kann auch außerhalb des infizierten Raumes aufgestellt werden; die Dämpfe werden in diesen dann durch das Schlüsselloch geleitet.

Die heute auf dem Markte erhältlichen Breslauer Apparate nach FLÜGGE sind in der Konstruktion alle zweckmäßig; ihr Preis richtet sich nach dem verwandten Material (Kupfer oder emailliertes Eisen). Größe und Konstruktion des Flüggeschen Apparates sollen genormt werden. Dabei sollen festgelegt werden: Die Größe des Mantels, der Zwischenraum zwischen Heizung und Heizfläche des Apparates, die Abdampffläche und auch der Ammoniakverdampfer.

Ähnlich in Anordnung und Verwendung sind andere Apparate, wie z. B. der *Lingnersche Apparat.*

Sprayapparate wie die nach PRAUSSNITZ oder CZAPLEWSKI versprengen konzentrierte Formalinlösungen zusammen mit dem unter Druck entwickelten Wasserdampf. Diese Apparate können nur im infizierten Zimmer selbst aufgestellt werden.

Öfter wird auch die Anwendung eines der apparatelosen Verfahren zur Entwicklung von Formalinwasserdämpfen notwendig sein. Sie werden bei plötzlich notwendiger Desinfektion (z. B. von Transportmitteln) improvisiert. Diese Verfahren sind teurer als die Desinfektion mit Apparaten.

Am meisten verbreitet sind die *Oxydationsverfahren.* Formaldehyd wird in Form des Paraforms oder als Lösung verwendet; bei Zugabe des Oxydationsmittels Bariumsuperoxyd oder Kaliumpermanganat wird ein Teil des Formaldehyds oxydiert und die hierbei entstehende Oxydationswärme zur Verdampfung eines anderen Teiles des Formalins und des Wassers verwendet.

Man verwendet pro Kubikmeter Raum 25 ccm Formalin, 25 g Kaliumpermanganat krystallisiert, 15 ccm Wasser. Bei Anwendung des festen Paraforms nimmt man pro Kubikmeter 10 g Paraform, 25 g krystallisiertes Kaliumpermanganat, 30 ccm Wasser und einen Zusatz an krystallisierter Soda, der 1 % der Paraformmenge entspricht.

Die Gefäße, in denen der Formalindampf entwickelt wird, müssen sehr groß sein, denn die Flüssigkeit schäumt leicht über, und die Lösungen zerstören dann Fußboden usw. Außerdem soll das Gefäß auf Holz oder andere Klötze aufgestellt werden.

Von den Substanzen wird immer erst das Formalinpräparat zusammen mit dem Wasser und evtl. der Soda im Gefäß gut verrührt und dann das Kaliumpermanganat zugegeben; die Entwicklung beginnt nach guter Durchmischung sehr bald, und die Reaktion kann dann sich selbst überlassen bleiben.

Im allgemeinen wird bei der Formalinwasserdampfdesinfektion 5 g Formaldehyd pro Kubikmeter Raum bei ca. 5stündiger Einwirkung als ausreichend angesehen. Die Mengen und Zeiten sind nach den Einzelheiten des Raumes einzurichten; ist er mit Möbeln und Gegenständen stark gefüllt oder schwer abzudichten, so muß die Formaldehydmenge oder die Dauer der Einwirkungszeit vergrößert werden.

Bei 5 g Formaldehyd pro Kubikmeter Raum sind bei verschiedener Größe des Raumes folgende Mengen an Formalin 30proz., Wasser und Brennspiritus 90proz. für den Flüggeschen Apparat zu benutzen.

Tabelle.

Raumgröße in cbm	Form- aldehyd 35%	Wasser	Spiritus 90%	Ammoniak 25%	Spiritus 90%
10	400	600	200	150	15
20	550	850	300	300	30
30	650	1000	400	400	40
40	800	1200	500	550	50
50	900	1350	550	600	60
60	1000	1500	600	750	75
70	1150	1750	750	900	90
80	1250	1850	800	1000	100
90	1400	2100	900	1150	120
100	1500	2250	1000	1200	130
110	1650	2500	1050	1350	140
120	1750	2650	1150	1500	150
130	1900	2850	1250	1600	160
140	2000	3000	1300	1750	170
150	2100	3150	1350	1800	180

Anmerkung: Bei Pocken, Pest und Aussatz ist die Einwirkungsdauer des Formaldehydgases wenn irgend möglich auf 7 Stunden auszudehnen.

Die *Vorbereitung des Raumes* zur Desinfektion ist für alle Methoden
dieselbe. Zunächst ist der Inhalt des Raumes auszumessen und nach
der Anzahl der bestimmten Kubikmeter die Mengen der notwendigen
Chemikalien bzw. des Formalins, des Wassers und des Brennspiritus
abzumessen. Alles, was nicht außerhalb des Raumes mit Dampf oder
anderweitig desinfiziert wird, ist gut auszubreiten oder aufzuhängen.
Möbel und Betten sind etwas von der Wand abzurücken und, falls
sie bis an den Boden abschließen, durch Unterschieben von Klötzen
für den Formalindampf von allen Seiten zugänglich zu machen.
Schubladen werden herausgezogen und aufgestellt oder wenigstens
weit geöffnet. Kissen und Bettvorlagen werden ebenfalls zusammen
mit den Kleidern, deren Taschen nach außen zu kehren sind, aufgehängt. Kleider auf Bügel; Faltenbildung vermeiden.

Dann wird der Raum abgedichtet. Türritzen mit Watte verstopfen, die mit Sublimatlösung befeuchtet ist. Ebenso Fensterrahmen; Ritzen mit Kitt oder Lehm. Kachelöfen an den Türen mit
Lehm abdichten und eiserne Öfen im Ofenrohr mit feuchtem Heu,
dann Überkleben mit Papier. Schlüssellöcher bis auf das der Außentür mit feuchter Watte verstopfen.

Dann Formalinapparat in Betrieb setzen und die Außentür gut
schließen. Schlüssel abziehen. Nach 4 bzw. 7 Stunden Einleiten von
Ammoniak, das in einem besonderen Apparat entwickelt wird, zur
Beseitigung des Formalins am besten durch das Schlüsselloch mit
Hilfe eines dünnen Rohres. Den Apparat zur Entwicklung von
Ammoniakdämpfen kann man im Notfall ersetzen durch ein großes
Gefäß, in dem man pulverisierten Ätzkalk mit Ammoniumchlorid
mischt und nachträglich mit Wasser versetzt. Für 1 cbm Raum
25 g gebrannter Kalk, 15 g Salmiak, 15 ccm Wasser. Dieses Gefäß
muß nach Beginn der Ammoniakentwicklung im Zimmer aufgestellt
werden. Das Formalin verbindet sich mit dem Ammoniak und fällt
dann in Form des pulverförmigen Hexamethylentetramins als feiner
weißer Staub aus. Betreten des Raumes erst 1 Stunde nach be-
endeter Ammoniakeinleitung. Die benötigte Ammoniak-Spiritus-
Menge kann der Tabelle entnommen werden.

Eine gründliche **Scheuerdesinfektion** kann in vielen Fällen die
Formalinschlußdesinfektion ersetzen und ist ihr in mancher Hinsicht
sogar überlegen. Alle Gegenstände, die einer Scheuerdesinfektion un-
zugänglich sind, wie verunreinigte Kissen, Matratzen usw., müssen
im Dampf desinfiziert werden. Im übrigen wird das Zimmer und
seine Gegenstände mit Sublimat oder Rohchloramin, also am besten
einem möglichst geruchfreien Desinfiziens, sorgfältig mit Bürste und
Lappen gescheuert. Die Wände, wenn sie eine solche Behandlung
vertragen, mit den gleichen Lösungen, so hoch sie mit den Armen

zu erreichen sind — eine Desinfektion der Decke erübrigt sich. Einzelheiten über die Desinfektion der einzelnen Gegenstände s. oben.

Wichtig für alle Arten der *Schlußdesinfektion* ist, daß sie unmittelbar nach Verlassen des Zimmers durch den Kranken vorgenommen wird. Eine Desinfektion mit Formalin oder anderen Mitteln, die erst Tage oder gar Wochen nach der Genesung vorgenommen ist, ist nicht nur überflüssig, sondern bedeutet eine ganz unnötige Belastung der Wohnungsinhaber sowie eine Quelle unnützer Ausgaben.

Dampfdesinfektionsapparate und ihre Anwendung.

Findet ausnahmsweise die Aufstellung nicht in besonderen Desinfektionsanstalten statt, so ist die Nähe oder bauliche Vereinigung mit Kranken-, Armen-, Siechenhäusern oder auch einer Waschanstalt zweckmäßig. Dampf wird dann aus dem Hauptgebäude bezogen und das Personal einer nicht täglich in Betrieb befindlichen Anstalt dort entsprechend beschäftigt werden können. Nötigenfalls lassen sich geeignete Kellerräume als Desinfektionsanstalt herrichten; sie sollen dann hauptsächlich, wenn die Anstalt auch von außerhalb beliefert wird, einen besonderen Eingang haben. Besser ist ein isolierter Bau oder ein abgeschlossener Anbau.

Eine ständige Desinfektionsanstalt soll einen zweitürigen Apparat enthalten. Eine Tür befindet sich im Raum für infizierte Objekte, die andere im Raum für desinfizierte Gegenstände. Diese beiden Räume (reine Seite Ausladeraum — unreine Seite Einladeraum) sind durch eine massive Wand zu trennen. Der Weg führt von der unreinen Seite durch einen heizbaren Baderaum zur reinen Seite. Die Türen sollen so eingerichtet sein, daß sie von der anderen Seite nicht zu öffnen sind (keine Klinken), so daß ein Hin- und Herlaufen unmöglich ist. Der Dampfentwickler ist entweder außerhalb der eigentlichen Desinfektionsräume oder, wenn dies unmöglich, im Einladeraum aufzustellen. Alle Räume sollen hell, glatt, gut ventilierbar, gut heizbar und mit abwaschbaren Wänden ausgerüstet sein. Weitgehende Verwendung von Kacheln oder ähnlichem Material auch zum Fußboden empfehlenswert. Gegen Feuchtigkeit empfindliche Gegenstände gehören nicht in die Desinfektionsräume, auf deren Wänden, Böden und Gegenständen sich oft der ausströmende Dampf kondensiert.

Die Apparate mit gespanntem Dampf desinfizieren schneller als die mit nicht gespanntem; als eigentliche Desinfektionszeit sind unter gewöhnlichen Umständen 20—30 Minuten zu rechnen; bei großen, namentlich zusammengepreßten Objekten (Wäsche, Lumpen usw.) ist diese Zeit erheblich zu verlängern. Die Apparate müssen nach der vorgeschriebenen Gebrauchsanweisung behandelt werden. Sie sind zweckmäßig für größere Anstalten mit regelmäßigem Betrieb und auch dort, wo gespannter Dampf ständig vorhanden ist.

Apparate, die mit einem Gemisch von Wasserdampf und Desinfektionsmitteln, insbesondere Formalin, arbeiten, verlangen eine teure und umständliche Apparatur. Sie haben den Vorzug, daß die Desinfektion bei vermindertem Drucke stattfindet (Vakuumapparate), und daß schon mit 70° eine Wirkung zu erzielen ist, die dem reinen Dampf von 100° etwa gleichkommt. Die Desinfektionskammern dieser Apparate werden erst mit einer Pumpe luftleer gepumpt, dann läßt man das Wasser-Formalin-Dampfgemisch einströmen. Der vorgeschriebene Unterdruck muß während der Desinfektionszeit mit der Pumpe aufrechterhalten werden. Einwirkungszeit je nach Beschickung mit einer Mischung von 1% Formalin bei 70° etwa 30 Minuten. Diese Desinfektionsmethode ist sehr schonend und somit für alle Gegenstände, welche 100° Wasserdampf nicht vertragen, brauchbar (Leder, Haare, Pelze, Bücher).

Kleine Dampfapparate arbeiten meist mit ungespanntem, strömendem Dampf, und die Kammern sind gewöhnlich über dem Kessel angeordnet. Sie sind billiger als Überdruckapparate und einfacher in der Bedienung. Sie genügen nur für kleine Verhältnisse und sollen aber auch dann mindestens 1 cbm große Kammern haben.

Die Desinfektionszeit zählt von dem Moment an, wo die Objekte im Apparat die Temperatur des einströmenden Dampfes bzw. des siedenden Wassers erreicht haben; sie soll $^1/_2-^3/_4$ Stunde betragen. Abhängig von dem Füllungszustande ist die Zeit, die zur Erwärmung der Gegenstände und dem Austreiben der zwischen ihnen befindlichen Luft vergeht. Es muß bedacht werden, daß z. B. eng gepreßte Kleidungsstücke sich langsam erwärmen und die Luft nur sehr allmählich aus ihnen entweicht. Die gesamte Desinfektionszeit richtet sich also nach der Art der Objekte, die zur eigentlichen Desinfektion immer die angegebene Zeit dem strömenden Dampf von ca. 100° ausgesetzt sein müssen. Erwärmungs- und Abkühlungszeit sind abhängig vom Apparat, Art und Masse des Desinfektionsgutes.

Alle größeren Apparate sind für gespannten Dampf eingerichtet. Diese Apparate sind konzessionspflichtig, wenn ihr Inhalt in Litern, multipliziert mit dem Betriebsdruck in Atmosphären größer ist als 300; frei von der Konzessionspflicht sind Kammern mit Spannungen bis 0,5 atü, die mit einer Sicherheitsvorrichtung (Flüssigkeitsstandrohr) versehen sind, und fernerhin solche mit einem Inhalt unter 50 l. Sicherheitsvorrichtungen befinden sich in zuverlässiger Ausführung jetzt an allen Desinfektionsapparaten.

Der Überdruck beträgt bis zu 0,5 atü entsprechend einer Temperatur von 111,7°. Apparate mit hochgespanntem Dampf, sog. Autoklaven, finden im Laboratorium, in der Industrie und im Operationssaal Verwendung. Für die Desinfektionspraxis sind sie entbehrlich. Nachfolgend die Vorschläge, die vom Fachnormenausschuß für einen ortsfesten und einen fahrbaren Apparat aufgestellt worden sind.

Ortsfester Dampfdesinfektionsapparat. DIN E 2313

Betriebsdruck: Dampf 0,2 kg/cm². Nenninhalt: 1 und 2 cbm.

Form und Werkstoff des Behälters: zylindrisch aus 4 mm dickem Flußstahlblech nach DIN 1543.

Lichte Innenmaße: für 1-cbm-Apparat: Durchmesser 1150 mm, Länge 1000 mm,
für 2-cbm-Apparat: Durchmesser 1150 mm, Länge 2000 mm.

Verschluß: Je eine gewölbte Tür auf der reinen und der unreinen Seite. Der Türverschluß, ob Rand- oder Zentralverschluß, ist nicht genormt, jedoch sollen für die Einzelteile Dinormen verwendet werden. Bei Randverschluß ist Whitworth-Gewinde nach DIN 11 zu wählen.

Anstrich: dauerhafte nebelgraue Farbe. Sie muß für den Innenanstrich dampfbeständig, für den Außenanstrich bei den vorkommenden Temperaturen beständig sein.

Vor- und Nachwärmung: erfolgt durch Heizung des Mantels. Die Heizung darf nicht im Innern des Dampfdesinfektionsraumes untergebracht sein.

Feuerung: Wenn nicht Dampfanschluß von Zentraldampfversorgung vorhanden ist, Kohlen-, Holz- oder Gasfeuerung unter dem Apparat auf der reinen Seite.

Apparate: Sämtliche Bedienungselemente und Meßapparate für Heizung und Desinfektion sind auf der reinen Seite in greifbarer Höhe angebracht.

Vorgesehen sind:

   1 Belüftungsventil,
   1 Heizungsventil bei Dampfheizung,
   1 Kondenswasserabscheidung und Entlüftung für den Innenraum,
   1 Kondenswasserabscheidung für den Mantelraum,
   1 Dampfventil für Desinfektion,
   1 Abluftregulierung,
   1 Manometer (Skalenbereich: 0—0,5 kg/cm² Überdruck),
   1 Thermometer.

   (Es ist an der tiefsten Stelle der Entlüftungsleitung so anzubringen, daß es vom Desinfektor vom Stand aus gut abzulesen ist.)

Soweit Dinormen für Armaturen oder ihre Teile bestehen, sind diese zu verwenden. Schlitten für Desinfektionsgut, beiderseits auf Profileisen laufend, mit Handgriffen versehen und einer Aufhängevorrichtung für Kleidungsstücke.

Fahrbarer Dampfdesinfektionsapparat. DIN E 2314

Betriebsdruck: Dampf 0,2 kg/cm². Nenninhalt: 1 und 2 cbm.

Konstruktionsrichtlinien, Krankenhauswesen.

Form und Werkstoff des Behälters: rund Flußstahlblech nach DIN 1543.
1-cbm-Apparat auf zweirädrigem Fahrgestell,
2-cbm-Apparat auf vierrädrigem Fahrgestell.

Lichte Innenmaße: für 1-cbm-Apparat: Durchmesser 1150, Länge 1000 mm,
für 2-cbm-Apparat Durchmesser: 1150, Länge 2000 mm (bei 1520 mm Spurweite).

Verschluß: eine gewölbte Tür mit Randverschluß.
Verschlußschrauben mit Whitworth-Gewinde nach DIN 11.

Anstrich: Für den Innenanstrich dampfbeständige, nebelgraue Farbe,.
für den Außenanstrich muß die Farbe bei den vorkommenden Temperaturen beständig und außerdem wetterfest sein.

Vor- und Nachwärmung: erfolgt durch Heizung des Mantels.
Die Heizung darf nicht im Innern des Desinfektionsraumes angebracht sein,
Vorwärmung und Nachtrocknung des Desinfektionsgutes muß gewährleistet sein.

Art des Desinfektionsdampfes: gespannter Dampf, Spannung 0,1 bis 0,2 kg/cm².

Temperatur für Desinfektion: 103—104° C entsprechend 0,15 bis 0,19 kg/cm².

Dauer der Desinfektion: für Monturen von dem Augenblick an, wo das Thermometer 102° C anzeigt, 30 Minuten.

Art der Feuerung: Kohlen- oder Holzfeuerung unter dem Apparat.
Bedienung der Feuerung von hinten (Wagenende).
Wichtig ist ein möglichst geringer Verbrauch an Heizmaterial.

Dauer der Anheizung: $^1/_2$ Stunde bis 0,2 kg/cm².

Eintrittsstelle für den Dampf: höchster Punkt des Apparates.
Abzug der kalten Luft unten.

Entlüftung:

Bedienung der Kammern: vom Ende.

Apparate: Sämtliche Bedienungselemente und Meßapparate für Heizung und Desinfektion sind auf der Bedienungsseite in greifbarer Höhe angebracht.

Soweit Dinormen für Armaturen oder ihre Teile bestehen, sind diese zu verwenden. Schlitten für Desinfektionsgut: beiderseits auf Profileisen laufend, mit Handgriffen versehen und einer Aufhängevorrichtung für Kleidungsstücke.

Weiterhin ist nach Möglichkeit für die chemische Desinfektion ein Raum bereitzustellen; in ihm sollen auch die Gegenstände untergebracht werden, die zu einer Scheuer- oder Formalinschlußdesinfektion benötigt werden, außerdem sind die hierzu nötigen Desinfektionsmittel in ausreichender Menge vorrätig zu halten. In unmittelbarer Nähe der Anstalt wird noch ein Schuppen oder ein ähnlicher Raum zur Unterstellung des Transportfahrzeuges und einiger Kisten für infizierte Objekte nötig sein.

Improvisieren von Dampfdesinfektionsapparaten. Kleine Behelfsapparate lassen sich mittels Fässern herstellen, die ohne Boden auf einen Waschkessel oder größeren anderen Kessel gestülpt oder auf ein Holzkreuz gestellt werden, das auf dem Kesselrand aufliegt. Die Spalten zwischen Faß und Kessel werden mit Tüchern abgedichtet. Die zu desinfizierenden Gegenstände werden am Deckel des Fasses aufgehängt. In dem Deckel befindet sich ein Loch zum Ausströmen des Dampfes mit Thermometer. Wenn dieses 100° zeigt, $^3/_4$ Stunde Desinfektionszeit. Dieser Behelfsapparat ist nicht vollzustopfen, sondern besser mehrmals hintereinander in Gang zu setzen.

Prüfung der Desinfektionsapparate. Nach der Aufstellung des Apparates findet vor der endgültigen Abnahme eine Prüfung der Konstruktion und der Funktionstüchtigkeit statt.

1. Größe der Heizfläche und des Kessels müssen eine möglichst rasche und mindestens für die Dauer einer Desinfektion zureichende Menge von Dampf des vorgeschriebenen Druckes für Vorwärmung, Desinfektion und Trocknung gewährleisten.

2. Der Dampf soll von oben zugeleitet und unten nach Verdrängung der Luft abgeleitet werden. Der Dampfstrom soll gleichmäßig sein (konstanter Druck). Die Füllung des gut isolierten Desinfektionsraumes vollständig (keine toten Ecken).

3. Das Desinfektionsgut soll nicht mit Eisenteilen in Berührung kommen und soll gegen Auftropfen von der Wand durch Kondensation entstandenen Wassers geschützt sein (Rostflecken).

4. Funktion der Zubehörteile: Sicherheitsventil, Thermometer, Manometer, Ventile, Schluß der Türen und Prüfung der Signalapparate.

Auch während der Tätigkeit soll der Apparat stets auf sicheres Arbeiten geprüft werden. An den dem Dampf am schwersten zugänglichen Stellen muß die vorgeschriebene Temperatur während der gesamten Desinfektionszeit gewährleistet sein, ebenso im Ausblaserohr. Zur Kontrolle dienen verschiedene Methoden:

1. Das Einlegen von Kontrollapparaten in die zu desinfizierenden Gegenstände. Sehr oft wenig zweckmäßig, wenn die Gegenstände in Tücher verpackt (Betten, Wäsche usw.) und zu diesem Zwecke die Verpackung gelöst werden muß; Berührung mit infiziertem Material. In praxi dienen zu dieser Art von Kontrolle:

a) **Maximalthermometer**, zeigen nur die während der Desinfektion erreichte höchste Temperatur an.

b) **Klingelthermometer**, zeigen an, wenn die vorgeschriebene Temperatur erreicht ist, also den Beginn der eigentlichen Desinfektionszeit. Mit ihnen läßt sich dann die Dauer der Desinfektionszeit genau einrichten. Sie bestehen entweder aus den üblichen Kontaktthermometern oder aus Thermometern, bei denen eine Legierung mit genau definiertem Schmelzpunkt einen Kontakt herbeiführt, der außerhalb des Apparates ein Klingelzeichen auslöst. Bei Apparaten mit strömendem Dampf ist der Barometerstand bzw. die Höhenlage des Ortes und die davon abhängige Temperatur des Dampfes zu berücksichtigen.

c) Die **Sticherschen Kontrollröhrchen** zeigen je nach ihrem Füllungsmittel an, ob die betreffende Temperatur erreicht worden ist; durch Einschmelzen dieser Röhrchen in ein weiteres zweites Röhrchen wird eine isolierende Luftschicht geschaffen, die dann je nach ihrem Ausmaß Rückschlüsse auf die Dauer der einwirkenden Temperatur erlaubt. Füllung mit Phenanthren 98°, Brenzcatechin 104°, Resorcin 110°. Die Röhrchen müssen aufrecht stehend im Apparat untergebracht werden und können immer wieder benutzt werden. Sie müssen sorgfältig in das Desinfektionsgut eingeordnet sein.

d) **Messungen auf thermoelektrischem Wege** sind vielleicht am sichersten. Es können im Apparat mehrere Thermoelemente oder Widerstandsthermometer gleichzeitig in beliebiger Verpackung untergebracht und ihre Temperatur bestimmt oder mit Kurvenpapier registriert werden. Nur zur Abnahmeprüfung, nicht zur Betriebskontrolle geeignet.

e) **Bakteriologische Prüfung.** Sie wird mit besonders resistenten Keimen, Tuberkelbacillen, Milzbrandsporen, vorgenommen und muß bei der Verschiedenartigkeit der Apparate von Sachverständigen ausgeführt werden.

2. Die Ausstattung mit besonders konstruierten Temperaturmeßgeräten. Im Prinzip sind diese Thermometer (gleichgültig, ob Maximal-, Kontakt-, elektrische Widerstands- od. dgl. Thermometer) mit einer isolierenden Schicht (Filz, luftdicht abgeschlossene Glasröhre usw.) umkleidet. Die Meßinstrumente werden in einer durchlöcherten verschlossenen Blechhülse in den Apparat eingelegt und je nach Art nach oder während der Desinfektion abgelesen. Voraussetzung ist, daß sich die Meßinstrumente infolge der Isolierschicht so langsam erwärmen, wie die inneren Teile des Desinfektionsgutes.

Alle Kontrollapparate, die eine Prüfung der Dampfeinwirkung während der Desinfektion erlauben, verdienen den Vorzug, da sie mit derselben Sicherheit wie die anderen arbeiten und die Möglichkeit einer unzureichenden Desinfektion und die daraus entstehende Notwendigkeit einer nochmaligen erfolgreichen weitgehend ausgeschlossen ist.

Allen Dampfapparaten ist eine genaue Gebrauchsanweisung beizugeben, und sie ist in der Nähe des Apparates aufzuhängen. Es ist darauf zu achten, daß das Bedienungspersonal gemäß dieser Gebrauchsanweisung arbeitet, und es ist anzuraten, daß es in seiner Tätigkeit öfter kontrolliert wird. Es ist zudem über die häufigsten Betriebsfehler zu unterrichten. Diese sind:

Mangelhafte Feuerung unter dem Dampfentwickler während der Desinfektion. Zu starke Drosselung des Ausblaserohres, um die nötige Temperatur rasch zu erreichen; es bleibt dann Luft im Apparat.

Zu lange oder zu hohe Vorwärmung und hierdurch Überhitzung des Desinfektionsdampfes.

Zu enge und dichte Bepackung mit Objekten, die schlecht die Wärme leiten. Große Säcke und Betten usw. brauchen oft über eine Stunde, bis sie in ihrem Innern die Temperatur des einströmenden Dampfes erreichen. Ungenügendes Funktionieren der Kontrollapparate und der Meßgeräte, undichte Ventile oder Verschlüsse.

Kesselsteinbildung im Dampfentwickler.

Ausrüstung der Anstalt.

Abwaschbare Holzhürden in beiden Abteilungen zum Aufstapeln der Objekte. Chemikalienschrank mit Chemikalien zur Scheuer- und Formalinschlußdesinfektion. Ein eiserner Schrank für die Kleider des Bedienungspersonals.

In größere Dampfapparate sind zur Einbringung des Desinfektionsgutes eiserne Wagen eingebaut. Für kleinere sind weiße Waschkörbe zu gebrauchen.

Zum Transport des Desinfektionsgutes müssen Säcke aus dichter, fester Leinwand, die sich gut verschließen lassen, bereit gehalten werden. Weiterhin ist hierzu ein allseitig geschlossener Wagen, der sich gut reinigen läßt und innen mit Blech ausgeschlagen ist, nötig. Die Größe richtet sich nach den Bedürfnissen der Anstalt; es gibt Wagen dieser Art in allen Größen, für Handzug, Pferdezug und Motorbetrieb (s. oben). An Stelle besonderer Fahrzeuge können auch mit Blech ausgeschlagene Kisten verschiedener Größe benutzt werden. Einzelne Desinfektionsapparate sind derart konstruiert, daß ihre Innenbehälter als Transportgefäß verwendet werden können.

Für je einen Desinfektor ist Dienstkleidung mindestens zweifach und eine Anzahl Kittel bereitzustellen. Die Dienstkleidung besteht aus Mütze, Rock, Hose, Schuhen und Mundschwamm. Die Kleidungsstücke sollen auskochbar, die Schuhe (am besten hohe Stiefel) abwaschbar sein.

Für das Bad (besser Brause- als Wannenbad) müssen Seife und Handtücher vorhanden sein.

Zur Wohnungsdesinfektion sind noch eine Reihe besonderer Gegenstände erforderlich; ein Verzeichnis derselben, wie sie sich in der Praxis vielfach bewährt haben, folgt hierunter.

Formalindesinfektion.

1 Formalin-Verdampfungsapparat, nach FLÜGGE, nebst Trichter.
1 Ammoniak-Entwickler, komplett, mit Schlauch und Trichter (zum
　　Entfernen des Formaldehydgeruches).
2 Gefäße, emailliert, ca. 100 l Inhalt.
1 Glas, ¹/₂ l, mit Teilstrichen.
1 große Schere.
1 Glaserkittmesser.
1 Blechdose mit Glaserkitt.
1 Blechdose mit Stärkekleister.
1 Paket Wattestreifen.
4 Bogen Packpapier.
1 Maßstab, 1 m.
4 Handtücher.
　　Arbeitsanzug, bestehend aus:
1 Bluse.
1 Hose.
1 Mütze.
1 Paar Stiefel.
1 Knäuel Bindfaden.
1 Wäscheleine.
1 Blechflasche mit 2,5 l Brennspiritus.
1 Glasflasche mit 2 l Ammoniak.
1 Glasflasche mit 2 kg Formalin, das ist Formaldehyd 40proz.
1 Glas mit 100 g Sublimatpastillen.
Einige Holzklötze.
1 Handbürste.

Scheuerdesinfektion.

Ausrüstung der Desinfektoren zur Wohnungsdesinfektion.
1 Koffer zum Verpacken der übrigen Sachen.
1 Schrubber zur Reinigung und Desinfektion des Fußbodens.
1 Handbürste zur Desinfektion der nichtpolierten Möbelteile und
　　Türen.
1 Fensterbürste zur Desinfektion der Fensterrahmen und der schwer
　　zugänglichen Winkel und Ecken.
2 Möbelbürsten, spitz und rund.
1 Spritzpinsel zum Abspritzen der Wände mit desinfizierenden Flüssig-
　　keiten.
1 Kamm zur Reinigung der Bürsten.
1 Brett, Untersatz für die Carbolflaschen.
2 Flaschen zu 2 und 1 kg Kresolseifenlösung oder eines anderen
　　geeigneten Mittels.
1 Seifenbüchse für 1,5 kg Seife.
1 Litermaß zur Herstellung der verdünnten Desinfektionslösungen.
1 Meßgefäß mit Teilstrichen für 100 g.

1 Dutzend Scheuertücher für Fußboden und nichtpolierte Möbel.
1 zweiteilige eiserne Leiter, leicht zu desinfizieren und zu transportieren.
1 Paar Gummischuhe für die Leiter zum Schonen des Fußbodens.
1 kurzes Eisenrohr zum Verlängern des Handfegers.
1 langes Eisenrohr zum Verlängern des Schrubbers.
4 Eimer, ineinanderpassend.
1 Dutzend Scheuertücher zum Bedecken der Schränke und Möbel
    während der Zimmerdesinfektion.
2 Tragegurte zum Aufheben und Rücken schwerer Möbel.
3 Lederlappen zum Fensterputzen.
Verschiedenes Handwerkszeug wie Zange, Hammer, Spachtel zum
    Reinigen der Fußbodenritzen, Schraubenzieher, Schrauben, Nagel-
    bürste, Handtücher.

Sämtliche Sachen können in eine starke Kiste mit Scharnierdeckel, Verschluß und zwei Handgriffen für Bahnversand oder in eine zweirädrige Handkarre gehängt, verpackt und leicht von einem Mann an Ort und Stelle befördert werden.

Fahrrad mit kompletter Ausrüstung für Wohnungsdesinfektion nach Czaplewski von Cito-Fahrradwerken, Köln-Klettenberg.

Ungeziefervertilgung.

Es sollen hier nur das Ungeziefer und die Schädlinge, die an der Verbreitung infektiöser Krankheiten beteiligt sind, berücksichtigt werden. Die Einzelheiten über die Vertilgung der anderen ebenfalls oft wichtigen Schädlinge muß der Spezialliteratur entnommen werden.

Läuse. Kleiderläuse übertragen Fleckfieber und Rückfallfieber. Sie sind etwa 2—3 mm lang, von gelblicher Farbe. Ein Weibchen kann während der 35—40 tägigen Legezeit täglich 5—10 Eier (Nissen) legen. Die Nissen sind weiß, an den Stoffasern festgeklebt und ca. 1 mm lang. Larven und Läuse leben nur vom Blute der Menschen.

Kopfläuse sind kleiner, fast ausschließlich im Kopfhaar vorhanden und harmlose Schmarotzer, ebenso wie die subjektiv viel unangenehmeren

Filzläuse, die meist in den Schamhaaren sich ansiedeln.

Bekämpfung der Läuse. Entlausung von Personen. Die verlauste Person hat sich auf einem mit einem Desinfektionsmittel getränkten Laken sämtlicher Kleidungsstücke zu entledigen und bei dem Ausziehen darauf zu achten, daß keine Läuse abgeschleudert werden. Sie hat dann an derselben Stelle ihre Kleider in einen Sack aus dichtem Segeltuch zur Dampfdesinfektion zu stecken und den Sack sorgfältig zu verschließen; er wird dann zweckmäßig nochmals in ein mit einem Desinfektionsmittel getränktes Laken eingehüllt. Weiterhin hat sich die Person auf derselben Stelle mit bereit gehaltenem warmen Wasser und Schmierseife gründlich einzuseifen, insbesondere die behaarten Körperstellen. Anschließend Bad mit gründlicher Bürstenreinigung, besonders des Kopfes und der behaarten Körperstellen. Zuletzt Einschmieren der behaarten Körperteile mit grauer Salbe oder weißer Präcipitatsalbe. Gegebenenfalls Wiederholung der Prozedur nach 8 Tagen. Waschzeug, Handtücher usw. kommen in ein Desinfektionsmittel; der Fußboden wird ebenfalls desinfiziert.

Wäsche und waschbare Kleidungsstücke können ausgekocht oder mit einem flüssigen Desinfektionsmittel entlaust werden.

Kleider werden durch Dampfdesinfektion und durch trockene Hitze in einer Heißluftkammer oder durch schweflige Säure entlaust.

Alle anderen Gegenstände werden wie oben beschrieben desinfiziert.

Kopfläuse durch Behandlung mit Cuprex oder Sabadillessig. Bei Cuprex werden die gesamten Kopfhaare besonders am Nacken reichlich mit dem unverdünnten Mittel getränkt (Vorsicht, Augen). Nach einstündiger Einwirkung Haare waschen, auskämmen, trocknen. Bei Anwendung von Sabadillessig usw. Einreiben der Haare mit dem Mittel; Kopf für 12—24 Stunden mit einer gut abgedichteten Haube (Bademütze) umhüllen, dann waschen, wiederholen nach 3—4 Tagen.

Filzläuse können durch örtliche Behandlung mit grauer Salbe oder Präcipitatsalbe vernichtet werden.

Entlausung von Räumen. Durch schweflige Säure. Hierzu wird pro 10 cbm Raum 450 g Schwefel verbrannt. Auf 1 kg des Schwefels kommen 40 ccm Brennspiritus. Oder sie wird durch Verbrennen von Schwefelkohlenstoff oder eines entsprechenden Patentpräparates (Salforkose) hergestellt. 90 Tle. CS_2 + 5 Tle. C_2H_5OH + 5 Tle. H_2O, pro 10 cbm Raum 600 ccm der gründlich umgeschüttelten Lösung.

Die Verbrennung des Schwefels geschieht am besten in Hya-Apparaten. Hersteller: Chemische Industrie- und Handelsgesellschaft m. b. H., Bochum, der der Salforkose oder des Schwefelkohlenstoffs im Salforkoseapparat Fa. A. Scholz, Hamburg.

Teurer, aber bequemer und besser ist das Einleiten von SO_2 aus einer Stahlflasche durch das Schlüsselloch mittels eines dünnen Gummischlauches.

Stahlflasche abwiegen; für 10 cbm Raum 900 ccm Flascheninhalt nötig.

Einwirkungszeit der schwefligen Säure 6 Stunden.

Schweflige Säure greift Metalle an, bleicht gefärbte Stoffe. Giftig.

Blausäure darf nur von Personen mit behördlicher Genehmigung zur Entlausung verwandt werden — sie ist in der allgemeinen Praxis wegen ihrer enormen Giftigkeit zu gefährlich. In besonderen Fällen wird die Ungezieferbekämpfung durch Blausäure mit Zyklon B oder Cyancalcium von der Deutschen Gesellschaft für Schädlingsbekämpfung (Degesch) Frankfurt a. M. vorgenommen.

Wanzen und Flöhe können wie die Läuse durch schweflige Säure vertilgt werden. Die Konzentration der schwefligen Säure und die Dauer der Einwirkung ist bei der Wanzenvernichtung höher als bei der Läusevertilgung zu nehmen, da die Wanzen widerstandsfähiger sind. Als zweckmäßig hat sich auch die Verwendung einer 5proz.

Lösung von Certan (Hersteller: Deutscher Desinfektionsdienst, Berlin-Lichterfelde, Gélieustr. 2) zum Vertilgen der Wanzen erwiesen. Sie wird sorgfältig auf den Fußboden, Wände, in Fugen und Spalten der Möbel, der Wandbekleidungen und anderer Einrichtungsgegenstände gepinselt. Die Flöhe können auch sicher mit Cuprex vernichtet werden; die Flöhe scheinen übrigens in den letzten Jahren seltener geworden zu sein.

Wäsche, Kleider, Betten usw. werden am besten durch Auskochen oder im Dampfapparat von Ungeziefer befreit.

Die Fliegen, die durch Verschleppen der Keime zu gefährlichen Keimüberträgern werden können, müssen vor allem durch Abdecken infizierter Gegenstände wie der Ausscheidung der Kranken oder der von ihnen benutzten Geschirre von den infizierten Gegenständen ferngehalten werden; nötigenfalls sind Fliegengitter an den Fenstern anzubringen. Fernerhin sollen Fliegenpapier oder Fliegentüten im Zimmer aufgestellt werden. Als zweckmäßiger haben sich Mittel erwiesen, die zerstäubt werden; sie kommen teils pulverförmig wie Blatton (Hersteller: Deutscher Desinfektionsdienst, Berlin-Lichterfelde, Gélieustraße 2), teils flüssig wie Flit (Hersteller: Deutsch-Amerikanische Petroleumgesellschaft, Hamburg 36), Shell Tox, Moral ($^1/_2$ ccm pro cbm Raum) in den Handel, sind von guter Wirkung und belästigen den Menschen wenig. Flit ist feuergefährlich. Zerstäuber oder Sprayapparate werden meist billig mitgeliefert.

Stechmücken, die die Übertragung der Malaria und des Gelbfiebers besorgen, werden ähnlich wie die Fliegen bekämpft. Insbesondere hat sich die Bekämpfung der Mücken gegen die überwinterten Weibchen und gegen die Brut und die Larven durch Vernichtung der Brutplätze zu richten. Die Vernichtung der sehr störenden Stechmücken geschieht heute schon in Deutschland in größeren Gemeinden systematisch. Zur Bekämpfung der in Wasser lebenden Larven hat sich eine große Menge von Mitteln, die eine luftundurchlässige Haut auf den Tümpeln bilden, als zweckmäßig erwiesen. Für Wässer, in denen Fische leben oder die für menschliche oder tierische Zwecke Verwendung finden, sind Salvinol oder Leron ($12\,cm^2$ pro qm Wasserfläche) zu empfehlen. Für Jauche und Abwässer Saprol oder ähnliche Präparate (Hersteller: Chemische Fabrik Dr. H. Nördlinger, Flörsheim a. M.).

Im Zimmer werden die Mücken wie die Fliegen mit den obengenannten Mitteln bekämpft. Schutz vor dem Eindringen durch Gaze an den Fenstern, Schutz vor dem Stich Moskitonetz über dem Bett. Micalin Stechmückensalbe.

Lieferfirmen.
Desinfektionsapparate.
Deutsche Desinfektions-Bedarfs-Aktiengesellschaft Berlin-Weißensee, Lehderstr. 74—79.

Apparatebau A.-G. Bühring Weimar.

Rudolf A. Hartmann, Berlin S 42, Gitschiner Str. 65.
Sanapp. G. m. b. H., Stuttgart, Weißenburgstr. 2c.
Medizin. Warenhaus A.-G., Berlin NW 6, Karlstr. 31.
Bernhard J. Goedecke, München 54, Siemensstr. 17.
F. u. M. Lautenschläger, Berlin.
H. Boie, Göttingen, Fabrikweg 2—4.

Chlorungsanlagen.

Chlorator Ges. m. b. H., Berlin S 14, Alexandrinenstr. 48.
Bamag Meguin A.-G., Berlin NW 87, Reuchlingstr. 10/17.

Apparate zur Ungeziefervertilgung.

Hyaapparate: Chemische Industrie und Handelsges. Bochum.
Salforkoseapparate: A. Scholz, Hamburg.
Schädlingsbekämpfung: Deutsche Gesellschaft für Schädlings-
bekämpfung, Frankfurt a. M., Weißfrauenstr. 7—9.

Hersteller.

1. Lysol: Schülke & Mayer A.-G., Hamburg 39.
2. Alkalysol: Schülke & Mayer A.-G., Hamburg 39.
3. Parmetol: Schülke & Mayer A.-G., Hamburg 39.
4. Sagrotan: Schülke & Mayer A.-G., Hamburg 39.
5. Phobrol: Schülke & Mayer A.-G., Hamburg 39.
6. Bacillol: Bacillolwerke O. Bode & Co., Hamburg 8.
7. Chloramin Heyden: Chem. Fabrik von Heyden, Radebeul.
8. Clorina Heyden: Chem. Fabrik von Heyden, Radebeul.
9. Hydrosept Heyden: Chem. Fabrik von Heyden, Radebeul.
10. Sublamin: Chem. Fabrik auf Akt. vorm. Schering, Berlin W 39.
11. Perhydrol: E. Merck, Darmstadt.
12. Cuprex: E. Merck, Darmstadt.
13. Panflavin: I. G. Farben, Frankfurt a. M.
14. Rivanol: I. G. Farben, Frankfurt a. M.
15. Saprol: Dr. H. Nördlinger, Ffm.-Bockenheim.
16. Chinosol: Chinosolfabrik A.-G., Hamburg.
17. Salforkose: A. Scholz, Hamburg 6.
18. Certan: Deutscher Desinfektionsdienst, Berlin-Lichterfelde,
    Gélieustr. 2.
19. Blatton: Deutscher Desinfektionsdienst, Berlin-Lichterfelde,
    Gélieustr. 2.
20. Flit: D. A. P. G., Hamburg 36.
21. Shell Tox: Shell A.-G.
22. Salvinol: Deutsche Gesellschaft für Schädlingsbekämpfung,
    Frankfurt a. M., Weißfrauenstr. 7—9.
23. Zyklon B: Deutsche Gesellschaft für Schädlingsbekämpfung,
    Frankfurt a. M.
24. Cyancalcium: Deutsche Gesellschaft für Schädlingsbekämpfung,
    Frankfurt a. M.

Sachverzeichnis.

Abbrand, oberer und unterer 90.
Abdeckereien 235.
Abessinische Brunnen 137.
Abfallstoffe 167.
— feste 227.
— Gesamtmenge der flüssigen 193.
Abfangsystem der Kanalisation 193.
Abfuhr der Fäkalien aufs Land 179.
— der menschlichen Ausscheidungen 174.
— unterirdische 181.
Abfuhrkosten 180.
Abfuhrsysteme, Kosten der 181.
Abkühlungsgröße 20, 32.
— Physiologische Bedeutung der 24.
Abluftöffnungen 70.
Abortdesinfektion 415.
Aborte 74.
— im Schulhause 261.
Abortgruben, Desinfektion der 414.
Abortraum im Krankenhaus 246.
Abortsitz 176.
Absaugebecken 185.
Abschwemmung der Abfallstoffe 182.
— in Entwässerungssystemen 182.
Absetzanlagen 206.
Absetzbecken 206.
Absetzdauer 210.
Absetzgläser 207.
Absetzraum 209.
Absetzungsraumbemessung 210.
Absiebungsanlagen 205.
Absterben der Krankheitserreger 174.
Abstreifvorrichtungen 205.
Abströmungsöffnungen 68.
Abwässer aus Gerbereien 171.
— häusliche, Zusammensetzung 201.
— gewerbliche (industrielle) 167, 171, 173, 199, 225.
Abwässerbeseitigung, -reinigung und -unterbringung 226.

Abwässerdesinfektion 222, 414.
Abwässerunterbringung 225.
Abwasser 167.
— faules 201.
— frisches 201.
— städtisches, Beschaffenheit 201.
Abwasseranfall 199, 200.
Abwassereinleitung in Wasserläufe, Seen und Grundwasser 226.
Abwasserkonzentration 199.
Abwasserreinigung 197, 202.
Acetylen 119.
Acidbutyrometrie 353.
Aerobe Bakterien 218.
Aërofilter 219.
Aeronom 3.
Ärztliche Überwachung der Arbeiter 303.
Ätzkalk 408.
Aggressive Eigenschaften des Wassers 130.
Aitkenscher Staubzähler 12.
Aktinomykose 396.
Alkalysol 410.
Alkohol als Desinfektionsmittel 409.
Alkoholische Getränke 360.
Alkoholprobe der Milch 354.
Allhau-Bauweise 39.
Aluminiumsulfat zur Vorreinigung des Wassers 151.
Aminosäuren 328.
Ammoniak 10, 11.
— in Gewerben 318.
— im Wasser 132.
Amsterdamer Düsen 144.
Anaerobe Bakterien 210.
Anbringen der Lichtquellen 111.
Anemometer 19.
Anemostat 68, 70.
Aneroidbarometer 18.
Angefaultes Abwasser 202.
Angestelltenversicherung 305.

Anilin 318.
Ankylostomiasis 321, 396.
Anlagen mit getrennter Schlamm-
ausfaulung 210.
Anreicherungsgräben 141.
Anthropotoxin 61.
Anzeigepflicht für übertragbare
Krankheiten 374, 377.
Aphthenkrankheit 269.
Arachinsäure 325.
Arbeiterschutz 299.
Arbeitsräume, Größe der 308.
Argandbrenner 116.
Arsen 318.
Arsenwasserstoff 11.
Arzneiendesinfektion 413.
Asbestschiefer 53.
Aschenklosett 179.
Asphaltröhren für Straßenkanäle
194.
Asphaltteer 175.
Aspirationshygrometer 7.
Atmometer 7.
Auerbrenner 117.
Aufbereitung des Wassers 144.
Aufenthalt des Abwassers im Ab-
setzbecken 210.
Augenermüdung durch Beleuchtung
114.
Augenschädigung bei Arbeitern 312.
Ausfaulenlassen des Frischschlam-
mes 208.
Ausfaulungszeit 211.
Ausgüsse 189.
Ausmahlung 337.
Ausnutzbarkeit der Nahrungsmittel
323.
Ausscheidungen 167.
Ausschleusen 314.
Ausspülbecken 185.
Ausströmungsöffnungen 68.
Auswurf 167.
Auswurf-Desinfektion 412.
Autoklaven 423.
Automatische Regulierung der Hei-
zung 100.
Autovaccine 399.

Bacillen der Paratyphusgruppe 349.
Bacillenträger 174, 356, 389.
Bacillol 410.
Bacillus Bang 356, 391.

Bacillus botulinus 349.
Backpulver 339, 340.
Bacterium coli commune in den
Faeces 172.
— — im Wasser 133.
Badeeinrichtung 187.
Baderaum 187.
— im Krankenhaus 246.
Badewannen 165, 187.
Badewasser-Desinfektion 412.
Bakterien, aërobe 218.
— anaërobe 210.
— krankheitserregende, im Abwas-
ser 203.
— peptonisierende 355.
— im Wasser 133.
Bakterienbeseitigung aus dem Was-
ser 147.
Bakteriengehalt der Luft 13.
Bakteriologische Untersuchung der
Abwässer 227.
— Wasseruntersuchung 134.
Bandrechen 205.
Bandsieb von Geiger 206.
Bandwürmer 348.
Bandwurmkrankheit 270.
Barackensystem der Krankenhäuser
243.
Barometer 17.
Baugrund 33.
Bauplatz 33.
— und Bausystem für Kranken-
häuser 242.
Bau- und Wohnungshygiene 33.
Beaufortsche Skala 19.
Bebauung der Grundstücke 34.
Becken 186.
Bedürfnisanstalten in Fabriken 310.
Beetberieselung 215.
Befeuchtung der Luft 69, 88.
Belästigung durch Fabriken 310.
Beleuchtung 64, 101.
— Einheit der 101.
— elektrische 120.
— in Fabriken 307.
— Farbe der 114.
— Gefahren durch die 115.
— halb indirekte 112.
— indirekte 112.
— künstliche 109.
— Messung der 102.
— Quantität der 102.

Beleuchtung im Schulhause 258.
— Wärmeproduktion durch 114.
Beleuchtungskosten 123, 124.
Beleuchtungsprüfer von Thorner 106.
— Wingenscher 102.
Benzin 318.
Benzol 318.
Beregnung 216, 221.
Berieselung, wilde 216, 221.
Berkefeldfilter 153.
Berradecke 46.
Berufsschädlichkeiten 296.
Betonmauern 37.
Bettfedern, Krankheitskeime in 321.
Bevölkerungszunahme 198.
Bicarbonathärte des Wassers 128, 157.
Bimsbetonhohlsteine 41.
Biologische Reinigung 220.
— Reinigungs-Oxydationsverfahren 213.
Biologischer Rasen 218.
Biologisches Reinigungsverfahren des Abwassers 203.
Biologische Wertigkeit 328.
Bitumenemulsion 56.
Blaufäule 58.
Blaugas 120.
Blausäure 11.
Blei in Gewerben 318.
— im Wasser 129, 131.
Bleinachweis im Wasser 131.
Blendung, Verhütung der 111.
Blockhausbau 42.
Blumenkohl 342.
Blutarmut 272.
Bodenarten 217.
Boden- (Stau-) Filter, intermittierende 217.
Bodenfiltration, intermittierende 221.
Bodenluft 2.
Bodenverhältnisse 193.
Bogenlampen 121.
Bohnen 341.
— grüne 342.
Brauchwasserabfluß und Bevölkerungsdichte (Besiedelungsziffer) 198.
Brom 11.
Brot 337.
Brotgesetz 340.

Brotherstellung 339.
Brunnen 137, 174.
— öffentliche 164.
Brunnendesinfektion 416.
Buchweizen 341.
Bücherdesinfektion 413.
Bürstenreinigung 196.
— der Kanäle 196.
Butter 358.
Buttersäure 325.
Buttersäurebakterien 355.

Caisson 314.
Calciumhypochlorid 155.
Calorienbedarf für den mittleren Arbeiter 330.
Campbell-Stokesscher Sonnenscheinmesser 26.
Candlefoot 102.
Caporit 155.
Caprinsäure 325.
Capronsäure 325.
Caprylsäure 325.
Carbacidometer 2.
Carbolsäure 180.
— als Desinfektionsmittel 409.
Carbolschwefelsäure 409.
Caries 316.
Ceresit 56.
Chamberlandfilter 153.
Champignon 343.
Chemische Klärverfahren 213.
Chinosol 411.
Chlor 11.
— zur Desodorisierung 180.
— in Gewerben 319.
— im Wasser 131.
Chloramin 411.
Chlorbindungsvermögen 156.
Chlorcalcium 229.
Chlordesinfektion des Abwassers 222.
Chlorkalk 155, 408.
Chlormagnesium 229.
Chlormenge für Abwasserdesinfektion 223.
Chlornachweis im Wasser 132.
Chlorung des Abwassers 222.
— des Wassers 154, 155.
Cholera 383.
Choleraimpfstoff 399.
Cholerakeime 172.
Chromverbindungen 319.

Cladothrix 130.
Clorina 411.
Coffeinhaltige Getränke 360.
Coliimpfstoff 399.
Cremometer 353.
Crenothrix 130.
Cyancalcium 431.
Cysticerken 349.

Dach 52.
Dachreiter 70, 71.
Dachpappe 53.
Dachventilation 53.
Dampfdesinfektion 406.
Dampfdesinfektionsapparate 422.
— Betriebsfehler 428.
— Prüfung der 426.
Dampfheizung 95.
Dampfstrahlgebläse 72.
Dauer einer Unterrichtsstunde 285.
Dauerausscheider 174, 389.
Dauerbrandöfen 76, 81.
Dauerventilation 65.
Davoser Frigorimeter 23.
Desinfektion 402.
— von Abwasser 222, 414.
— Ausführung der 411.
— der Fäkalien 180.
— fortlaufende 402.
— des Gruben- u. Tonneninhalts 178.
— durch Hitze 405.
— am Krankenbett 402.
— kleiner Wassermengen 156.
— des Wassers 154.
Desinfektionsanstalten 417.
Desinfektionsmittel 405.
— für Abwässer 223.
— flüssige 408.
— gasförmige 407.
Desinfektionsordnung 403.
Desodorisierung 178, 179.
Deutscher Normenausschuß 193.
Dibotriocephalus latus 349.
Differential-Anemometer 74.
Differenziersystem Waring 181.
Differenziersysteme 180, 182.
— Liernur, Shone, Berlier 181.
Diphtherie 385.
— im Schulalter 268.
Diphtherieheilserum 400.
Dispensationen von einzelnen Un-
    terrichtsfächern 286.

Doppelfenster 51.
Drahtglas 42.
Drahtziegel 41.
Drainage des Rieselterrains 215.
— des Untergrundes 194.
Druck des Windes 19.
Drucklüftung 67.
Düngergruben 175.
Düngerstätten, Desinfektion von 416.
Dungwert des Kotes 169, 178.
Dunstrohr 177, 191.
Durchschlagen der Heizkörper 96.
Dysenterie 387.
Dysenterie-Impfstoff 399.
Dysenterieserum 400.

Eduardsfelder Spritzverfahren 216.
Eier 352.
Eimer 176.
Einheit der Beleuchtung 101.
Einsalzen des Fleisches 351.
Einschleusen 314.
Einströmungsöffnungen 68.
Einstufige Körper 218.
Einzelheizung 79.
Eisen im Wasser 129, 131.
Eisenbahnwagendesinfektion 415.
Eisenbakterien 130.
Eisenfachwerk 43.
Eisenstaub 315.
Eisenvitriol 180.
Eisschränke 190.
Eiweißbedarf 327, 333.
Eiweißmenge der Nahrung 327.
Eiweißminimum, physiologisches
    328.
Eiweißstoffe 324.
Elektrische Beleuchtung 120, 126.
— Heizung 85.
— Pumpe für Hauswasserversor-
    gung 139.
Elevationswinkel 104.
Emscherbrunnen 209, 212, 219.
Emscher Filter der Emscher Ge-
    nossenschaft 219.
Encephalitis epidemica 386.
Endlaugen der Kaliindustrie 229.
Energiequotient 330.
Energieverbrauch bei Arbeit 332.
Enteisenung des Wassers 144.
Enthärtung des Wassers 157.
Entlausung 431.

Entnahmeöffnungen 69.
Entsäuerung des Wassers 146, 164.
Entstaubung 68.
Entstaubungsanlagen, elektrische 14.
Enzyme der Milch 354.
Epilepsie 273.
Erbrochenes, Desinfektion des 412.
Erbsen 341.
— grüne 342.
Erdbehälter 161.
Erdklosett 179.
Ergosterin 337.
Erholungsfürsorge 294.
Erkrankungshäufigkeit 297, 304.
Ermüdung des Arbeiters 311.
— des Auges durch Beleuchtung 114.
Ernährung 323.
Erucasäure 325.
Erysipeloid 396.
Esmarchscher Sonnenscheinmesser 27.
Etagenheizung 93.
Euphosglass 313.
Excremente 167.
Exkrete 167.
Expansionsgefäß 91.
Explosionsgefahr in Fabriken 317.
— durch Leuchtgas 119.

Fabrikwässer 311.
Fabrikanlagen 305.
Fächersystem der Kanalisation 193.
Fäkal-Abfuhrsysteme 181, 192.
Fäkalien 167.
— mit Wirtschafts- und Regenwasser in einer Röhrenleitung 192.
Fäkaliendesinfektion 180.
Fäkalientransport 179.
Fäulnis im Abwasser 201.
Fäulnisaufschub des Abwassers 223.
Fäulnisfähige Stoffe 211.
Fäulnistest 227.
Fäulnisunfähigmachung des Abwassers 213.
Fallrohr für Gruben und Tonnen 176.
Fallrohrverlängerung 177.
Fallwinkel 176.
Farbe des Abwassers 201.
— der Beleuchtung 114.
Faulanlagen 224.
Faulraumgröße 210.
Faulschlamm 208.

Faulschlammtrockenplätze 212.
Faulverfahren 213.
Feinmüll 234.
Feinreiniger 205.
Feinsiebe 203.
Fenster 51.
— und Bodenfläche 108.
— in Krankenräumen 245.
Fensterglas 107.
Ferienkolonien 293.
Ferienzeit 285.
Fernwasserstandsanzeiger 162.
Fette 324.
Fettfang 189.
Fettgehalt des Abwassers 200.
— der Milch 353.
Fettkäse 359.
Fettsäuren 324.
Feuchtigkeit, absolute 3.
— relative 3.
— Schädigungen durch zu hohe oder zu niedrige 6.
— der Wohnungen 54.
Feuchtigkeitsschutz beim Bau 36.
Feuersicherheit in Fabriken 306.
Fiddian-„Wander“-Sprenger 219.
Filterkontrolle 150.
Filterplatten 204, 220.
Filterpressen 208.
Filtration, horizontale 141.
— des Wassers 148.
Filtriergeschwindigkeit 149.
Filzläuse 270, 430.
Finalmehl 339.
Finnen im Fleisch 348.
Fische 351.
Fischkästen 190.
Fischteiche 221.
Fischteichverfahren 214, 217, 221.
Fischvergiftung 391.
Flackern des Lichtes 109.
Flächenhelle 110, 111.
Flammenbogenlampen 122.
Fleckfieber (Typhus exanthematicus) 383.
Fleisch 345.
Fleischgenuß, Gefahren des 347.
Fleischkonservierung 350.
Fleischvergiftungen 349, 391.
Fleischvernichtungsanstalten 235.
Fleischverwertungsanstalten 235.
Fleischzubereitung 346.

Fliegen 432.
Fliegenplage 173, 219, 221, 233.
Fließgeschwindigkeit des Abwassers 207.
Flockenschlamm 220.
Flöhe 431.
Flöße, Desinfektion der 416.
Flügelrechen 205.
Flüggescher Apparat 419.
Flure und Gänge in Krankenhäusern 246.
Förderklassen 286.
Formaldehyd 408, 419.
Formalin 410.
Formalindesinfektion 429.
— Apparate zur 419.
— ohne Apparate 419.
— Tabelle zur 420.
Frankenhäusers Homoiotherm 21.
Friedrichsches Verfahren 180.
Frigorimeter, Davoser 23.
Frischerhaltung des Abwassers 202, 224.
Frischschlamm 207.
— Behandlung und Unterbringung des 207.
Frischwasseranlage 221.
Frostbeulen 315.
Frosttage 17.
Fruchtzucker 325.
Füllkörper- (Kontakt- oder intermittierendes) Verfahren 217.
Fürsorge- und Wohlfahrtseinrichtungen für die Schuljugend 292.
Fundamente, Materialien für 35.
Fußboden in Krankenhäusern 245.
Fußbodendesinfektion 414.
Fußbodenöle 49.
Fußböden 46.
— massive 48.

Gärung, saure 211.
Gallionella 130.
Ganzkornbrot 338.
Gasausbeute aus Schlamm 212.
Gasbadeöfen 188.
Gasbeleuchtung 116, 124.
— Gefahren der 119.
Gasbrand 396.
Gasbrenner 116.
Gasexplosionen 317.
Gasgewinnung aus Schlamm 211.

Gasglühlicht, hängendes und stehendes 117.
Gasglühlichtbrenner 117.
Gasheizung 84.
Gasöfen 83.
Gaswarmwasserbereiter 188.
Gebäudemauern, Himmelsrichtung der 33.
Gebührensätze der Medizinaluntersuchungsämter 398.
Gefährdung des Arbeiters 311.
Gefälle der Entwässerungsanlagen 183.
— der Kanäle 195.
Gefäßbarometer 17.
Gefahren durch die Beleuchtung 115.
— durch die Milch 355.
Gefrierfleisch 351.
Gehirnentzündung 386.
Gehörorganschädigung bei Arbeitern 313.
Geigersches Bandsieb 206.
Gelbfieber 384.
Gemüse 342.
Generelle Regelung der Kesseltemperatur 97.
Genickstarre, epidemische 270, 386.
Genußmittel 326, 359.
Gerbereien, Abwässer aus 171.
Gerste 341.
Geruch des Abwassers 201.
Geruchprobe 192.
Geruchsbelästigung durch Abwässer 219, 221, 224, 227.
Geruchsentfernung beim Abwasser 223.
Geruchsverringerung der Ausscheidungen 179.
Geruchsverschluß 184, 185, 186, 188, 190.
Gerüche 173.
— üble, in Fabriken 311.
Gesamtabwässermenge 197, 198.
Gesamtabwasser 172.
— Zusammensetzung des 199.
Gesamtenergieverbrauch 327.
Geschlechtskrankheiten, Reichsgesetz zur Bekämpfung der 379.
Geschmackswert des Fleisches 346.
Gesetzliche Bestimmungen zum Schutz der Arbeiter 299.

Gesetzliche Grundlagen für Abwassereinleitung 226.
Getränke 360.
Gewerbehygiene 296.
Gewerbliche (industrielle) Abwässer 167, 171, 173, 199, 225.
— Abwässer, Zusammensetzung der 199.
Gewerblicher Staub 228.
Gewürze 359.
Gifte in Fabriken 317.
Gipsdielen 41, 45.
Glanz (Flächenhelle) 110.
Glasbausteine 42.
Gleichmäßigkeit der Beleuchtung 109.
Gliadin 329.
Gliederkessel 89.
Glimmlampen 123.
Globobrenner 117.
Gonococcus 393.
Gonokokkenvaccin 399.
Gonorrhöe 393.
— im Schulalter 270.
Graupen 341.
Grippe (s. a. Influenza) 394.
Grobmüll 234.
Grobreiniger (Grobrechen) 203, 205.
Gruben, eiserne 175.
— für gewerbliche Abwässer 189.
— mit Überlauf 180, 182.
Grubendesinfektion 178.
Grubengröße 174.
Grubenkonstruktion 175.
Grubenleerung 177.
Grubensystem 174, 176.
Grundstücke, Bebauung der 34.
Grundstückskläranlagen 224.
Grundumsatz 331.
Grundwasser 137, 139.
— Abfangen des 36.
— Abwassereinleitung in 226.
— künstliches 140.
Grundwasserbrunnen 140.
Grundwasserstromrichtung 139.
Grundwasserverseuchung 181.
Gullies 189, 197.
Gullybaggersaugwagen 230.
Gußasphalt 48.
Gußeisen für Straßenkanäle 194.

Haarhygrometer 6.
Hackfleisch 350.

Händedesinfektion 411.
Hängelichtbrenner 118.
Härte des Wassers, vorübergehende und bleibende 128.
Härtegrad des Wassers 128.
Häute 322.
Hafer, Haferflocken, Hafergrütze 341.
Hahnenkamm 343.
Halbfetter Käse 359.
Hanganlagen 215.
Harn und Fäkalien 167.
Harndesinfektion 412.
Hauptsammler-Kanäle 195.
Hausdach 52.
Hausentwässerungsanlagen 182.
Hausfundament 35.
Haushöhe 34.
Hauskanalisation 182, 191.
Hausklärgruben 224.
Hausleitungen 163.
Hausmauern 37.
Hausmüll (Hauskehricht) 231.
— Zusammensetzung des 231.
Hausschwamm 57.
Hausstandgefäße für Müll 232.
Hausteine für Kanäle 194.
Heberbarometer 17.
Heberspüler 196.
Hefnerkerze 101.
Hefnerlampe 101.
Hefnerlux 102.
Heilsera 400.
Heimarbeitsgesetz 302.
Heißwasserheizung 95, 99.
Heizkörper 91.
— mit Luftumwälzung 96.
— Selbstregelung der 89.
Heizschlangen 91.
Heizung 64, 76.
— automatische Regulierung der 100.
— elektrische 85.
— in Fabriken 309.
— des Klosetts 177.
— in Krankenhäusern 245.
— des Schulhauses 258.
Heizungen, kombinierte 97.
Heizungsarten, Kosten der 85.
Helligkeitsprüfer, Wingenscher 102.
Herzkrankheiten im Schulalter 273.
Herzwachstum 266.
Hilfsschulen für Imbecille 287.

Hillsches Katathermometer 21.
Himmelsrichtung der Gebäude-
  mauern 33.
Hirse 341.
Hochdruck-Dampfheizung 99.
Hodenkrebs 316.
Höfe 34.
Höhenklima 31.
Hofsinkkästen 189.
Hohlsteindecken 46.
Holophanglas 111.
Holzbekleidung 50.
Holzfachwerkbau 42.
Holzhäuser 42.
Holzschutzmittel 59.
Holzzement 53.
Homoiotherm von Frankenhäuser 21.
Hülsenfrüchte 341.
Hüttenrauch 311.
Hundehaltung 169.
Hundswut 390.
Hydranten 164.
Hydrosepttabletten 411.
Hygiene des Unterrichts 284.
Hygienische Gesichtspunkte für Ab-
  wassereinleitung 226.
— Überwachung der Abwässer 226.
Hygroskopische staubbindende Stof-
  fe 229.

Icterus infectiosus (Weilsche Krank-
  heit) 395.
Imbecille, Hilfsschulen für 287.
Imhoftank 209.
Impfstoffe 399.
Impfzwang 385.
Indices für Längenwachstum und
  Gewichtszunahme 267.
Industriestaub 14.
Industrieorte, Wasserbedarf der 197.
Inertol-Anstrich 175.
Infarct 26.
Infektionen in Fabriken 321.
— durch Staub 14.
Infektionskrankheiten 364.
— Erkrankungshäufigkeit und Le-
  talität 364.
— gesetzliche Bestimmungen zur
  Bekämpfung der 374—382.
— Statistik 364—367.
— Todesfälle an 365.
Influenza (s. a. Grippe) 269.

Infrarote Strahlen der künstlichen
  Lichtquelle 115.
Inspektionsgruben 191.
Interdiurne Temperaturveränder-
  lichkeit 17.
Intermittierende Boden- (Stau-)
  Filter 217, 221.
Invaliditäts- und Altersversicherung
  304.
Invertzucker 326.
Irrenanstalten, Wasserbedarf in 197.
Isodynamiegesetz 329.
Isolierluftschichten 40.
Isolierzimmer 247.

Jahresmittel der Lufttemperatur 17.
Jalousiefenster aus Glas 66.
Jauche 169.
Jauchegruben 175.
Jewell-Filter 152.
Jodkaliumstärkepapier 10.
Jugendliche Arbeiter 299, 301
Jurkoplatte 38.

Kachelöfen 80
Kadaververbrennung 235.
Käse 358.
Kainit 180.
Kakao 359.
Kaliumpermanganat 180, 410.
Kalkanstrich 49.
Kalkmilch 408.
Kalksodaverfahren 158.
Kalkstaub 316.
Kalktorf 44.
Kalkung 215.
Kamine 79.
Kammerstein 38.
Kanäle, Dimensionen der 184.
— Gefälle der 195.
— Material der 183.
— Profil der 195.
— Reinigung der 196.
— Tiefe der 195.
Kanal-Entgaser 196.
Kanalisation 182.
Kanalisationsplanung und Bevöl-
  kerungszunahme 198.
Kanalisationsprojekt, Vorarbeiten
  zum 193.
Kanalisationssysteme 193.
Kanalverbindungen 196.

Kanonenöfen 82.
Kartoffeln 342.
Katalase 354.
Katathermometer von Hill 21.
Katathermometer-Handhabung 22.
Katawert der Temperatur 21, 315.
Kauer- oder Hockklosett 185.
Kehricht 229.
Kehrichtbehälter 230.
Kehrichtdesinfektion 413.
Kehrmaschinen, selbstaufnehmende 230.
Keim- und Colizahl in Abwässern 227.
Kellerwohnungen 35.
Kerzen 115.
Kessel bei Warmwasserheizung 89.
Kesselbrunnen 138.
Kesselsteinbildung 129.
Kesseltemperatur 92, 93, 97.
Kesslersche Fluate 56.
Keuchhusten 394.
Keuchhusten im Schulalter 269.
Keuchhustenvaccin 399.
Kieselgur-Erde 45.
Kindbettfieber 386.
Kinderarbeit 300.
Kinderheilanstalten 295.
Kinderlähmung, epidemische 386.
— — im Schulalter 270.
Kindermilch 355.
Kinderschutzgesetz 299.
Kippfenster 66.
Kipprechen 205.
Kipprinnen 219.
Kippspüler 196.
Klärbrunnen 211.
Klärkessel oder Klärtürme 211.
Klärverfahren, chemische 213.
Klassenzimmer 254.
Kleiderablage im Schulhause 259.
Kleiderläuse 270, 430.
Kleie 338.
Kleinfilter 153.
Kleinhaus-Kläranlagen 224.
Klima 15.
Klimatypen 30.
Klingelthermometer 427.
Klosetträume 176, 184.
Klosettspülung 185.
Knochensystementwicklung 263.
Knollenblätterschwamm 343.

Kochküche im Krankenhaus 247.
Kochprobe der Milch 354.
Koenensche Plattendecke 46.
Körnerkrankheit 387.
Körpergröße 266.
Körpermessungen und -wägungen 266.
Kohlarten 342.
Kohlebrei 213.
Kohlebreiverfahren 210, 213.
Kohlehydrate 324.
Kohlenfadenglühlampe 120.
Kohlenfilter 153.
Kohlenoxyd 8, 11, 32.
— in Gewerben 320.
— beim Leuchtgas 116.
Kohlenoxydnachweis 8.
Kohlensäure 1.
— aggressive 130.
— freie, im Wasser 146.
— in Gewerben 320.
Kohlensäurebestimmung 2.
Kohlensäurebildung aus Schlamm 211.
Kohlensäuregehalt der Luft 73.
Kohlenstaub 315.
Kohlrabi 342.
Kohlrüben 342.
Kokkenvaccin 399.
Kombinierte Heizungen 97.
Kompostierung 180.
Komprimierte Luft, Schädigungen durch 314.
Kondensationskerne 12, 32.
Konservieren von Obst und Gemüse 344.
Konservierung des Fleisches 350.
Kontrollschächte 183.
Konzentration des Abwassers 199.
Kopfläuse 270, 430.
Kopfschmerzen 273.
Kopliksche Flecke 393.
Korbrost 82.
Korklinoleum 49.
Korkplatten 50.
Korksteine 41, 45.
Korridorsystem der Krankenhäuser 242.
Kosten der Abfuhrsysteme 181.
— der Abwasserreinigung 223.
— der Beleuchtung 124.
— der Heizungsarten 85.

Kosten der Lichtquellen 125.
Kostsätze 335.
Kostzusammensetzung 334.
Kot, Beschaffenheit und Zusammen-
    setzung 168.
Kotmenge 168.
Kotverschlüsse 177.
Krätze 270.
Krampfadern 312.
Krankenanzahl 243.
Krankenhäuser 242.
— Lüftung der 74.
Krankenräume 243.
Krankenversicherungsgesetz 299,
    303.
Krankenziffer 297.
Krankheiten, akute ansteckende 268.
— Anzeigepflicht für übertragbare
    374, 377.
— chronische ansteckende, im
    Schulalter 270.
— nicht ansteckende, im Schulalter
    272.
— Preußisches Gesetz betr. die Be-
    kämpfung übertragbarer 377.
— der Schulkinder 268.
Krankheitserreger in Abfallstoffen
    172.
— im Abwasser 203.
Krankheitswahrscheinlichkeit 297.
Kresole 409.
Kronleuchter 111.
Kropfbildung 272.
Kübel 176.
Kübelwechsel 177, 178.
Küchen 74.
Kühlkammern 351.
Kühlwässer 172.
Künstliche Beleuchtung 109.
— biologische Reinigungs- (Oxyda-
    tions-) Verfahren 217.
Kunstsandstein 40.
Kunsttuffsteine 40.
Kunstwollefabriken 316.
Kurorte, Wasserbedarf der 197.
Kurzsichtigkeit 273.

Lactodensimeter 353.
Lactoskop 353.
Läuse 431.
Lagerfäule 57.
Lagunen 207.

Lampenrevisionsschächte 196.
Lampenschirme 113.
Landaufenthalt für Stadtkinder 294.
Landbehandlung 214.
Landklima 30, 32.
Laurinsäure 325.
Lauter-Stein 38.
Leberegel, Erreger des 173.
Lederfabriken-Abwässer 172.
Leerung der Gruben 177.
Lehmpisee 37.
Lehmstampfbau 37.
Lehmsteinbau 37.
Leichendesinfektion 411.
Leichtflüssigkeiten 189, 196.
Leichtstein 41.
Leimfarbe 49.
Lepra (Aussatz) 383.
Leuchtgas 116.
Leukocytenprobe von Tromsdorf
    356.
Licht, reflektiertes 106.
Lichtquellen, Anbringen der 111.
— Kosten der 125.
Lichtquellenverteilung 112.
Lichtstärke, ausnutzbare 113.
— Messung der 102.
— mittlere sphärische 101.
Lichtstrahlung 26.
Lichtverlust durch Fenstergläser
    107.
Lichtzerstreuende Medien 111.
Lidschläge bei Ermüdung 115.
Lieferfirmen für Desinfektions-
    bedarf 432.
Lignocerinsäure 325.
Lincrusta Walton 50.
Lingnerscher Apparat 419.
Linoleumbelag 48.
Linolsäure 325.
Linsen 341.
Lockfeuerungen 71.
Lubrose-Anstrich 175.
Lüftung der Hausleitung 191.
Lüftungsbecken 220.
Lüftungsscheiben 66.
Lues (s. a. Syphilis) 393.
Luft, austrocknende Wirkung der 76.
— Befeuchtung der 69.
Luftbefeuchtung in Fabriken 309.
Luftbewegung 19.
Luftdruck 17.

Luftdruckmessung 17.
Luftfeuchtigkeit, hygienische Bedeutung der 5.
Luftfeuchtigkeitsmessung 6.
Luftfilter 68.
Luftgas 120.
Luftheizung 86, 98.
— hygienische Beurteilung der 88.
— kombinierte 88.
Luftkammerstein 38.
Luftkanäle 69.
Luftklosett 180.
Luftsauger 71.
Luftstaub 12.
Lufttemperatur 15, 63.
Luftumwälzer der Kremer Ges. 220.
Luftumwälzungsverfahren 99.
Luftverunreinigung durch Beleuchtung 113.
Luftwascheinrichtungen 68.
Luftzusammensetzung 1.
Lumpen, Krankheitskeime in 321.
Lumpendesinfektion 416.
Lungenblähung 312.
Lungenwurmseuche, Erreger der 173.
Lux 101.
Luxferprismen 108.
Luxmeter 102.
Lysoform 410.
Lysol 410.
Lyssa (Tollwut) 390.

Madenwurmkrankheit 270.
Magen-Darmerkrankungen, infektiöse, Keime bei 172.
Magerkäse 359.
Magnesit 42.
Mais 341.
Maizena 341.
Malaria 395.
Maltafieber 356.
Malzzucker 325.
Mandelentzündung, akute 269.
Mangan, rohes 180.
— im Wasser 129, 146.
Manganentfernung 146.
Manganpermutit 146.
Mannheimer System 288.
Margarine 358.
Maribert-Stein 38.
Markenmilch 357.
Marmorfilter 147.

Marmorkies 147.
Masern 393.
— im Schulalter 268.
Maserntodesfälle 366.
Material der Kanäle 183.
— der Straßenkanäle 193.
Matratzendesinfektion 413.
Mattglas 111.
Maul- und Klauenseuche durch Milch 356, 357.
Maximumthermometer 16.
Mechanisches Reinigungsverfahren des Abwassers 203, 205.
Medizinaluntersuchungsämter 397.
Mehl 337.
Mehlstaub 316.
Mehrleistung durch Berufsarbeit 332.
Mehrstufige Körper 218.
Membranfilter 154.
Meningokokkenheilserum 400.
Menschliche Ausscheidungen 168.
Messung des Luftdruckes 17.
Meteorologische Faktoren 15.
Meteorwässer 167, 170.
Methangärung 211.
Methylenblauprobe 227.
Milch 352.
-- kondensierte 357.
— als Nahrungsmittel 356.
Milchgenuß, Kot nach 168.
Milchglas 111.
Milchpulver 357.
Milchverfälschungen 352.
Milchzucker 325.
Milzbrand 384
— in Gewerben 321.
Milzbranderreger 172.
Mindestabstand der Brunnen 174.
Mindestraumzahl 35.
Mineralbestandteile der Nahrung 326.
Minimumthermometer 16.
Mischsystem 192.
Mittlerer Elevationswinkel 104.
Möbeldesinfektion 413.
Mörtelsteine 40.
Mohrrüben 342.
Monatsmittel der Lufttemperatur 17.
Mondamin 341.
Monierröhren für Straßenkanäle 194.
Montanin (Kieselfluorwasserstoffsäure) 56.

Morbidität 297.
Morcheln 343.
Mortalitäts- und Morbiditätsstatistik 296.
Müll 229.
Müllabholung 232.
Müllanschüttung 233.
Müllbeseitigung 231, 232.
Müllfallschächte oder -röhren 232.
Müllgrubenentleerung 231.
Müllagerplätze 233.
Müllsammlung 232.
Müllumladung 233.
Müllschlucker 232.
Müllunterbringung und -verwertung 233.
Müllverbrennung 234.
Mumps 269.
Mundfäule 269.
Muskelarbeit und Körperhaltung der Arbeiter 312.
Muskulatur, Entwicklung der 266.
Musterpolizeiverordnung 193.
Mutterkerze 101.
Myopie 273.
Myristinsäure 325.

Nachhilfeunterricht 286.
Nährgeldwert der Nahrungsmittel 361.
Nährwert 324.
Nahrhaft 324.
Nahrung 323.
Nahrungsbedarf 326, 330.
Nahrungsmittel 323, 337.
Nahrungsstoffe 323, 324.
Natrium-Aluminiumsilicat 158.
Natriumhypochlorit 155.
Nebelbildung 14.
Nebensammler-Kanäle 195.
Nernstlampe 121.
Neukanalisation 198.
Neustadter Becken 210.
Neutrale Zone 65, 67.
Niederdruck-Dampfheizung 99.
Niederschläge und Abwasserzusammensetzung 201.
Niederschlagsmengen 27.
Niederschlagswässer 170, 173, 213.
Nitratnachweis in Milch 354.
Nitrose Gase 11.
— — in Gewerben 320.

Normalien für Abflußröhren 184.
Normalthermometer 16.
Normblätter 193.
Normen für Dampfdesinfektionsapparate 424.
Normenausschuß 184, 193.
Notauslaß bei Kanälen 195.
Notgeschlachtete Tiere 350.
Nystagmus bei Arbeitern 313.

Oberer Elevationswinkel 104.
Oberfläche des Körpers 331.
Oberflächenwasser 141.
Oberrüben 342.
Obst 344.
Öfen 80, 98.
— amerikanische 82.
— eiserne 81.
— irische 81.
Öffnen von Fenstern und Türen 66.
Öffnungswinkel 104.
Öle, staubbindende 228.
Ölfarbe 49.
Ölgas 120.
Ölpissoir 187.
Ölsäure 325.
Ölverschluß 177.
Ofengröße 82.
Ofenklappen 81.
Olein 324.
Olsobrenner 117.
Onanie 273.
Opalglas 111.
Opalüberfangglas 111.
Operationssaal 247.
Ophthalmie, elektrische 313.
Opterophanglas 111.
Organische Substanzen im Wasser 132.
Orthopädische Schulturnkurse 287.
Ortsentwässerung 192.
Ortshygiene 173.
Ortsstatuten 191, 193.
Owensscher Staubzähler 12.
Oxydase 354.
Oxydationskörper 217.
Oxydationsmittel 410.
Ozon 10.

Paddelräder nach Harworth 220.
Palladiumchlorürpapier 9.
Palmitin 324.
Palmitinsäure 325.

Panflavin 411.
Papiertapeten 49.
Paratyphus 390.
Paratyphusbacillen 172.
Paratyphus B-Bacillen 349.
Parkett 47.
Parmetol 410.
Pasteurisieren 355.
Pauschalberechnung des Wasserverbrauchs 165.
Pavillonsystem der Krankenhäuser 242.
Pax-Stein 38.
Peptonisierende Bakterien 355.
Perchlorol 155.
Perhydrol 410.
Perlmutterarbeiter 316.
Permutitverfahren 158.
Pertussis 394.
Pest 384.
Petroleum 320.
Petroleum-Beleuchtung 116.
Petroleumglühlicht 118.
Pettenkofersche Berechnung des Ventilationsbedarfs 62.
Pfifferlinge 343.
Phenol als Desinfektionsmittel 409.
Phenolbeseitigung aus Abwasser 220.
Phobrol 410.
Phosgen 11.
Phosphor 320.
Phosphorwasserstoff 11.
Photometer 102.
Pilze 343.
Pissoir 186.
Plattfuß 312.
Pleiersche Kamera 106.
Pneumatische Entleerung der Gruben 177.
Pocken 384.
— Todesfälle an 366.
Pockenlymphe 399.
Pökeln des Fleisches 351.
Poliomyelitis anterior acuta 386.
Poudrettierung 180.
Preßgas 118.
Preßhefe 339.
Preßköpfe 71.
Preßluft 219.
Presson-Steine 41.
Preußische Landesanstalt für Wasser-, Boden- und Lufthygiene 227.

Preußischer Schulseuchenerlaß 277.
Preußisches Gesetz zur Bekämpfung übertragbarer Krankheiten 377.
— — zur Bekämpfung der Tuberkulose 381.
Prismenglas als Fensterscheiben 108.
Profil der Kanäle 195.
Proteus 350.
Prüfung der Abflußleitungen 191.
— von Abwässer-Reinigungsanlagen 227.
— der Dampfdesinfektionsapparate 426.
Psychrometer 7.
Ptomaine 350.
Puech-Chabalsches System 151.
Pulsionssystem der Ventilation 67.
Pumpe, elektrische, für Hauswasserversorgung 139.

Quadratgrade 105.
Quantität der Beleuchtung 102.
Quarkkäse 358.
Quarz-Quecksilber-Lampe 122.
Quecksilber 320.
Quecksilberbarometer 17.
Quecksilberchlorid 409.
Quellfassung 136.
Quellwasser 135.
Querlüftung 66.

Rabitzgewebe 41.
Rachenwucherungen 273.
Rachitis 272.
— durch Vitamin-D-Mangel 336.
Radialsystem der Kanalisation 193.
Radiatoren 91.
Räuchern 351.
Rahm 357.
Rahmkäse 359.
Rammbrunnen 137, 139.
Raschig-Ringe 68.
Rattenplage 173, 233.
Rauch 12, 32.
Rauchprobe 191.
Raumwinkelmesser 109.
— von Moritz 105.
— von Weber 105.
Rauschbranderreger 172.
Reaktion des Abwassers 202.
Recurrens 387.
Rechen 225.

Rechengutbeseitigung 204.
Rechtsgrundlage für Schlachthaus-
abfälle 236.
Reduktase 354.
Reflektoren 111.
Reflexionsfähigkeit der Zimmer-
wände 108.
Regelung der Kesseltemperatur 92,
97.
Regenfälle 171.
Regenhöhe 171.
Regenmengen 27.
Regenmesser 27.
Regenröhren 189.
Regenwasser 143, 170, 193.
Regenwasserbecken 213.
Registrierthermometer 73.
Regulierung der Raumtemperatur
87.
— der Warmwasserheizung 92.
Regulo 100.
Reichsgesetz zur Bekämpfung der
Geschlechtskrankheiten 379.
Reichsgewerbeordnung 299.
Reichsimpfgesetz 274.
Reichsmilchgesetz 357.
Reichsseuchengesetz 275, 374.
Reihenaborte 186.
Reinigung der Kanäle 196.
— des Schulhauses 262.
— des städtischen Abwassers 202.
Reinigungsöffnungen der Kanali-
sation 183.
Reinigungsverfahren für Abwässer
225.
Reinwasserbehälter 161.
Reis 341.
Reizker 343.
Relativphotometer 107.
Resorbierbarkeit der Nahrungs-
mittel 323.
Respiratoren 317.
Restaurationsräume, Ventilation
der 75.
Revisionskästen 191.
Revisions- (Einsteige-) Schächte 196.
Rex-Apparate 345.
Rheinisch-Westfälischer Heim-
stättenbau 39.
Richtlinien für Hausklärgruben- und
Grundstücksklärgrubenanlagen
224.

Riechstoffe 61.
Rieselfelder 214.
Rieselgelände 214.
Rieselverfahren 221.
Rinnen 186.
Rinnsteine, Desinfektion der 415.
Rippenheizkörper 91.
Rivanol 411.
Riwag-Gesellschaft 147.
Röteln 269.
— Todesfälle an 366.
Roggenbrot 340.
Rohkost 336.
Rohrleitungen (frostfreie) 183.
Rohrmaterial 162.
Rohrnetz 162.
Rohrregister 91.
Rollobrenner 117.
Rosetten 66.
Roßhaare 322.
Rote Rübe 342.
Rotz 321, 390.
Ruberoidfilz 53.
Rüben 342.
Rückfallfieber 387.
Rückhaltebecken 192.
Rücknahmeschlamm 220.
Rückstau 191, 195.
Ruhr 387.
Ruhrbacillen 172.
Ruß 12, 32.

Sacksystem für Müllbeseitigung 232.
Sättigungsdefizit 3, 77.
— physiologisches 5.
Sättigungswert eines Nahrungsmit-
tels 233.
Säuregrad der Milch 354.
Sagrotan 410.
Salat 342.
Salforkose 431.
Salpetersäure 11.
— im Wasser 132.
Salpetrige Säure 11.
— — im Wasser 132.
Salzsäure 11.
Sammelgruben 179.
Sammelwagensystem 233.
Sandfänge 189, 197, 203, 204.
Saprol 410, 415.
Saprolschicht-Verschluß 177.
Satanspilz 343.

Sauerstoff 1.
Sauerteig 339.
Schachtbrunnen 137.
Schädigungen durch komprimierte Luft 314.
Schalenkreuzanemometer 19.
Schanker, Bekämpfung des 379.
Scharlach 388.
— im Schulalter 268.
Scharlachheilserum 400.
Scharlachtodesfälle 366.
Scharlachtoxin 400.
Scheuerdesinfektion 421, 429.
Schick-Reaktion 385.
Schiefer 53.
Schiffe, Desinfektion der 416.
Schilfbretter 41.
Schlachthausabfälle 235.
Schlackenbeton 37.
Schlackensteine 38.
Schlackenwolle 45.
Schlafzimmer 74.
Schlagende Wetter 317.
Schlagwetterlampen 317.
Schlammabscheidung, selbsttätige 209.
Schlammanfall 220.
Schlammbehandlung 209.
Schlammbelebungsverfahren 220, 221.
Schlammdesinfektion 223.
Schlammfaulraum, nebengelagerter 210.
Schlammfaulung, getrennte 209.
Schlammspucken 210.
Schlammteiche 207.
Schlammtrockenplätze 212.
Schleifsteinstaub 315.
Schleuderbetonrohre 194.
Schleuderpsychrometer 7.
Schleuderthermometer 15.
Schleudertrommeln 208.
Schlußdesinfektion 403, 404.
Schmiedeeisen für Straßenkanäle 194.
Schmoren des Fleisches 347.
Schnellfilter 145, 153.
Schnellfiltration 152.
Schnellumlaufheizung 94, 99.
Schnittbrenner 116.
Schokolade 359.
Schornsteinfeger 316.

Schraubenventilatoren 72.
Schreibkrampf 312.
Schreibtischlampe 112.
Schüttelrost 81, 82.
Schulärztliche Tätigkeit 288.
Schularzt 288.
Schulbank 255.
Schulbeginn 285.
Schulbrausebäder 259.
Schulen, Lüftung in 74.
Schulgrundstück 250.
Schulhaus 250.
— Lage des 251.
Schulhorte 293.
Schulhygiene, individuelle 263.
— soziale 274.
— technische 250.
Schulkind, normale Entwicklung des 263.
Schulkinder, Krankheiten der 268.
Schulkindergärten 293.
Schulschwester 292.
Schulseuchenerlaß, preußischer 277.
Schulspeisungen 292.
Schulzahnpflege 295.
Schutzbrillen 313.
Schutz- und Heilsera 400.
Schutzvorrichtungen in Fabriken 310.
Schwachsichtige, Klasse für 287.
Schwebefilter 211.
Schwefeldioxyd 10.
Schwefeleisen 212.
Schwefelkohlenstoff 11.
— in Gewerben 321.
Schwefelwasserstoff 10, 11.
— aus Schlamm 211.
— im Wasser 145.
Schweflige Säure 11, 114.
Schweinerotlauf 396.
Schweißung, autogene 120.
Schwemmkanalisation 182, 192.
Schwemmsteine 40, 45.
Schwerarbeiter, Eiweißbedarf der 335.
Schwerhörige, Klassen für 287.
Schwimmschlamm 209.
Schwimmunterricht 288.
Schwindgruben 181.
Seehospize 295.
Seeklima 30.
Sehschärfe und Farbe der Beleuchtung 114.

Seifenverbrauch 129.
Seitzfilter 154.
Sekrete 167.
Selbstregelung der Heizkörper 89.
Selbstreinigungsvermögen des Abwassers 225.
Selbstspüler 196.
Sellerie 342.
Sera 400.
Serumkrankheit 401.
Sickerbecken 208.
Siderosis 315.
Siderosthen-Grubenanstrich 175.
Siebanlagen 225.
Siebgutunterbringung 207.
Siebschaufelrad 206.
Siebscheiben von Riensch-Wurl 205.
Siebtrommeln 206.
Siedepunktbestimmung 18.
Silenzplatten 72.
Sinkschlamm 207.
Sitzflächen im Klosett 185.
Sohlstücke der Kanäle 195.
Solarkonstante 25.
Solbäder 295.
Sonnenhöhe 26.
Sonnenscheindauer 26.
Sonnenscheinmesser von Campbell-Stokes 26.
— von Esmarch 27.
Sonnenstrahlung 25.
Soziale Lage der Arbeiter 298.
Sparbrenner 117.
Spargel 342.
Speiserestedesinfektion 413.
Speiseschränke 190.
Spektroskop zur Kohlenoxydbestimmung 8.
Sperrstoffe 203.
Spezifisch-dynamische Wirkung des Eiweißes 331.
Spiegelinstrument von Gottschlich 104.
Spinat 342.
Spiritusglühlicht 118.
Spirochaeta pallida 393.
Sprachheilkurse 287.
Spreutafeln 41, 45.
Spritzmaschinen 230.
Spritzverfahren 216, 221.
Spülbürste 196.
Spülhähne 186.

Spüljauche, mittlere Zusammensetzung der 200.
Spülkästen 185.
Spülkanalisation 192.
Spülschieber oder Spülgalerien 196.
Spülsiebe von Dorr und H. Hurd 206.
Spülung der Pissoirs 187.
Sputamin 411.
Stabparkett 47.
Stachelpilze 343.
Stadtklima 32.
Stärke 326.
Stahlrohr für Straßenkanäle 194.
Stalldung 169.
Stammfäule 58.
Stationsbarometer 18.
Statistik 296.
Staub 227.
— von Brennmaterialien 77.
— in Gewerbebetrieben 315.
— Infektionen durch 14.
Staubbekämpfung in Fabriken 316.
Staubbindende Öle 248.
— und staubverhütende Stoffe 229.
Staubecken 215.
Staubentwicklung, Verhütung der 14.
Staubexplosionen 317.
Staubkammern 68.
Staubsaugapparate 228.
Staubversengung 69, 76, 88, 97.
Staubzähler von Aitken 12.
— von Owens 12.
Stearin 324.
Stearinsäure 325.
Stechmücken 432.
Steckrüben 342.
Stehlichtbrenner 118.
Steinpilz 343.
Steinzeug für Straßenkanäle 193.
Sterilisation der Milch 355.
Stichersche Kontrollröhrchen 427.
Stickstoffgleichgewicht 328.
Stickstoffverluste von Kot 178.
Stirntemperatur 20.
Stofftapeten 50.
Stokessche Lösung 9.
Strahlende Wärme der Lichtquelle 113.
Strahlenpilzkrankheit 396.
Straßenkanäle, Material der 193.
Straßenkehricht (-müll) 229.

Straßenreinigung 230.
Straßensinkkasten 197.
Straßenstaub 228.
Streptokokken in der Milch 355.
Stuhldesinfektion 412.
Stundenabfluß, gemittelter und größter 198.
Sublimat 409.
Süvernsches Verfahren 180.
Syphilis (Lues) 393.
— Bekämpfung der 379.
— in Gewerben 321.
— im Schulalter 271.

Tabakstaub 316.
Taenia mediocanellata 349.
— solium 349.
Tafelparkett 47.
Tageslicht-Beleuchtung 104.
Tagesmengen der Regenhöhe 29.
Tagesmittel der Lufttemperatur 16.
Talsperren 142.
Tantallampen 120.
Taucher 135.
Taucherglocken 314.
Tauchkörper 219.
Taupunkt 5, 7.
Teer 321.
Temperatur des Abwassers 202.
— erforderliche 78.
— der Luft 15.
Temperatureinflüsse, Schädigungen der Arbeiter durch 314.
Temperaturunterschiede 71.
Temperaturveränderlichkeit, interdiurne 17.
Temperaturverteilung im Raum 77.
Tetanus 396.
Tetanusheilserum 400.
Tetrachlorkohlenstoff 11.
Thermisches Verfahren bei Schlachthausabfällen 236.
Thermometer, Eichung der 15.
Thermossteine 41.
Thomasschlacke 315.
Tiefe der Kanäle 195.
Tiefspülbecken 185.
Tierische Ausscheidungen 169.
— Krankheitserreger 172.
Tierkadaver 235.
Tollwut 390.
Tonnen 176.

Tonneninhalt-Desinfektion 178.
Tonnen- (Kübel-) System 174, 176, 181.
Tonnenwechsel 177, 178.
Tonöfen 80.
Torfit 187.
Torfmull 180.
Torfoleum 41.
Torfstreueinrichtung 182.
Torfstreuklosett 179.
Trachom 387.
— im Schulalter 270.
Transport von Schlachthausabfällen 236.
Traubenzucker 325, 341.
Travisbecken 209.
Trennkanalisation 192.
Trennsystem 192, 197.
Treppen 51.
Treppengeländer 52.
Treppenhäuser 52.
Trichinen 348.
Trichterbecken, freistehende 184.
Trinkbrunnen 164.
Tripper 393.
Tripperbekämpfung 379.
Trockene Destillation von Schlachthausabfällen 236.
Trockenfäule 57.
Trockensiebe 206.
Trockensinkkasten 197.
Trockenwetterabfluß 173, 197, 198.
— Zusammensetzung des 199.
Trogklosett 186.
Tropfkörper 218.
Tropfverfahren 221.
Trübung des Abwassers 201, 202.
Tuberkelbacillen in der Milch 355, 357.
Tuberkulin 399.
Tuberkulose 391.
— in Gewerben 321.
— der Kühe 357.
— Preußisches Gesetz zur Bekämpfung der 381.
— im Schulalter 271.
Türen 50.
— in Krankenhäusern 245.
Turmbehälter 161.
Turnhallen 261.
Typhus abdominalis 389.
— exanthematicus 383.

Typhusbacillen 172.
— in der Milch 356.
Typhusimpfstoff 399.

Überbürdung der Schüler 284.
Überflurhydranten 164.
Überlauf, Gruben mit 180, 182.
Überschußschlamm 212, 220.
Übersteigerbadeöfen 188.
Ultraviolett 26.
— der künstlichen Lichtquelle 115.
Ultraviolettes Licht zur Wasser-
    sterilisierung 157.
Unfälle 298.
Unfallschutz 310.
Unfallversicherungsgesetz 299, 304.
Ungeziefervertilgung 430.
Unterchlorige Säure 410.
Unterflurhydranten 164.
Untergrunddrainage 194.
Untergrundverrieselung 181,182, 217.
Unterricht, Hygiene des 284.
Unterrichtsbeginn 285.
Untersuchung der Ventilation 73.
Untersuchungsanstalten für bakte-
    riologische Untersuchungen 396.
Uroglas 115.
U-Stein 39.

Vakuumapparate 423.
Vegetarianismus 335.
Veitstanz 273.
Ventilation 61.
— des Kanalnetzes 196.
— des Klosettraumes 177.
— in Krankenhäusern 245.
— künstliche 65, 67.
— natürliche 65.
— Untersuchung der 73.
Ventilationsbedarf 61, 62.
— Berechnung nach der Wärme-
    menge 63, 64.
Ventilatoren 72.
Verbandstücke, Desinfektion der 413.
Verbesserung von Kesselbrunnen138.
Verdaulichkeit der Nahrungsmittel
    323.
Verdunstung 7.
Verdunstungsgeschwindigkeit 4.
Verdunstungsmesser 7.
Verein für Wasser-, Boden- und
    Lufthygiene 227.

Verkalben der Kühe 356.
Verkrautung 214.
Versammlungsräume, Ventilation
    der 75.
Versandgefäße für Untersuchungs-
    material 397.
Verseuchung des Grundwassers 181.
Versicherungsgesetze 303.
Versickerungsanlagen 224.
Versitzgruben 181.
Verunreinigung der Wasserleitung
    165.
Verzinken 176.
Viehställe, Desinfektion der 416.
Viehwagendesinfektion 416.
Vigantol 337.
Vincentscher Versuch 20.
Viscinol 68.
Vitamin C 342, 344.
Vitamine 324, 326, 336, 343.
— der Milch 355, 357.
Voitsches Kostmaß 334.
Volksernährung 329.
Vorarbeiten eines Kanalisations-
    projektes 193.
Vorfiltration des Wassers 151.
Vorfluter 225, 227.
Vorreinigung des Abwassers 203.
— des Wassers 150.
Vorzugsmilch 355.

Wände, Isolierung der 41.
— in Krankenhäusern 245.
Wändedesinfektion 414.
Wärmebedarf 78.
Wärmeproduktion der Beleuchtung
    64.
— durch Beleuchtung 114.
Wärmestauung 63.
Wärmestrahlung 77.
Wärmeverlust von Räumen 78.
— durch Strahlung 63.
Wäschedesinfektion 413.
Walderholungsstätten 292.
Waldschulen 294.
Wanzen 431.
Warmwasserheizung 88, 99.
Waschbecken 188.
Waschkauen 188.
Waschtische 188.
Wasen 235.
Wasenmeistereien 235.

Wasenplätze 235.
Wasser, aggressive Eigenschaften des 130.
— Härte des 128.
— Prüfung des, auf Geruch und Geschmack 126.
Wasseraufbereitung 144.
Wasserbedarf 159, 197.
Wasserbehandlung des Abwassers 214, 217.
Wasserdampf 3.
Wasserdampfausscheidung 5.
Wasserdesinfektion 154.
Wasserdruckprobe 191.
Wasserentsäuerung 146, 164.
Wassergesetz 226.
Wassergewinnungsanlagen 174.
Wasserklosett 184.
Wassermesser 165.
Wassermörtel 43.
Wasserprobenentnahme 134.
Wasserprobenversand 134.
Wasserstoff aus Schlamm 211.
Wasserstoffsuperoxyd 10, 410.
Wasserstrahlgebläse 72.
Wassertransformatoren 129.
Wasseruntersuchung, bakteriologische 134.
Wasserverbrauch 170, 197, 200.
— in Großstädten 197.
Wasserveredlung 129.
Wasservergeudung 160, 165.
Wasserverluste 165.
Wasserverschlüsse 190.
Wasserversorgung 126.
— im Krankenhaus 247.
Webersches Photometer 102.
Wechselkastensystem 232.
Weck-Apparate 345.
Weibliche Arbeiter 302.
Weilsche Krankheit 395.
Weitstrahlregner 216.
Weizenbrot 340.
Wertigkeit, biologische 328.
Wetter 15.
Wickelböden 44.
Wiedererkrankungscoeffizient 297.
Wiesbadener System 288.
Wiesenberieselung 215.
Wind, Druck des 19.
Windgeschwindigkeit, Messung der 19.

Windkesselspüler 186.
Wingenscher Beleuchtungsprüfer 102.
— Helligkeitsprüfer 102.
Windpocken 269.
Wirbelsäulenverkrümmung 272.
Wirsingkohl 342.
Wirtschaftsabwässer 167, 170, 173.
Wohnräume, Desinfektion der 414.
Wohnungen, Feuchtigkeit der 54.
— im Schulhause 259.
Wohnungsamt 60.
Wohnungsaufsicht 59.
Wohnungsdesinfektion 428.
Wohnzimmer 74.
Wolframbogenlampe 122.
Wolframlampen 120.
— mit Gasfüllung 120.
Wurfkreisel nach Bolton 220.
Wurmkrankheit 396.
Wurstvergiftung 391.
Wurzelgemüse 342.

Xylolith 42.

Zeitspüler 186.
Zellstoffabwässer 172.
Zementmörtel 43.
Zementrohre 194.
Zentralheizung 85, 98.
Zentrifugalventilatoren 72.
Ziegel als Dachmaterial 52.
Ziegelsteine für Kanäle 194.
Ziegelsteinmauern 39.
Ziegenpeter 269.
Ziehbrunnen 135.
Zimmerstaub 227.
Zimmerwände 49.
Zinnrohre mit Bleimantel 163.
Zirkulationsbadewannen 188.
Zisterne 143.
Zollbauweise 38.
Zone, neutrale 65, 67.
Zonensystem der Kanalisation 193.
Zuckerfabriken-Abwässer 172.
Zuckerstaub 316.
Zuluftbefeuchtung 88.
Zweilochbrenner 116.
Zweistöckige Anlage der Klärbrunnen 209, 212.
Zwischendecken 43.
Zwischendeckenfüllung 44.
Zyklon B 431.